Pflege-Report 2019

Klaus Jacobs

Adelheid Kuhlmey

Stefan Greß

Jürgen Klauber

Antje Schwinger

(Hrsg.)

Pflege-Report 2019

Mehr Personal in der Langzeitpflege – aber woher?

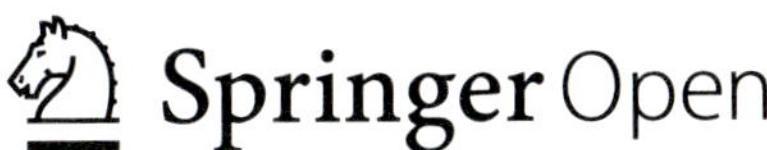

Hrsg.

Klaus Jacobs
Wissenschaftliches Institut der AOK
Berlin, Deutschland

Adelheid Kuhlmey
Institut für Medizinische Soziologie und Reha-
bilitationswissenschaft
Charité - Universitätsmedizin Berlin
Berlin, Deutschland

Stefan Greß
Fachbereich Pflege & Gesundheit
Hochschule Fulda
Fulda, Deutschland

Jürgen Klauber
Wissenschaftliches Institut der AOK
Berlin, Deutschland

Antje Schwinger
Wissenschaftliches Institut der AOK
Berlin, Deutschland

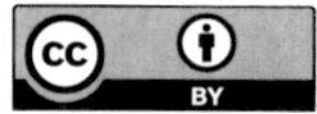

ISBN 978-3-662-58934-2
https://doi.org/10.1007/978-3-662-58935-9

ISBN 978-3-662-58935-9 (eBook)

Die Deutsche Nationalbibliothek verzeichnet diese Publikation in der Deutschen Nationalbibliografie; detaillierte bibliografische Daten sind im Internet über http://dnb.d-nb.de abrufbar.

Vorwort

Der Pflege-Report, die jährliche Publikationsreihe des Wissenschaftlichen Instituts der AOK (WIdO), erscheint zum fünften Mal. Im Fokus steht die Frage, ob und wie es gelingen kann, dem aktuellen und künftigen Personalbedarf in der Pflege zu entsprechen. Dabei liegt der Schwerpunkt auf der Langzeitpflege.

Das Altern der Bevölkerung ist auf lange Zeit prognostiziert, die Folgen für den Pflegebedarf erkannt, Konsequenzen mit angekündigten Verbesserungen bei den Personalquoten gezogen. Aber die Fragen, woher die Frauen und Männer, die sich dem Pflegeberuf verschreiben, kommen, welcher Qualifikationen sie bedürfen, mit welchen Kompetenzen und Rechten sie ausgestattet sein sollten, sind nach wie vor offen.

Die Autorinnen und Autoren des Reports suchen nach Antworten und beschreiben zuerst faktenreich die *Ausgangslage*. Der einführende Beitrag referiert Anzahl und Qualifikation der heute tätigen Pflegekräfte und aktualisiert die Prognose der zu erwartenden Versorgungslücke in der Langzeitpflege **(Antje Schwinger, Chrysanthi Tsiasioti und Jürgen Klauber)**. Die folgende Analyse beschreibt die Arbeitsbelastungen in der Pflegebranche. Erneut zeigen sich die überdurchschnittlich hohen krankheitsbedingten Fehlzeiten. Die gewonnenen Erkenntnisse werden den Ausführungen zu einem branchenspezifischen Ansatz der betrieblichen Gesundheitsförderung zugrunde gelegt **(Michael Drupp und Markus Meyer)**. Der nächste Beitrag ergänzt das Bild der Beschäftigtensituation und zeigt, dass Pflegende überdurchschnittlich hohen psychischen und physischen Belastungen ausgesetzt sind. Die Schwere der körperlichen Arbeit, Zeitdruck, Arbeitsverdichtung, häufige atypische Arbeitszeitlagen, noch immer beklagte niedrige Einkommen führen zu Qualitätseinbußen der Versorgung **(Rolf Schmucker)**. Die Beschreibung der Ausgangslage schließt mit dem Blick über den „Tellerrand" der Pflege hinaus. Der Beitrag zeigt, dass derzeit flächendeckende Engpasslagen und anhaltende Rekrutierungsprobleme nicht nur bei vielen Berufsgruppen im Gesundheits- und Pflegebereich existieren **(Holger Bonin)**.

Es folgen Beiträge, die sich *Handlungsfeldern und den vielfältigen Herausforderungen* der Pflegebranche widmen. Zuerst geht es um die Analyse ausgewählter Ansätze zur Gewinnung neuer Auszubildender in der Altenpflege. Neben der bundesweiten Entwicklung der Ausbildungszahlen werden verschiedene Maßnahmen zur Steigerung der Ausbildungsplätze in der dreijährigen Altenpflege analysiert und vor einer Absenkung des Qualitätsniveaus gewarnt **(Lukas Slotala)**. Eine andere Möglichkeit, mehr Personal für die Altenpflege zu rekrutieren, ist die „Zuwanderung". In der Tat nimmt die Zahl ausländischer Fachkräfte in den vergangenen Jahren zu. Aber der Autor mahnt: quantitativ ist sie nur ein überschaubarer und zugleich fragiler Baustein (Sprachbarrieren, kulturelle Unterschiede) der notwendigen Personaldeckung **(Stefan Sell)**. Mehr Personal für die Altenpflege ist nur eine Stellschraube, die andere heißt Vermeidung von Pflegenotwendigkeit. Der nächste Beitrag widmet sich darum den Fragen einer qualitätsorientierten Prävention und Gesundheitsförderung in Einrichtungen der Eingliederungshilfe und Pflege. Drei Ziele eines konkreten Projektes werden beleuchtet: erstens die Gesundheitsförderung und Prävention für Bewohnerinnen und Bewohner, zweitens die Förderung der Gesundheitskompetenz der Bewohner und Beschäftigten und drittens die Weiterentwicklung der betrieblichen Gesundheitsförderung für die Beschäftigten **(Anke Tempelmann, Miriam Ströing, Heidi Ehrenreich, Kai Kolpatzik und Christian Hans)**. Die folgenden Ausführungen ergänzen das Thema mit der Frage nach Umsetzungsbarrieren und Handlungsansätzen betrieblicher Gesundheitsförderung in der Pflege. Vor allem die angespannte Arbeitsmarktsituation und die Notwendigkeiten, die aus dem Versorgungsauftrag und der Fürsorgebeziehung der Pflegenden resultieren, erweisen sich als Hemmschuh für wirksame Entlastungstrategien in der Branche, so die Autoren **Elisabeth Krupp, Volker Hielscher und Sabine Kirchen-Peters**.

Der neue Problemlöser für die Altenpflege trägt den Namen „Digitalisierung". Auch in diesem Pflegereport darf das Thema nicht fehlen. Shared Leadership wird als ein Beispiel für ein unterstützendes Führungskonzept mit Blick auf die Digitalisierungspotenziale thematisiert **(Margit Christiansen)**. Eine weitere Facette bei der Suche nach mehr Ressourcen für die Langzeitpflege ist ein rationaler Personaleinsatz. Vorgestellt werden drei Ansätze: Der Einsatz digitaler Applikationen und der Robotik in der Pflege, gezielte Prozesssteuerungselemente zur Optimierung und Professionalisierung der pflegerischen Versorgung sowie ein gezielter Case- und Care-Mix **(Stefan Görres, Silke Böttcher und Lisa Schumski)**. Ergänzung finden diese Ansätze in den Ausführungen zur Personalbemessung in der Langzeitpflege. Die Personalausstattung ist ein wesentliches Strukturmerkmal der Einrichtungen. Die Autoren fordern eine Roadmap für die Umsetzung eines Personalbemessungsverfahrens **(Heinz Rothgang, Mathias Fünfstück und Thomas Kalwitzki)**. Nach wie vor besteht die Lücke im Vergütungsniveau zwischen der Krankenpflege im Vergleich zur Altenpflege, und dies, obgleich die Gehälter auch in der Langzeitpflege gestiegen sind. Der von **Stefan Greß** und dem leider nach Fertigstellung verstorbenen **Klaus Stegmüller** verfasste Beitrag sucht nach Erklärungen (u. a. der geringe gewerkschaftliche Organisationsgrad der Beschäftigten) für das Anhalten der Differenz und führt aus, dass die bessere Vergütung von Pflegekräften in der Langzeitpflege zur Attraktivitätssteigerung beitragen würde. Das gilt ebenso für das Qualifikationsniveau: Noch sind hochschulisch qualifizierte Pflegende in der Langzeitversorgung selten. Und dies obgleich der Anforderungswandel in diesem Versorgungssetting mehr und besser qualifizierten hochschulisch ausgebildeten Pflegepersonals bedarf. Dazu skizziert der Beitrag zunächst den Entwicklungsstand der Akademisierung der Pflege in Deutschland und die Situation in ausgewählten Ländern mit Erfahrungsvorsprung und beschreibt dann die Effekte, die von einem Einsatz hochschulisch qualifizierter Pflegender in der Langzeitpflegeversorgung zu erwarten sind **(Michael Ewers und Yvonne Lehmann)**. Besser ausgebildete Pflegekräfte fordern mehr selbständige Ausübung von Heilkunde. Die Realität entspricht dieser Forderung noch nicht. So bleibt die Herausforderung, Absolventinnen und Absolventen mit entsprechenden beruflichen Rollen in die stationäre und ambulante Pflegepraxis zu integrieren und regulatorische Barrieren zu beseitigen **(Gertrud M. Ayerle, Gero Langer und Gabriele Meyer)**.

Nicht nur die Pflegenden verändern sich, auch die Pflegebedürftigen stellen andere Anforderungen. In der Altenpolitik und -arbeit gibt es das Leitbild des aktiven Alter(n)s schon lange. Der folgende Beitrag stellt dieses Leitbild vor und gibt einen Überblick über praktische Übersetzungs- und Anwendungsbarrieren sowie über damit verbundene Herausforderungen für die Pflege **(Josef Hilbert, Sebastian Merkel und Gerd Naegele)**. Der nächste Beitrag thematisiert interprofessionelle Teams in der Versorgung. Dabei werden die Herausforderungen einer patientenorientierten Versorgung und der daraus resultierende Bedarf an Kooperation und Teamarbeit zwischen verschiedenen Gesundheitsberufen beschrieben. Experten empfehlen interprofessionelle Kompetenzen durch interprofessionelles Lernen zu vermitteln, um die Teamarbeit im Arbeitsalltag zu verbessern **(Ronja Behrend, Asja Maaz, Maria Sepke und Harm Peters)**. Die folgenden Ausführungen befassen sich mit der Akzeptanz von Technikeinsatz in der Pflege und präsentieren Zwischenergebnisse einer Befragung professionell Pflegender. Es zeigt sich ein auffälliges Forschungsergebnis: Die fehlende Bereitstellung von Technik am Arbeitsplatz ist ein wesentliches Hemmnis für ihre Nutzung in der Pflege. Wenn Technik vorhanden ist, dann wird sie von den meisten der befragten professionellen Pflegekräfte auch genutzt **(Jan C. Zöllick, Adelheid Kuhlmey, Ralf Suhr, Simon Eggert, Johanna Nordheim und Stefan Blüher)**.

Der abschließende Teil des Pflege-Reports 2019 ist *Steuerungsfragen* gewidmet. Dabei geht es zuerst um das Thema Sicherstellungsauftrag, Planungs- und Steuerungsinstrumente einer pflegerischen Versorgungsstruktur. Der Autor gibt einen Überblick über die verschiedenen Handlungs- und Gestaltungsfelder kommunaler Pflegepolitik und diskutiert die tatsächlichen Einfluss- und Gestaltungsmöglichkeiten der Kommunen auf die Ausgestaltung der lokalen pflegerischen Strukturen **(Antonio Brettschneider)**. Ein weiterer Beitrag fragt nach der künftigen Ausgestaltung der Pflegefinanzierung und thematisiert neben der Einführung eines steuerfinanzierten Zuschusses zur sozialen Pflegeversicherung die Einbeziehung aller Versicherten (auch der privat Versicherten) in die solidarische Finanzierung **(Stefan Greß, Dietmar Haun und Klaus Jacobs)**.

Unser Dank gilt den Autorinnen und Autoren für die Überlassung der Beiträge und die kollegiale Zusammenarbeit. Wir möchten auch den Mitarbeiterinnen und Mitarbeitern des WIdO danken für die Tatkraft bei der Fertigstellung des Pflege-Reports, insbesondere Susanne Sollmann für die redaktionelle Betreuung. Nicht zuletzt gehört dem Kollegium des Springer-Verlags unser Dank für die professionelle verlegerische Betreuung.

Klaus Jacobs
Adelheid Kuhlmey
Stefan Greß
Jürgen Klauber
Antje Schwinger
Berlin und Fulda
März 2019

Inhaltsverzeichnis

Schwerpunktthema

Daten und Analysen

Schwerpunktthema

Inhaltsverzeichnis

Pflegepersonal heute und morgen

Antje Schwinger, Jürgen Klauber und Chrysanthi Tsiasioti

K. Jacobs et al. (Hrsg.), *Pflege-Report 2019*, https://doi.org/10.1007/978-3-662-58935-9_1

1

▪ ▪ Zusammenfassung

Die Zahl der Pflegebedürftigen wird in den nächsten Jahrzehnten deutlich ansteigen. Der Beitrag projiziert den hiermit einhergehenden Mehrbedarf an Personal. Zugleich werden die vielfältigen Limitationen herausgearbeitet. Dies sind zum einen Faktoren, die Einfluss auf die Entwicklung der Pflegeprävalenzen nehmen können, sowie die Tatsache, dass Veränderungen der heutigen Personalkennzahlen und der Personalzusammensetzung zu erwarten sind. Selbstredend sind dabei Prognosen umso fragwürdiger, je weiter sie sich in die Zukunft erstrecken. Gleichwohl wird aber das Ausmaß des Personalbedarfs – ausgehend von Stand nach Einführung des neuen Pflegebedürftigkeitsbegriffs – sehr deutlich: Betrachtet man allein die demografische Fortschreibung der heutigen Pflegeprävalenzen unter Beibehaltung der heutigen Personalschlüssel (Demografiemodell), so werden bereits im Jahr 2030 130.000 mehr Pflegekräfte benötigt als noch 2017.

The number of people in need of long-term care will increase significantly in the coming decades. The article projects the resulting increase in personnel requirements. The authors also present various limitations in detail. On the one hand, there are factors that can influence the development of the prevalence of care dependency and on the other hand, the fact that changes in workforce metrics and staff composition are to be expected in the future. However, forecasts are all the more questionable the further they extend into the future. Nonetheless, the extent of staff requirements – based on the situation after the introduction of the new concept of the need for long-term care in Germany – is obvious: If we look at the demographic update of the current prevalence of the need for long-term care alone while retaining the current staffing ratio (demographic model), 130,000 more nursing staff will be needed in 2030 than in 2017.

1.1 Hintergrund

Ausgelöst durch die engagierten Nachfragen eines Pflegeschülers im Rahmen einer Wahlveranstaltung Angela Merkels wurden die in Fachkreisen seit langem diskutierten Themen der Arbeitsbedingungen und des Fachkräftemangels in der Pflege in die breite mediale Öffentlichkeit gehoben. Mit dem Koalitionsvertag wurde sodann ein *Sofortprogramm Pflege* sowie eine *Konzertierte Aktion Pflege* (KAP) angekündigt.

In der Konzertierten Aktion Pflege (KAP) haben seit Juli 2018 verschiedenste Akteure der Pflege, der Kostenträger und der Leistungserbringer zu den fünf Arbeitsfeldern „Ausbildung und Qualifizierung", „Personalmanagement, Arbeitsschutz und Gesundheitsförderung", „Innovative Versorgungsansätze und Digitalisierung", „Pflegekräfte aus dem Ausland" und „Entlohnungsbedingungen in der Pflege" konkrete Maßnahmen zur Verbesserung des Arbeitsalltags und der Arbeitsbedingungen beraten. Die KAP als gemeinsames Projekt des Bundesministeriums für Gesundheit, des Bundesministeriums für Arbeit und Soziales sowie des Bundesministerins für Familie, Senioren, Frauen und Jugend will die Ergebnisse Juni 2019 vorstellen.

Mit Hilfe des Softprogramms Pflege, das seine Umsetzung im Pflegepersonalstärkungsgesetz (PpSG) fand, wurden – dies jedoch finanziert durch die gesetzliche Krankenversicherung – zusätzliche Stellen für Pflegefachkräfte in vollstationären Pflegeheimen geschaffen. Mit einem Finanzvolumen von bis zu 640 Mio. € werden je nach Einrichtungsgröße eine halbe bis zwei zusätzliche Stelle finanziert, was rechnerisch zu einem Anstieg der Personalzahl um rund 13.000 führt (BT-Drs.19/4453, S. 108). Gleichwohl wird angezweifelt, dass unter den heutigen Bedingungen die so entstehenden Stellen besetzt werden können. Die Fachkräfteengpassanalyse der Bundesagentur für Arbeit zeigt auf, wie schwierig es ist, die bereits heute bestehenden Personalstellen zu besetzen (siehe den Beitrag von Bonin im gleichen Band).

Die ergriffenen Maßnahmen sowie die Ankündigung, darüber hinaus Personalmindestvorgaben für die Langzeitpflege verbindlich zu gestalten (Koalitionsvertrag § 113c SGB XI), adressieren den Fachkräfte- und generellen Personalmangel in der Pflege. Gleichwohl wird der Fachkräftebedarf unabhängig von Maßnahmen der Personalverbesserung aufgrund des demografisch bedingten Anstiegs der Pflegebedürftigkeit erheblich ansteigen. Dieser Sachverhalt ist seit vielen Jahren bekannt und in einer Vielzahl an Studien untersucht worden (Blinkert und Klie 2001; Rothgang 2001; Rürup 2003; Enste und Pimpertz 2008; Hackmann und Moog 2008; Hackmann 2009; Afentakis und Maier 2010; Pohl 2011; Afentakis et al. 2012; Prognos 2012; Schulz 2012; Rothgang et al. 2016; Kochskämper 2017; Flake et al. 2018; Kochskämper 2018). Der hier vorgelegte Beitrag aktualisiert die Projektionen auf den Stand nach dem PSG II, das heißt, er setzt auf Daten nach Einführung des neuen Pflegebedürftigkeitsbegriffs im Jahr 2017 auf und die Analysen fokussieren dabei auf das Personal im Kontext Pflege und Betreuung. Die dargestellten Projektionen beziehen sich ferner immer auf die gesetzlich Pflegeversicherten.

1.2 Datengrundlage und Berechnungsmethode

Für die Projektion des zukünftigen Personalbedarfs bedarf es a) einer Fortschreibung der Anzahl der Pflegebedürftigen unter Berücksichtigung b) des Personalverhältnisses, d. h. der Anzahl der Pflegebedürftigen je Pflegekraft. Die hier dargestellten Analysen setzen dabei auf unterschiedlichen Datenquellen auf. Die Prävalenz der Pflegebedürftigkeit wird mithilfe der amtlichen Statistik der Pflegeversicherung (PG 2) und der Versichertenstatistik (KM 6) berechnet. Die Daten zum Pflegepersonal in der Langzeitpflege zur Berechnung des Personalverhältnisses müssen hingegen der Pflegestatistik des Statistischen Bundesamtes entnommen

werden, da Personalinformationen nur dort enthalten sind.

Der Berechnungsweg ist in ◘ Abb. 1.1 dargestellt. Im ersten Schritt wird nach Alter und Geschlecht sowie den Bundesländern differenziert ermittelt, wie viel Prozent der gesetzlich versicherten Bevölkerung pflegebedürftig sind (Pflegeprävalenz Status quo). Da die PG 2 nicht regional differenziert vorliegt, wurden alters- und geschlechtsbezogene Prävalenzen aus AOK-Routinedaten genutzt, um die GKV-bezogenen Prävalenzen auf die Regionen herunterzubrechen.

Die Anzahl der Pflegebedürftigen wurde mithilfe der so ermittelten Pflegeprävalenz und der 13. Bevölkerungsvorausberechnung des Statistischen Bundesamtes in die Zukunft fortgeschrieben. Im vorliegenden Beitrag wurde auf der sogenannten Variante 2-A aufgesetzt, die auf dem Bevölkerungsbestand zum 31. Dezember 2015 basiert und sowohl die aktuellen Geburten- und Sterberaten (2015) wie auch eine höhere Nettozuwanderung für die Jahren 2016 bis 2018 berücksichtigt.[1] Im letzten Schritt wurde die – nach Bundesland differenziert – ermittelte Veränderung der Alters- und Geschlechtsstruktur von 2017 für die Jahre 2018 bis 2060 auf die Grundgesamtheit der gesetzlich Versicherten (nach der amtlichen Statistik KM 6) übertragen. Die Multiplikation der Pflege-Prävalenzen aus dem Jahr 2017 mit der berechneten KM 6-Projektion für 2018 bis 2060 je Bundesland bildet schlussendlich die

---

[1] Die 13. – zwischen den Statistischen Ämtern von Bund und Ländern – koordinierte Bevölkerungsvorausberechnung liefert Angaben zur Bevölkerungsentwicklung bis zum Jahr 2060. Die Ausgangsbasis bildet der Bevölkerungsbestand am 31. Dezember 2013, der auf der justierten Bestandsfortschreibung nach dem Zensus 2011 beruht. Variante 2-A lag zum Zeitpunkt der Berechnungen nicht nach Bundesland differenziert vor, sodass – wie vom Statistischen Bundesamt empfohlen – die verfügbaren bundeslandbezogenen Vorausberechnungen der Variante 2 mit der Variante 2-A, differenziert nach Flächenländern West/Ost und Stadtstaaten, gewichtet wurden. Für ausführliche Erläuterungen der Methodik der Bevölkerungsfortschreibung siehe Statistisches Bundesamt (2015).

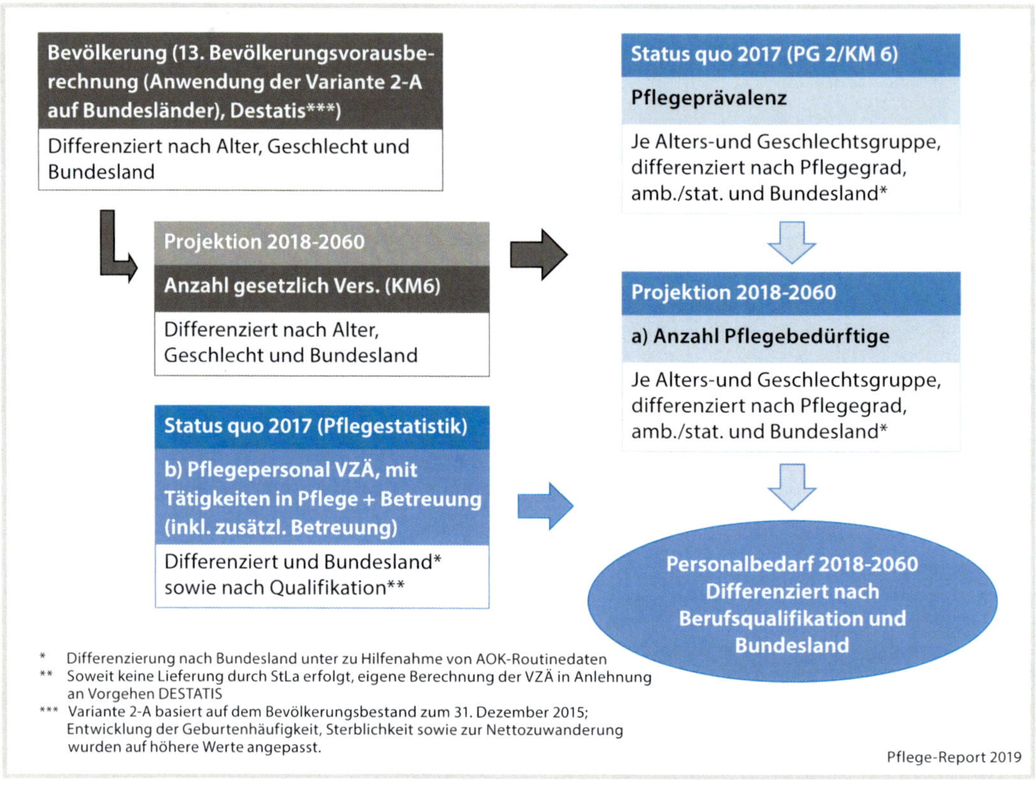

◘ Abb. 1.1   Projektion 2018–2060: Datengrundlage und Berechnungsweg

im Beitrag präsentierte Anzahl Pflegebedürfti-ger in ambulanter oder stationärer Pflege 2018 bis 2060 je Bundesland.

In einem zweiten Schritt wurden die Pfle-gepersonalquoten im Status quo – ebenso dif-ferenziert nach Bundesland – ermittelt. Hier-für wurden über die Statistischen Landesäm-ter Informationen zur Anzahl des Personals nach Berufsabschluss (d. h. Qualifikation als examinierte/r Kranken-, Alten- oder Kinder-krankenpfleger/in mit 3-jähriger Ausbildung) und Tätigkeitsbereich (körperbezogene Pflege (bis 2015 „direkte Pflege"), Betreuung, zusätz-liche Betreuung (§ 43b SGB XI/ 85 Abs. 8 SGB XI), Hauswirtschaftsbereich usw.) sowie nach Beschäftigungsverhältnis (Vollzeit bzw. Anteil Teilzeit) bereitgestellt.[2]

Als Personal wurde je Bundesland die Zahl der Vollzeitäquivalente ermittelt, und zwar ei-nerseits insgesamt, d. h. ohne Differenzierung nach Qualifikation, sowie allein bezogen auf Fachkräfte (d. h. mit mind. 3-jähriger Ausbil-dung in Alten-, Kranken- oder Kinderkran-kenpflege). Eingeschränkt wurde auf denjeni-gen Tätigkeitsanteil, der nach Angaben der Pflegestatistik für Pflege und Betreuung er-bracht wurde. Einbezogen wurden insofern die Kategorien „Körperbezogene Pflege" (vor-mals „Pflege und Betreuung" bzw. „Grund-pflege"), „Betreuung" (vormals „soziale Betreu-ung" bzw. „häusliche Betreuung") sowie statio-när die „zusätzliche Betreuung" (§ 43b SGB XI) (vormals „Betreuung und Aktivierung (§ 87b SGB XI)"). Abgegrenzt, d. h. bei den Fortschrei-bungen nicht erfasst, ist folglich der Personal-

---

[2]   Vier Landesämter konnten keine Angaben zum Be-schäftigungsverhältnis zur Verfügung stellen. Für diese Länder wurde die bundesweite Verteilung auf Vollzeit und Teilzeitquoten angesetzt.

bedarf im Kontext von Verwaltung und Geschäftsführung, der Haushaltsführung sowie des hauswirtschaftlichen oder haustechnischen Bereichs. Diese Eigenangaben der Pflegedienste und -heime liefern die bestmögliche Annäherung an den pflegebezogenen Personalbedarf.

Das Personalverhältnis wurde ermittelt, indem die Zahl der Pflegebedürftigen durch die Anzahl Personen (umgerechnet in Vollzeitäquivalente), die in der Pflege oder Betretung tätig waren, dividiert wurde. Auf Basis der Fortschreibung der Pflegebedürftigen (2017 bis 2060) und der ermittelten Personalzahlen 2017 wurden die Personalzahlen fortgeschrieben.

1.3 Limitationen von Projektionen im Kontext Langzeitpflege

Projektionen über derart lange Zeithorizonte (2017 bis 2060) sind mit erheblicher Unsicherheit behaftet. Die Limitationen der hier getätigten Analysen resultieren insbesondere aus zwei zentralen Setzungen oder Annahmen, die für die Berechnung getroffen werden müssen. Dies betrifft erstens die Fortschreibung der Pflegeprävalenz (d. h. den Anteil der Pflegebedürftigen an allen gesetzlich Versicherten) und zweitens die zugrunde gelegten Personalschlüssel und Personalzusammensetzungen.

■■ **Fortschreibung der Pflegeprävalenz**
Die Wahrscheinlichkeit, im leistungsrechtlichen Sinne – d. h. im Sinne des SGB XI – pflegebedürftig zu werden, wird von einer Vielzahl an Faktoren beeinflusst. Alter und Geschlecht sind zwei – sehr offensichtliche – Faktoren, die aber bei Weitem nicht die gesamten historisch zu beobachtenden Veränderungsraten erklären. ◘ Abb. 1.2 zeigt die Pflegeprävalenzen 2002 bis 2017, und zwar einmal „roh" im Sinne von Ist-Werten (nicht standardisiert) und einmal so als wäre die Alters- und Geschlechtszusammensetzung der gesetzlich Versicherten seit 2002 konstant geblieben (standardisiert). Der demografiebedingte Anstieg der Pflege-

prävalenzen ist folglich herausgerechnet. Zu betrachten ist im ersten Schritt der Zeitraum von 2002 bis 2016, in dem die Normierung dessen, was im Sinne des SGB XI als pflegebedürftig zu verstehen ist – also der Pflegebedürftigkeitsbegriff –, nicht verändert wurde. Kurz zur Erläuterung: 2002 wurde als Reaktion auf die fehlende Berücksichtigung von demenziell Erkrankten im SGB XI mit dem Pflegeleistungsergänzungsgesetz (PflEG) die „eingeschränkte Alltagskompetenz" sozialrechtlich normiert. Zum 1. Januar 2017 trat mit dem PSG II schließlich ein gänzlich überarbeiteter Begriff von Pflegebedürftigkeit in Kraft. Innerhalb dieses Zeitraums ist der Anteil Pflegebedürftiger im ambulanten Kontext jährlich im Mittel um 3,7 % gestiegen, stationär um 1,9 %. Bereinigt um die demografische Entwicklung lag die Steigerungsrate ambulant bei 2,2 % und stationär bei 0,2 %. Insbesondere im ambulanten Kontext scheinen folglich andere Faktoren einen Anstieg des Pflegebedarfs bewirkt zu haben.

Veränderung der Pflegeprävalenzen haben zum einen epidemiologische Ursachen. Gleichwohl lassen sich die Einflussfaktoren nicht ohne Weiteres quantifizieren – im Gegenteil, es besteht mit Blick auf die Prädiktoren von Pflege vielfältiger Forschungsbedarf. Ob und in welchem Umfang die pflegebedingende Morbidität mit der allgemeinen Alterung der Bevölkerung zunimmt oder komprimiert wird (Morbiditäts- vs. Kompressionstheorie) ist nicht abschließend untersucht. Hinzu kommt, dass das Potenzial von Prävention und Rehabilitation mit Blick auf die Vermeidbarkeit von Pflegebedarf ggf. nicht ausgeschöpft ist, der Effekt aber wiederum zum heutigen Forschungstand nicht quantifizierbar ist (Lübke 2015). Ebenso sind Projektionen der Inanspruchnahme (bei gleichem epidemiologischem Pflegebedarf) nicht ohne den Angebotskontext möglich. Zu vermuten ist beispielsweise, dass Leistungsverbesserungen im Zeitraum 2002 bis 2016 – vor allem für Pflegebedürftige mit Demenz – sowie verbesserte Kenntnisse über die Angebote der Pflege einen Teil des Anstiegs erklären könnten (Schwinger et al. 2018). Aber es ist

1

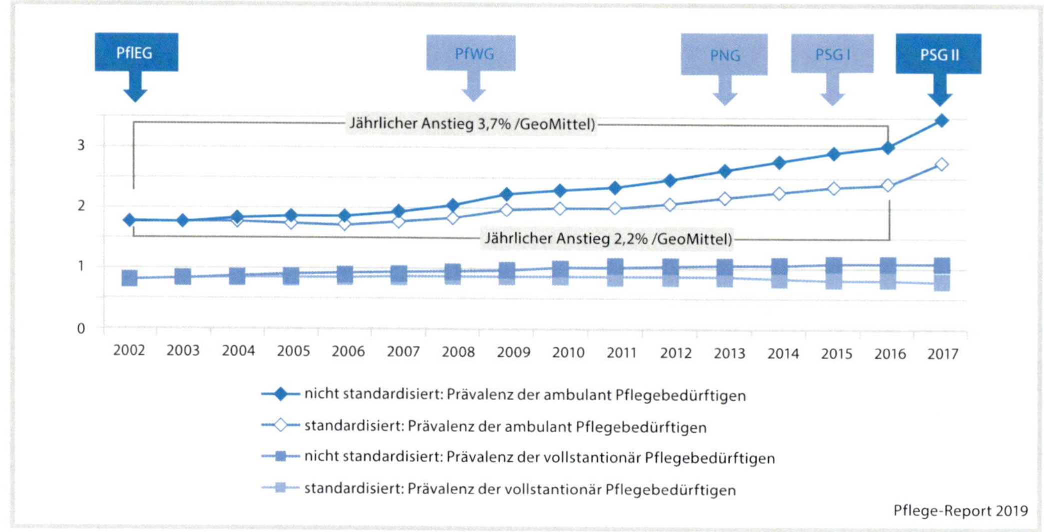

◘ **Abb. 1.2** Rohe vs. alters- und geschlechtsstandardisierte Pflegeprävalenzen in der SPV (2002–2017), in %. (Eigene Berechnungen auf Basis der amtlichen Statistik PG 2 und KM 6 (BMG))

auch zu vermuten, dass sich wandelnde familiäre Konstellationen eine Rolle spielen, die dazu führen, dass die implizit übernommene Pflege durch Angehörige (vor allem durch Töchter und Schwiegertöchter) abnimmt und damit einhergehend die Inanspruchnahme von Sachleistungen (sei es im ambulanten wie auch im stationären Setting) perspektivisch weiter steigt.

Hingewiesen sei an dieser Stelle auch auf eine weitere Limitation: Welche Form der Bevölkerungsfortschreibung ausgewählt wird, hat natürlich ebenso einen nicht unerheblichen Einfluss auf die projektierten Prävalenzentwicklungen. Zur Veranschaulichung: Für die hiesige Simulation wurde auf der Variante 2-A aufgesetzt. Die Geburtenrate liegt bei dieser bei 1,5 Kindern je Frau, die Lebenserwartung bei Geburt 2060 für Jungen bei 84,7 und für Mädchen bei 88,6 Jahren. Die reine demografische Fortschreibung der heutigen Pflegeprävalenzen (Basisjahr 2017) führt bis 2050 zu einem durchschnittlichen jährlichen Anstieg von 1,5 % (siehe auch ◘ Abb. 1.4). Wählte man die Variante 4, bei der neben einem deutlich niedrigeren Wanderungssaldo die Lebenserwartung höher, d. h. für Jungen bei 86,7 Jahren und für Mädchen bei

90,4 angesetzt ist, käme man auf einen jährlichen durchschnittlichen Zuwachs von 2 %.

Im Ergebnis liefert eine Fortschreibung der Pflegewahrscheinlichkeiten auf Basis der demografischen Entwicklung natürlich nur ein Grundszenario, denn diverse Einflussgrößen sind nicht abschließend untersucht bzw. heute noch gar nicht bekannt. Je längerfristig die Prognosen sind, umso mehr steigt die Wahrscheinlichkeit, dass gesellschaftliche Wandlungsprozesse und gesetzliche Interventionen substanziellen Einfluss auf die Inanspruchnahme haben.

■ ■ **Fortschreibung der zugrunde gelegten Personalschlüssel und Personalzusammensetzungen**

Mit Blick auf mittel- und längerfristige Projektionen des Personalbedarfs sind weitere Aspekte zu beachten. Es ist zu erwarten, dass sich der heutige Personalschlüssel und Personalmix perspektivisch verändern wird. Unter der allgemeinen Wahrnehmung, dass die Personalausstattung in der Langzeitpflege heute zu niedrig ist, sind im Kontext der KAP sowie als politisches Ergebnis des im Rahmen des § 113c SGB XI durchgeführten For-

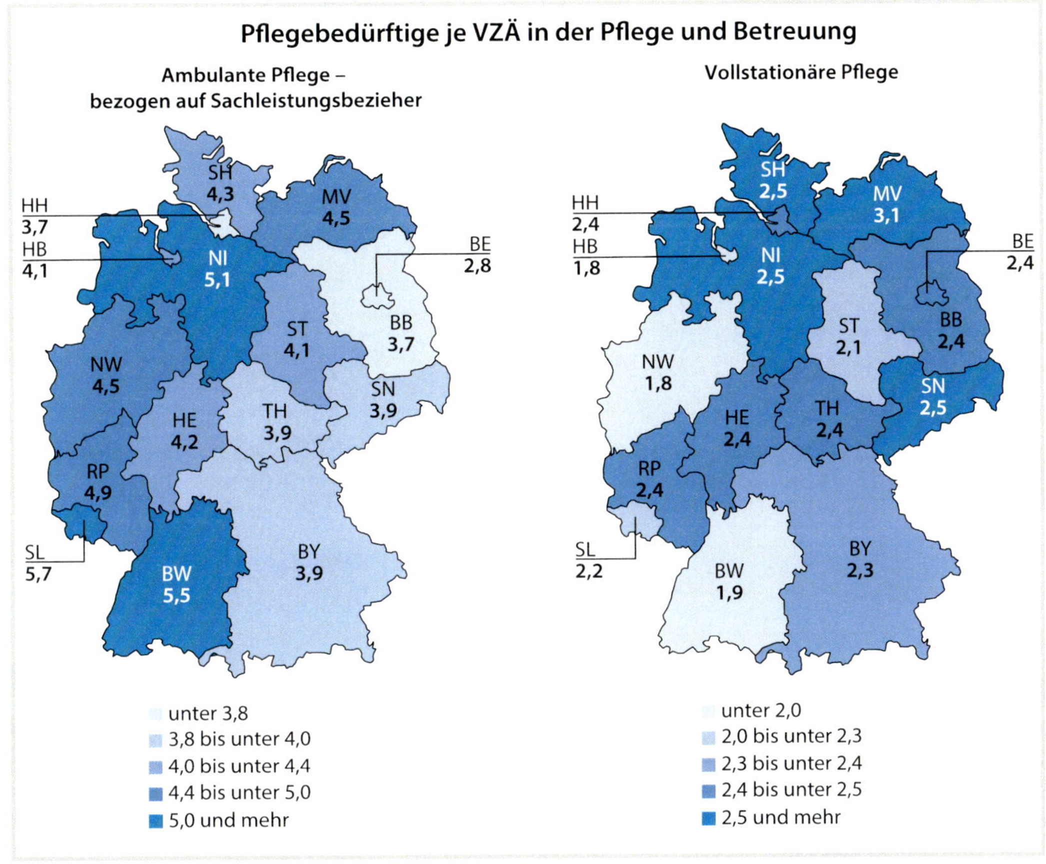

Abb. 1.3 Anzahl der Pflegebedürftigen je Pflegekraft (VZÄ, die in der Pflege und Betreuung tätig sind) 2017 nach Bundesländern. (Quelle: Pflegestatistik 2017 (Statistisches Bundesamt 2019))

schungsprojekts zur Bemessung des Personalbedarfs in Einrichtungen konkrete Verbesserungen der Personalsituation zu erwarten. Damit ist es für die Fortschreibung letztlich hinfällig, die heutigen Personalkennzahlen beizubehalten. Die Studienleiter des Forschungsprojekts nach § 113c SGB XI arbeiten gleichwohl in ihrem Beitrag (siehe Rothgang et al. im gleichen Band) heraus, dass von einer Angleichung der heute unterschiedlichen landesspezifischen Rahmenvorgaben und damit einer Angleichung der Personalschlüssel auszugehen ist. Die Anzahl Pflegebedürftiger je VZÄ-tätige Pflegekraft in der direkten Pflege und Betreuung (▶ Abschn. 1.2) variiert in der vollstationären Pflege – bei über die Bundesländer relativ ähnlicher Pfle-

geschwere[3] – zwischen 3,1 in Mecklenburg-Vorpommern und 1,8 in Bremen. Für die ambulante Pflege sind die Unterschiede gleichwohl noch größer: Im Saarland werden 5,7 Pflegebedürftige, in Berlin lediglich 2,8 durch eine Pflegekraft (VZÄ) versorgt. **Abb. 1.3** veranschaulicht die regionalen Gegebenheiten.

---

[3]　Die Pflegestatistik weist keine Differenzierung der Pflegekräfte nach Pflegegrad aus. Eine Standardisierung der Kennzahl „Anzahl Pflegebedürftige je Pflegekraft" nach Pflegeschwere ist insofern nicht möglich. Gleichwohl weisen die Mehrzahl der Bundesländer in der stationären Pflege einen durchschnittlichen Pflegegrad von 3,4 auf. Brandenburg, Sachsen und Thüringen liegen mit 3,5 am oberen Ende; Berlin mit 3,2 am unteren Ende.

Als weiterer relevanter Faktor mit Blick auf die Fortschreibung der zugrunde gelegten Personalschlüssel und Personalzusammensetzungen kommt hinzu, dass davon auszugehen ist, dass die heutigen Pflegesettings sich perspektivisch stärker angleichen werden bzw. dies eigentlich bereits tun. Neue Versorgungsformen (wie Senioren-WGs, Betreutes Wohnen usw.) sind nicht nur von den Betroffenen gewollt (Zok und Schwinger 2015), sondern auch der Gesetzgeber hat seit dem Pflegeweiterentwicklungsgesetz im Jahr 2008 das Leistungsrecht durch die Rahmenbedingungen für Nutzer solcher Angebote flexibilisiert (Schwinger et al. 2018, S. 17). Veränderungen der Angebotsstrukturen in diesem Sinne (häufig als „Ambulantisierungstendenzen" bezeichnet) wurden bereits untersucht (Rothgang et al. 2018). Dass derartige Veränderungen mittelfristig Auswirkungen auf den Personalbedarf und den Qualifikationsmix haben werden, ist anzunehmen. Ebenso ist davon auszugehen, dass der Personalbedarf sich aufgrund eines ggf. vermehrten Einsatzes technischer Assistenzsysteme oder digital unterstützter Organisations-, Dokumentations- und Kommunikationswege verändern wird. Derartige Faktoren können zum jetzigen Zeitpunkt in Projektionen nur als Annahmen hinterlegt werden.

Auch wenn wie aufgezeigt viele Unsicherheiten bestehen, soll der vorliegende Beitrag eine Schätzung der Zahl der perspektivisch benötigten Pflegekräfte leisten. Angesichts der Dimension der Entwicklung, die sich schon rein demografisch betrachtet abzeichnet, ist es geboten, die Dynamik zu betrachten und hier Szenarien in den Blick zu nehmen. In ► Abschn. 1.4.1 wird im Sinne eines Demografiemodells die Zahl der Pflegebedürftigen ermittelt, die es bis ins Jahr 2060 gäbe, wenn die Pflegewahrscheinlichkeit die gleiche wie im Basisjahr 2017 bliebe. Darauf aufbauend wird in ► Abschn. 1.4.2 der Personalbedarf aufgezeigt, der bei Personalzahlen je Pflegebedürftigen wie im Basisjahr 2017 bestünde. Im Anschluss werden in ► Abschn. 1.4.3 unterschiedliche Szenarien eröffnet und einzelne Annahmen zu den Pflegewahrscheinlichkeiten und Personalzahlen variiert, sodass deren Auswirkungen auf die Langzeitprognose in den Blick genommen werden können.

1.4 Ergebnisse der Prognosen zum Personalbedarf in der Langzeitpflege

1.4.1 Fortschreibung der Anzahl Pflegebedürftiger (Demografiemodell)

Die demografische Entwicklung wird unter den getroffenen Annahmen mit Blick auf die Geburtenrate und den Wanderungssaldo (siehe ► Abschn. 1.2) zu einem deutlichen Rückgang der gesetzlich Versicherten führen, und zwar von heute 72 auf 66 Mio. im Jahr 2060. Führt man eine reine demografiebedingte Fortschreibung der heutigen Pflegeprävalenzen durch, steigt die Zahl der gesetzlich versicherten Pflegebedürftigen von heute (2017) 3,3 auf 3,9 Mio. im Jahr 2030, dann auf weitere 4,4 Mio. im Jahr 2040 und erreicht schließlich im Jahr 2050 mit rund 5,1 Mio. den Peak (◘ Abb. 1.4, ◘ Tab. 1.1).

In absoluten Zahlen bedeutet dies, dass die Zahl der Pflegebedürftigen – unter Beibehaltung aller weiteren Annahmen, insbesondere gleicher altersspezifischer Pflegewahrscheinlichkeiten wie heute – von 2020 auf 2030 um 430.000, in den nächsten zehn Jahren von 2030 auf 2040 um weitere 509.000 sowie schließlich von 2040 auf 2050 nochmals um 650.000 ansteigen wird (◘ Abb. 1.4, ◘ Tab. 1.1). Bezogen auf die Pflegeprävalenz, d. h. den Anteil der gesetzlich versicherten Bevölkerung, der pflegebedürftig ist, bedeutet dies eine Steigerung von heute (2017) 4,6 % auf 5,5 % im Jahr 2030, 6,3 % im Jahr 2040 auf 7,4 % im Jahr 2050. Anders als die Zahl der Pflegebedürftigen sinkt die Prävalenz danach nicht, sondern steigt weiter bis ins Jahr 2060 auf 7,6 % (◘ Tab. 1.1). Da die Bevölkerungszahl stärker rückläufig ist als die Zahl der Pflegebedürftigen, steigt das Verhältnis von Pflegebedürftigen zu Einwohnern.

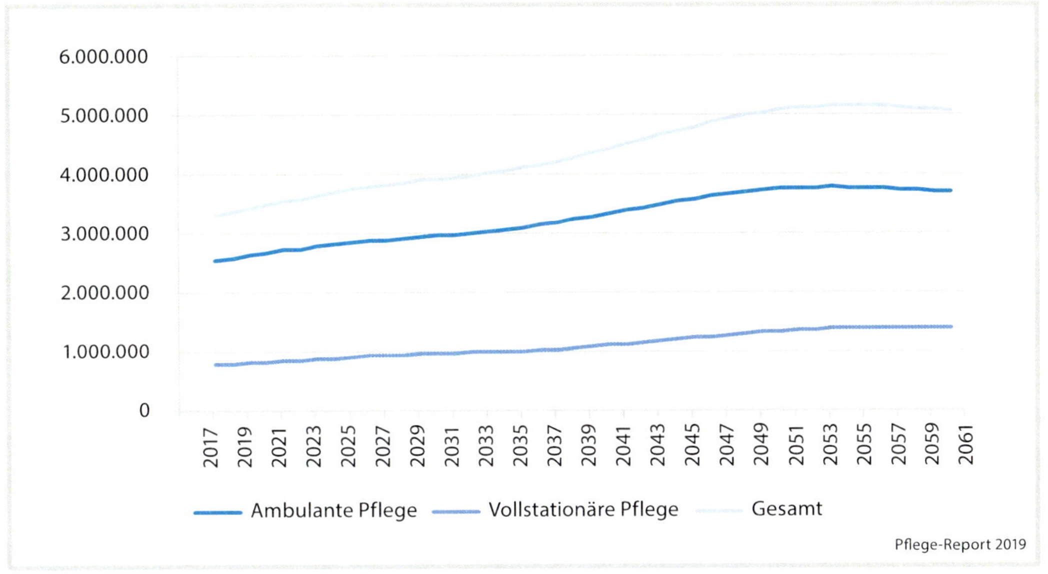

Abb. 1.4 Veränderung der Anzahl gesetzlich Pflegebedürftiger 2017 bis 2060. (Quelle: Eigene Berechnungen auf Basis der amtlichen Statistik PG 2, KM 6 (BMG) und der 13. koordinierten Bevölkerungsvorausberechnung (Statistisches Bundesamt 2015))

Aufgrund der insbesondere zwischen West- und Ostdeutschland recht unterschiedlichen demografischen Situation wird sich folglich auch der Wandel der Pflegebedürftigkeit unterschiedlich stark ausprägen. Abb. 1.5 verdeutlicht, dass bereits heute (2017) der Anteil Pflegebedürftiger an der Bevölkerung von 3,5 % in Bayern bis zu 6,7 % in Brandenburg variiert. Ferner wird sichtbar, dass die Problematik in Ostdeutschland bereits heute eine gänzlich andere Dimension aufweist. Fortgeschrieben ins Jahr 2050 liegt der Anteil der Pflegebedürftigen in Brandenburg bei 11 %, in Mecklenburg-Vorpommern bei 10 % und Thüringen sowie Sachsen-Anhalt bei jeweils rund 9 %. Allein Sachsen wird unter den getroffenen Prämissen im Jahr 2050 mit 7 % einen geringeren Anteil als der Bundesdurchschnitt aufweisen. Gleichwohl bedeutet dies nicht, dass die ostdeutschen Länder den größten „Wandel" erfahren werden. Schaut man auf die Veränderungsraten, so zeigt sich, dass die Prävalenzen in den westdeutschen Flächenländern sogar stärker ansteigen werden als in den ostdeutschen. Am geringsten wird die Niveauveränderung in den Stadtstaaten ausfallen.

1.4.2 Fortschreibung des Bedarfs an Pflegepersonal im Demografiemodell

Die Fortschreibung des Personalbedarfs setzt auf den Status quo 2017 auf. Tab. 1.2 führt die Anzahl der Pflegebedürftigen auf, die eine Pflegekraft heute im Durchschnitt versorgt. Einbezogen in die Berechnung wurden Pflegekräfte, deren Tätigkeitsbereich überwiegend in der Pflege und Betreuung liegt und damit mit direktem Bewohner- bzw. Klienten-Kontakt assoziiert ist. Nicht berücksichtigt sind folglich Personen (normiert auf Vollzeitäquivalente), die der Verwaltung- und Geschäftsführung, der Haushaltsführung bzw. dem hauswirtschaftlichen oder haustechnischen Bereich zugeordnet sind (▶ Abschn. 1.2). Im Jahr 2017 kamen so auf 2,0 Pflegebedürftige in der vollstationären Pflege eine Pflegekraft in Vollzeit bzw. auf 4,3 Pflegebedürftige in der vollstationären Pflege eine Pflegefachkraft (Tab. 1.2). Während sich die Personalsituation innerhalb der letzten zehn Jahre verbessert hat – 2007 kamen noch 2,2 Pflegebedürftige auf eine für die

1

◻ Tabelle 1.1   Veränderung der Anzahl gesetzlich Pflegebedürftiger 2017 bis 2060

		2017	2020	2030	2040	2050	2060
Ambulante Pflege	Anzahl in Mio.	2,54	2,67	2,96	3,33	3,75	3,69
	Veränderungsrate der Anzahl absolut		5,1 %	10,7 %	12,8 %	12,4 %	−1,7 %
	Prävalenz	3,5 %	3,7 %	4,1 %	4,7 %	5,5 %	5,6 %
	Veränderungsrate der Prävalenz		4,6 %	11,6 %	14,7 %	15,5 %	1,7 %
Stationäre Pflege	Anzahl in Mio.	0,77	0,82	0,97	1,10	1,34	1,37
	Veränderungsrate der Anzahl		6,6 %	17,5 %	13,6 %	21,6 %	2,8 %
	Prävalenz	1,1 %	1,1 %	1,4 %	1,6 %	2,0 %	2,1 %
	Veränderungsrate der Prävalenz		6,1 %	18,6 %	15,6 %	24,9 %	6,2 %
Insgesamt	Anzahl in Mio.	3,32	3,50	3,92	4,43	5,09	5,06
	Veränderungsrate der Anzahl		5,4 %	12,3 %	13,0 %	14,7 %	−0,5 %
	Prävalenz	4,6 %	4,8 %	5,5 %	6,3 %	7,4 %	7,6 %
	Veränderungsrate der Prävalenz		5,0 %	13,3 %	14,9 %	17,8 %	2,9 %
			2020–2029	2030–2039	2040–2049	2050–2059	
Jährliche durchschnittliche Veränderung der Prävalenz			**1,4 %**	**1,3 %**	**1,7 %**	**0,4 %**	

Quelle: Eigene Berechnungen auf Basis der amtlichen Statistik PG 2, KM 6 (BMG) und der 13. koordinierten Bevölkerungsvorausberechnung (Statistisches Bundesamt 2015)
Pflege-Report 2019

Pflege und Betreuung zuständige Kraft –, zeigt sich, dass das Fachkräfteverhältnis rückläufig ist: 2007 kamen lediglich 4,0 Pflegebedürftige auf eine Fachkraft in der vollstationären Pflege. Dies kann u. a. im Zusammenhang mit der Einführung von zusätzlichen Betreuungskräften im Pflegeheim stehen, die in der Regel keine pflegerische Qualifikation aufweisen und gemäß Pflegeweiterentwicklungsgesetz seit Mitte 2008 durch die soziale Pflegeversicherung finanziert werden (§ 84 Abs. 8 SGB XI; vormals § 87b SGB XI). Aber auch in der ambulanten Pflege zeigt sich ein ähnliches Bild: Im Jahr 2017 versorgte eine in Vollzeit tätige Pflegekraft eines Pflegedienstes 4,3 Klienten (bezogen auf Sachleistungsbezieher) bzw. eine Pflegefachkraft 7,3 Klienten. Zehn Jahre zuvor waren es 4,7 bzw. 6,5 Klienten.

Setzt man den gleichen Personalbedarf an wie heute, so würde dies dazu führen, dass in den nächsten elf Jahren, d. h. bis 2030, statt heute rund 590.000 Personen in der Pflege und Betreuung rund 720.000 Personen benötigt werden. 2060 läge der Bedarf schließlich bei rund 980.000 Pflegepersonen (in Vollzeit) (◻ Abb. 1.6). Im Vergleich zum Status quo wäre dies ein Anstieg um 67 %. Unter der Prämisse, dass das Verhältnis von ambulanter zu

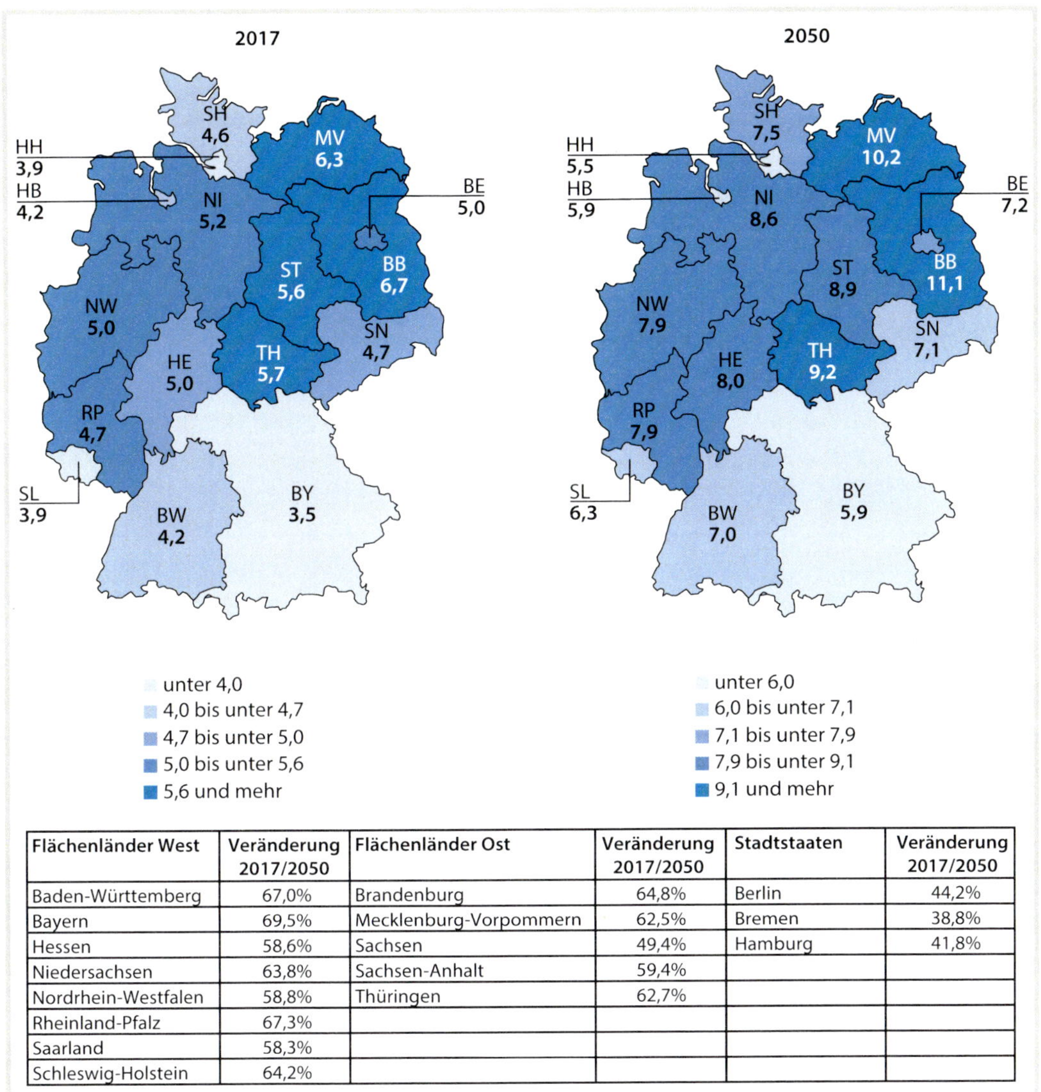

Flächenländer West	Veränderung 2017/2050	Flächenländer Ost	Veränderung 2017/2050	Stadtstaaten	Veränderung 2017/2050
Baden-Württemberg	67,0%	Brandenburg	64,8%	Berlin	44,2%
Bayern	69,5%	Mecklenburg-Vorpommern	62,5%	Bremen	38,8%
Hessen	58,6%	Sachsen	49,4%	Hamburg	41,8%
Niedersachsen	63,8%	Sachsen-Anhalt	59,4%		
Nordrhein-Westfalen	58,8%	Thüringen	62,7%		
Rheinland-Pfalz	67,3%				
Saarland	58,3%				
Schleswig-Holstein	64,2%				

Abb. 1.5 Veränderung der Anzahl gesetzlich Pflegebedürftiger 2017 bis 2050 nach Bundesländern in %. (Quelle: Eigene Berechnungen auf Basis der amtlichen Statistik PG 2, KM 6 (BMG) und der 13. koordinierten Bevölkerungsvorausberechnung (Statistisches Bundesamt 2015))

stationärer Versorgung auf dem heutigen Niveau (75 % zu 25 %) verbleibt, würde dies für die Sektoren jeweils bedeuten: Für die vollstationäre Pflege bedürfte es innerhalb der nächsten elf Jahre knapp 100.000 zusätzlicher Stellen, die es zu besetzen gilt. Bis ins Jahr 2060 würde der Bedarf – allein für die Pflege und Betreuung auf 700.000 Pflegekräfte steigen, was einen Anstieg um rund 80 % bedeutet. In der ambulanten Pflege müssten die Personalzahlen von heute rund 190.000 bis ins Jahr 2030 auf 220.000 steigen, im Jahr lägen sie bei 280.000, wobei bereits im Jahr 2050 der Höhepunkt der Nachfrage (Anstieg von 47 % gegenüber 2017) erreicht wäre (◘ Abb. 1.6).

Analog der regionalen Pflegeprävalenz (◘ Abb. 1.5) sind mit ◘ Abb. 1.7 auch die Veränderungen der Anzahl benötigter Pfle-

◘ Tabelle 1.2   Pflegebedürftige je Pflegekraft in der Pflege und Betreuung

	Pflegebedürftige je VZÄ Pflege und Betreuung			Pflegebedürftige je VZÄ Fachkräfte in der Pflege und Betreuung		
	Ambulant		Stationär	Ambulant		Stationär
	Bezogen auf alle Pflegebedürftigen	Bezogen auf Sachleistungsbezieher		Bezogen auf alle Pflegebedürftigen	Bezogen auf Sachleistungsbezieher	
2007	14,4	4,7	2,2	19,7	6,5	4,0
2009	13,0	4,5	2,1	18,9	6,5	4,1
2011	12,8	4,2	2,1	19,6	6,4	4,2
2013	12,7	4,2	2,1	20,4	6,7	4,2
2015	13,0	4,3	2,0	21,6	7,1	4,2
2017	13,3	4,3	2,0	22,8	7,3	4,3

Eigene Berechnungen auf Basis der Pflegestatistik 2007–2017 (Statistisches Bundesamt 2009–2019)
Pflege-Report 2019

gekräfte für das Jahr 2050 je Bundesland visualisiert. Wiederum sind es Bayern und Baden-Württemberg, die zwischen 2017 und 2050 den stärksten Veränderungen ausgesetzt sind. In beiden Ländern muss sich die Anzahl der Pflegekräfte um mehr als 80 % erhöhen, d. h. letztlich fast verdoppeln. Auch die übrigen westdeutschen Bundesländer zeigen Veränderungsraten von über 50 %, wohingegen für Ostdeutschland der Anstieg des Bedarfs im Jahr 2050 in Relation zu 2017 schon fast als moderat bezeichnet werden kann, was damit zusammenhängt, dass der Peak des Pflegebedarfs hier bereits überschritten wurde.

1.4.3 Varianten des Demografiemodells

Die Limitationen der rein demografischen Fortschreibung wurden in ► Abschn. 1.3 ausführlich beleuchtet. Welche Entwicklung tritt ein, wenn zusätzlich andere Faktoren über die Demografie hinaus wirksam werden? Zur Veranschaulichung wird dieses Grundmodell in verschiedenen Szenarien variiert, welche die

in ► Abschn. 1.3 aufgezeigten möglichen Entwicklungen aufgreifen. *Szenario I* berücksichtigt, welche Wirkung eintritt, wenn – für den ambulanten Kontext – die Wahrscheinlichkeit, pflegebedürftig zu sein, jährlich nur um einen Prozentpunkt höher ausfällt, als es sich aus dem reinen Demografiemodell ergibt. In ► Abschn. 1.3 war mit Blick auf die Entwicklung der letzten 15 Jahre vor Einführung des neuen Pflegebedürftigkeitsbegriffs ausgeführt worden, dass die demografischen Entwicklungen – im ambulanten Setting – weniger als die Hälfte des Anstiegs der Pflegeprävalenzen erklären. Im Durchschnitt der Jahre stiegen die Pflegeprävalenzen, ist die Demografie bereits herausgerechnet, immer noch um rund 2,2 %, was die Annahme von einem Prozentpunkt zusätzlich zur Demografie als durchaus konservativ erscheinen lässt. Ergänzt man im Szenario I das Demografiemodell um diese Annahme, führt dies im Jahr 2030 zu 4,3 Mio. Pflegebedürftigen, einem Plus von 400.000 gegenüber dem Basismodell. Im Jahr 2060 wären es dann rund 7 Mio. Pflegebedürftige anstatt 5 Mio., d. h. 40 % mehr als Basismodell. Analog steigt die Zahl der für die Versorgung benötigten Pflegekräfte im Jahr 2030 auf 750.000 und liegt damit

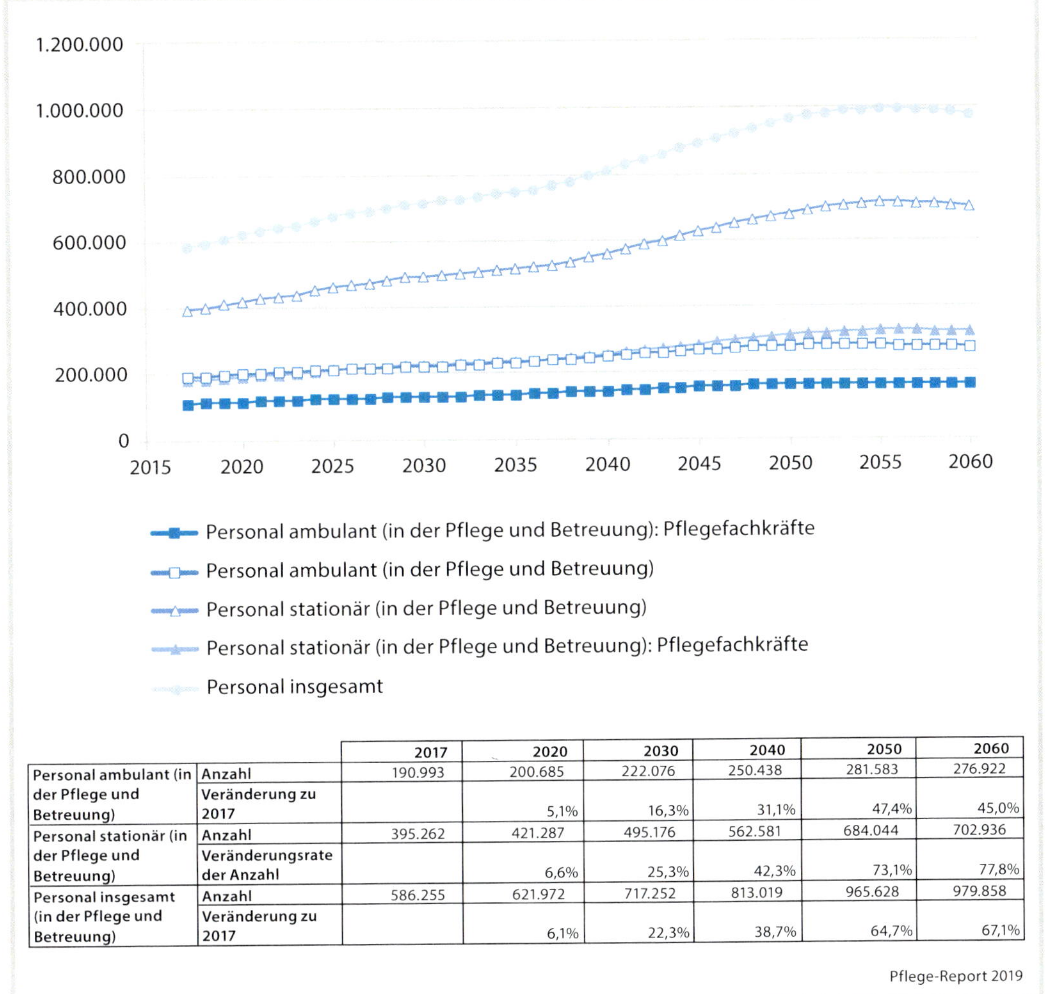

		2017	2020	2030	2040	2050	2060
Personal ambulant (in der Pflege und Betreuung)	Anzahl	190.993	200.685	222.076	250.438	281.583	276.922
	Veränderung zu 2017		5,1%	16,3%	31,1%	47,4%	45,0%
Personal stationär (in der Pflege und Betreuung)	Anzahl	395.262	421.287	495.176	562.581	684.044	702.936
	Veränderungsrate der Anzahl		6,6%	25,3%	42,3%	73,1%	77,8%
Personal insgesamt (in der Pflege und Betreuung)	Anzahl	586.255	621.972	717.252	813.019	965.628	979.858
	Veränderung zu 2017		6,1%	22,3%	38,7%	64,7%	67,1%

Pflege-Report 2019

◘ Abb. 1.6 Veränderung der Anzahl Pflegekräfte (in der Pflege und Betreuung tätig) 2017 bis 2060. (Quelle: Eigene Berechnungen auf Basis der amtlichen Statistik PG 2, KM 6 (BMG), der 13. koordinierten Bevölkerungsvorausberechnung (Statistisches Bundesamt 2015) und der Pflegestatistik 2017 (Statistisches Bundesamt 2019))

um rd. 30.000 (4 %) höher als im Demografiemodell. Im Jahr 2060 wären es dann 1,13 Mio. Pflegekräfte, ein Plus von 15 % (◘ Tab. 1.3). Dass sich der Anstieg des Personalbedarfs in diesem Szenario deutlich unter dem Niveau des Anstiegs der Zahl der Pflegebedürftigen bewegt, liegt daran, dass die Zahl der Pflegebedürftigen im personalintensiven stationären Sektor im Szenario I konstant gehalten wurde.

Das Szenario II visualisiert, welchen Effekt ausgehend vom Demografiemodell eine An-gleichung der heute bundesweit heterogenen Personalkennzahlen hätte. Für die Berechnung wurden die in ◘ Abb. 1.3 aufgezeigten und heu-te recht heterogenen Personalzahlen angeglichen, und zwar auf den Mittelwert der Hälfte der Bundesländer mit den besseren Personalquoten. Konkret wurde für die acht Bundesländer mit der niedrigsten Anzahl Pflegebedürftiger je VZÄ in der Pflege und Betreuung der Median ermittelt. Die getroffene Annahme setzt für den Fall der Angleichung der

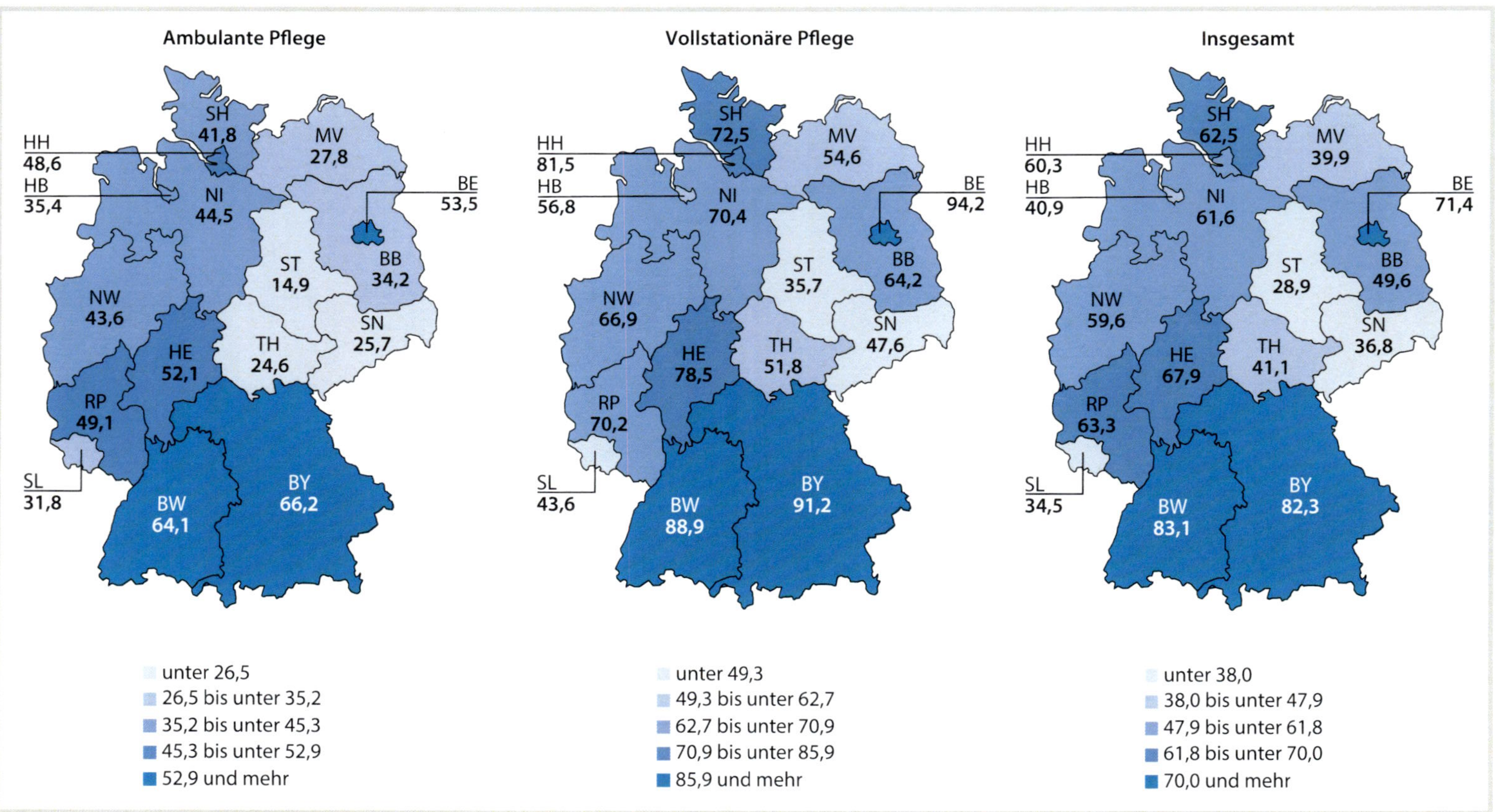

▫ Abb. 1.7 Veränderung der Anzahl Pflegekräfte (in der Pflege und Betreuung tätig) 2017 bis 2050 nach Bundesländern in %. (Quelle: Eigene Berechnungen auf Basis der amtlichen Statistik PG 2, KM 6 (BMG), der 13. koordinierten Bevölkerungsvorausberechnung (Statistisches Bundesamt 2015) und der Pflegestatistik 2017 (Statistisches Bundesamt 2019))

◘ Tabelle 1.3 Veränderung der Anzahl Pflegebedürftige und Pflegekräfte (in der Pflege und Betreuung tätig) 2017 bis 2060 bei Variation zentraler Annahmen

		In Mio.	2017	2020	2030	2040	2050	2060
	Demografie-Fortschreibung (Basismodell)	Anzahl Pflegebedürftige	3,32	3,50	3,92	4,43	5,09	5,06
		Anzahl Pflegekräfte insgesamt	0,59	0,62	0,72	0,81	0,97	0,98
Szenario I	Anstieg der Pflegewahrscheinlichkeit amb. +1 %	Anzahl Pflegebedürftige	3,32	3,58	4,33	5,29	6,54	7,03
		Anzahl Pflegekräfte insgesamt	0,59	0,63	0,75	0,88	1,08	1,13
Szenario II	Angleichung der Personalkennzahlen regional[a]	Anzahl Pflegebedürftige	3,32	3,50	3,92	4,43	5,09	5,06
		Anzahl Pflegekräfte insgesamt	0,64	0,68	0,78	0,88	1,05	1,06
Szenario III	Reduktion Anteil vollstationäre Pflege auf 20 % bis 2060 + Veränderung gemäß Personalkennzahl für Sachleistungsbezieher (4,3)	Anteil vollstationäre Pflege	23,3 %	23,1 %	22,3 %	21,5 %	20,8 %	20,0 %
		Anzahl Pflegebedürftige	3,32	3,50	3,92	4,43	5,09	5,06
		Anzahl Pflegekräfte insgesamt	0,59	0,62	0,69	0,77	0,89	0,88

Quelle: Eigene Berechnungen auf Basis der amtlichen Statistik PG 2, KM 6 (BMG), der 13. koordinierten Bevölkerungsvorausberechnung (Statistisches Bundesamt 2015) und der Pflegestatistik 2017 (Statistisches Bundesamt 2019)
[a] Berechnungen erfolgten auf Basis regionaler Personalkennzahlen, die in der Summe eine Differenz zu den bundesweiten Zahlen aufweisen. Ein Korrekturfaktor wurde entsprechend angewandt.
Pflege-Report 2019

1

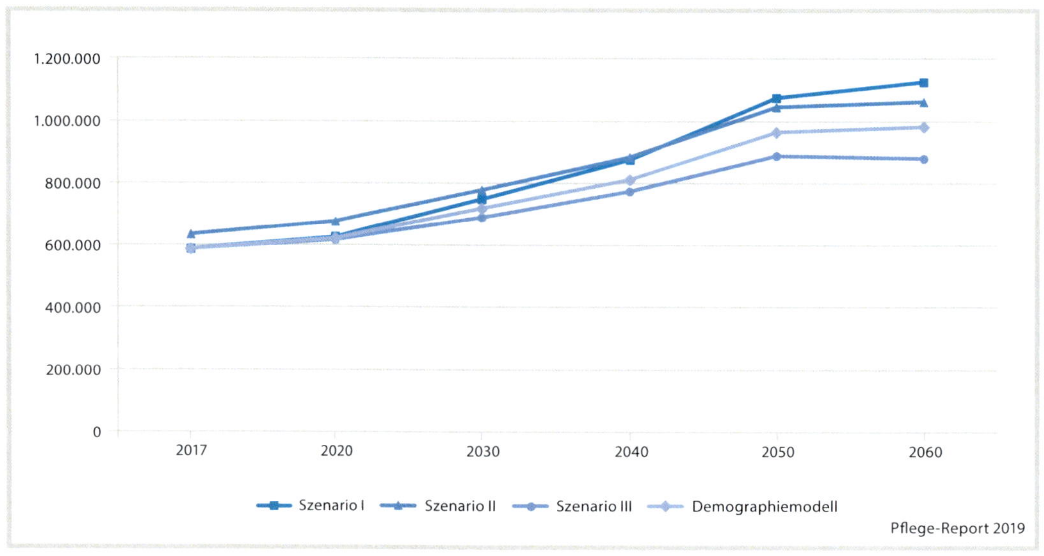

■ Abb. 1.8 Veränderung der Anzahl der Pflegebedürftigen und Pflegekräfte (in der Pflege und Betreuung tätig) 2017 bis 2060 bei Variation zentraler Annahmen. (Quelle: Eigene Berechnungen auf Basis der amtlichen Statistik PG 2, KM 6 (BMG), der 13. koordinierten Bevölkerungsvorausberechnung (Statistisches Bundesamt 2015) und der Pflegestatistik 2017 (Statistisches Bundesamt 2019))

Personalkennzahlen den bundesdurchschnittlichen Zielwert sicher nicht zu hoch an – erfahrungsgemäß orientieren sich derartige politische Prozesse der Angleichung zwischen Bundesländern an der Spitze der jeweiligen Länderniveaus. Im Szenario II bedeutet dies, dass in keinem Bundesland mehr als 3,91 Pflegebedürftige (Sachleistungsbezieher) durch eine VZÄ-Pflegekraft gepflegt oder betreut werden, im stationären Kontext nicht mehr als 2,15. Diese Werte wurden als untere Grenzen angesetzt. Hatte ein Bundesland Werte, die noch darunterlagen, wurde keine Verschlechterung im Sinne eines Personalabbaus unterstellt. Im Szenario II, Demografiemodell ergänzt um die beschriebene Angleichung der Personalkennzahlen (■ Abb. 1.8, ■ Tab. 1.3), steigt gegenüber dem Basisszenario die Zahl der Pflegekräfte bis zum Jahr 2030 um rund 60.000 auf rund 780.000. Im Jahr 2060 würden 1,06 Mio. Pflegekräfte benötigt, was einen zusätzlichen Anstieg gegenüber dem Demografiemodell um 80.000 Pflegekräften bedeutet.

Szenario III greift die ebenso in ▶ Abschn. 1.3 aufgezeigte Thematik auf, dass die heutige Trennung von ambulanten und stationären Versorgungssettings überholt ist und Veränderungen denkbar sind. In diesem Szenario wird davon ausgegangen, dass sich der Anteil der Pflegebedürftigen in vollstationären Einrichtungen nicht wie im Demografiemodell von heute 23,3 % auf rund 27,2 % im Jahr 2060 erhöhen wird, sondern stattdessen auf ein Fünftel (20 %) im Jahr 2060 absinkt. Geschähe dies – für die Pflegebedürftigen, die nun ambulant anstatt vollstationär versorgt werden – bei gleichem Personalverhältnis wie vormals im stationären Setting (nämlich 2,0 Pflegebedürftige je VZÄ-Pflegekraft), so ergäbe sich für den gesamten pflegerischen Personalbedarf ein Nullsummenspiel. Davon ausgehend, dass die Bestrebungen der verstärkten ambulanten Versorgung gerade auch dahin zielen, dass die Pflegebedürftigen mit der Unterstützung ihrer Angehörigen durchaus selbständiger leben können, liegt es nahe, den Personalansatz für diesen Personenkreis zu reduzieren. Setzt man den Personalschlüssel der heutigen ambulanten Sachleistungsempfänger (4,3 Pflegebedürftige je VZÄ-Pflegekraft) anstelle der 2,0 an, was mehr als eine Halbierung des Personals zur Versorgung der aus dem stationären Bereich rechnerisch verlagerten Personen bedeutet, so ergibt sich: Im Jahr 2060 würden rund 10 % weniger Pflegekräfte als im Demografiemodell benötigt, bezogen auf das Jahr 2030 sind es rund 25.000 Pflegekräfte (◘ Abb. 1.8, ◘ Tab. 1.3). Erfasst ist damit jedoch allein der Effekt, dass Pflegebedürftige anstatt im Pflegeheim in der Häuslichkeit unter Inanspruchnahme notwendiger Sachleistungen verbleiben können. Die erhöhte Nachfrage nach professionellen Angeboten aufgrund nachlassender informeller Pflege – nicht zuletzt vor dem Hintergrund sich wandelnder Familien-Settings, sei es demografiebedingt, durch höhere Frauenerwerbsquoten oder durch veränderte regionale Mobilität in den Lebensplanungen – ist insofern in diesem Szenario noch nicht erfasst. Sie lässt aber generell eine wachsende Inanspruchnahme ambulanter Sachleistungen erwarten, was sich dann gegenläufig zum hier modellierten Personalrückgang auswirkt. Mit anderen Worten: In Szenario III sinkt der Anteil der stationär versorgten Pflegebedürftigen in nur elf Jahren um rund einen Prozentpunkt auf dann 22,3 %, ◘ Tab. 1.3. Der daraus folgende Rückgang des Personalbedarfs um 25.000 Pflegekräfte bis 2030 (105.000 benötige Pflegekräfte statt 130.000 bei rein demografischer Fortschreibung) ist jedoch sehr optimistisch formuliert.

1.5 Fazit

Der bereits seit vielen Jahren vorhersehbare Fachkräftemangel in der Pflege ist nun endlich auf die politische Agenda gehoben worden. Die Konzertierte Aktion Pflege (KAP) wird ein Maßnahmenpaket vorschlagen, wobei abzuwarten bleibt, welche konkreten Maßnahmen politisch konsentiert und umgesetzt werden und welche faktischen Wirkungen sie dann letztlich entfalten.

Im vorliegenden Beitrag wird der Personalbedarf unter dem neuen Pflegebedürftigkeitsbegriff bis ins Jahr 2060 fortgeschrieben.

Zugleich wird eine Vielzahl an Limitationen herausgearbeitet. Zu den vielen angesprochenen Faktoren, die Einfluss auf die Entwicklung der Pflegeprävalenzen nehmen können, kommt hinzu, dass auch Veränderungen der Personalkennzahlen und der Personalzusammensetzung zu erwarten sind. Selbstverständlich sind Prognosen dabei umso fragwürdiger, je weiter sie sich in die Zukunft erstrecken.

Gleichwohl wird aber das Ausmaß des Bedarfs sehr deutlich: Betrachtet man allein die demografische Fortschreibung der heutigen Pflegeprävalenzen unter Beibehaltung der heutigen Personalschlüssel (Demografiemodell), so werden in Pflegediensten und Pflegeheimen bereits im Jahr 2030 720.000 Pflegekräfte benötigt, 130.000 mehr als noch 2017. Um es anschaulich zu machen: Auf 4,5 Pflegekräfte muss jeweils eine neu hinzukommen.

Betrachtet man mit Blick auf 2030 mögliche weitere Effekte, so zeigt sich: Die bisherige Entwicklung der Pflegeprävalenz spricht dafür, dass der Demografieeffekt mit benötigten zusätzlichen 130.000 Pflegekräften im Jahr 2030 die Entwicklung unterschätzt. Setzt man die bisherige Entwicklung der Pflegeprävalenz in der ambulanten Pflege in den letzten 15 Jahren – soweit sie über den Demografieeffekt hinausgeht – nur zu knapp der Hälfte zusätzlich an, sind 2030 weitere 30.000 Pflegekräfte erforderlich (Szenario I). Gleicht man Personalquoten im Sinne des dargestellten Modells zwischen den Bundesländern an, läge der Mehrbedarf bei 60.000 Pflegekräften gegenüber dem reinen Demografiemodell (Szenario II). Geht man von einer Verlagerung von der stationären Langzeitpflege in die ambulante Pflege (ein Prozentpunkt bis 2030) bei einem Personalbedarf gemäß der Personalkennzahl für Sachleistungsempfänger aus, ohne eine mögliche generelle Zunahme des Sachleistungsumfangs in den Blick zu nehmen (Szenario III), käme es unter diesen wohl zumindest in der Kurzzeitbetrachtung eher optimistischen Annahmen im Jahr 2030 zu einem geringeren Personalzuwachs als im Demografiemodell (Reduktion um 25.000 Pflegekräfte).

Zwischen diesen und weiteren möglichen Projektionen des benötigten Pflegepersonals zeigen sich also erhebliche Unterschiede. Dies ist schon mit Blick auf 2030 der Fall und erst recht in der Langezeitprognose bis 2060. Offensichtlich ist aber auch: Der Personalbedarf gemäß Demografiemodell dürfte sich für 2030 als konservative Schätzung erweisen. Die meisten Überlegungen gemäß den skizzierten Szenarien verweisen auf einen weitergehenden Bedarf, bzw. entlastende Effekte gemäß Szenario III sind sicher mit längerfristigen Wandlungsprozessen verbunden. Die Zahlen – aktualisiert auf den neuen Pflegebedürftigkeitsbegriff – führen also aus, was längst bekannt ist. Gelingt es nicht innerhalb kürzester Zeit, die Weichen für mehr Personal in der Langzeitpflege zu stellen, werden wir innerhalb weniger Jahre mit erheblichen Versorgungsengpässen konfrontiert sein. Im Hinblick auf den notwendigen personellen Ausbau der Pflege sind viele Faktoren in den Blick zu nehmen: Die Entlohnung, die Arbeitsverdichtung (d. h. Personalquoten), die Arbeitsorganisation, insbesondere die Vereinbarkeit von Familie und Beruf sowie alternsgerechte Arbeitsmöglichkeiten, aber auch Prävention und betriebliche Gesundheitsförderung sowie nicht zuletzt die Ausbildungs-, Quer- und Wiedereinstiegswege in den Beruf. Viele dieser Maßnahmen implizieren einen deutlichen zusätzlichen Finanzierungsbedarf. In diesem Kontext ist dann auch zu beachten, welches konkrete Vorschlagspaket die Konzertierte Aktion Pflege (KAP) vorlegt und von welchem Finanzierungsbedarf an dieser Stelle ausgegangen wird. Auf jeden Fall wird die dringliche laufende Personaldebatte wesentlich dazu beitragen, die unzureichende Finanzierungssituation der Pflegeversicherung noch stärker in den Mittelpunkt zu rücken. Mit Blick auf die aktuell geführte Debatte um die finanzielle Belastung der Pflegeversicherten mit hohen Eigenanteilen wird deutlich, dass es dringend Lösungen bedarf, damit nicht letztlich die Pflegebedürftigen selbst die zusätzlichen Investitionen in eine verbesserte Personalsituation werden tragen müssen.

Literatur

Afentakis A, Maier T (2010) Projektionen des Personalbedarfs und -angebots in Pflegeberufen bis 2025. In: Statistisches Bundesamt (Hrsg) Wirtschaft und Statistik, Bd. 11, S 990–1002

Afentakis A, Pfaff H, Maier T (2012) Projektionen des Personalbedarfs und -angebots in Pflegeberufen: Daten und Ziele. Sozialer Fortschr 61:49–52. https://doi.org/10.3790/sfo.61.2-3.49

Blinkert B, Klie T (2001) Zukünftige Entwicklung des Verhältnisses von professioneller und häuslicher Pflege bei differierenden Arrangements und privaten Ressourcen bis zum Jahr 2050

Enste D, Pimpertz J (2008) Wertschöpfungs- und Beschäftigungspotenziale auf dem Pflegemarkt in Deutschland bis 2050. Iw-trends – Vierteljahresschr Zur Empirischen Wirtschaftsforsch. https://doi.org/10.2373/1864-810X.08-04-07

Flake R, Kochskämper S, Risius P, Seyda S (2018) Fachkräfteengpass in der Altenpflege. Iw-trends – Vierteljahresschr Zur Empirischen Wirtschaftsforsch 45:1–39

Hackmann T (2009) Arbeitsmarkt Pflege: Bestimmung der künftigen Altenpflegekräfte unter Berücksichtigung der Berufsverweildauer. http://hdl.handle.net/10419/38843. Zugegriffen: 30. Juli 2018

Hackmann T, Moog S (2008) Pflege im Spannungsfeld von Angebot und Nachfrage. https://www.fiwi1.uni-freiburg.de/publikationen/224.pdf. Zugegriffen: 30. Juli 2018

Kochskämper S (2017) Alternde Bevölkerung. Herausforderung für die Gesetzliche Kranken- und für die soziale Pflegeversicherung. https://www.iwkoeln.de/studien/iw-reports/beitrag/susanna-kochskaemper-alternde-bevoelkerung-330668.html. Zugegriffen: 1. Aug. 2018

Kochskämper S (2018) Die Entwicklung der Pflegefallzahlen in den Bundesländern. IW-Report 33/18. https://www.iwkoeln.de/fileadmin/user_upload/Studien/Report/PDF/2018/IW-Report_33_2018_Pflegefallzahlen.pdf. Zugegriffen: 8. Jan. 2019

Lübke N (2015) Explorative Analyse vorliegender Evidenz zu Wirksamkeit und Nutzen von rehabilitativen Maßnahmen bei Pflegebedürften im Hinblick auf eine mögliche Anwendbarkeit im Rahmen der Feststellung des Rehabilitationsbedarfs bei der Pflegebegutachtung. https://www.mds-ev.de/fileadmin/dokumente/Publikationen/GKV/Rehabilitation/Gutachten_Reha_bei_Pflegebeduerftigkeit_KCG.pdf. Zugegriffen: 24. Apr. 2019

Pohl C (2011) Der zukünftige Bedarf an Pflegearbeitskräften in Nordrhein-Westfalen. Modellrechnungen auf Kreisebene bis zum Jahr 2030. IAB, Nürnberg

Prognos (2012) Pflegelandschaft 2030. https://www.prognos.com/fileadmin/pdf/

publikationsdatenbank/121000_Prognos_vbw_Pflegelandschaft_2030.pdf. Zugegriffen: 2. Aug. 2018

Rothgang H (2001) Finanzwirtschaftliche und strukturelle Entwicklungen in der Pflegeversicherung bis 2040 und mögliche alternative Konzepte. http://www.socium.uni-bremen.de/ueber-das-socium/mitglieder/ute-volkmann/projekte/?publ=866&proj=244&print=1. Zugegriffen: 31. Juli 2018

Rothgang H, Kalwitzki T, Unger R, Amsbeck H (2016) Pflege in Deutschland im Jahr 2030 – regionale Verteilung und Herausforderungen. http://www.bertelsmann-stiftung.de/fileadmin/files/user_upload/Policy_LebensWK_4_2016_final.pdf. Zugegriffen: 31. Juli 2018

Rothgang H, Wolf-Ostermann K, Schmid A, Domhoff D, Müller R, Schmidt A (2018) Ambulantisierung stationärer Einrichtungen und innovative ambulante Wohnformen. Endbericht. Studie im Auftrag des Bundesministeriums für Gesundheit, Bonn. https://www.bundesgesundheitsministerium.de/fileadmin/Dateien/5_Publikationen/Pflege/Berichte/Abschlussbericht_InaWo_final_UNI_BREMEN.pdf. Zugegriffen: 24. Apr. 2019

Rürup B (2003) Nachhaltigkeit in der Finanzierung der Sozialen Sicherungssysteme. https://www.bmas.de/SharedDocs/Downloads/DE/PDF-Publikationen/c318-nachhaltigkeit-in-der-finanzierung-der-sozialen-sicherungssysteme.pdf?__blob=publicationFile. Zugegriffen: 8. Aug. 2018

Schulz E (2012) Pflegemarkt: Drohendem Arbeitskräftemangel kann entgegengewirkt werden. DIW Wochenschrift 79:3–17

Schwinger A, Rothgang H, Kalwitzki T (2018) „Die Pflegeversicherung boomt": Mehrausgaben der Pflegeversicherung – Retrospektive und Projektion. Gesundh Sozialpolitik 72(6):13–22

Statistisches Bundesamt (2015) 13. koordinierte Bevölkerungsvorausberechnung. https://www.destatis.de/DE/Themen/Gesellschaft-Umwelt/Bevoelkerung/Bevoelkerungsvorausberechnung/_inhalt.html#sprg233474. Zugegriffen: 24. Apr. 2019

Statistisches Bundesamt (2019) Pflegestatistik – Pflege im Rahmen der Pflegeversicherung – Deutschlandergebnisse – 2017. DeStatis, Wiesbaden

Zok K, Schwinger A (2015) Pflege in neuen Wohn- und Versorgungsformen – die Wahrnehmung der älteren Bevölkerung. In: Jacobs K, Kuhlmey A, Greß S, Schwinger A (Hrsg) Pflege-Report 2015 – Pflege zwischen Heim und Häuslichkeit. Schattauer, Stuttgart, S 27–53

Belastungen und Arbeitsbedingungen bei Pflegeberufen – Arbeitsunfähigkeitsdaten und ihre Nutzung im Rahmen eines Betrieblichen Gesundheitsmanagements

Michael Drupp und Markus Meyer

© Der/die Autor(en) 2020
K. Jacobs et al. (Hrsg.), *Pflege-Report 2019*, https://doi.org/10.1007/978-3-662-58935-9_2

■ ■ Zusammenfassung

Pflegekräfte in der Pflegebranche sind starken Arbeitsbelastungen ausgesetzt. Sie zeichnen sich durch überdurchschnittlich hohe krankheitsbedingte Fehlzeiten aus. Auf Basis aktueller Arbeitsunfähigkeitsdaten aller AOK-Mitglieder wird das Arbeitsunfähigkeitsgeschehen der Pflegekräfte bezüglich der Einflussfaktoren auf Fehlzeiten näher analysiert. Die Autoren zeigen auf, wie die gewonnenen Erkenntnisse für die Umsetzung betrieblicher Gesundheitsförderungsmaßnahmen im Rahmen eines branchenspezifischen Betrieblichen Gesundheitsmanagements (BGM) genutzt werden können.

Employees in the nursing sector are exposed to heavy workloads and show above-average absenteeism due to illness. Based on current incapacity to work data of all AOK insurees, the authors analysed incapacity to work of the nursing staff in more detail with regard to the factors that influence absenteeism. The analysis shows how the knowledge gained can be used for the implementation of company health promotion measures within the framework of a sector-specific company health management (BGM).

2.1 Einleitung

Der demografische Wandel wirkt sich in der Pflegebranche in zweierlei Hinsicht aus: Er führt einerseits durch die Veränderung der Morbiditätsstrukturen in Richtung Multimorbidität und Chronifizierung wie auch durch die wachsende Zahl der Pflegebedürftigen – sowohl im Bereich der ambulanten und stationären Altenpflege wie auch im Krankenhausbereich – zu einem wachsenden Bedarf an qualifizierten Pflegekräften. Zugleich hat er Auswirkungen auf die personelle Verfügbarkeit vor dem Hintergrund der Alterung der Kranken- und Altenpflegekräfte selbst – ist deren Arbeitsfähigkeit doch gerade auch durch die besonderen Belastungen unmittelbar betroffen bzw. eingeschränkt. Dies führt oft dazu, dass Fach- und Hilfskräfte vorzeitig aus dem Arbeitsle-

ben ausscheiden, gleichzeitig hält der Mangel an jüngeren Nachwuchskräften an. Die damit verbundene gesundheitspolitische Herausforderung ist in den Fachdisziplinen – in Wissenschaft wie auch bei Fachverbänden und Politik – seit Jahren diskutiert worden und hat nun mit dem jüngst verabschiedeten Pflegepersonal-Stärkungsgesetz (PpSG 2018) zu einem umfassenderen Lösungsansatz geführt. Dieser setzt im Rahmen erheblicher finanzieller Mittelbereitstellung insbesondere auf

1. die Neuschaffung von zusätzlichen Pflegestellen,
2. die verbesserte Vergütung des vorhandenen Personals sowie
3. unterstützende Maßnahmen zur Verbesserung der Arbeitsbedingungen für Pflegekräfte durch Leistungen der gesetzlichen Krankenversicherung (GKV) in der Betrieblichen Gesundheitsförderung in Höhe von mehr als 70 Mio. € jährlich.

Im vorliegenden Beitrag wird auf der Basis aktueller bundesweiter Daten der AOK ein Überblick über das AU-Geschehen in der Pflegebranche (hier bezogen auf ambulante und stationäre Pflegeeinrichtungen) gegeben, den spezifischen Gründen für Arbeitsunfähigkeiten nachgegangen und ein Blick darauf gerichtet, in welcher Weise branchenweite wie auch einzelbetriebliche Erkenntnisse aus dem AU-Geschehen genutzt werden können, um betriebliche Gesundheitsförderungsmaßnahmen umzusetzen und im Rahmen eines Betrieblichen Gesundheitsmanagements (BGM) ihre Wirksamkeit zu prüfen.

Dabei ist voranstehend festzustellen, dass eine betriebliche Arbeitsunfähigkeitsanalyse als Instrument der Sekundärstatistik in der Regel den Ausgangspunkt für weitere betriebliche Analysetools aus dem Bereich der Primärerhebung (wie z. B. Mitarbeiterbefragungen, Arbeitsplatzanalysen, Gesundheitszirkel etc.) darstellt. Erst auf dieser Basis können GKV-seitig begründete Empfehlungen gegeben bzw. Priorisierungen betrieblicher Präventionsmaßnahmen vorgenommen werden.

2.2 Gründe für Arbeitsunfähigkeiten

Will man die arbeitsdingten Fehlzeiten bei pflegenden Berufen analysieren, ist es zunächst sinnvoll festzuhalten, welche Faktoren Fehlzeiten in Betrieben prinzipiell beeinflussen, um anschließend zu fragen, welche dieser Einflussfaktoren auch in Pflegeberufen maßgeblich sind. Dabei ist zu berücksichtigen, dass diese Daten kein umfassendes Bild über die Ursachen für Arbeitsunfähigkeiten abbilden. Dazu bedarf es weiterer Informationsquellen wie bspw. Daten aus Mitarbeiterbefragungen, mit denen detaillierte(re) Informationen zu individuellen Arbeitsbedingungen erhoben werden. Auch können private Lebensumstände den Gesundheitszustand negativ beeinträchtigen und zu Fehlzeiten in den Betrieben führen. Die Arbeitsunfähigkeitsdaten bieten dagegen nur eine begrenzte Anzahl von Informationen, die Rückschlüsse auf Einflussfaktoren auf Fehlzeiten zulassen. Es ist allerdings möglich, auf Basis der Arbeitsunfähigkeitsdaten Einflussfaktoren zu identifizieren, die ein spezifisches Belastungsprofil für eine bestimmte Berufsgruppe skizziert. In diesem Beitrag wird ausschließlich auf Arbeitsunfähigkeitsdaten fokussiert. Zunächst wird auf Basis von Arbeitsunfähigkeitsdaten kurz auf typische Einflussfaktoren für Arbeitsunfähigkeiten eingegangen. Diese Einflussfaktoren werden dann in Bezug auf die pflegenden Berufe abgeprüft mit dem Ziel, das spezifische Belastungsprofil dieser Berufsgruppe zu identifizieren. Folgende Faktoren erhöhen die Wahrscheinlichkeit längerer und/oder häufigerer Arbeitsunfähigkeiten (◘ Abb. 2.1):

— *Tätigkeiten, die hohe körperliche oder psychische Beanspruchungen bedingen*
Die Art der ausgeübten Tätigkeit hat sowohl erheblichen Einfluss auf das Ausmaß und die Häufigkeit der Fehlzeiten als auch auf die Art der Erkrankung. Die Gründe für die Höhe der Fehlzeiten werden durch die berufsspezifischen Anforderungsprofile beeinflusst (Meyer et al. 2018).

— *Ein geringer Ausbildungsstatus*
Die Bildung besitzt einen hohen Stellenwert für die Gesundheit. Der formale Bildungsabschluss korreliert mit der Stellung in der Arbeitswelt, woraus sich wiederum Bezüge zu berufsbezogenen Belastungen und Ressourcen sowie zur Einkommenssituation ergeben. Eine höhere Bil-

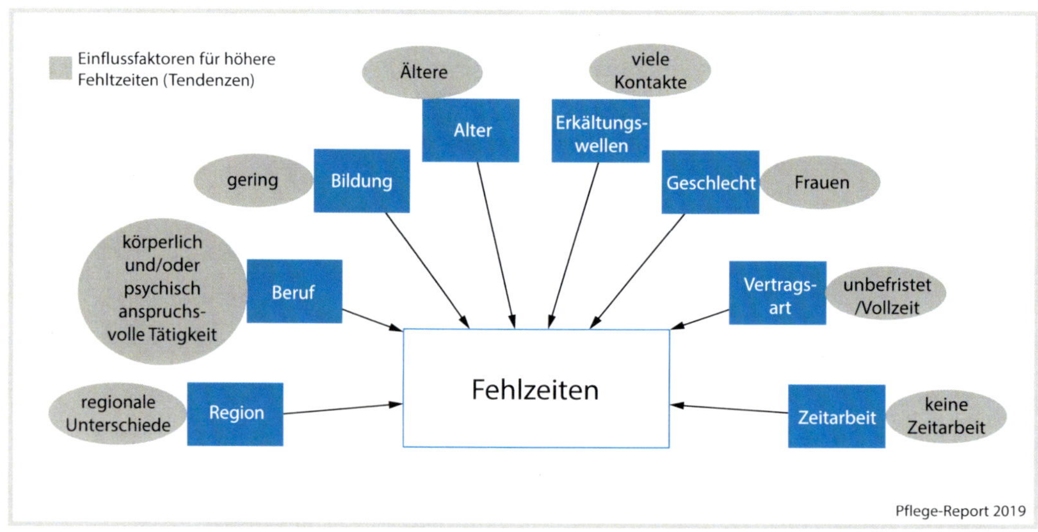

◘ Abb. 2.1 Einflussfaktoren auf Fehlzeiten auf Basis von Arbeitsunfähigkeitsdaten

dung führt zu einem höheren beruflichen Status mit einem höheren Einkommen und höherer Anerkennung und ist mit größeren Handlungs- und Gestaltungsspielräumen verbunden, was wiederum Gesundheitsbelastungen reduziert (Karasek und Theorell 1990; Siegrist 1999). Eine niedrige Bildung führt dagegen zu beruflichen Tätigkeiten, die mit einem größeren Maß an physiologisch-ergonomischen und psychischen Belastungen sowie höherer Arbeitsplatzunsicherheit verbunden sind. Sie zeigt zudem Zusammenhänge mit einer erhöhten Häufigkeit chronischer Erkrankungen, mehr Tabakkonsum, weniger sportlichen Aktivitäten und einer geringeren Inanspruchnahme von Präventionsangeboten wie Vorsorgeuntersuchungen (Datenreport 2018; Mielck 2000).

- *Ein Wohnort bzw. Arbeitsplatz in bestimmten Regionen*
Hierzu finden sich in den AU-Daten keine weiteren Indikatoren, die diese regionalen Unterschiede bei den Fehlzeiten näher begründen können. Allerdings ist zu beobachten, dass bestimmte Regionen bezüglich des AU-Geschehens sich auch im Zeitverlauf relativ konstant auffälliger oder unauffälliger im Regionalvergleich darstellen. Vermutlich nehmen hier die regional unterschiedlichen Arbeits- und Lebensbedingungen Einfluss auf die regionalen Fehlzeiten in Betrieben.

- *Ein höheres Alter*
Mit zunehmendem Alter nimmt die durchschnittliche Krankheitslast der Erwerbsbevölkerung zu. So erhöht sich die Wahrscheinlichkeit für chronische Krankheiten, aber vor allem nehmen Muskel-/Skelett-, Herz/Kreislauferkrankungen und Mehrfacherkrankungen (Multimorbidität) in der Tendenz zu (Hasselhorn und Rauch 2013).

- *Viel menschlicher Kontakt und daher höhere Ansteckungsgefahr mit Erkältungen und Grippe*
Erkältungsviren werden vor allem von Mensch zu Mensch durch Tröpfcheninfek-

tion übertragen. Daher steigt das Erkrankungsrisiko und damit auch das Risiko für Fehlzeiten durch eine höhere Anzahl menschlicher Kontakte. Oftmals sind es die auftretenden Grippe- und Erkältungswellen, die den Krankenstand spürbar ansteigen lassen (Meyer und Meschede 2016).

- *Weibliches Geschlecht*
Vor allem die unterschiedliche Arbeits- und Lebensbedingungen von Frauen und Männern beeinflussen die geschlechtsspezifischen gesundheitlichen Belastungen und Risiken. Frauen sind eher im Dienstleistungsbereich sowie in sozialen Berufen oder in Gesundheits-, Pflege-, Erziehungs- und Bildungsberufen tätig. Diese Tätigkeiten sind oftmals mit besonders hohen psychischen Belastungen verbunden. Frauen arbeiten zudem häufiger in Teilzeit oder in Minijobs und sind außerdem überproportional in Tätigkeiten mit einem geringeren beruflichen Status zu finden. Zudem sind die Lebens- und Arbeitswelten von Frauen vielfach von der Anforderung geprägt, familiäre Belange (Kinderbetreuung oder die Pflege von Angehörigen) mit der Erwerbsarbeit zu vereinbaren, was wiederum zu vermehrten gesundheitlichen Belastungen führt (Klärs 2015).

- *Unbefristete Arbeit und Vollzeit*
Hier ist zu vermuten, dass bei den Unbefristeten und Vollzeitbeschäftigten weniger Präsentismus – d. h. trotz Erkrankung zu arbeiten – auftritt. So hat ein Teilzeitbeschäftigter oftmals das Problem, die Menge der Arbeit in weniger Arbeitszeit erledigen zu müssen. Es kann davon ausgegangen werden, dass die Neigung, bei Arbeitsverdichtung krank zur Arbeit zu gehen, größer ist als bei Vollzeitbeschäftigten. Ebenso können befristet Beschäftigte den Druck verspüren, weniger am Arbeitsplatz zu fehlen, weil sie damit die Hoffnung verbinden, entfristet zu werden. Allerdings kann Präsentismus langfristig zu längeren krankheitsbedingten Ausfallzeiten führen (Schmidt und Schröder 2010).

— *Keine Anstellung bei einer Arbeitnehmerüberlassung*
Unsichere Beschäftigungsverhältnisse wie die Anstellung über eine Zeitarbeitsfirma zeigen den gleichen Effekt wie bei befristet Beschäftigten. Es wird an dieser Stelle vermutet, dass die Option, eine Erkrankung vollständig auszukurieren, weniger in Anspruch genommen wird, um die Chance auf eine reguläre Beschäftigung zu erhöhen.

2.3 Arbeitsunfähigkeiten von Pflegekräften

2.3.1 Datenbasis

Die folgenden Analysen basieren auf dem Auswertungsjahr 2017. Basis sind die Arbeitsunfähigkeitsdaten aller AOK-Mitglieder in Deutschland. Ausgewertet werden die Informationen, die auf der Arbeitsunfähigkeitsbescheinigung vermerkt werden, wie der Zeitraum der Arbeitsunfähigkeit und die die Arbeitsunfähigkeit auslösende Diagnose. Neben diesen Informationen stehen weitere Informationen über die Stammdaten des Versicherten zur Verfügung, nämlich das Alter, das Geschlecht, die Tätigkeit (nach der Klassifikation der Berufe 2010; Bundesagentur für Arbeit 2011), die Branchenzugehörigkeit (nach der Klassifikation der Wirtschaftszweige 2008; Statistisches Bundesamt 2008), der Bildungsstand, die Information, ob die Person über eine Arbeitsnehmerüberlassung arbeitet, der Wohnort und der Betrieb. Schwangerschafts- und Kinderkrankengeldfälle bleiben unberücksichtigt. Kurzzeiterkrankungen von bis zu drei Tagen fließen nur dann in die Analysen mit ein, wenn eine ärztliche Krankschreibung vorliegt.

Der Datenbestand der AOKs umfasst einen Großteil der pflegenden Berufe in Deutschland: 43 % aller Pflegekräfte in Deutschland sind AOK-Mitglieder[1]. In den Analysen aus

gewiesen sind nun folgend die Arbeitsunfähigkeitsdaten von Pflegekräften, die in Wirtschaftszweigen der Langzeitpflege beschäftigt sind, nicht aber von solchen, die im Krankenhaus arbeiten. Die ausgeübte Berufstätigkeit einer Person wird von den Unternehmen nach der Klassifikation der Berufe, die von der Bundesagentur für Arbeit herausgegeben wird, bestimmt (Bundesagentur für Arbeit 2011). In ▯ Tab. 2.1 ist dargestellt, welche Berufe in den folgenden Ausführungen als „pflegende Berufe" zusammengefasst werden, wobei der 4-stellige Tätigkeitsschlüssel[2] verwendet wird.

Ausgewertet werden nur pflegende Berufe in der Langzeitpflege. Beschäftigte mit einem pflegenden Beruf außerhalb der Pflegebranche bleiben unberücksichtigt. So gibt es bspw. Beschäftigte in pflegenden Berufen, die der „Öffentlichen Verwaltung" oder „Kindergärten und Vorschulen" zugeordnet sind. Diese Beschäftigten arbeiten offenbar berufsfremd. Pflegende Berufe müssen daher den in ▯ Tab. 2.2 genannten Branchen zugeordnet sein.

Insgesamt konnten für das Jahr 2017 die Daten von 355.988 AOK-Mitgliedern mit einem pflegenden Beruf ausgewertet werden. Als Vergleichswerte zu den „pflegenden Berufen" werden nachstehend die Kennwerte „al

---

[1] Diese Zahl wurde ermittelt über einen Abgleich der Anzahl der AOK-Mitglieder im Jahr 2017, wie sie in

▯ Tab. 2.1 genannt sind, und der sozialversicherungspflichtig Beschäftigten nach Berufen (KldB 2010), herausgegeben von der Bundesagentur für Arbeit (Stichtag 31.12.2017). Zugrunde gelegt wurde der 4-stellige Tätigkeitsschlüssel. Quelle: https://statistik.arbeitsagentur.de/nn_31966/SiteGlobals/Forms/Rubrikensuche/Rubrikensuche_Form.html?view=processForm&resourceId=210368&input_=&pageLocale=de&topicId=746716&year_month=201712&year_month.GROUP=1&search=Suchen

[2] Die Klassifikation der Berufe 2010 ist hierarchisch aufgebaut und umfasst fünf numerisch verschlüsselte Gliederungsebenen von grob- nach feingliedrig. Die feingliedrigen fünfstelligen Berufsgattungen differenzieren noch zusätzlich das Anforderungsniveau, das die Abstufungen Helfer- und Anlerntätigkeiten (1), fachlich ausgerichtete Tätigkeiten (2), komplexe Spezialistentätigkeiten (3) und hoch komplexe Tätigkeiten (4) beinhaltet. Diese Ebene bleibt hier unberücksichtigt.

◻ Tabelle 2.1 Einzelne Berufe, die als „pflegende Berufe" zusammengefasst werden

Tätigkeitsschlüssel (nach der Klassifikation der Berufe 2010)	Berufsbezeichnung
8210	Berufe in der Altenpflege (ohne Spezialisierung)
8218	Berufe in der Altenpflege (sonstige spezifische Tätigkeitsangabe)
8132	Berufe in der Fachkinderkrankenpflege
8131	Berufe in der Fachkrankenpflege
8130	Berufe in der Gesundheits- & Krankenpflege (ohne Spezialisierung)
8219	Führungskräfte – Altenpflege

Pflege-Report 2019

◻ Tabelle 2.2 Ausgewertete Wirtschaftszweigschlüssel

Schlüssel nach der Wirtschaftszweigklassifikation 2008	Bezeichnung
881	Soziale Betreuung älterer Menschen und Behinderter
873	Altenheime, Alten- und Behindertenwohnheime
871	Pflegeheime

Pflege-Report 2019

ler Berufe", d. h. aller erwerbstätigen AOK-Mitglieder zusammengenommen, dargestellt.

2.3.2 Pflegende Berufe im Überblick

Die Verteilung über alle erwerbstätigen AOK-Mitglieder in Deutschland zeigt, dass 42,9 % der erwerbstätigen AOK-Mitglieder dem weiblichen Geschlecht angehören. Vergleichsweise ist festzustellen, dass in pflegenden Berufen überproportional viele Frauen beschäftigt sind. Der Anteil an Frauen liegt hier bei 85,5 %. Das mittlere Alter der Pflegekräfte liegt hingegen mit 40,6 Jahren nahe dem Durchschnittsalter aller erwerbstätigen AOK-Mitglieder (40,0 Jahre). Der Anteil der über 50-Jährigen liegt bei 31,1 % und damit um 2,1 Prozentpunkte höher als im Vergleich zu allen Berufen (◻ Tab. 2.3).

Mehr als drei Viertel (76,9 %) aller AOK-Mitglieder in pflegenden Berufen besitzen einen Abschluss in einer anerkannten Ausbildung. Dies sind 8,4 % mehr als bei den AOK-versicherten Beschäftigten insgesamt. Dies zeigt, dass ein pflegender Beruf spezifische Kenntnisse benötigt, die in der Regel über eine Berufsausbildung vermittelt werden. Knapp 21 % haben keinen beruflichen Ausbildungsabschluss. Akademische Abschlüsse spielen bei den pflegenden Berufen hingegen eine geringe Rolle: Lediglich 2,2 % der Beschäftigten haben einen Hochschulabschluss (◻ Tab. 2.4).

Betrachtet man die Vertragsform der pflegenden Berufe, zeigt sich, dass sich 63,6 % in einem unbefristeten Arbeitsverhältnis befinden. Damit liegt diese Berufsgruppe unter den Anteilen der unbefristet beschäftigten AOK-Mitglieder insgesamt (minus 8,9 Prozentpunkte). Folgerichtig befindet sich über ein Drittel aller Pflegekräfte in einem befristeten Arbeitsverhältnis. Dieser Anteil liegt 8,9 Prozentpunkte über dem aller beschäftigten AOK-Mitglieder (◻ Tab. 2.5).

2

■ Tabelle 2.3 Verteilung nach Alter; pflegende Berufe im Vergleich zu allen Berufen, AOK-Mitglieder 2017

	Durchschnittsalter	Anteil weiblicher Beschäftigter in Prozent	Anteil der über 50-Jährigen in Prozent
Pflegende Berufe	40,6	85,5	31,1
Alle Berufe	40,0	42,9	29,0

Pflege-Report 2019

■ Tabelle 2.4 Ausbildungsstatus der pflegenden Berufe im Vergleich zu allen Berufen, AOK-Mitglieder 2017

Ausbildung	Anteil in Prozent	
	Pflegende Berufe	Alle Berufe
Ohne beruflichen Ausbildungsabschluss	20,8	23,2
Mit Berufsausbildung	76,9	68,5
Ohne beruflichen Ausbildungsabschluss	20,8	23,2

Pflege-Report 2019

■ Tabelle 2.5 Prozentuale Verteilung der Beschäftigten nach Vertragsart; pflegende Berufe im Vergleich zu allen Berufen, AOK-Mitglieder 2017

Befristung	Anteil Personen in Prozent	
	Pflegende Berufe	Alle Berufe
Unbefristet	63,6	72,5
Befristet	36,4	27,5
Vollzeit	44,1	70,8
Teilzeit	55,9	29,2

Pflege-Report 2019

Auch der Anteil an Teilzeitkräften ist bei den pflegenden Berufen besonders hoch: Knapp 56 % arbeiten in Teilzeit, jedoch insgesamt nur 29,2 % aller erwerbstätigen AOK-Mitglieder. Bei der Teilzeitquote spielt das Geschlecht eine entscheidende Rolle, da aufgrund der familiären Rollenaufteilung zumeist Frauen in Teilzeit arbeiten. 49 % aller erwerbstätigen weiblichen AOK-Mitglieder sind in Teilzeit beschäftigt, bei den pflegenden Berufen sind dies mit 59 % jedoch deutlich mehr.

2.3.3 Pflegende Berufe im Einzelnen

Insgesamt betrachtet liegt der Krankenstand bei den pflegenden Berufen mit 7,4 % deutlich über den Krankenständen aller Berufe zusammengenommen (5,3 %). Wie bereits erwähnt, werden in diesem Beitrag verschiedene Berufe als „pflegende Berufe" zusammengefasst. Die einzelnen pflegenden Berufe unterscheiden sich im AU-Geschehen voneinander. Die

Tabelle 2.6 Arbeitsunfähigkeitsgeschehen der pflegenden Berufe im Vergleich, AOK-Mitglieder 2017

Tätigkeit	Beruf	Kranken-stand	Arbeits-unfähigkeits-tage je 100 Versichertenjahre	Arbeits-unfähigkeits-fälle je 100 Versichertenjahre	Tage je Fall	Personen	Anteil Personen in %	Erkrankte	AU-Quote in %
8210	Berufe in der Altenpflege (ohne Spezialisierung)	7,5	2.727,3	189,6	14,4	255.145	71,7	160.325	62,8
8130	Berufe in der Gesundheits- & Krankenpflege (ohne Spezialisierung)	7,4	2.708,4	168,1	16,1	88.503	24,9	52.233	59,0
8218	Berufe in der Altenpflege (sonstige spezifische Tätigkeitsangabe)	7,3	2.647,6	171,6	15,4	2.143	0,6	1.325	61,8
8132	Berufe in der Fachkinderkrankenpflege	7,1	2.600,0	141,1	18,4	133	0,0	75	56,4
8131	Berufe in der Fachkrankenpflege	6,9	2.526,8	141,9	17,8	2.817	0,8	1.534	54,5
8139	Aufsichts-/Führungskr. Gesundheits-/Krankenpflege, Rettungsdienst, Geburtshilfe	6,2	2.260,7	129,7	17,4	6.149	1,7	3.386	55,1
8219	Führungskräfte – Altenpflege	4,4	1.597,3	96,6	16,5	1.098	0,3	485	44,2
Pflegende Berufe insgesamt		**7,4**	**2.708,0**	**182,3**	**14,9**	**355.988**	**100**	**219.363**	**61,6**
Alle Berufe		**5,3**	**1.938,3**	**163,9**	**11,8**	**13.251.756**	**100**	**7.081.517**	**53,4**

Pflege-Report 2019

▣ Tabelle 2.7 AU-Quoten nach Fallanzahl von pflegenden Berufen im Vergleich, AOK-Mitglieder 2017

Anzahl Arbeitsunfähigkeitsfälle	AU-Quote in Prozent	
	Pflegende Berufe	Alle Berufe
1 Fall	25,5	23,0
2 Fälle	15,9	13,3
3 und mehr Fälle	20,2	17,2
Ohne AU	38,4	46,6

Pflege-Report 2019

Berufe in der Altenpflege weisen mit 7,5 % den höchsten Krankenstand auf. Damit liegt diese Berufsgruppe mit 2,3 Prozentpunkten deutlich über dem durchschnittlichen Krankenstand aller Berufe. Den geringsten Krankenstand zeigen die Führungskräfte in der Altenpflege: Hier liegt der Krankenstand lediglich bei 4,4 %. Führungskräfte weisen in der Regel einen niedrigeren Krankenstand auf als Nicht-Führungskräfte (Pangert und Schüpbach 2011). Führungskräfte haben zumeist einen größeren Handlungs- und Entscheidungsspielraum. Es ist gut belegt, dass dieser Umstand mit weniger gesundheitlichen Belastungen und damit geringeren Fehlzeiten einhergeht.

2.3.4 Fallgeschehen

Ein Arzt-Patient-Kontakt, bei dem für den Patienten eine Arbeitsunfähigkeitsbescheinigung ausgestellt wird, ist ein sogenannter Arbeitsunfähigkeitsfall (AU-Fall). Über das Jahr gesehen kann es für ein AOK-Mitglied zu mehreren AU-Fällen kommen. 23 % aller AOK-Mitglieder hatten im Jahr 2017 lediglich einen AU-Fall, 17,2 % hingegen mindestens drei AU-Fälle. Fast die Hälfte (46,6 %) hatten gar keinen AU-Fall, haben sich also keinmal bei ihrem Arbeitgeber – außerhalb der Karenztageregelung – krankgemeldet. Die pflegenden Berufen zeigen sich deutlich belasteter: Hier hatten lediglich 38,4 % keinen AU-Fall im Jahr 2017. Jeder Fünfte (20,2 %) in einem pflegenden Beruf

hatte hingegen mindestens drei AU-Fälle, dieser Wert liegt 3 Prozentpunkte über dem Vergleichswert aller Berufe (▣ Tab. 2.7). Beschäftigte in pflegenden Berufen werden aber vergleichsweise nicht nur häufiger krankgeschrieben, auch die durchschnittliche Falldauer dauerte bei den pflegenden Berufen mit 14,9 Tagen je Fall 3,1 Tage länger als im Vergleich zu allen Berufen (11,8 Tage je Fall).

Je länger ein Beschäftigter aufgrund einer Erkrankung arbeitsunfähig ist, umso höher ist die Belastung für den Erkrankten und umso höher ist auch die Belastung für das Unternehmen, das die fehlende Arbeitskraft zeitweise ersetzen muss. Bei den pflegenden Berufen zeigt sich, dass 47,2 % aller AU-Tage auf Arbeitsunfähigkeiten zurückzuführen sind, bei denen ein AU-Fall jeweils länger als sechs Wochen dauerte. Dies sind 4,9 Prozentpunkte mehr als im Vergleich zu allen Berufen (42,3 %). Kurzzeiterkrankungen von bis zu drei Fehltagen[3] spielen dagegen bei den pflegenden Berufen eine geringe Bedeutung: Nur etwas mehr als ein Viertel (26,6 %) der AU-Fälle fallen in diese Kategorie, im Vergleich sind es bei allen Berufen über ein Drittel (35,5 %) (▣ Abb. 2.2).

---

[3]   Es ist hier zu berücksichtigen, dass Kurzzeiterkrankungen nur dann in die Auswertung mit einfließen, wenn eine Arbeitsunfähigkeitsbescheinigung vorliegt. Dieser Wert wird daher aufgrund der Karenztageregelung unterschätzt.

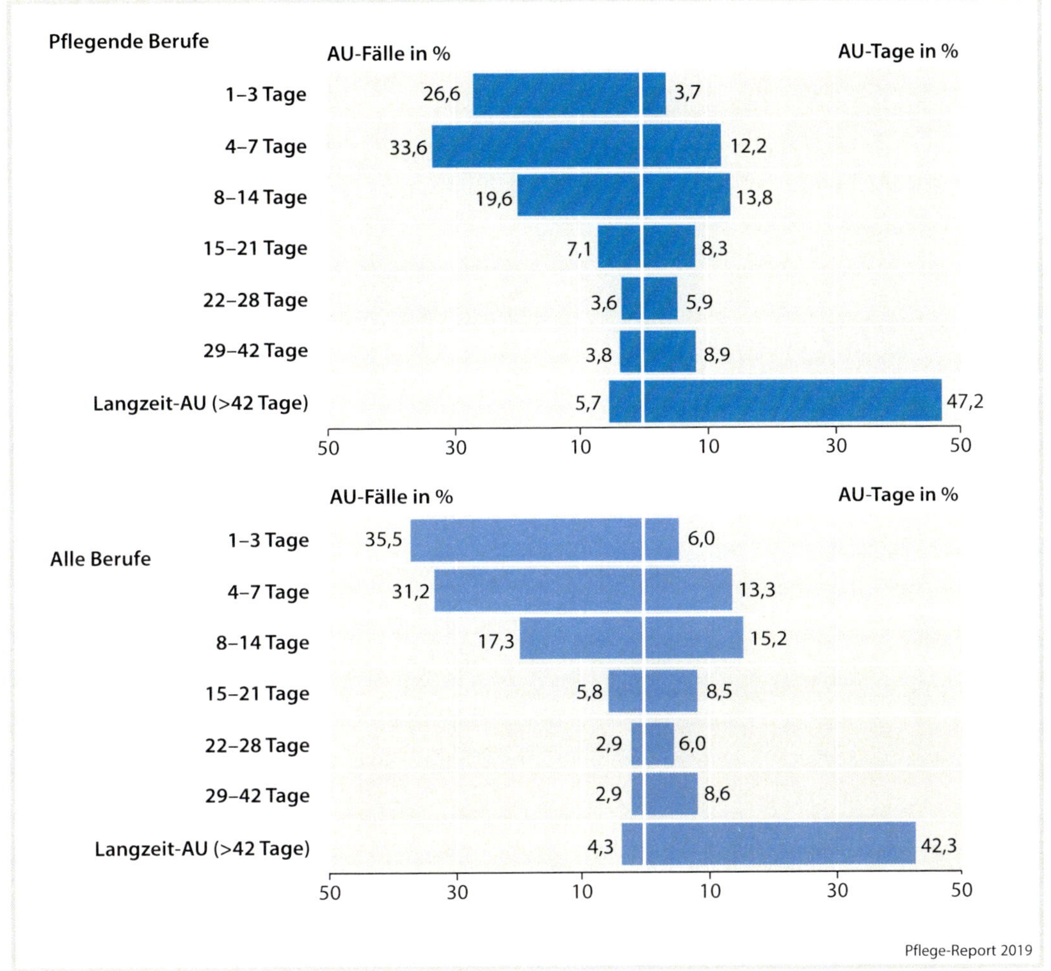

◘ Abb. 2.2 Arbeitsunfähigkeitsfälle und -tage nach Falldauerklassen, pflegende Berufe und alle Berufe, AOK-Mitglieder 2017

2.3.5 Ausbildungsstatus

Während bei Betrachtung aller erwerbstätigen AOK-Mitglieder zu beobachten ist, dass mit der Höhe des Ausbildungsstatus die Krankenstände systematisch sinken, zeigt sich bei den pflegenden Berufen ein differenziertes Bild: Nicht diejenigen ohne einen beruflichen Abschluss sind hier die Gruppe mit dem höchsten Krankenstand, sondern diejenigen mit Berufsausbildung (7,6 %). Den niedrigsten Krankenstand weisen bei den pflegenden Berufen die Personen mit einem Hochschulabschluss auf (6,1 %), allerdings ist das Niveau im Vergleich zu allen Berufen deutlich höher (alle Berufe: 2,7 %) (◘ Abb. 2.3). Bei pflegenden Berufen wird die Beobachtung nicht bestätigt, dass eine höhere Qualifikation systematisch mit niedrigeren Fehlzeiten im Zusammenhang steht. Dies lässt die Vermutung zu, dass hier die spezifischen Arbeitsbedingungen bei der Höhe der Fehlzeiten eine Rolle spielen. Hier ist insoweit ein Ansatzpunkt für verhältnispräventive wie auch gruppenbezogene verhaltenspräventive Maßnahmen zu sehen (siehe dazu auch weiter unten).

2

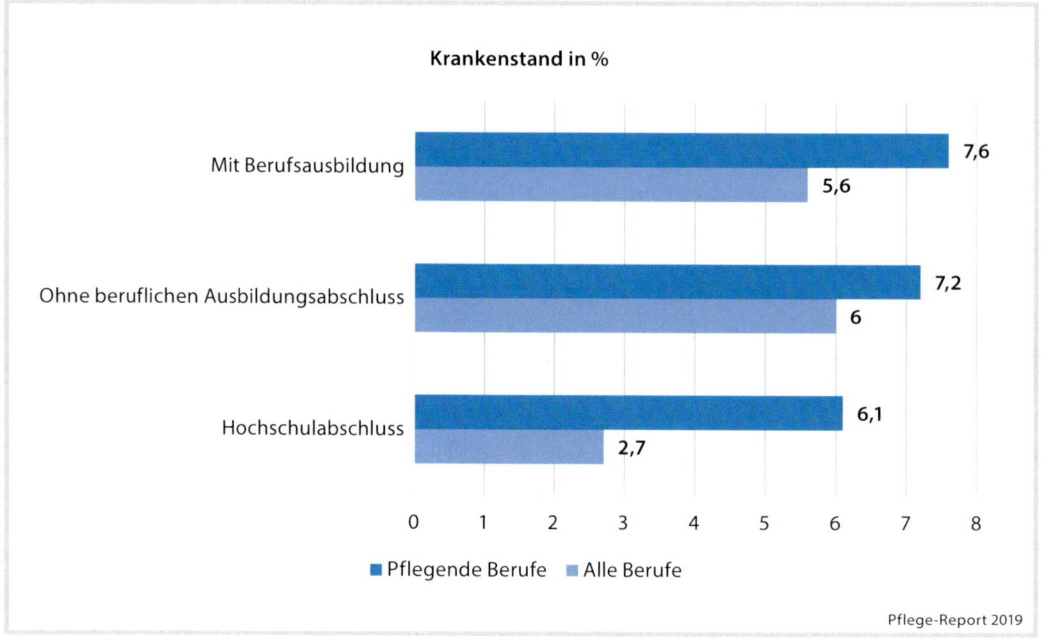

◻ **Abb. 2.3**   Krankenstände in Prozent nach Ausbildungsstatus; pflegende Berufe im Vergleich zu allen Berufen, AOK-Mitglieder 2017

2.3.6 Alters- und Geschlechtsstruktur

Die Höhe des Krankenstandes steigt prinzipiell mit dem Alter an, dies gilt für Männer und Frauen gleichermaßen (vgl. Meyer et al. 2018). Bei den pflegenden Berufen zeigt sich, dass Frauen systematisch über alle Altersklassen hinweg einen deutlich höheren Krankenstand aufweisen als Männer (im Durchschnitt 1,4 Prozentpunkte über alle Altersklassen), während im Vergleich bei allen Berufen nur zwischen dem 40. und 59. Lebensjahr Frauen gegenüber Männern einen leicht höheren Krankenstand aufweisen. Frauen liegen hier über alle Altersklassen hinweg insgesamt nur 0,01 Prozentpunkte über dem Krankenstand der Männer. Nur bei den Beschäftigten über 60 Jahren sind es die Männer, deren Krankenstand leicht über dem der Frauen liegt. Es zeigt sich also systematisch ein deutlich höherer Krankenstand bei den Frauen in pflegenden Berufen – sowohl in der Höhe des Kranken-standes als auch im Vergleich zu den männlichen Kollegen (◻ Abb. 2.4).

Es wurde bereits beschrieben, dass in pflegenden Berufen mehr ältere Beschäftigte und deutlich mehr Frauen arbeiten als im Durchschnitt aller Berufe. Diese beiden Faktoren nehmen Einfluss auf die Höhe der Fehlzeiten.

◻ Tab. 2.8 zeigt die standardisierten Kennwerte im Vergleich zu den beobachteten Kennwerten bei den pflegenden Berufen und im Vergleich zu allen Berufen. Die Standardisierung wurde nach der Methode der direkten Standardisierung berechnet. Zugrunde gelegt wurde die Alters- und Geschlechtsstruktur aller sozialversicherungspflichtigen Beschäftigten in Deutschland im Jahr 2017 (Quelle: Bundesagentur für Arbeit, Stichtag 30.06.2017). Es wird berechnet, wie die Kennwerte für die pflegenden Berufe aussehen würden, wenn diese die durchschnittliche Alters- und Geschlechtsstruktur der erwerbstätigen Bevölkerung in Deutschland aufweisen würden.

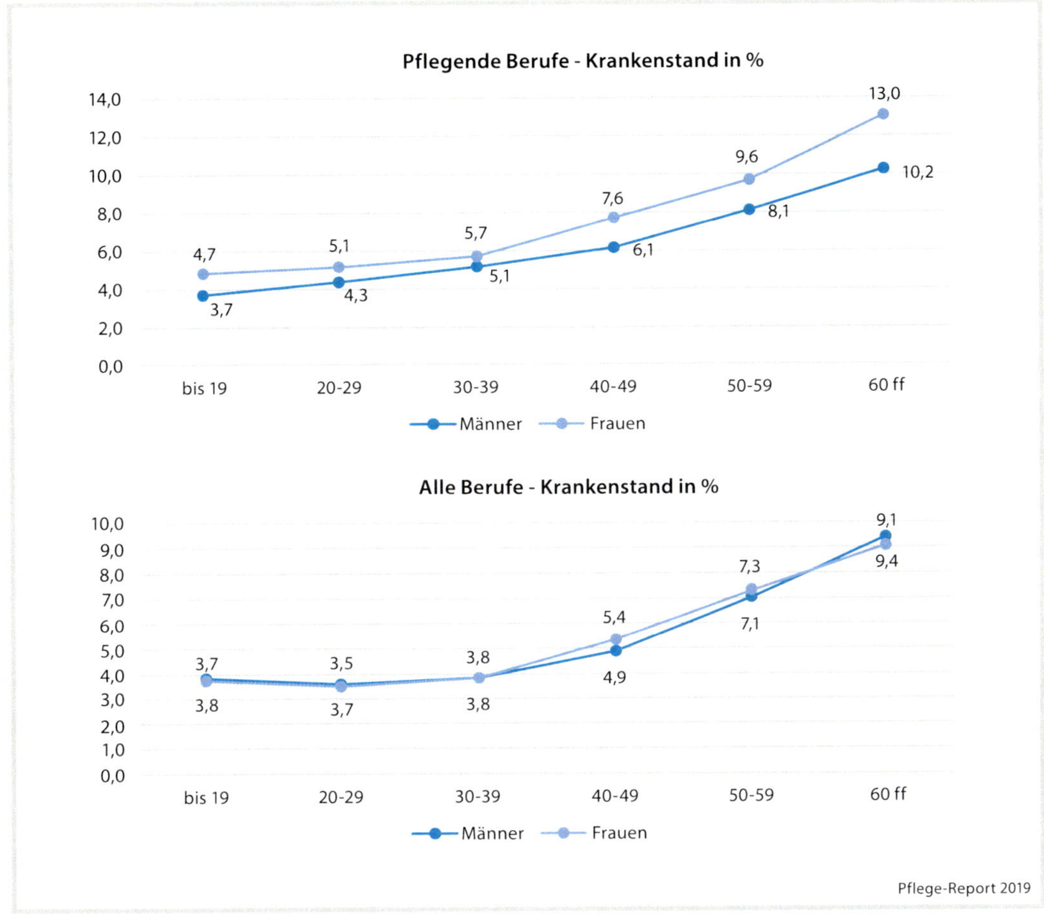

◘ Abb. 2.4 Krankenstand nach Geschlecht in Prozent; pflegende Berufe im Vergleich zu allen Berufen, AOK-Mitglieder 2017

◘ Tabelle 2.8 Standardisierte und beobachtete Kennwerte nach Alter und Geschlecht; Vergleich pflegende Berufe zu allen Berufen

Kennwerte	Pflegende Berufe		Alle Berufe	
	Beobachtet	Standardisiert	Beobachtet	Standardisiert
Krankenstand in Prozent	7,4	6,9	5,3	5,4
Arbeitsunfähigkeitstage je 100 Versichertenjahre	2.708,1	2.524,9	1.938,3	1.955,1
Arbeitsunfähigkeitsfälle je 100 Versichertenjahre	182,4	175,1	163,9	163,2

Pflege-Report 2019

2

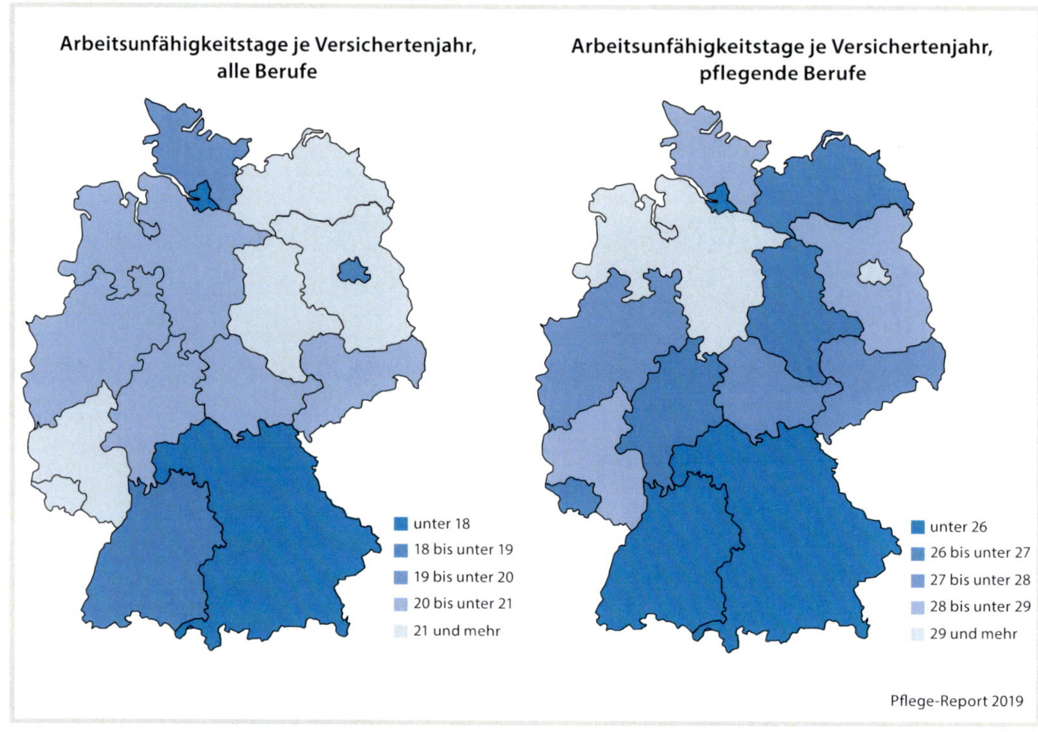

◘ Abb. 2.5 Arbeitsunfähigkeitstage je Versichertenjahr nach Bundesland; pflegende Berufe im Vergleich zu allen Berufen; AOK-Mitglieder 2017

So läge bspw. der Krankenstand bei 6,9 % und damit 0,5 Prozentpunkte unter dem beobachteten Wert. Dennoch liegen die zentralen Kennwerte bei den pflegenden Berufen weiterhin deutlich über den Vergleichswerten aller Berufe. Vergleicht man die jeweils standardisierten Kennwerte zwischen den pflegenden und allen Berufen, liegt der Krankenstand bei den pflegenden Berufen immer noch um 1,5 Prozentpunkte über dem Vergleichswert. Damit kann die Alters- und Geschlechtsstruktur die überdurchschnittliche Höhe des Krankenstandes nicht umfänglich erklären, d. h. anderen Einflussfaktoren kommt eine höhere Bedeutung für eine mögliche Erklärung der überdurchschnittlichen Fehlzeiten zu (siehe ▶ Abschn. 2.2).

2.3.7 Region

Bei den pflegenden Berufen zeigen sich zum Teil deutliche regionale Unterschiede[4] im Arbeitsunfähigkeitsgeschehen, wie ◘ Abb. 2.5 zeigt. Dabei liegt das Niveau der Anzahl der Fehltage erheblich über dem der Vergleichsgruppe aller Berufe. So zeigt sich bei den pflegenden Berufen zwischen Niedersachen (29,6 AU-Tage je Versichertenjahr) und Hamburg (24,6 AU-Tage je Versichertenjahr) eine Differenz von fünf Fehltagen. Einen Einfluss auf die regionalen Variationen nehmen vermutlich die regional unterschiedlichen Arbeits- und Lebensbedingungen.

---

4   Die Region wird über die Zuordnung der Postleitzahlen der Betriebe definiert.

2.3.8 Vertragsart

Die weiblichen Teilzeitbeschäftigten weisen sowohl bei den pflegenden (29,7 AU-Tage je Versichertenjahr) als auch bei allen Berufen (20,6 AU-Tage je Versichertenjahr) die höchsten Fehlzeiten auf, wobei diese bei den pflegenden Berufen deutlich höher liegen. Die hohen Fehlzeiten können zum einen im höheren Durchschnittsalter der weiblichen Teilzeitbeschäftigten begründet sein. Zum anderen können diese auch als Hinweis für die gesundheitlichen Auswirkungen prekärer Beschäftigung, die durch hohe Arbeitsplatzunsicherheit und schlechte Bezahlung gekennzeichnet ist, gewertet werden.

Die hohen Fehlzeiten bei den pflegenden Berufen in Teilzeitbeschäftigung zeigen zudem, dass sich eine ggf. erhoffte subjektive Entlastung durch eine geringere Arbeitszeit zumindest nicht in reduzierten Fehlzeiten widerspiegelt. So ist sowohl bei den Männern (22,5 AU-Tage je Versichertenjahr) als auch bei den Frauen die Zahl der AU-Tage bei Teilzeitbeschäftigung höher als bei der Vollzeitbeschäftigung (◘ Tab. 2.9). Offensichtlich handelt es sich auch hier um eine „vulnerable" Gruppe, der ebenfalls im Rahmen eines zielgruppenbezogenen BGM besondere Aufmerksamkeit gewidmet werden sollte.

Die Qualität der Arbeitsbelastungen, die sich in Fehlzeiten ausdrücken, scheint in pflegenden Berufen nicht allein von der Anzahl der vereinbarten Arbeitsstunden abzuhängen, sondern bleibt davon offenbar unberührt. Zudem darf vermutet werden, dass die Doppelbelastung von Frauen, die in Teilzeit beschäftigt sind, eine gewichtige Rolle bei dem Belastungsniveau spielt, nämlich sich neben der Arbeit zusätzlich auch um die Versorgung eigener Kinder und ggf. auch pflegebedürftiger Angehöriger kümmern zu müssen. Damit kommt auch der Thematik „Vereinbarkeit von Beruf und Familie" in der Pflegebranche eine besondere Bedeutung zu.

Betrachtet man das AU-Geschehen nach der Vertragsart „befristet/unbefristet", zeigen weibliche Beschäftigte in den pflegenden Be-

◘ **Tabelle 2.9** Kennwerte zur Arbeitsunfähigkeit nach Vertragsart (Teil-/Vollzeit) und nach Geschlecht; pflegende Berufe im Vergleich zu allen Berufen; AOK-Mitglieder 2017

Geschlecht	Vertragsart	Pflegende Berufe				Alle Berufe			
		Krankenstand	AU-Tage je 100 VJ[a]	AU-Fälle je 100 VJ[a]	Durch-schnittsalter	Krankenstand	AU-Tage je 100 VJ[a]	AU-Fälle je 100 VJ[a]	Durch-schnittsalter
Männlich	Vollzeit	5,5	1.998,7	180,0	35,2	5,4	1.980,9	168,2	39,8
Männlich	Teilzeit	6,2	2.245,0	168,6	38,0	4,0	1.444,4	116,4	39,3
Weiblich	Vollzeit	7,0	2.560,3	190,3	38,7	5,1	1.878,2	179,3	37,4
Weiblich	Teilzeit	8,1	2.969,9	178,8	43,2	5,6	2.056,5	153,0	43,5

[a] Versichertenjahr

Pflege-Report 2019

rufen, die sich in einem unbefristeten Arbeitsverhältnis befinden, mit 30 AU-Tagen pro Versichertenjahr die höchsten Fehlzeiten. Vergleichsweise liegt diese Gruppe bei allen Berufen knapp zehn Fehltage darunter (20,5 AU-Tage pro Versichertenjahr). Die geringsten Fehlzeiten sind bei befristet angestellten männlichen Mitarbeitern in pflegenden Berufen zu beobachten (18,6 AU-Tage pro Versichertenjahr). Auch bei den Frauen weisen die befristet angestellten Frauen mit 23,8 AU-Tagen je Versichertenjahr einen deutlich geringen Krankenstand auf als die Unbefristeten (Tab. 2.10). Es kann vermutet werden, dass ein unsicheres Arbeitsverhältnis durch eine befristete Anstellung dazu führt, dass man eher Präsentismus zeigt, d. h. krank zur Arbeit geht, da man seine Chancen auf eine Entfristung nicht durch höhere Fehlzeiten gefährden will. Zudem spielt auch hier das Durchschnittsalter eine Rolle: Weibliche Beschäftigte in einem unbefristeten Arbeitsverhältnis weisen mit 44,1 Jahren das höchste Durchschnittsalter auf. Wie bereits dargestellt steigt mit zunehmendem Alter die Wahrscheinlichkeit höherer Krankenstände.

3,6 % der Beschäftigten in pflegenden Berufen sind darüber hinaus über eine Arbeitnehmerüberlassung beschäftigt, was deutlich unter den Anteilen des Bundesdurchschnitts aller erwerbstätigen AOK-Mitglieder liegt. Dieser liegt bei 6,5 %. Die Anstellung durch eine Arbeitnehmerüberlassung spielt daher eine untergeordnete Rolle. Der Krankenstand bei Beschäftigten mit pflegenden Berufen, die über eine Arbeitnehmerüberlassung angestellt sind, beträgt 6,6 %. Dieser liegt damit unter dem Krankenstand aller pflegenden Berufe (7,4 %), aber auch deutlich über dem Krankenstand aller Berufe (5,4 %).

2.3.9 Diagnosebezogene Auswertungen

Betrachtet man die wichtigsten Hauptdiagnosegruppen bei den pflegenden Berufen, sind neben den Herz-/Kreislauferkrankungen ins-

 Tabelle 2.10 Kennwerte zur Arbeitsunfähigkeit nach Vertragsart (Befristung) und nach Geschlecht; pflegende Berufe im Vergleich zu allen Berufen; AOK-Mitglieder 2017

Geschlecht	Vertragsart	Pflegende Berufe				Alle Berufe			
		Krankenstand	AU-Tage je 100 VJ^a	AU-Fälle je 100 VJ^a	Durchschnittsalter	Krankenstand	AU-Tage je 100 VJ^a	AU-Fälle je 100 VJ^a	Durchschnittsalter
Männlich	Unbefristet	6,1	2.241,0	153,6	39,7	5,5	2.008,4	154,6	42,0
Männlich	Befristet	5,1	1.860,7	209,3	31,8	4,3	1.569,0	190,1	33,4
Weiblich	Unbefristet	8,2	2.999,1	717,0	44,1	5,6	2.051,6	157,3	42,8
Weiblich	Befristet	6,5	2.383,3	210,4	36,3	4,7	1.706,4	193,8	34,7

^{a} Versichertenjahr

Pflege-Report 2019

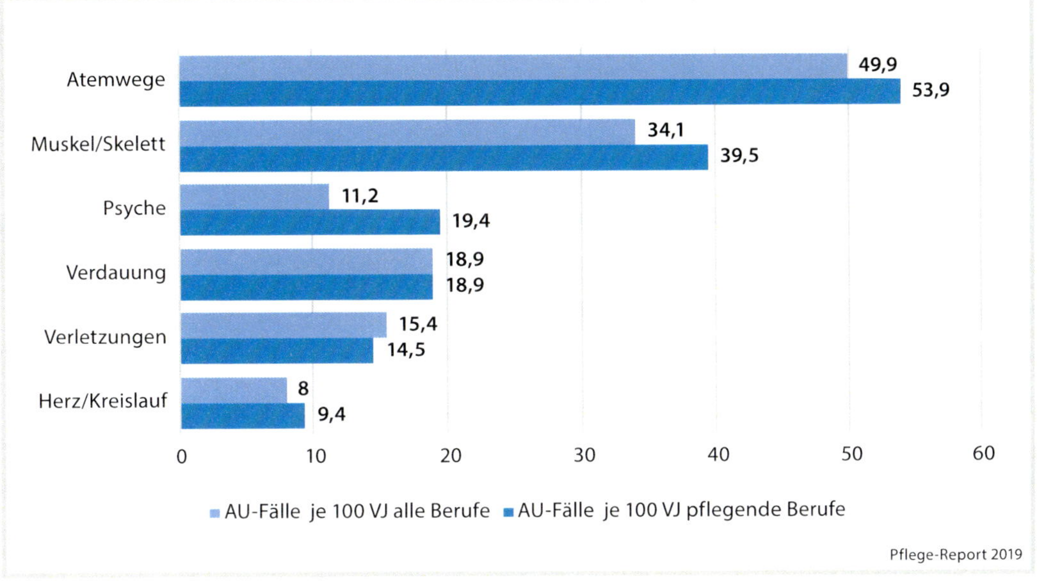

Abb. 2.6 Arbeitsunfähigkeitsfälle je 100 Versichertenjahre nach den wichtigsten Diagnosegruppen; pflegende Berufe im Vergleich zu allen Berufen, AOK-Mitglieder 2017

besondere drei Erkrankungsarten im Vergleich zu allen Berufen besonders auffällig, da sie überdurchschnittlich häufig und lange auftreten: Atemwegs-, Muskel/Skelett- und psychische Erkrankungen (**Abb. 2.6, 2.7, 2.8**). Auf diese drei Diagnosegruppen wird daher im Folgenden näher eingegangen und auch aufgezeigt, welche konkreten Einzeldiagnosen hier eine besondere Rolle spielen.

Atemwegserkrankungen

Beschäftigte in pflegenden Berufen haben viel menschliche Kontakte zu Patienten. Dies erhöht das Ansteckungsrisiko für einen grippalen Infekt oder eine Grippe. Sowohl akute Infektionen der oberen Atemwege (ICD J00-06) als auch Grippe und Pneumonie (ICD J09-J18) spielen bei pflegenden Berufen eine größere Rolle im Vergleich zu allen Berufen. Die Anzahl der Fehltage liegt bei den akuten Infektionen der oberen Atemwege bei den AU-Tagen um 19,5 % über dem Gesamtwert aller Berufe, ebenso liegt dieser Wert bei Grippe und Pneumonie um 23,3 % darüber. Auch die Anzahl der Fälle ist im Vergleich erhöht, wenn auch gering.

Dies zeigt, dass Beschäftigte in pflegenden Berufen etwas häufiger von Atemwegserkrankungen betroffen sind. Und wenn sie erkranken, fallen sie vergleichsweise deutlich länger aus.

Die wichtigste Einzeldiagnose bei den Pflegeberufen ist „Akute Infektionen an mehreren oder nicht näher bezeichneten Lokalisationen der oberen Atemwege" (ICD J06). Hierzu zählt u. a. der grippale Infekt. Mit 25,3 AU-Fällen und 166,3 AU-Tagen je 100 Versichertenjahre liegen hier die pflegenden Berufe deutlich über dem Vergleichswert aller Berufe (24,9 AU-Fälle /141,8 AU-Tage je 100 Versichertenjahre) (**Tab. 2.11**).

Muskel/Skelett-Erkrankungen

Pflegende Berufe zeichnen sich durch schwere oder einseitige körperliche Beanspruchungen aus, bspw. wenn Patienten umgebettet oder gewaschen werden müssen. Diese Belastungen können sich nicht nur kurz-, sondern auch langfristig auch auf die Gesundheit und Leistungsfähigkeit der Mitarbeiter auswirken (Höhmann et al. 2016). Ein Vergleich mit anderen Wirtschaftszweigen zeigt,

2

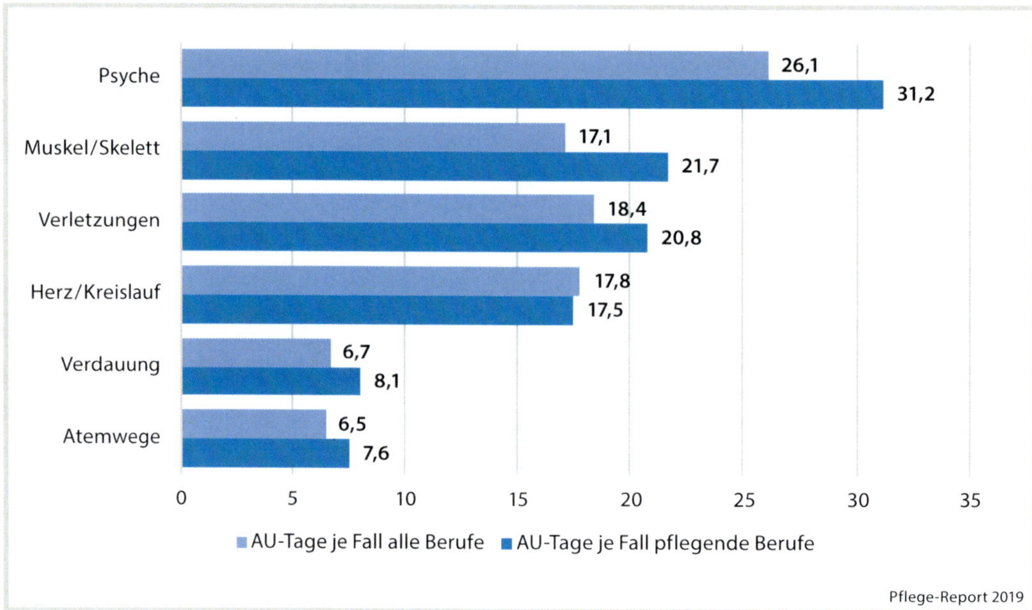

◌ Abb. 2.7 Arbeitsunfähigkeitstage je Fall nach den wichtigsten Diagnosegruppen; pflegende Berufe im Vergleich zu allen Berufen, AOK-Mitglieder 2017

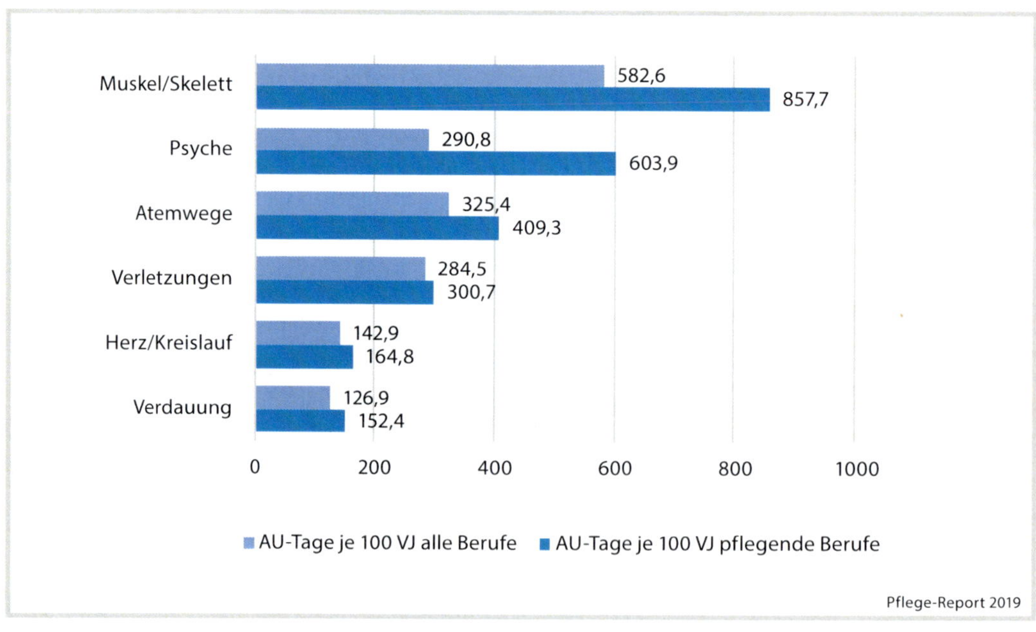

◌ Abb. 2.8 Arbeitsunfähigkeitstage je 100 Versichertenjahre nach den wichtigsten Diagnosegruppen; pflegende Berufe im Vergleich zu allen Berufen, AOK-Mitglieder 2017

□ Tabelle 2.11 Auffällige Diagnoseuntergruppen aus der Krankheitsart Atemwegserkrankungen; pflegende Berufe im Vergleich zu allen Berufen, AOK-Mitglieder 2017

ICD	Diagnose	Pflegende Berufe		Alle Berufe	
		AU-Tage je 100 VJ[a]	AU-Fälle je 100 VJ[a]	AU-Tage je 100 VJ[a]	AU-Fälle je 100 VJ[a]
J00–J06	Akute Infektionen der oberen Atemwege	236,8	35,8	198,2	34,7
J09–J18	Grippe und Pneumonie	25,4	2,6	20,6	2,3

[a] Versichertenjahr
Pflege-Report 2019

dass Beschäftigte in der stationären Pflege deutlich häufiger angeben, durch schwere körperliche Tätigkeiten und Arbeiten in Zwangshaltungen belastet zu sein (AOK-Bundesverband 2011). Die Arbeitsunfähigkeitsdaten bestätigen, dass Beschäftigte in pflegenden Berufen überdurchschnittlich stark von Muskel/Skelett-Erkrankungen betroffen sind. Im Durchschnitt fehlt ein ganzjährig versichertes AOK-Mitglied in einem pflegenden Beruf 8,6 Tage im Jahr aufgrund einer Muskel/Skelett-Erkrankung. Dies sind 2,8 Fehltage mehr im Vergleich zu allen Berufen (hier sind es durchschnittlich 5,8 Tage pro ganzjährig versichertes AOK-Mitglied). Auch die Fallzahlen liegen über dem Durchschnitt: Auf 100 Versichertenjahre entfallen bei allen Berufen 34,1 Fälle aufgrund von Muskel/Skelett-Erkrankungen, bei den pflegenden Berufen sind es im Vergleich 39,5 Fälle

und damit 5,4 AU-Fälle mehr. Es sind insbesondere die Rückenschmerzen (ICD M54), die mit 297,6 AU-Tagen je 100 Versichertenjahre deutlich über dem Vergleichswert aller Berufe liegen (196,8 AU-Tage je 100 Versichertenjahre). Pflegende Berufe sind zudem überdurchschnittlich oft von „Sonstigen Bandscheibenschäden" (ICD M51) und Schulterläsionen (ICD M75) betroffen (□ Tab. 2.12).

■ ■ Psychische Erkrankungen
Pflegekräfte haben viel mit Leid bis hin zu Todesfällen, aber auch mit schwierigen Patienten zu tun und müssen oft unter Zeitdruck arbeiten. Hinzu kommen eine schlechte Bezahlung und eine geringe Anerkennung für den ausgeübten Beruf. Es verwundert daher nicht, dass sie hohen psychischen Belastungen ausgesetzt sind (Höhmann et al. 2016). Psychische Er-

□ Tabelle 2.12 Top-3-Einzeldiagnosen der Diagnosegruppe Muskel/Skeletterkrankungen: pflegende Berufe im Vergleich zu allen Berufen, AOK-Mitglieder 2017

ICD	Diagnose	Pflegende Berufe			Alle Berufe		
		AU-Tage je 100 VJ[a]	AU-Fälle je 100 VJ[a]	Tage je Fall	AU-Tage je 100 VJ[a]	AU-Fälle je 100 VJ[a]	Tage je Fall
M54	Rückenschmerzen	297,6	19,2	15,5	196,8	16,0	12,3
M51	Sonstige Bandscheibenläsionen	99,0	2,6	38,7	62,5	2,0	31,3
M75	Schulterläsionen	79,3	2,2	35,9	56,1	1,9	29,5

[a] Versichertenjahr
Pflege-Report 2019

2

◘ Tabelle 2.13 Auffällige Einzeldiagnosen der Diagnosegruppe psychische Erkrankungen (Top 3): pflegende Berufe im Vergleich zu allen Berufen; AOK-Mitglieder

ICD	Diagnose	Pflegende Berufe			Alle Berufe		
		AU-Tage je 100 VJ[a]	AU-Fälle je 100 VJ[a]	Tage je Fall	AU-Tage je 100 VJ[a]	AU-Fälle je 100 VJ[a]	Tage je Fall
F32	Depressive Episode	233,7	5,9	39,8	107,2	3,1	35,1
F43	Reaktionen auf schwere Belastungen und Anpassungsstörungen	157,2	6,4	24,5	73,5	3,5	20,9
F33	Rezidivierende depressive Störung	91,5	1,7	53,6	39,6	0,8	47,0

[a] Versichertenjahr

Pflege-Report 2019

krankungen kommen überdurchschnittlich oft vor: Mit 19,4 Arbeitsunfähigkeitsfällen je 100 Versichertenjahre liegt hier die Fallhäufigkeit um 73 % über der Fallhäufigkeit aller Berufe. Die Anzahl der Arbeitsunfähigkeitstage – genormt auf 100 Versichertenjahre – liegt im Jahr 2017 sogar um 107,7 % über dem Vergleichswert (603,9 zu 290,8 Arbeitsunfähigkeitstagen je 100 Versichertenjahre). Zudem dauert eine psychische Erkrankung mit 31,2 Tagen je Fall bei den pflegenden Berufen vergleichsweise deutlich länger (26,1 Tage je Fall).

Aufgrund einer psychischen Erkrankung entfallen durchschnittlich sechs Fehltage im Jahr auf einen ganzjährig versicherten Beschäftigten in einem pflegenden Beruf. Im Vergleich sind es durchschnittlich 2,9 Fehltage im Jahr bezogen auf alle Berufe, also 3,1 Fehltage weniger.

Doch welche konkreten Einzeldiagnosen spielen hier eine Rolle? Vor allem auf die „Depressive Episode" (ICD F32) entfallen bei den pflegenden Berufen mehr als doppelt so viele Fehltage (233,7 AU-Tage je 100 Versichertenjahre) wie bei allen Berufen (107,2 AU-Tage je 100 Versichertenjahre), gefolgt von „Reaktionen auf schwere Belastungen und Anpassungsstörungen" (ICD F43) mit 157,2 AU-Tagen je 100 Versichertenjahre – dies sind ebenfalls mehr als doppelt so viel Fehltage wie in der Vergleichsgruppe (73,5 AU-Tage je 100 Versichertenjahre) (◘ Tab. 2.13).

2.4 Handlungsmöglichkeiten im Rahmen von BGM

Die genannten Beobachtungen zeigen, dass Beschäftigte in pflegenden Berufen im besonders hohen Maße gesundheitlich belastet sind. Um für gesundheitliche Entlastungen zu sorgen und darüber hinaus in dieser Branche Gesundheit und Arbeitsfähigkeit der Beschäftigten zu erhalten und zu fördern, kann auf die erprobte Vorgehensweise des BGM mit seinen vier Kernphasen Analyse, Maßnahmenplanung, Umsetzung und Evaluation zurückgegriffen werden.

■■ Analyse

Hier bieten die Arbeitsunfähigkeitsdaten, insbesondere wenn sie in Form von einzelbetrieblichen und gesamtbranchenbezogenen Vergleichsdaten in der Mehrjahresbetrachtung aufbereitet sind, erste Hinweise für betriebliche Handlungsbedarfe. Je nach Betriebsgröße können differenzierte Darstellungen nach Schwerpunktindikationen, AU-Perioden, Falldauern u. a. vorgenommen werden. Aufgrund des multifaktoriellen Geschehens sind Arbeitsunfähigkeitsdaten allerdings nur bedingt geeignet, um die Gesundheitssituation eines Betriebes differenziert zu erfassen und/oder gar daraus unmittelbar präventive Maßnahmen abzuleiten. So sollten bereits in der Analysephase auch Informationen aus Gefährdungsbeurteilungen, anonymisierten Fallauswertungen des Betrieblichen Eingliederungsmanagements (BEM), arbeitsmedizinischen Vorsorgeuntersuchungen und Mitarbeiterbefragungen einbezogen werden.

▪▪ Maßnahmenplanung

Die GKV unterstützt – entweder durch eigene Fachberaterinnen und -berater oder beauftragte Institutionen – Altenpflegeeinrichtungen und Krankenhäuser bei der Ziel- und Maßnahmenplanung. Dazu gehört neben der Konkretisierung von Projektzielen und der Erstellung einer Meilensteinplanung die begründete Ableitung und Priorisierung von Maßnahmen zur gesundheitsförderlichen Arbeits- und Prozessgestaltung auf der Basis der Analyseergebnisse. Dies geschieht im dafür vorgesehenen Projektsteuerkreis, in dem – mit beratender Unterstützung der GKV – die Einrichtungsleitung, die Mitarbeitervertretung (Personal- bzw. Betriebsrat), die Projektleitung, ggf. Betriebsarzt, Fachkraft für Arbeitssicherheit und bedarfsbezogen weitere Führungskräfte und Mitarbeiter aus Pilotbereichen vertreten sind.

▪▪ Umsetzung

Die Unterstützungsleistungen bei der Maßnahmenumsetzung für Pflegebetriebe und Krankenhäuser setzen auf zwei Ebenen an:

Im Bereich der Verhältnisprävention geht es um eine gute Arbeitsgestaltung, die es ermöglicht, dass Pflegekräfte ihren Beruf lange gesund ausüben können. Dazu gehören neben einer guten Schicht- und Bereichsorganisation adäquate Pausenregelungen ebenso wie eine zeitnahe, transparente und beteiligungsorientierte Kommunikation und Information. Dabei kommt der Führung der Einrichtung – dem oberen wie dem mittleren Management,

also der Geschäftsführung (in Krankenhäusern der kaufmännischen, personalwirtschaftlichen wie medizinischen Leitung) – genauso wie der Pflegedienstleitung eine Vorbildfunktion zu. GKV und Unfallversicherungsträger bieten hier Internet-basiert wie auch im Rahmen von Präsenzveranstaltungen unterstützende Qualifizierungsmaßnahmen z. B. zum Thema „Gesunde und wertschätzende Führung" an (GKV-Spitzenverband 2018, S. 111–114). Bei der Umsetzung verhältnispräventiver Maßnahmen kann auf evidenzbasierte Empfehlungen und Leitfäden beispielsweise der Bundesanstalt für Arbeitsschutz und Arbeitsmedizin mit dem Leitfaden „Gute Stationsorganisation" sowie Medien und Leitfäden der BGW und der GKV (Perschke-Hartmann und Drupp 2018) zurückgegriffen werden.

Im Bereich der Verhaltensprävention steht die Verbesserung und Stärkung der individuellen Ressourcen und Kompetenzen der Beschäftigten im Vordergrund, und zwar in den vier Bereichen
- Stressbewältigung und Resilienzstärkung,
- bewegungsförderliches Arbeiten,
- gesundheitsgerechte Ernährung auch im Arbeitsalltag und
- verhaltensbezogene Suchtprävention.

In der Pflegebranche besteht – anders als etwa in Produktionsbetrieben – berufsgruppen- und ausbildungsbedingt eine überdurchschnittlich hohe Kenntnis und Qualifikation bei Gesundheitsthemen. Allerdings ist es – oft gepaart mit der sinnstiftenden und engagierten Fürsorge für die Bewohnerinnen und Bewohner eines Pflegeheims und die Patientinnen und Patienten in einem Krankenhaus – für das Kranken- und Pflegepersonal nicht immer einfach, dabei auch die „Selbstfürsorge" ausreichend im Blick zu behalten. Hier bieten die Arbeitsunfähigkeitsdaten – wie oben aufgezeigt – bereits erste Hinweise auf gruppenbezogene Unterstützungsbedarfe z. B. von Pflegefachkräften, die Führungsaufgaben wahrnehmen und damit in einer „Sandwichposition" zwischen Mitarbeitern und Einrichtungsleitung stehen. Angebote zur individuellen wie organisationalen Resilienzstärkung können dabei ebenso hilfreich sein wie präventive Maßnahmen im Kontext von Beschäftigten- und Bewohnergesundheit wie das Beispiel der „Gewaltprävention" zeigt. Des Weiteren sind Themen aufzugreifen und Unterstützungsmaßnahmen zu entwickeln, die den Arbeitsalltag von Kranken- und Pflegekräften sowie die jeweiligen, dabei durchaus sehr unterschiedlichen Belastungsfaktoren einer ambulanten oder stationären Altenpflegeeinrichtung oder eines Krankenhauses berücksichtigen. Gerade hier kann die Begleitung im Rahmen von externer Supervision und/oder eben auch einer externen BGM-Beratung eine wichtige „Hilfe zur Selbsthilfe" sein. In allen vier oben genannten Bereichen bietet der GKV-Leitfaden Prävention konkrete Hinweise zur qualitätsgesicherten Auswahl geeigneter Angebote (GKV-Spitzenverband 2018, S. 119–121). Vor dem demografischen Hintergrund der bereits aus den AU-Daten ableitbaren signifikanten Belastung älterer Beschäftigter in der Pflegebranche kommt dabei evidenzbasierten, stressmindernden Maßnahmen eine besondere Bedeutung zu (Falkenstein 2018).

■■ Evaluation

Bei der Evaluation geht es um die Bewertung der gesundheitsfördernden Strukturen, Prozesse und Ergebnisse. Dabei kann bei ambulanten und stationären Altenpflegeeinrichtungen wie auch im Krankenhausbereich zum einen auf Qualitätsmanagementverfahren zurückgegriffen werden, die im Rahmen von Selbstbewertungen und Auditierungen dort i. d. R. bereits bekannt sind und die sich auch für die Bewertung von Gesundheitsaspekten eignen (Thul und Zink 2001 sowie Perschke-Hartmann und Drupp 2018). Zum anderen können hier wiederum die GKV-Arbeitsunfähigkeitsdaten sowie Ergebnisse aus Wiederholungsbefragungen genutzt werden, um Interventionen im Rahmen eines betrieblichen Gesundheitsförderungsprozesses im Hinblick auf ihre Zielerreichung zu bewerten und bei Bedarf korrigierende Maßnahmen im Sinne eines kontinuierlichen Verbesserungsprozesses anzustoßen.

2.5 Bereichsübergreifende Zusammenarbeit und Netzwerkbildung

Maßnahmen der Betrieblichen Gesundheitsförderung (BGF) entfalten dann eine nachhaltige Wirkung, wenn sie Bestandteil eines umfassenden, gelebten BGM werden und damit Eingang finden in die täglichen Management- und Routineprozesse einer Pflegeeinrichtung oder eines Krankenhauses. Dies setzt nicht nur eine Unterstützung durch die Leitungsebene und eine ausreichende Beteiligung der Beschäftigten und der verschiedenen Funktionsbereiche einer Einrichtung im Rahmen des BGM voraus, sondern bedarf auch einer Kooperation der unterstützenden Sozialversicherungssysteme in der „Gesundheit in der Arbeitswelt" mit den Bereichen Arbeitsschutz, -sicherheit und Gesundheit (Gesetzliche Unfallversicherung), Betriebliche Gesundheitsförderung (Gesetzliche Krankenversicherung), Medizinische Leistungen zur Prävention (Gesetzliche Rentenversicherung) sowie dem betrieblichen Eingliederungsmanagement (GKV-Spitzenverband 2018, S. 99 f). Für die Betriebe ist es dabei in der Praxis wichtig, eine kompetente, sich ergänzende und nicht konkurrierende Unterstützung zu erfahren. Dies gilt z. B. für die Zusammenführung und den Austausch zu Erkenntnissen über spezifische arbeitsbedingte Gesundheitsrisiken und daraus abzuleitende Präventionsmaßnahmen zwischen der GKV und den Trägern der gesetzlichen Unfallversicherung (§ 20c SGB V). Es ist zu erwarten, dass künftig im Rahmen der Nationalen Präventionsstrategie und ihrer Umsetzung (§§ 20d und e SGB V) sowie der Konzertierten Aktion Pflege das BGM für diese Branche einen besonderen Stellenwert erhält. Zu Evaluationszwecken können dabei wiederum auch die Daten der Sozialversicherungsträger, darunter die Arbeitsunfähigkeitsauswertungen sowie die Analysen zum branchenbezogenen Unfallgeschehen, genutzt werden.

2.6 Fazit und Ausblick

Beschäftigte in pflegenden Berufen sind im Vergleich zu allen Berufen

- … häufiger im Jahr krankgeschrieben,
- … fallen pro Krankschreibung häufiger länger als sechs Wochen aus,
- … auch bei einem höheren Ausbildungsstatus von längeren Fehlzeiten betroffen,
- … wenn sie weiblich sind, systematisch in allen Altersgruppen häufiger als Männer von Fehlzeiten betroffen,
- … überproportional von Muskel/Skelett-, psychischen Erkrankungen und Atemwegserkrankungen wie Erkältungen und Grippe betroffen,
- … wenn sie als Teilzeitkräfte arbeiten, häufiger von Fehlzeiten betroffen als Vollzeitkräfte.

BGM kann einen wichtigen Beitrag dazu leisten, arbeitsbedingte Gesundheitsgefahren und Belastungen in dieser Branche nicht nur zu reduzieren, sondern die Gesundheit und Arbeitsfähigkeit der Beschäftigten wiederherzustellen und gezielt zu fördern. In der praktischen Umsetzung sollten dabei die vier idealtypischen Phasen eines BGM unter Nutzung und mit Hilfe der Entwicklung weiterer branchenspezifischer Tools durchlaufen werden.

Der idealtypische Ablauf eines betrieblichen Gesundheitsförderungsprozesses bietet dabei zugleich einen Rahmen, um gesellschaftliche Trendthemen aufzugreifen. Hier sind insbesondere zwei Entwicklungen zu nennen, die die Pflegebranche in den nächsten Dekaden prägen werden (Drupp 2018). Das sind zum einen digitale Technologien, die sowohl den Pflegenden (in ambulanten wie stationären Pflegeeinrichtungen und Krankenhäusern) als auch den Bewohnern in Altenpflegeheime und dem Pflegepersonal wie auch den Patienten in Krankenhäusern zugutekommen (INQA und BGW 2018). Auch wenn die professionelle Pflege bisher im Branchenvergleich nicht zu den Vorreitern der Digitalisierung gehört, sind doch bereits schon heute in vielen Häusern technische Assistenzsysteme wie z. B. Sturzdetektoren, Sensorsysteme zur Analyse von Bewegungsmustern bis hin zur Robotik im Einsatz. Die Nutzung digitaler Technik betrifft dabei auch die BGM-Unterstützung selbst. Datenerhebungen wie Mitarbeiterbefragungen werden schon heute so weit wie möglich digital durchgeführt. Sowohl im Hinblick auf die Erhebung von Gesundheitsdaten in „Echtzeit" wie auch für eine trägerübergreifende Datenzusammenführung bis hin zur digitalen Begleitung und Dokumentation eines BGM-Beratungsprozesses zeigt die Digitalisierung vielfältige Entwicklungsperspektiven auf und setzt neue Impulse (Drupp 2018).

Zum anderen besteht fachlich und politisch Konsens, dass die Gewinnung einer ausreichenden Zahl qualifizierter Pflegekräfte nicht ohne eine zielgerichtete und vorbereitete Anwerbung von ausländischen Fachkräften sowie die Qualifizierung von Menschen mit Migrationshintergrund gelingen kann. Durch Immigration gewinnt der Aspekt der Vielfalt nicht nur von Bewohnern und Patienten weiter an Bedeutung, sondern auch für die Personalpolitik von Pflegeeinrichtungen und Krankenhäusern selbst. Das BGM kann auch hier wiederum von der betrieblichen Analyse bis hin zur Maßnahmenumsetzung und Evaluation einen unterstützenden Beitrag zur Gesundheit, Motivation und Integration dieser überwiegend jüngeren Fachkräfte leisten.

Literatur

AOK-Bundesverband (2011) Report Pflege. Betriebliche Gesundheitsförderung. Analysen, Ergebnisse, Empfehlungen. KomPart Verlagsgesellschaft, Berlin

Bundesagentur für Arbeit (2011) Klassifikation der Berufe 2010 – Bd. 1: Systematischer und alphabetischer Teil mit Erläuterungen. Deutsche Vertriebsgesellschaft, Nürnberg

Bundeszentrale für politische Bildung (2018) Datenreport 2018. Ein Sozialbericht für die Bundesrepublik Deutschland. Statistisches Bundesamt (Destatis); Wissenschaftszentrum Berlin für Sozialforschung (WZB), Bonn

Drupp M (2018) Gesundheitsförderung in der Arbeitswelt. Trends, Rahmenbedingungen und Beispiele guter Praxis unter besonderer Berücksichtigung der

Unterstützungsmöglichkeiten der GKV. In: Ternés A, Wilke C-D (Hrsg) Agenda HR – Digitalisierung. Arbeit 4.0. Springer, Berlin, S 67–85

Falkenstein M (2018) Auswirkungen von Arbeitsstress auf eine alternde Belegschaft. ASU (arbeitsmedizin-sozialmedizin-umweltmedizin) 53:592–595

GKV-Spitzenverband (2018) Leitfaden Prävention. Handlungsfelder und Kritierien nach § 20 Abs. 2 SGB V zur Umsetzung der §§ 20, 20a und 20b SGB V vom 21. Juni 2000 in der Fassung vom 1. Oktober 2018

Hasselhorn HM, Rauch A (2013) Bundesgesundheitsblatt Gesundheitsforschung Gesundheitsschutz 3(56):339–348

Höhmann U, Lautenschläger M, Schwarz L (2016) Belastungen im Pflegeberuf: Bedingungsfaktoren, Folgen und Desiderate. In: Jacobs K, Kuhlmey A, Greß S, Klauber J, Schwinger A (Hrsg) Pflege-Report 2016. Schwerpunkt: Die Pflegenden im Fokus. Schattauer, Stuttgart

INQA, BGW (2018) Digitalisierung in der Pflege. Wie intelligente Technologien die Arbeit professionell Pflegender verändern, 1. Aufl. Initiative Neue Qualität der Arbeit, Berlin

Karasek R, Theorell T (1990) Healthy work: stress, productivity, and the reconstruction of working life. Basic Books, New York

Klärs G (2015) „Wünschenswert wäre, dass es sowas wie gelebte Praxis wird" – Sachstand, Handlungsbedarf und Perspektiven der Berücksichtigung der Kategorie Geschlecht in der Betrieblichen Gesundheitsförderung. In: Badura B, Ducki A, Schroder H, Klose J, Meyer M (Hrsg) Fehlzeiten-Report 2015. Neue Wege für mehr Gesundheit – Qualitätsstandards für ein zielgruppenspezifisches Gesundheitsmanagement. Springer, Berlin Heidelberg, S 49–57

Meyer M, Meschede M (2016) Krankheitsbedingte Fehlzeiten in der deutschen Wirtschaft im Jahr 2015. In: Badura B, Ducki A, Schröder H, Klose J, Meyer M (Hrsg) Fehlzeiten-Report 2016. Unternehmenskultur und Gesundheit – Herausforderungen und Chancen. Springer, Berlin Heidelberg, S 303–306

Meyer M, Wenzel J, Schenkel A (2018) Krankheitsbedingte Fehlzeiten in der deutschen Wirtschaft im Jahr 2017. In: Badura B, Ducki A, Schröder H, Klose J, Meyer M (Hrsg) Fehlzeiten-Report 2018. Sinn erleben – Arbeit und Gesundheit. Springer, Berlin Heidelberg, S 331–536

Mielck A (2000) Soziale Ungleichheit und Gesundheit. Huber, Bern

Pangert B, Schüpbach H (2011) Arbeitsbedingungen und Gesundheit von Führungskräften auf mittlerer und unterer Hierarchieebene. In: Badura B, Ducki A, Schröder H, Klose J, Macco K (Hrsg) Fehlzeiten-Report 2011. Führung und Gesundheit. Springer, Berlin Heidelberg, S 71–79

Perschke-Hartmann C, Drupp M (2018) Ressourcen stärken in der Altenpflege. In: Badura B, Ducki A, Schröder H, Klose J, Meyer M (Hrsg) Fehlzeiten-Report 2018. Sinn erleben – Arbeit und Gesundheit. Springer, Berlin, S 303–314

PpSG 2018: Gesetz zur Stärkung des Pflegepersonals (Pflegepersonal-Stärkungsgesetz PpSG) vom 11. Dezember 2018. Bundesgesetzblatt 2394 ff

Schmidt J, Schröder H (2010) Präsentismus – Krank zur Arbeit aus Angst vor Arbeitsplatzverlust. In: Badura B, Ducki A, Schröder H, Klose J, Macco K (Hrsg) Fehlzeiten-Report 2009. Arbeit und Psyche: Belastungen reduzieren – Wohlbefinden fördern. Springer, Berlin Heidelberg, S 93–100

Siegrist J (1999) Psychosoziale Arbeitsbelastungen und Herz-Kreislauf-Risiken: internationale Erkenntnisse zu neuen Stressmodellen. In: Badura B, Litsch M, Vetter C (Hrsg) Fehlzeiten-Report 1999. Psychische Belastung am Arbeitsplatz. Zahlen, Daten, Fakten aus allen Branchen der Wirtschaft. Springer, Berlin Heidelberg

Statistisches Bundesamt (2008) Klassifikation der Wirtschaftszweige, Ausgabe 2008 (WZ 2008). https://www.destatis.de/DE/Methoden/Klassifikationen/GueterWirtschaftklassifikationen/klassifikationwz2008_erl.pdf?__blob=publicationFile. Zugegriffen: 7. Dez. 2018

Thul MJ, Zink KJ (2001) Selbstbewertung als Ansatz zur Bewertung betrieblicher Gesundheitsmanagementsysteme. Konzept, Möglichkeiten und Grenzen. In: Pfaff H, Slesina W (Hrsg) Effektive betriebliche Gesundheitsförderung. Konzepte und methodische Ansätze zur Evaluation und Qualitätssicherung. Juventa, Weinheim München, S 161–180

Arbeitsbedingungen in Pflegeberufen

Ergebnisse einer Sonderauswertung der Beschäftigtenbefragung zum DGB-Index Gute Arbeit

Rolf Schmucker

K. Jacobs et al. (Hrsg.), *Pflege-Report 2019*, https://doi.org/10.1007/978-3-662-58935-9_3

■ ■ **Zusammenfassung**

Gegenstand des Beitrags sind die Arbeitsbedingungen in den Berufen der Alten- und Krankenpflege in Deutschland. Auf Basis der Daten der Beschäftigtenbefragungen zum DGB-Index Gute Arbeit aus den Jahren 2012 bis 2017 werden verschiedene Merkmale und Besonderheiten der Arbeitsbedingungen in der Pflege analysiert. Insgesamt zeigt sich, dass die Beschäftigten in der Pflege überdurchschnittlich hohen psychischen und physischen Belastungen ausgesetzt sind. Zeitdruck, Arbeitsverdichtung und Abstriche bei der Qualität der Versorgung sind weit verbreitet. Aber auch schwere körperliche Arbeit prägt den Arbeitsalltag vieler Pflegekräfte. Hinzu kommen häufige atypische Arbeitszeitlagen sowie die verbreitete Einschätzung der Beschäftigten, dass das erzielte Einkommen nicht leistungsgerecht ist. Die überdurchschnittlich hohen Belastungen finden sich sowohl in der Kranken- als auch in der Altenpflege. Bei einzelnen Merkmalen zeigen sich jedoch auch Unterschiede zwischen den beiden Gruppen. Die betrachteten Belastungsfaktoren sind häufig mit erhöhten Gesundheitsrisiken für die Betroffenen assoziiert.

The article describes the working conditions in nursing care for the elderly and the sick in Germany. Based on the data from employee surveys carried out for the DGB-Index Gute Arbeit from 2012 to 2017, various characteristics and peculiarities of working conditions in nursing are analysed. Overall, the analysis reveals that nursing employees are exposed to above-average psychological and physical stress. Time pressure and an increasing workload are widespread and causing patient care to suffer. Apart from that, the everyday work of many nurses is characterised by heavy physical work. There are frequent atypical working time situations and the widespread assessment of employees that their income is not adequate. The above-average burdens are to be found both in nursing care for the sick and the elderly. Nevertheless, there are differences between the two groups in certain areas. The stress factors considered are often associated with increased health risks for those affected.

3.1 Einleitung

In Deutschland arbeiten etwa 1,7 Mio. Menschen als Pflegekräfte in der Kranken- und Altenpflege (BA 2018a: 6). Die Arbeitsmarktsituation im Pflegebereich wird durch zwei gegenläufige Tendenzen charakterisiert: Zum einen nimmt der Bedarf an Pflegekräften weiterhin zu – vor allem aufgrund des mit der demografischen Alterung der Gesellschaft verbundenen Anstiegs der Zahl pflegebedürftiger Menschen. Zum anderen wird ein bundesweiter Mangel an examinierten Fachkräften und Spezialisten in der Alten- und Krankenpflege konstatiert (BA 2018b: 18), der sich aller Voraussicht nach in den kommenden Jahren weiter verschärfen wird.

In der Debatte um die Sicherstellung der pflegerischen Versorgung sind in den vergangenen Jahren zunehmend die Arbeitsbedingungen in den Pflegeberufen in den Vordergrund gerückt. Eine relativ geringe Entlohnung sowie hohe psychische und körperliche Belastungen verringern nicht nur die Attraktivität der Pflegeberufe für potenzielle Arbeitskräfte. Sie sind auch ein wesentliches Motiv für den Wunsch bzw. die Absicht vieler Pflegekräfte, ihren Beruf zu wechseln (vgl. z. B. Hasselhorn et al. 2005; Nolting et al. 2006; Theobald et al. 2013). Die Arbeitsbedingungen sind für die pflegerische Versorgung jedoch nicht nur mit Blick auf den Fachkräftemangel und damit für die Bereitstellung der benötigten pflegerischen Infrastruktur von großer Bedeutung. Sie sind auch maßgeblich für die Qualität der pflegerischen Versorgung, die durch Personalmangel und Arbeitsverdichtung beeinträchtigt wird (vgl. Greß und Stegmüller 2014, 2016). Damit berühren sie auch unmittelbar die Interessen der Kranken und Pflegebedürftigen an einer hochwertigen Versorgung. Und nicht zuletzt ist die Qualität der Arbeitsbedingungen entscheidend für das Wohlbefinden und die Gesundheit der Pflegekräfte selbst.

Welche Merkmale charakterisieren die Arbeitsbedingungen in den Pflegeberufen in Deutschland? Die vorliegenden empirischen

Befunde verweisen auf überdurchschnittlich hohe Anforderungen im physischen und im psychischen Bereich. Beschäftigtenbefragungen zeigen, dass Pflegekräfte überdurchschnittlich häufig von großem Stress sowie muskuloskelettalen und psychovegetativen Beschwerden berichten (BAuA 2014). Sie schätzen ihre eigene Arbeitsfähigkeit schlechter ein als der Durchschnitt aller Beschäftigten, was auf ein erhöhtes Risiko für einen vorzeitigen Berufsaustritt verweist (Kliner et al. 2017). Der allgemeine Befund einer hohen Arbeitsbelastung in den Pflegeberufen soll im Folgenden mit Blick auf einige zentrale Kriterien menschengerechter Arbeitsgestaltung konkretisiert werden. Grundlage der Auswertung sind die Daten der Beschäftigtenbefragung mit dem DGB-Index Gute Arbeit.

3.2 Beschäftigtenbefragung mit dem DGB-Index Gute Arbeit

Mit dem DGB-Index Gute Arbeit werden seit dem Jahr 2007 einmal jährlich abhängig Beschäftigte zur Qualität ihrer Arbeitsbedingungen befragt. Die bundesweit repräsentative Erhebung beruht auf einer Zufallsauswahl von Arbeitnehmerinnen und Arbeitnehmern mit einer wöchentlichen Arbeitszeit von mindestens zehn Stunden. Eine Gewichtung der Daten erfolgt anhand relevanter Merkmale der Grundgesamtheit. Als Sollkriterien werden Daten des Mikrozensus zur Verteilung von Alter, Geschlecht, Bundesland, berufsqualifizierendem Abschluss, Berufs-, Branchenklassifikation u. a. verwendet (Redressmentgewichte). Der Kern des standardisierten Fragebogens umfasst 42 Items, mit denen arbeitswissenschaftlich relevante Dimensionen der Arbeitsqualität abgedeckt werden. Dazu gehören die Ressourcenausstattung (Gestaltungs- und Entwicklungsmöglichkeiten, Betriebskultur etc.), die Belastungssituation (Arbeitszeit, körperliche und psychische Anforderungen) sowie die Einkommenssituation und die Beschäftigungssicherheit.[1] Die Angaben der Beschäftigten sind Grundlage für eine übergreifende Bewertung der Qualität der Arbeitsbedingungen und ermöglichen Aussagen zu verschiedenen Einzelaspekten der Arbeitssituation. Die Stichprobe enthält zwischen 200 und 300 Befragte aus den Berufen Kranken- und Altenpflege, sodass sich für detailliertere Analysen eine Zusammenfassung mehrerer Jahre empfiehlt. Die Auswertung zu den Arbeitsbedingungen in der Alten- und Krankenpflege beruht auf den zusammengefassten Daten der Jahre 2012 bis 2017. Die dargestellten Aussagen sind folglich als durchschnittliches Ergebnis des betrachteten Sechs-Jahres-Zeitraums zu interpretieren. Dies ist deshalb möglich, da sich in diesem Zeitraum bei den Antworten der Pflegebeschäftigten keine Trends in die eine oder andere Richtung zeigen. Die Ergebnisse bewegen sich – bei leichteren Schwankungen – auf einem ähnlichen Niveau. Theoretisch denkbar – wenn auch sehr unwahrscheinlich – ist, dass eine Person im Untersuchungszeitraum mehrmals befragt wurde. Insgesamt haben 2012 bis 2017 35.302 abhängig Beschäftigte an den computergestützten telefonischen Interviews teilgenommen. Darunter waren 1.858 Beschäftigte in Pflegeberufen. 1.260 davon gehören zur Berufsgruppen „Gesundheits- und Krankenpflege" (inkl. Fachkranken- und Entbindungspflege; im Weiteren unter „Krankenpflege" zusammengefasst), 598 Befragte waren in der Altenpflege tätig. 81 % der befragten Pflegebeschäftigten waren Frauen, in der Altenpflege lag der Anteil mit 83 % etwas über dem in der Krankenpflege (80 %). Jede/r zweite Befragte arbeitete in Teilzeit mit einem Umfang von weniger als 35 h pro Woche.

In der folgenden Auswertung werden die Ergebnisse für die Pflegeberufe – zusammengefasst und differenziert nach Kranken- und Altenpflege – dem Durchschnitt aller Befragten gegenübergestellt (vgl. DGB-Index Gute Arbeit 2018).

---

[1]   Ausführlicher zu Konstruktion und Methodik des DGB-Index-Gute Arbeit: Holler et al. 2014.

3.3 Zentraler Befund: Deutlich schlechtere Arbeitsqualität in den Pflegeberufen

Vergleicht man die Arbeitsbedingungen in den Pflegeberufen mit dem Gesamtergebnis der Befragung für alle Berufsgruppen, so zeigen sich zum Teil deutliche Unterschiede. Auffällig ist, dass die Bewertung der Arbeitssituation in den Pflegeberufen über fast alle Merkmale der Arbeitsbedingungen hinweg negativer ausfällt als im Gesamtdurchschnitt aller Berufsgruppen. Lediglich bei der Sinnhaftigkeit der eigenen Tätigkeit und – in begrenztem Umfang – bei Weiterbildungs- und Entwicklungsmöglichkeiten sowie der Beschäftigungssicherheit schneiden die Pflegeberufe überdurchschnittlich ab. Die insgesamt schlechtere Arbeitsqualität in der Pflege wird insbesondere bei den Belastungen durch psychische, emotionale und körperliche Anforderungen sowie bei der Arbeitszeitlage deutlich. Darüber hinaus zeigt sich eine große Unzufriedenheit mit dem Einkommensniveau. Dies betrifft sowohl die Beschäftigten in der Kranken- als auch in der Altenpflege. Bei einzelnen Aspekten zeigen sich Unterschiede zwischen diesen beiden Gruppen der Pflegebeschäftigten. Im Folgenden werden Befunde des DGB-Index Gute Arbeit zu zentralen Themen der Arbeitsgestaltung im Pflegeberuf präsentiert.

3.3.1 Hohe Sinnhaftigkeit der Arbeit

In der eigenen Arbeit einen Sinn zu sehen, ist eine wichtige Basis für Identifikation, Motivation und Arbeitszufriedenheit. Subjektive Sinnerfahrung resultiert häufig aus dem Erleben der eigenen Wirksamkeit, aus den sichtbaren Ergebnissen der Arbeit und der Anerkennung, die dafür von Vorgesetzten, Kolleginnen und Kollegen und Interaktionspartnern (Patienten, Klienten, Kunden etc.) entgegengebracht wird (Hardering 2017). Das Sinnerleben in der Arbeit kann eine Ressource sein, die es den

Beschäftigten ermöglicht, belastende Arbeitserfahrungen besser zu bewältigen. Gleichzeitig ist eine hohe Sinnhaftigkeit keine hinreichende Bedingung für gesundheitsförderliche Arbeit, wie das hohe Burnout-Risiko in den gemeinhin als sehr sinnvoll erlebten helfenden Berufen zeigt (Meyer 2011).

Im DGB-Index Gute Arbeit wird die Sinnhaftigkeit von Arbeit anhand von drei Items erfasst. Pflegebeschäftigte weisen eine leicht höhere Identifikation mit ihrer Arbeit auf als der Durchschnitt aller Befragten. Auch die Wahrnehmung der eigenen Arbeit als wichtigen Beitrag für den Betrieb ist in Pflegeberufen etwas stärker verbreitet. Deutlich ist die Differenz bei der Frage nach der gesellschaftlichen Bedeutung, die die Beschäftigten in ihrer Arbeit sehen. Zwei Drittel aller Beschäftigten haben den Eindruck, dass sie mit ihrer Arbeit einen wichtigen Beitrag für die Gesellschaft leisten (in hohem/sehr hohem Maß). Bei den Beschäftigten in Pflegeberufen liegt dieser Anteil bei 94 %. Alten- und Krankenpflege unterscheiden sich in diesem Punkt nicht wesentlich (◘ Abb. 3.1).

3.3.2 Verbreitete psychische und physische Belastungen

Die tendenziell positive Wahrnehmung einer großen gesellschaftlichen Bedeutung der eigenen Tätigkeit steht bei den Pflegenden allerdings in einem deutlichen Kontrast zu ihrer Belastungssituation. Die Pflegeberufe zeichnen sich hier insbesondere dadurch aus, dass die Beschäftigten sowohl häufigen psychischen und emotionalen Belastungen als auch schweren körperlichen Anforderungen ausgesetzt sind.

▪▪ Starker Stress

Die Daten zeigen für den Pflegebereich eine überaus hohe Arbeitsintensität. Deren quantitative Seite drückt sich unter anderem in einem Missverhältnis zwischen der Arbeitslast und der zur Bearbeitung verfügbaren Zeit aus. Wird dauerhaft mit hoher Intensität gearbei-

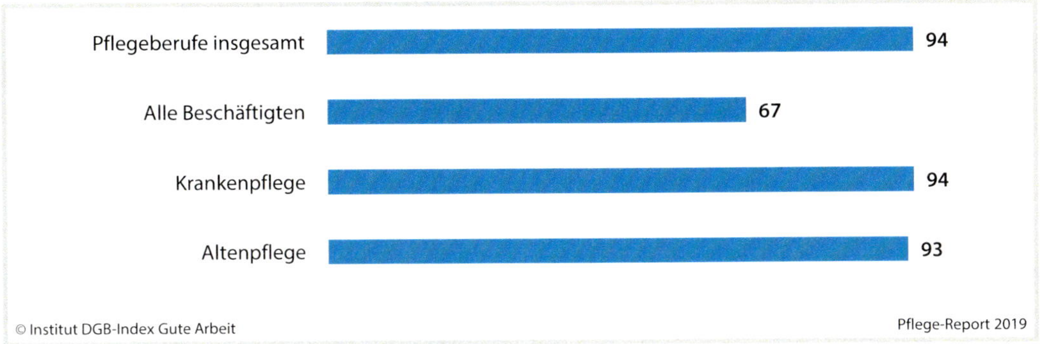

Abb. 3.1 Gesellschaftliche Bedeutung der Arbeit (in hohem/in sehr hohem Maß, Angaben in Prozent) (DGB-Index Gute Arbeit 2012–2017, gesamt n = 33.586)

tet, erhöht sich das Risiko für emotionale Erschöpfung, depressive Störungen und weitere Erkrankungen (Stab et al. 2016). Ein wichtiger Stressor ist das dauerhafte Arbeiten unter Zeitdruck. Auf die Frage, wie häufig sich die Beschäftigten bei der Arbeit gehetzt fühlen oder unter Zeitdruck stehen, antwortete im Befragungszeitraum mehr als die Hälfte aller Beschäftigten, dass dies sehr häufig oder oft der Fall ist. Bei den Pflegebeschäftigten liegt der Anteil sogar bei drei Vierteln. Auffällig ist hier, dass in der Krankenpflege (80 %) der Zeitdruck noch stärker verbreitet ist als in der Altenpflege (69 %). Beide Gruppen weisen an diesem Punkt jedoch eine stark überdurchschnittliche psychische Belastung auf (Abb. 3.2).

Die Mehrheit der Pflegebeschäftigten nimmt zudem wahr, dass die Verdichtung ihrer Arbeit weiter zunimmt. 54 % haben den Eindruck, dass sie in der gleichen Zeit mehr Arbeit schaffen müssen als im Jahr zuvor (in hohem/sehr hohem Maß). Auch in diesem Punkt liegen die Pflegeberufe deutlich über dem Durchschnitt aller Beschäftigten (36 %). Zu diesem Befund passen auch die Ergebnisse der Arbeitszeitbefragung der Bundesanstalt für Arbeitsschutz und Arbeitsmedizin (BAuA) aus dem Jahr 2015. Dort zeigt sich, dass die Hälfte der Pflegekräfte (47 %) häufig Erholungspausen ausfallen lassen. Als Grund für den Pausenausfall geben die Beschäftigten am häufigsten an, dass sie „zu viel Arbeit" zu bewältigen haben (Feldmann 2018, S. 3).

Abstriche bei der Versorgungsqualität

Wird einer (zu) hohen Arbeitsintensität nicht durch Maßnahmen der Arbeitsgestaltung begegnet, wie z. B. eine veränderte Arbeitsorganisation oder zusätzliches Personal, haben die Beschäftigten nur eingeschränkte Möglichkeiten, die Situation zu bewältigen. Da die Zahl der zu versorgenden Patientinnen/Patienten und Pflegebedürftigen in der Regel nicht eigenständig reduziert werden kann, bleiben die Ausweitung von Arbeitszeiten, das Arbeiten in einem hohen Tempo sowie Einschränkungen bei der erbrachten Qualität der Leistungen. Letzteres ist aus verschiedenen Gründen hochproblematisch. Qualitätsabstriche stehen zum einen im Widerspruch mit den professionellen Standards und dem Berufsethos der Pflegekräfte. Sie stellen für viele Betroffene eine besondere psychische Belastung dar (vgl. Luderer und Meyer 2018). Zum anderen haben Qualitätseinbußen in der Pflege unmittelbare Auswirkungen auf die Patienten und Pflegebedürftigen. Eine geringere Versorgungsqualität beeinträchtigt deren Wohlbefinden, kann Genesungsprozesse beeinträchtigen und den Gesundheitszustand verschlechtern.

Angesichts der hohen Bedeutung der Versorgungsqualität im pflegerischen Bereich sind die Angaben der Beschäftigten zu den Qualitätsabstrichen in ihrer Arbeit besorgniserregend (Abb. 3.3). Nahezu die Hälfte aller Beschäftigten in Pflegeberufen (46 %) gibt an, sehr häufig oder oft Abstriche bei der Qualität ih-

3

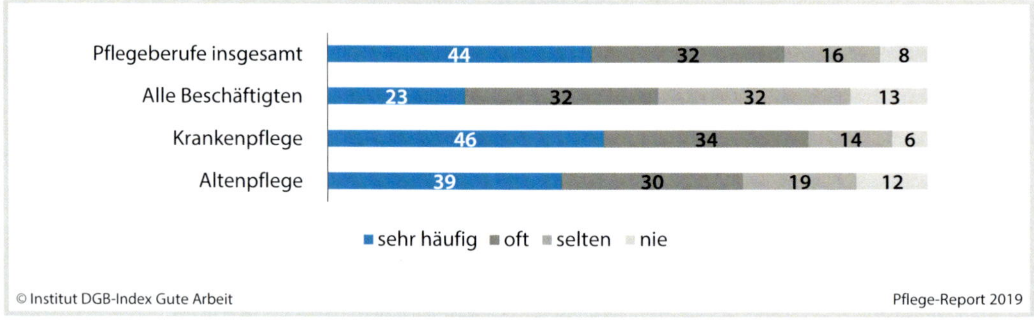

Abb. 3.2 Arbeiten unter Zeitdruck (Angaben in Prozent) (DGB-Index Gute Arbeit 2012–2017, gesamt n = 34.109)

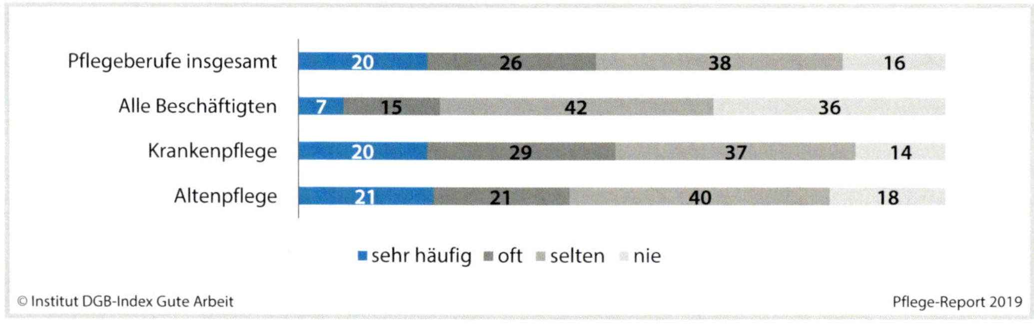

Abb. 3.3 Qualitätsabstriche bei der Arbeit (Angaben in Prozent) (DGB-Index Gute Arbeit 2012–2017, gesamt n = 33.970)

rer Arbeit zu machen, um das Arbeitspensum schaffen zu können. In der Krankenpflege liegt der Anteil etwas höher als in der Altenpflege. Die Pflegeberufe liegen auch bei diesem Merkmal deutlich über dem Durchschnitt aller Beschäftigten. Hier geben 22 % häufige Qualitätsabstriche in ihrer Arbeit an.

Dass die hohe Arbeitsintensität ein wesentlicher Faktor für Qualitätsabstriche der Beschäftigten ist, zeigt auch der Zusammenhang mit dem gegebenen Zeitdruck. In der Gruppe der Pflegebeschäftigten, die sehr häufig unter Zeitdruck arbeiten, liegt der Anteil derjenigen, die Qualitätsabstriche angeben (sehr häufig oder oft), bei 70 %. Bei den Pflegebeschäftigten, die ihre Arbeit ausführen können, ohne sich dabei gehetzt zu fühlen, sinkt der Anteil der Qualitätsabstriche auf 16 %.

■■ Ausgeprägte emotionale Belastung
Eine besondere Form psychischer Beanspruchung stellt die Emotionsarbeit dar. Mit dem Begriff wird die Anforderung an Beschäftigte beschrieben, in der Interaktion mit Patientinnen und Patienten (oder Klientinnen und Klienten, Kundinnen und Kunden etc.) bestimmte, als unangemessen verstandene Emotionen zu unterdrücken und/oder einen gewünschten emotionalen Ausdruck zu zeigen. Auch diese Anforderung stellt eine psychische Belastung dar, die bei häufigem Auftreten bei den Betroffenen mit verstärkter emotionaler Erschöpfung und Stress einhergeht (Schöllgen und Schulz 2016).

In den Pflegeberufen ist der Umgang mit schwerer Krankheit, Leid und Sterben an der Tagesordnung. Hier ist Emotionsarbeit eine verbreitete Anforderung. Mehr als die Hälfte der Befragten (54 %) berichtet davon, die eigenen Gefühle sehr häufig oder oft verbergen zu müssen. Der Durchschnitt aller Berufsgruppen liegt hier bei 30 %. In der Krankenpflege ist die Anforderung emotionaler Selbstkontrol-

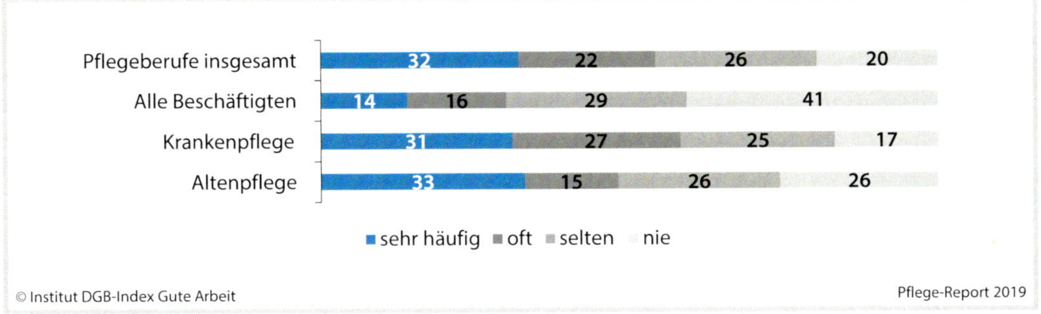

Abb. 3.4 Emotionale Selbstkontrolle als Arbeitsanforderung (Angaben in Prozent) (DGB-Index Gute Arbeit 2012–2017; gesamt n = 33.787)

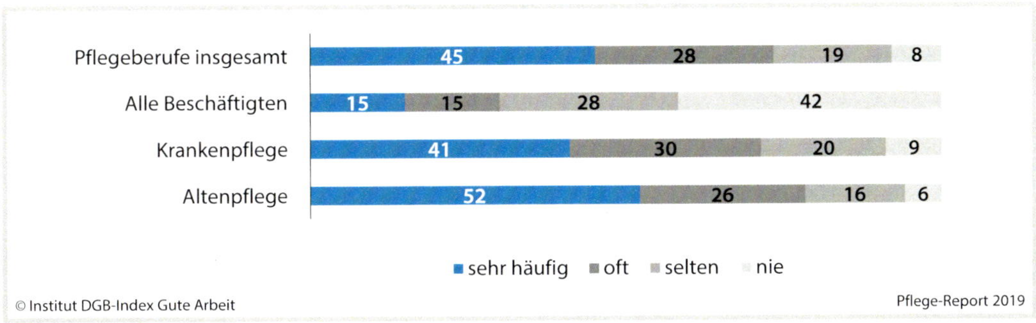

Abb. 3.5 Schwere körperliche Arbeit (Angaben in Prozent) (DGB-Index Gute Arbeit 2012–2017, gesamt n = 34.139)

le noch stärker verbreitet als in der Altenpflege (**Abb. 3.4**).

▪▪ Hohe körperliche Anforderungen

Schwere körperliche Arbeit ist trotz des Trends zur Dienstleistungsgesellschaft immer noch für knapp jede/n dritten Beschäftigte/n an der Tagesordnung. Die gesundheitlichen Risiken der damit verbundenen Belastungsfaktoren wie dem schweren Heben oder Tragen, dem langanhaltenden Arbeiten im Stehen oder in Zwangshaltung liegen vor allem im verstärkten Auftreten von Muskel- und Skeletterkrankungen (MSE). Hier sind Kausalzusammenhänge gut belegt und auch die Verteilung MSE-bedingter Arbeitsunfähigkeit auf die unterschiedlichen Berufsgruppen verweist auf den engen Zusammenhang zwischen physischer Arbeitsbelastung und Gesundheit (Liebers und Caffier 2009).

Die Pflegeberufe gehören zu den Berufsgruppen, die eine Kombination von hohen psychischen und physischen Belastungen aufweisen. Deutlich wird dies an der Verbreitung körperlich schwerer Arbeit aufgrund schweren Hebens oder Tragens (**Abb. 3.5**). Drei Viertel der befragten Pflegekräfte geben an, dass schwere körperliche Arbeit in ihrem Arbeitsalltag sehr häufig oder oft vorkommt. Damit liegen sie deutlich über dem Gesamtdurchschnitt von 30 %.

▪▪ Pessimistische Erwartung an die künftige Arbeitsfähigkeit

Die hohe Belastungssituation der Beschäftigten in Pflegeberufen spiegelt sich in der Selbsteinschätzung der zukünftigen Arbeitsfähigkeit wider (**Abb. 3.6**). Mit Blick auf die aktuellen Anforderungen ihrer Tätigkeit gehen lediglich 22 % aller Pflegebeschäftigten davon aus, die-

3

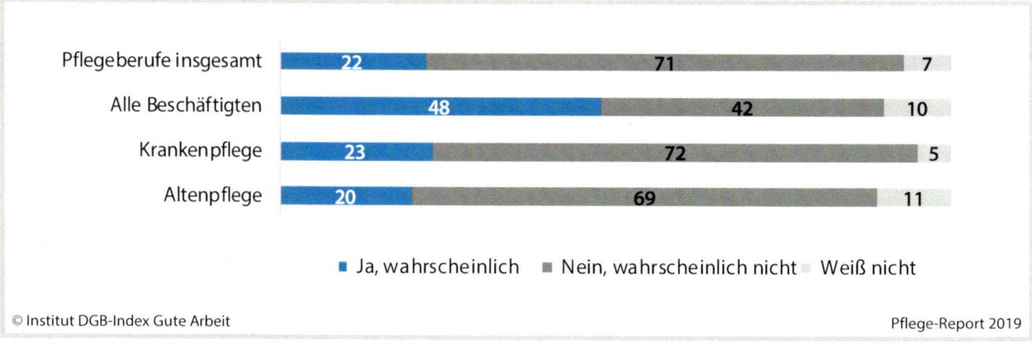

Abb. 3.6 Erwartete Arbeitsfähigkeit bis zur Rente (Angaben in Prozent) (DGB-Index Gute Arbeit 2012–2017, gesamt n = 34.103)

se bis zum gesetzlichen Rentenalter ohne Einschränkungen ausüben zu können. Beschäftigte aus der Kranken- und der Altenpflege kommen bei dieser Frage zu vergleichbaren Einschätzungen. 71 % der Pflegekräfte rechnen nicht damit, bis zum Renteneintritt durchhalten zu können. Die Pflegeberufe bewerten ihre zukünftige Arbeitsfähigkeit damit deutlich schlechter als der Gesamtdurchschnitt aller Beschäftigten. Hier erwarten 48 %, ihre jetzige Tätigkeit bis zum Rentenalter ausüben zu können – immerhin mehr als doppelt so viele wie in den Pflegeberufen.

3.3.3 Verbreitete atypische Arbeitszeitlagen

Seit Beginn der 1990er Jahre arbeitet ein zunehmender Anteil der Arbeitnehmerinnen und Arbeitnehmer in Deutschland in sogenannten atypischen Arbeitszeitlagen. Dazu gehört u. a. Schichtarbeit, Abend- und Nachtarbeit sowie die Arbeit am Wochenende. Bei all diesen Arbeitszeitlagen ist in den vergangenen 25 Jahren eine Zunahme zu beobachten, besonders stark ausgeprägt bei der Wochenendarbeit (vgl. Absenger et al. 2014, S. 11).

Die Arbeit in atypischen Arbeitszeitlagen hat für die Betroffenen unterschiedliche Auswirkungen. Zum einen handelt es sich in der Regel um „unsocial hours", d. h. die Arbeits-

zeitlage liegt quer zu anderen gesellschaftlichen Zeitmustern (wie z. B. in Schulen und Kinderbetreuungseinrichtungen, in der öffentlichen Verwaltung oder bei Freizeitangeboten). Die Vereinbarkeit von Arbeit und Privatleben ist daher insbesondere für Beschäftigte beeinträchtigt, die häufig zu atypischen Zeiten arbeiten (DGB-Index Gute Arbeit 2017, S. 11).

Zum anderen gibt es deutliche Hinweise, dass die Arbeit zu atypischen Zeiten eine gesundheitliche Belastung für die Betroffenen darstellt. Regelmäßige Nacht- und Schichtarbeit und die damit verbundenen Störungen des biologischen Rhythmus erhöhen das Risiko für verschiedene gesundheitliche Beschwerden, angefangen von Konzentrations- und Schlafstörungen bis hin zu Herz-Kreislauf-Erkrankungen. Die arbeitsmedizinische Forschung zeigt aber auch für andere atypische Arbeitszeitlagen gesundheitliche Gefährdungen auf, etwa bei der Wochenendarbeit, wo ein Zusammenhang zu verstärktem Stresserleben und erhöhtem Burnout-Risiko besteht (Amlinger-Chatterjee 2016, S. 46 f).

Die Verbreitung atypischer Arbeitszeitlagen in Pflegeberufen liegt sehr deutlich über dem Gesamtdurchschnitt aller Berufsgruppen (**Abb. 3.7**). Schichtarbeit wird in Pflegeberufen viermal so häufig geleistet wie im Gesamtdurchschnitt. Auch nachts und am Wochenende müssen Pflegebeschäftigte deutlich häufiger arbeiten. Die besonders belastende Nachtarbeit betrifft fast jede/n Dritte/n, am Wochenende

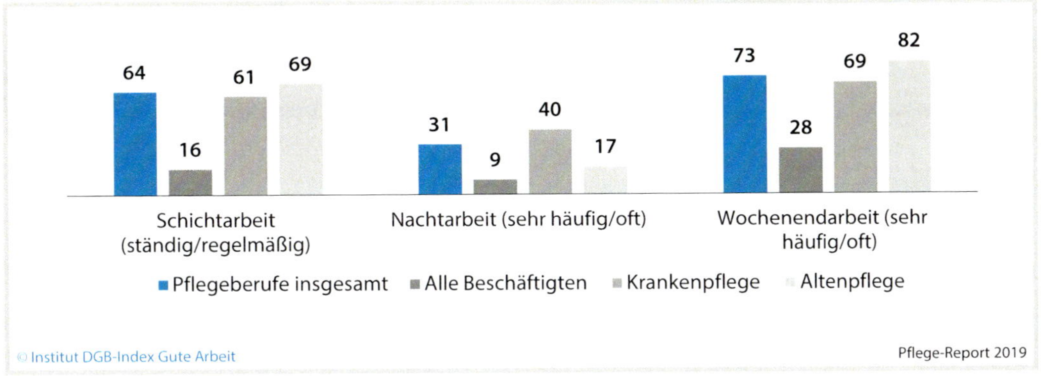

Abb. 3.7 Atypische Arbeitszeitlagen (Angaben in Prozent) (DGB-Index Gute Arbeit 2012–2017; Schichtarbeit gesamt n = 34.127, Nachtarbeit gesamt n = 34.115, Wochenendarbeit gesamt n = 34.111)

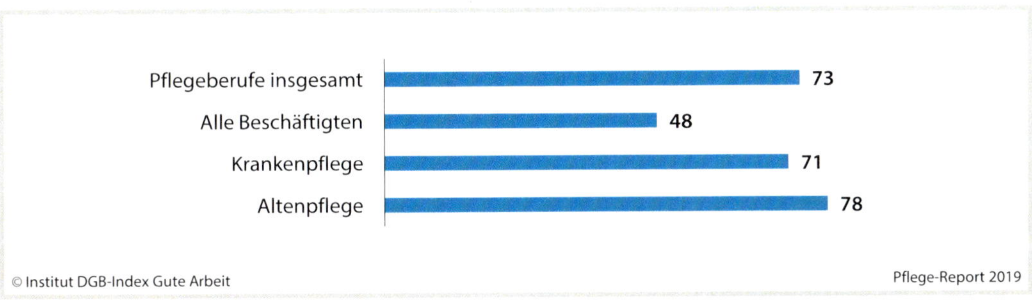

Abb. 3.8 Einkommen nicht oder nur in geringem Maß leistungsgerecht (Angaben in Prozent)

sind drei Viertel der Pflegebeschäftigten sehr häufig oder oft im Einsatz. Unterschiede zeigen sich auch zwischen der Alten- und der Krankenpflege. In der Krankenpflege liegt der Anteil der Nachtarbeit mit 40 % deutlich über dem der Altenpflege (17 %). Bei der Verbreitung der Schichtarbeit und der Arbeit am Wochenende weisen die Beschäftigten in der Altenpflege höhere Werte auf.

3.3.4 Einkommenssituation: Gratifikationskrise

Die Anerkennung für die geleistete Arbeit wird in der Arbeitswelt auf unterschiedliche Weise ausgedrückt. Neben dem beruflichen Prestige und der Wertschätzung, die Beschäftigte von Vorgesetzten, Kolleginnen und Kollegen sowie anderen beruflichen Interaktionspartnern erhalten können, ist die Belohnung in Form eines als angemessen empfundenen Einkommens ein wichtiger Faktor. Nach dem Modell der beruflichen Gratifikationskrise stellt eine ausbleibende Belohnung eine eigenständige psychische Belastung dar. Ausgangsüberlegung ist das Prinzip der sozialen Reziprozität, d. h. der grundlegenden menschlichen Erwartung, dass eine Verausgabung mit einer Belohnung verbunden ist. Die besondere Bedeutung des Modells für die Arbeitswelt liegt in seiner umfassenden empirischen Überprüfung. Zahlreiche nationale und internationale Studien zeigen Zusammenhänge zwischen ausbleibenden Gratifikationen und erhöhten gesundheitlichen Risiken von Beschäftigten auf (Siegrist 2015).

Die Einschätzung, ob das eigene Einkommen leistungsgerecht ist, variiert stark zwischen den verschiedenen Berufsgruppen. Die Pflegeberufe weisen auch bei dieser Frage deutlich unterdurchschnittliche Ergebnisse auf

3

(■ Abb. 3.8). Gerade mal ein Viertel der Befragten ist der Meinung, dass ihr Einkommen angemessen sei (in hohem oder sehr hohem Maß). 73 % sehen sich gar nicht oder nur in geringem Maß angemessen entlohnt. Im Durchschnitt aller Befragten sind es 48 %. Zwischen den Pflegeberufen zeigen sich leichte Unterschiede: Die Beschäftigten aus der Krankenpflege bewerten ihr Einkommen etwas positiver als die in der Altenpflege. In beiden Gruppen ist jedoch die Einschätzung vorherrschend, dass die eigene Leistung finanziell nicht ausreichend honoriert wird.

3.4 Fazit: Dringender Handlungsbedarf für gute Arbeit in der Pflege

Die Arbeitssituation in der Alten- und Krankenpflege ist für die Beschäftigten überaus belastend. Die dargestellten Befunde der Beschäftigtenbefragung mit dem DGB-Index Gute Arbeit machen deutlich, dass Pflegekräfte in ihrer Tätigkeit mit einer Kumulation unterschiedlicher Belastungsarten konfrontiert sind. Die Anforderungen lassen sich nicht allein auf einen hohen psychischen Arbeitsdruck reduzieren. Sie gehen einher mit starken körperlichen Belastungen und verbreiteten atypischen Arbeitszeitlagen, die die Vereinbarkeit von Beruf und Privatleben beeinträchtigen. Angesichts dieser besonderen Anforderungen wird das Einkommen überwiegend als nicht leistungsgerecht empfunden – was neben den finanziellen Restriktionen eine Belastungsquelle eigener Art darstellt. Die „Krisensituation am Arbeitsplatz" (Höhmann et al. 2016, S. 80) in den Pflegeberufen steht in deutlichem Kontrast zum Ideal einer menschengerechten Arbeitsgestaltung (vgl. Schlick et al. 2010, S. 7). Schlechte Arbeitsbedingungen in der Kranken- und Altenpflege erhöhen sowohl das gesundheitliche Risiko der Beschäftigten als auch – über eine schlechtere Versorgungsqualität – die Risiken für Patienten und Pflegebedürftige.

Die Befragungsergebnisse zeigen die unterschiedlichen Handlungsfelder, an denen im Interesse einer guten Arbeit in der Pflege anzusetzen ist. Eine Schlüsselfrage ist dabei die Personalbemessung. Die Personalknappheit in vielen Krankenhäusern und Pflegeeinrichtungen ist ein zentrales Problem für die Arbeitsbedingungen. Eine bedarfsorientierte Personalbemessung löst zwar nicht alle angeführten Probleme der Arbeitsgestaltung. Ohne eine deutliche Aufstockung des Personals sind die Probleme vielerorts jedoch nicht zu lösen, da die Diskrepanz zwischen der zu bewältigenden Arbeitsmenge und den vorhandenen Ressourcen zu groß ist. Der Nachholbedarf in der Personalausstattung wird auch durch den internationalen Vergleich unterstrichen, in dem z. B. die Krankenhäuser in Deutschland denkbar schlecht abschneiden (Schildmann und Voss 2018, S. 19).

Die geringe Attraktivität der Pflegeberufe ist eine Ursache des eingangs erwähnten Fachkräftemangels. Der individuelle Umgang vieler Fachkräfte mit den hochgradig belastenden Arbeitsbedingungen besteht darin, den Beruf zu wechseln oder in Teilzeit oder Teilzeitselbständigkeit zu „fliehen" (vgl. Schürmann und Gather 2018). Dadurch wird das Personalproblem in der Pflege weiter verschärft. Hohe Belastungen, geringes Einkommen und „unsoziale" Arbeitszeiten schrecken darüber hinaus viele junge Menschen davon ab, einen Pflegeberuf zu ergreifen. Dieses Dilemma wird sich durch punktuelle Maßnahmen nicht lösen lassen. Notwendig ist eine grundsätzliche Aufwertung der Pflegeberufe, die ihrer hohen und weiter wachsenden gesellschaftlichen Bedeutung gerecht wird. Dazu gehören gesundheitsförderliche Arbeitsbedingungen, ein angemessenes Einkommen, Arbeitszeiten, die mit dem Privatleben in Einklang zu bringen sind, sowie attraktive berufliche Weiterentwicklungsmöglichkeiten.

Literatur

Absenger N et al (2014) Arbeitszeiten in Deutschland. Entwicklungstendenzen und Herausforderungen für eine moderne Arbeitszeitpolitik. WSI-Report 19. WSI, Düsseldorf

Amlinger-Chatterjee M (2016) Psychische Gesundheit in der Arbeitswelt. Atypische Arbeitszeiten. BAuA, Dortmund

BA (Bundesagentur für Arbeit) (2018a) Arbeitsmarktsituation im Pflegebereich. Blickpunkt Arbeitsmarkt

BAuA (Bundesanstalt für Arbeitsschutz und Arbeitsmedizin) (2014) Arbeit in der Pflege – Arbeit am Limit? Arbeitsbedingungen in der Pflegebranche. Factsheet 10. BAuA, Dortmund

Bundesagentur für Arbeit (2018b) Fachkräfteengpassanalyse. Blickpunkt Arbeitsmarkt

DGB-Index Gute Arbeit (2017) Der Report 2017. Mit dem Themenschwerpunkt: Arbeit, Familie, private Interessen – wodurch die Vereinbarkeit behindert wird und wie sie zu fördern ist. Institut DGB-Index Gute Arbeit, Berlin

DGB-Index Gute Arbeit (2018) Arbeitsbedingungen in den Pflegeberufen. Ergebnisse einer Sonderauswertung der Repräsentativumfragen zum DGB-Index Gute Arbeit. Institut DGB-Index Gute Arbeit, Berlin

Feldmann J (2018) Stress und Arbeitsdruck nehmen zu. Die Situation von Pflegekräften in Deutschland. BAuA-aktuell 2(18):3

Greß S, Stegmüller K (2014) Personalbemessung und Vergütungsstrukturen in der stationären Versorgung. pg-papers 03/2014. Fulda (Gutachterliche Stellungnahme für die Vereinte Dienstleistungsgewerkschaft (ver.di))

Greß S, Stegmüller K (2016) Gesetzliche Personalbemessung in der stationären Altenpflege. pg-papers 01/2016. Fulda (Gutachterliche Stellungnahme für die Vereinte Dienstleistungsgewerkschaft (ver.di))

Hardering F (2017) Wann erleben Beschäftigte ihre Arbeit als sinnvoll? Ergebnisse aus einer Untersuchung über professionelle Dienstleistungsarbeit. Z Soziol 46(1):39–54

Hasselhorn HM, Müller BH, Tackenberg P, Kümmerling A, Simon M (2005) Berufsausstieg bei Pflegepersonal. Arbeitsbedingungen und beabsichtigter Berufsausstieg bei Pflegepersonal in Deutschland und Europa. Ü15 Schriftenreihe der Bundesanstalt für Arbeitsschutz und Arbeitsmedizin. BAuA, Dortmund

Höhmann U, Lautenschläger M, Schwarz L (2016) Belastungen im Pflegeberuf: Bedingungsfaktoren, Folgen und Desiderate. In: Jacobs K, Kuhlmey A, Greß S, Klauber J, Schwinger A (Hrsg) Pflege-Report 2016. Schwerpunkt: Die Pflegenden im Fokus. Schattauer, Stuttgart, S 73–89

Holler M, Krüger T, Mußmann F (2014) Die Weiterentwicklung des DGB-Index Gute Arbeit. Z Arbeitswiss 3:163–174

Kliner K, Rennert D, Richter M (Hrsg) (2017) Gesundheit und Arbeit – Blickpunkt Gesundheitswesen. BKK Gesundheitsatlas 2017. MWV, Berlin

Liebers F, Caffier G (2009) Berufsspezifische Arbeitsunfähigkeit durch Muskel-Skelett-Erkrankungen in Deutschland. BAuA, Dortmund

Luderer C, Meyer G (2018) Qualität und Qualitätsmessung in der Pflege aus ethischer Perspektive. In: Jacobs K, Kuhlmey A, Greß S, Klauber J, Schwinger A (Hrsg) Pflege-Report 2018. Qualität in der Pflege. Springer, Heidelberg, S 15–22

Meyer M (2011) Burn-out trifft vor allem Menschen in helfenden Berufen. G+g Wissenschaft 2:5

Nolting HJ (2006) Beschäftigtenfluktuation bei Pflegenden: Ein Vergleich der Bedeutung von arbeitsbedingtem Stress, organisationalen und individuellen Faktoren für die Absicht zum Berufswechsel und zum innerberuflichen Arbeitsplatzwechsel. Pflege 19:108–115

Schildmann C, Voss D (2018) Aufwertung von sozialen Dienstleistungen. Warum sie notwendig ist und welche Stolpersteine noch auf dem Weg liegen. Report Nr. 4. Forschungsförderung der Hans-Böckler-Stiftung. HBS, Düsseldorf

Schlick C, Bruder R, Luczak H (2010) Arbeitswissenschaft, 3. Aufl. Springer, Heidelberg

Schöllgen I, Schulz A (2016) Psychische Gesundheit in der Arbeitswelt. Emotionsarbeit. BAuA, Dortmund

Schürmann L, Gather C (2018) Pflegearbeit im Wandel. Zur Diversität von (selbständigen) Erwerbsformen in der Pflege. In: Bührmann A, Fachinger U, Welskop-Deffaa E (Hrsg) Hybride Erwerbsformen. Digitalisierung, Diversität und sozialpolitische Gestaltungsoptionen. VS, Wiesbaden, S 157–187

Siegrist J (2015) Arbeitswelt und stressbedingte Erkrankungen. Forschungsevidenz und präventive Maßnahmen. Elsevier, München

Stab N, Jahn S, Schulz-Dadaczynski A (2016) Psychische Gesundheit in der Arbeitswelt. Arbeitsintensität. BAuA, Dortmund

Theobald H, Szebehely M, Preuß M (2013) Arbeitsbedingungen in der Pflege. Die Kontinuität der Berufsverläufe – ein deutsch-schwedischer Vergleich. edition sigma, Berlin

Fachkräftemangel in der Gesamtperspektive

Holger Bonin

© Der/die Autor(en) 2020
K. Jacobs et al. (Hrsg.), *Pflege-Report 2019*, https://doi.org/10.1007/978-3-662-58935-9_4

4

■ ■ **Zusammenfassung**
Der Beitrag beleuchtet den Fachkräftemangel in Deutschland aus volkswirtschaftlicher Sicht. Er zeigt, dass derzeit flächendeckende Engpasslagen und anhaltende Rekrutierungsprobleme nicht nur bei vielen Berufsgruppen im Gesundheits- und Pflegebereich existieren; auch in einer Reihe technischer Berufsfelder und am Bau fehlen anhaltend Experten, Spezialisten und Fachkräfte. Er erörtert die vielfältigen möglichen Gründe für bis zu einem Beschäftigtenmangel verfestigten Engpasslagen. Neben unzureichender Lohndynamik auf imperfekten Arbeitsmärkten gehören dazu rapider technologischer Fortschritt, Ersatzbedarfe und Verschiebungen der Konsumstruktur durch demografischen Wandel sowie Veränderungen bei den Berufswünschen und Erwartungen an den Arbeitsplatz. Der Beitrag schließt mit einer Diskussion nachhaltiger Strategien gegen den Fachkräftemangel: die Verbreiterung der Personalreserven durch Fachkräftezuwanderung aus dem Ausland und die bessere Ausschöpfung des inländischen Fachkräftepotenzials durch bessere Bildung und Weiterbildung, ein die Partizipation förderndes Steuer-, Transfer- und Sozialsystem sowie die Schaffung attraktiverer Arbeitsbedingungen in den Betrieben, auch unter Mitwirkung der Sozialpartner.

The paper surveys current labour shortages in Germany, showing that employers are confronted with serious recruitment problems considering skilled jobs primarily in health and care related professions, in technical occupations and in construction. It looks at key drivers of growing talent shortage, including a lack of wage dynamics, sudden technological change, demographic change causing large replacement demand and shifting consumption patterns, as well as changing preferences as regards types of occupation and conditions at the workplace. The paper concludes with a reflection on viable strategies against labour shortages: immigration, better schooling and training, stronger labour supply incentives at the extensive and intensive margin, and human resource management, in conjunction with collective bargaining, aimed at creating more attractive places to work.

4.1 Anhaltende Fachkräfteengpässe in Deutschland

Getragen von einem anhaltenden wirtschaftlichen Aufschwung, den auch die „Große Rezession" im Zuge der globalen Finanz- und Schuldenkrise 2009 nur kurz unterbrechen konnte, entwickelt sich der deutsche Arbeitsmarkt nun schon seit mehr als einem Jahrzehnt positiv. So eilen die Arbeitsmarktdaten von Rekord zu Rekord. Im September 2018 erreichte die Gesamtzahl der Erwerbstätigen mit Wohnort in Deutschland saisonbereinigt knapp über 45 Mio. und die Zahl der sozialversicherungspflichtig Beschäftigten stieg auf über 33,4 Mio. – beides Bestwerte im wiedervereinten Deutschland. Im November 2018 fiel die Arbeitslosenquote in Westdeutschland mit 4,5 % auf den niedrigsten Stand seit 1981. Zu diesem Zeitpunkt waren bundesweit 807.000 offene Stellen gemeldet, denen knapp 2,2 Mio. arbeitslos registrierte und den Betrieben kurzfristig zur Verfügung stehende Menschen gegenüberstanden.

Damit war die Relation von Arbeitsuchenden zu offenen Stellen auf gesamtwirtschaftlicher Ebene so gut wie schon lange nicht mehr. Diese aus der Sicht von Arbeitsuchenden günstige Lage geht aber mit einer erhöhten Anspannung am Arbeitsmarkt einher. So zählt Deutschland nach dem jüngsten *Talent Shortage Survey* der ManpowerGroup (2018) im weltweiten Vergleich zu den Ländern, in denen die Unternehmen überdurchschnittlich oft mit Problemen konfrontiert sind, Fachkräfte für vorhandene Stellen zu rekrutieren. Die seit einigen Jahren zweimal im Jahr von der Statistik der Bundesagentur für Arbeit erstellten Fachkräfteengpassanalysen kommen zwar zu der Schlussfolgerung, dass man derzeit nicht von einer allgemeinen, übergreifenden Engpasslage sprechen kann. Die Daten legen aber nahe, dass Stellenbesetzungsschwierigkeiten und Fachkräfteengpässe mit der Zeit drängender geworden sind und sich auf größere (nach Regionen und beruflicher Qualifikation abgegrenzte) Arbeitsmarktsegmente ausgeweitet haben.

Als Arbeitskräfteengpass wird in der Forschung oft eine Situation bezeichnet, in der in einem Arbeitsmarktsegment kurzfristig zu wenige geeignet qualifizierte Arbeitskräfte vorhanden sind, um eine bestehende Nachfrage der Arbeitgeber nach Beschäftigten zu bedienen bzw. die in den Unternehmen vorhandenen offenen Stellen zu besetzen. Engpässe zeigen sich etwa daran, dass die berufsspezifische Arbeitslosenquote sowie die Anzahl der Bewerber, die für eine angebotene Stelle in Frage kommen, sehr niedrig sind oder dass es längere Zeit dauert, bis eine Stelle erfolgreich besetzt werden kann. Von einem Arbeitskräftemangel wird dann gesprochen, wenn sich eine Engpasslage verfestigt hat, es also auch über längere Zeit hinweg nicht gelingt, den vorhandenen Bedarf in einem Arbeitsmarkt mit passend qualifizierten – oder gemäß den Anforderungen qualifizierbaren – Arbeitskräften zu decken.

Gemäß der Fachkräfteengpassanalyse der Bundesagentur für Arbeit gab es im Sommer 2018 auf den Arbeitsmärkten für 33 Berufsuntergruppen bundesweit Engpässe, auch wenn Anspannungen in den ostdeutschen Bundesländern tendenziell etwas weniger stark spürbar waren. Betroffen von Engpasslagen waren dabei nicht nur Arbeitgeber mit einem Bedarf an Experten, deren Tätigkeiten in der Regel einen Hochschulabschluss erfordern, sondern auch Betriebe auf der Suche nach Spezialisten mit einer Meister- oder Technikerausbildung oder Fachkräften mit üblicherweise zwei- bis dreijähriger beruflicher Ausbildung. Im Vergleich zur vorangegangenen Analyse im Winter 2017/18 wurden Experten in der Konstruktion und im Gerätebau sowie Spezialisten in der Softwareentwicklung und in der Steuerberatung neu als Berufsgruppen identifiziert, die von Engpasslagen betroffen waren. Ebenfalls kamen Fachkräfte in der Fahrzeugtechnik sowie in der Ver- und Entsorgung als Engpassberufe hinzu.

Ein Fachkräftemangel hat sich nach den Analysen der Bundesagentur in vielen Gesundheits- und Pflegeberufen, in einzelnen technischen Berufsfeldern sowie in einer Reihe von Bauberufen ausgeprägt. Infolge einer robusten Baukonjunktur hat sich in diesem Bereich der Arbeitsmarkt zuletzt vor allem in Süddeutschland weiter angespannt und mit den Fachkräften im Tiefbau und im Ausbaugewerbe sind neue Berufe mit Engpasslagen hinzugekommen. In technischen Berufen gibt es in vielen Bundesländern einen Expertenmangel, insbesondere bei den Ingenieuren in der Fahrzeugtechnik, in der IT-Anwenderberatung, Softwareentwicklung und Programmierung. Auf den Anforderungsebenen der Spezialisten und Fachkräfte mangelte es an Arbeitskräften vor allem in den Bereichen Energie- und Elektrotechnik, Mechatronik und Automatisierungstechnik, Klempnerei, Sanitär-, Heizungs- und Klimatechnik; ebenfalls besteht ein anhaltender Mangel an Personal zur Überwachung, Wartung und Fahrzeugführung im Eisenbahnverkehr.

Im Bereich der Gesundheits- und Pflegeberufe deuten die Analysen der Bundesagentur seit längerem – bei wachsenden Beschäftigtenzahlen – auf besonders starke Engpässe. Auf der akademischen Ebene sprechen die Daten vor allem im ländlichen Bereich für einen verfestigten Mangel an Experten im Bereich der Humanmedizin (ohne Zahnmedizin). Ebenfalls fehlen Experten im Bereich der Pharmazie. Sowohl bei der Gesundheits- und Krankenpflege als auch bei der Altenpflege ist der Arbeitskräftemangel praktisch flächendeckend. Er konzentriert sich auf die Anforderungsebenen der Spezialisten und examinierten Fachkräfte. Derzeit gibt es in diesen Mangelberufen in keinem Bundesland rechnerisch genügend registrierte Arbeitslose, um die bei der Bundesagentur gemeldeten offenen Stellen auch nur annähernd zu besetzen. Im Bundesdurchschnitt liegen die berufsspezifischen Arbeitslosenquoten klar unter einem Prozent. Weitere Mangelberufe im Gesundheitsbereich sind in der Geburtshilfe, in der Physio- und Sprachthe-

4

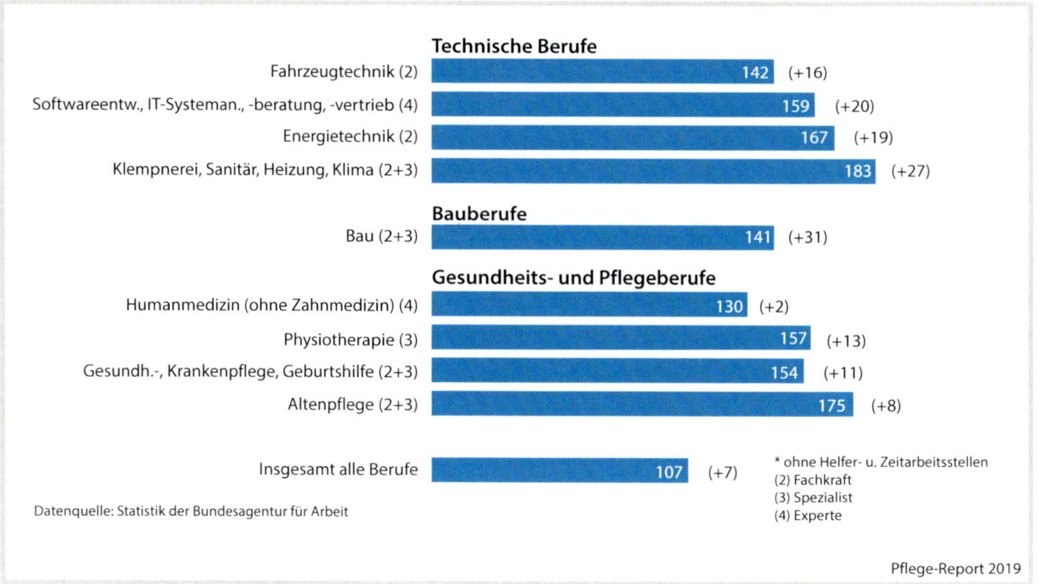

■ Abb. 4.1 Durchschnittliche Vakanzzeit von sozialversicherungspflichtigen Arbeitsstellen bei Abgang in Tagen, Gleitender Jahresdurchschnitt, Mai 2017 bis April 2018, Veränderung zum Vorjahr in Klammern

rapie, der Orthopädie-und Rehatechnik sowie in der Hörgeräteakustik auszumachen.

Dass Arbeitgeber aufgrund fehlender qualifizierter Bewerber zunehmend Probleme haben, ihre Stellen zu besetzen, ist unter anderem an einem kontinuierlichen Anstieg der abgeschlossenen Vakanzzeiten erkennbar. Dauerte es 2010 im Durchschnitt über alle Berufe noch 57 Tage, bis eine offene Stelle für Experten, Spezialisten oder Fachkräfte besetzt werden konnte, dauerte dies 2018 mit 107 Tagen annähernd doppelt so lange. In den Berufsgruppen mit einem ausgeprägten Fachkräftemangel waren die von der Statistik der Bundesagentur gemessenen Vakanzzeiten nochmal deutlich höher (■ Abb. 4.1). Bei den Gesundheits- und Pflegeberufen brauchten die Betriebe rund 50 Tage mehr, um eine offene Stelle für Spezialisten und Fachkräfte zu besetzen. Mit einer mittleren Vakanzzeit von 175 Tagen nahmen examinierte Fachkräfte und Spezialisten in der Altenpflege einen Spitzenplatz unter den Mangelberufen ein. Noch ungünstiger war die Lage nur für Arbeitgeber, die eine Stelle für qualifizierte Tätigkeiten im Bereich der Klempnerei, Sanitär-, Heizungs- und Klimatechnik zu besetzen hatten.

4.2 Ursachen für Fachkräftemangel

4.2.1 Fehlende Lohndynamik

In Debatten über das Phänomen des Fachkräftemangels verweisen Kritiker häufig darauf, dass es sich dabei um ein Scheinproblem handle. Dahinter stecke nämlich eigentlich nur die mangelnde Bereitschaft der Arbeitgeber, über höhere Löhne dafür zu sorgen, dass sich eine Engpasslage bei der Rekrutierung auflöst bzw. eine Überschussnachfrage abbaut und den Arbeitsmarkt wieder ins Gleichgewicht bringt. Prinzipiell hat diese Sichtweise mit ihrer Analogie zu Gütermarkten, auf denen bei einem knappen Warenangebot die Preise steigen, was den Ausgleich von Angebot und Nachfrage herbeiführt, durchaus ihre Berechtigung. Soweit Arbeitgeber, um auf Engpassmärkten im Wettbewerb um Arbeitskräfte erfolgreich zu sein, höhere Gehälter zahlen müssen, reduziert sich wegen steigender Arbeitskosten die Arbeitsnachfrage. Zugleich senden engpassbedingte Lohnsteigerungen Signale an Arbeitnehmer, dass es sich lohnt, in einem Marktsegment aktiver zu werden. So kann sich kurzfristig das Angebot an Arbeit ausweiten, indem geeignete Personen, die nicht am Erwerbsleben teilnehmen, angeregt werden nach Beschäftigung zu suchen, oder indem Erwerbstätige, um von den höheren Löhnen zu profitieren, länger arbeiten oder aus angrenzenden Arbeitsmarktsegmenten in den Engpassmarkt wechseln. Längerfristig kann das Arbeitsangebot steigen, weil ein höheres Lohnniveau die Investitionen in berufliche Qualifikationen anregt, die für die Tätigkeit in einem Engpassmarkt gebraucht werden.

Die Erwartung, dass die Löhne in Engpassarbeitsmärkten besonders stark steigen, wird jedoch von den Daten nur schwach gestützt, wenngleich die Gehälter in Deutschland seit einigen Jahren wieder stärker zunehmen, wovon besonders Beschäftigte in der oberen Hälfte der Lohnverteilung profitieren (Brenke 2010; Card et al. 2013; SVR 2017). Allerdings ist der Umkehrschluss, ohne übermäßige Lohnsteigerungen könne kein Arbeitskräftemangel vorliegen, nicht ohne weiteres richtig. Arbeitsmärkte funktionieren nämlich in vielerlei Hinsicht nicht so vollkommen, wie es die Hypothese, es gebe einen positiven Zusammenhang zwischen Engpasslagen und Löhnen, unterschwellig voraussetzt.

Ein erster Grund ist, dass Versuche, Beschäftigte von der Konkurrenz durch immer attraktivere Gehälter abzuwerben, wenn das Arbeitskräftereservoir praktisch vollständig ausgeschöpft ist, am Ende nicht zu mehr Wertschöpfung, sondern nur zu höheren Betriebskosten und weniger Gewinn führen. Für vorausschauende Arbeitgeber ist deshalb offene oder stillschweigende Koordination lohnend, um einen letztlich nicht zu gewinnenden Lohnüberbietungswettbewerb zu vermeiden. Zweitens deckt sich das Verhandlungsgebiet von Tarifpartnern meist nicht mit den Grenzen, die Engpassarbeitsmärkte markieren. Zudem verbinden Gewerkschaften mit Tarifabschlüssen oft auch egalitäre Verteilungsziele. Deshalb müssen Arbeitgeber, die übermäßige Lohnerhöhungen für knappe Arbeitnehmergruppen akzeptieren, einkalkulieren, mit höheren Lohnforderungen für Gruppen konfrontiert zu werden, bei denen keine Engpasslage gegeben ist. Beispielsweise könnten besondere Tarifsteigerungen für gesuchte examinierte Pflegefachkräfte nur zustande kommen, wenn Pflegehelfer entsprechend besser entlohnt werden. Im Ergebnis unterbliebe die eigentlich gewollte relative Verbesserung für die Mangelberufe. Drittens entlohnen zwar nicht wenige Arbeitgeber über- oder außertariflich. Aber selbst dann können sie nicht unbedingt höhere Gehälter für stark gefragte Mitarbeiter zahlen: Sie riskieren damit sinkende Leistungsbereitschaft der Teile der Belegschaft, die so im betrieblichen Lohngefüge zurückfallen und dies als unfair empfinden (Fehr et al. 1993; Clark et al. 2010).

Schließlich muss bei Lohnanpassungen auch die Lage auf den Märkten für die Leistungen, die von knappen Arbeitskräfte produziert werden, beachtet werden. Engpassbedingte Steigerungen der Arbeitskosten lassen sich in manchen Bereichen nur schwerlich über höhere Preise weitergeben – das gilt insbesondere da, wo Kunden sehr preissensibel reagieren, etwa weil sie leicht auf Importe ausweichen können, und wo Budgets oder die Art und Weise der Leistungserbringung stark reguliert sind, wie etwa im Gesundheits- und Pflegebereich.

4.2.2　Quellen von Engpasserscheinungen

Dass ein Arbeitsmarkt so aus dem Gleichgewicht gerät, dass sich ein Arbeitskräfteengpass ausprägt und zu einem Mangel auswächst, kann an strukturellen Veränderungen auf der Nachfrageseite wie auf der Angebotsseite liegen. Die nun skizzierten möglichen Quellen von Engpasserscheinungen sind nicht in jedem betroffenen Arbeitsmarkt gleich präsent oder überhaupt bedeutsam; konkrete Lösungen zur Bekämpfung von Fachkräftemangel verlangen daher immer nach einer spezifischen Analyse der Problemlage im jeweiligen Markt.

Auf der Nachfrageseite können fundamentale technische oder organisatorische Innovationen den Bedarf an Arbeitskräften mit bestimmten Qualifikationen rasch anschwellen lassen. So verlangt der sich beschleunigende Prozess der Digitalisierung und Automatisierung auf einmal in großer Zahl Experten, die an Implementation und Weiterentwicklung der neuen Technik arbeiten. Weil darauf neuartige Geschäftspraktiken und Produkte aufbauen, entstehen am „Arbeitsmarkt 4.0" zudem auch außerhalb des engeren Technologiebereichs starke Bedarfe an Arbeitskräften mit veränderten Tätigkeitsanforderungen. Das Arbeitsangebot kann mit solchen schnell ablaufenden, nicht genau zu antizipierenden Strukturveränderungen tendenziell nicht Schritt halten, weil eine entsprechende Ausbildung und Qualifizierung Zeit beanspruchen.

Demografische Veränderungen dagegen sind besser vorhersehbar – trotzdem können daraus Engpasslagen entstehen, wenn die Akteure am Arbeitsmarkt kurzfristig denken und ihnen nicht genug Beachtung schenken. So kann der Renteneintritt der Babyboomer in Unternehmen mit einem hohen Anteil älterer Beschäftigter in kurzer Zeit einen starken Ersatzbedarf erzeugen; die Älteren besetzen schließlich keineswegs nur unproduktive Stellen, die einfach wegfallen können. Gleichzeitig kann die Alterung der Bevölkerung als Ergebnis anhaltend niedriger Geburtenraten dazu beitragen, dass zu wenig neu ausgebildete Arbeitskräfte von unten nachwachsen, um den ruhestandsbedingten Ersatzbedarf zu befriedigen. Engpässe dieser Art können durch politisches Handeln noch verschärft werden, indem etwa die „Rente mit 63" insbesondere Fachkräften mit guten Beschäftigungschancen eine Brücke in den frühzeitigen Ruhestand baut oder der Ausbau des Hochschulsystems junge Menschen später in das Berufsleben eintreten lässt.

Eine anders gelagerte mögliche demografische Quelle von Arbeitsmarktmangel sind die mit der Alterung der Bevölkerung verknüpften Veränderungen in der Struktur der nachgefragten Güter und Dienste. Eine rasch wachsende Zahl älterer Menschen wird in den nächsten Jahren insbesondere die Nachfrage nach personalintensiven sozialen Dienstleistungen weiter verstärken. Wohl am offensichtlichsten sind davon die Gesundheits- und Pflegeberufe betroffen. So sagt etwa die jüngste Ausgabe der BIBB-IAB-Qualifikations- und Berufsprojektionen für den Zeitraum 2015 bis 2035 eine Zunahme der Beschäftigtenzahl im Gesundheits- und Sozialwesen um 1,3 Mio. voraus (Maier et al. 2018). Auch hier können politische Festlegungen, wie die bessere Absicherung von Risiken durch die gesetzliche Pflegeversicherung, die demografischen Effekte noch verstärken.

Auf der Nachfrageseite des Arbeitsmarkts können insbesondere veränderte Berufswünsche und Erwartungen an den Arbeitsplatz die Bewerberlage nachhaltig verändern. Schon seit längerem ist erkennbar, dass junge Menschen in Deutschland wenig Interesse an Berufen aus den Bereichen Mathematik, Informatik, Naturwissenschaft und Technik zeigen, obwohl die Erwerbschancen im sogenannten MINT-Bereich – nicht zuletzt wegen der dort zu findenden Mangelerscheinungen – besonders günstig sind. Nachfrageseitig wirkt auch ein veritabler Strukturbruch: der mit dem Bologna-Prozess verbundene Run auf die Universitäten. Innerhalb von nur fünf Jahren (von 2007 bis 2011) hat sich der Anteil eines Jahrgangs, der ein Studium beginnt, von 36 auf 56 % erhöht; seitdem verharrt die Studienanfängerquote auf dem neuen hohen Niveau. Wie das Beispiel der qualifizierten Pflegeberufe zeigt, kann eine Akademisierung zwar ein Mittel zur Aufwertung von Berufen mit bisher geringen Qualifizierungs- und Aufstiegsperspektiven sein, was mehr Interesse auf deren Tätigkeitsfeld locken kann (Kälble und Pundt 2016). Zugleich aber sind damit in der Gesamtbetrachtung auch wachsende Probleme bei der Besetzung von Ausbildungsplätzen verbunden, die später in anhaltende Engpässe bei der Rekrutierung von Fachkräften mit einem beruflichen Abschluss münden können.

Neben den Veränderungen im Bildungsverhalten sind auch veränderte Anspruchshaltungen gegenüber der Arbeit auszumachen. Mit zunehmendem Wohlstand einher geht ein gesteigertes Bedürfnis der Menschen nach Selbstverwirklichung; so erhalten etwa eine gute Vereinbarkeit von Familie und Beruf, Autonomie bei der Gestaltung von Arbeitsabläufen in Verbindung mit guten sozialen Beziehungen und klaren Erwartungen am Arbeitsplatz bei beruflichen Entscheidungen eine wichtigere Rolle (Lake 2015; Eichhorst und Tobsch 2014). Dies kann dazu beitragen, dass Arbeitnehmer sich verstärkt von Tätigkeiten abwenden, die eher wenig Flexibilität bieten, etwa weil sie in Schichtsystemen organisiert sind oder kein mobiles Arbeiten ermöglichen, die hohe physische oder psychische Anforderungen stellen, wie es beispielsweise oft im Sozialbereich, aber auch im Bausektor der Fall ist, oder von Berufen, die wenig Eigenverantwortung zulassen, weil sie durch strikte Hierarchien oder schlechte Aufstiegsmöglichkeiten geprägt sind.

4.3 Was tun?

Wenn Fachkräftemangel herrscht, kann eine Volkswirtschaft vorhandene Potenziale bei der Wertschöpfung nicht voll ausschöpfen (Kappler et al. 2011). Daher könnten Arbeitnehmer wie Arbeitgeber, aber auch die öffentlichen Haushalte, gewinnen, wenn Engpasslagen aufgelöst werden können. Gebraucht werden dabei allerdings nachhaltige Lösungen, die das Problem nicht nur von einem Teil des Arbeitsmarkts auf einen anderen verschieben. In der Gesamtperspektive ist wenig gewonnen, wenn besonders potente Arbeitgeber begehrte Arbeitskräfte abwerben und so Lücken bei weniger potenten Arbeitgebern reißen, wenn fehlende Fachkräfte in der Gesundheitspflege durch Rekrutierung von examinierten Kräften aus der Altenpflege ersetzt werden oder wenn durch Zuwanderung in boomende (städtische) Regionen Engpässe in wirtschaftlich schwächeren (ländlichen) Regionen aufreißen.

Ein nachhaltiger Lösungsansatz wäre stärkere Zuwanderung in den deutschen Arbeitsmarkt, wie sie die Bundesregierung mit dem Fachkräftezuwanderungsgesetz anstrebt. Allerdings dürfte die weitere Lockerung des rechtlichen Rahmens für Arbeitsmigration allein kaum reichen, um dieses Ziel zu erreichen, denn qualifizierte Arbeitskräfte von außerhalb der EU dürfen schon seit einigen Jahren eine Beschäftigung in Engpassberufen bei uns aufnehmen. Wie Bonin et al. (2015) am Beispiel der deutschen Pflegebranche zeigen, scheitert die internationale Rekrutierung in der Praxis häufig an sprachlichen Hürden, an fehlender Unterstützung und hohen Kosten bei der Personalsuche im Ausland, an Unsicherheiten bei der Bewertung und formalen Anerkennung von ausländischen Qualifikationen in Verbindung mit den Besonderheiten des deutschen Systems der beruflichen Ausbildung, sowie an einer noch unzureichend ausgeprägten Willkommenskultur. Diese Hürden sind gerade für kleine und mittlere Unternehmen, wie sie für die Pflegebranche kennzeichnend sind, schwer zu überwinden. Ein erfolgversprechender Ansatz, diese Zielgruppe bei der gezielten Gewinnung internationaler Fachkräfte besser zu unterstützen, ist die Einrichtung unternehmensübergreifender Informationsstellen. Mit diesem Ziel beginnt etwa das mit einem besonders engen Arbeitsmarkt konfrontierte Mittelstandsland Baden-Württemberg gerade mit der Förderung von „Welcome Centers", die insbesondere kleinen und mittleren Unternehmen als zentrale und in den Regionen vernetzte Beratungsstellen für alle Fragen der Personalbeschaffung im Ausland und der erfolgreichen Integration internationaler Fachkräfte dienen sollen.

Neben verstärkten Anstrengungen zur Rekrutierung im Ausland wird es notwendig sein, das inländische Arbeitskräftepotenzial besser auszuschöpfen. Die Politik müsste dazu Regelungen auf den Prüfstand stellen, die im Ergebnis die Bereitschaft zur Teilnahme am Erwerbsleben schwächen. Dazu gehört etwa die Subventionierung geringfügiger Erwerbstätigkeit im Minijob, die momentan viele gut qualifizierte verheiratete Frauen davon abhält, regulär mehr Stunden (in Teilzeit) zu arbeiten. Eine Reform könnte also die Versorgung mit Fachkräften vor allem in weiblich geprägten Arbeitsmärkten verbessern, die sich im Bereich Gesundheit, Soziales und Erziehung konzentrieren. Anpassungen im Rentenrecht mit dem Ziel, die Lebensarbeitszeit zu verlängern, könnten – dies zeigt die Verdopplung der Erwerbstätigenquoten bei den 60- bis 64-Jährigen in den letzten zehn Jahren sehr deutlich – die Teilhabe von Älteren am Erwerbsleben erheblich stärken und so demografisch bedingte Ersatzbedarfe bei Fachkräften zumindest eine Weile hinauszögern.

Eine anders gelagerte staatliche Aufgabe ist es, durch Verbesserungen an den Schulen und ein effektiveres Übergangssystem den Anteil junger Menschen zu verringern, denen es nicht gelingt, eine berufliche Ausbildung erfolgreich abzuschließen. Damit ließe sich Engpässen auf mittlerer Qualifikationsebene vorbeugen, die in Deutschland durch den starken Trend zur Akademisierung weitreichend drohen. Zumindest eine Mitwirkung der öffentlichen Hand ist gefragt, um den Strukturwandel am Arbeitsmarkt abzufedern, indem Beschäftigte aus Segmenten mit einer sich abschwächenden Nachfragedynamik durch Re- und Weiterqualifizierung beim Übergang in Engpassbereiche unterstützt werden. Allerdings sind dabei die Unternehmen unbedingt mit in Verantwortung zu nehmen, um zu gewährleisten, dass im Rahmen aktiver Arbeitsmarktpolitik nicht an den echten Bedarfen des Marktes vorbei weitergebildet wird.

Auch sonst müssten und könnten die Arbeitgeber selbst viel dazu beitragen, Arbeitskräftemangel zu bekämpfen. Dazu braucht es zunächst eine strategische Personalplanung, klare Verantwortlichkeiten und auch Ressourcen. Wie viele Umfragen mit Personalverantwortlichen übereinstimmend zeigen, fehlt es daran häufig immer noch in kleinen und mittleren Betrieben, was mit erklärt, dass eine tragfähige Qualifizierungs- und Karriereplanung für das bestehende Personal sowie die Rekrutierung geeigneter externer Bewerber

und Ansprache neuer Zielgruppen hier oftmals schlechter gelingen als in Großunternehmen. Verbesserungen könnten bessere Information und Beratung bringen – eine Aufgabe für Verbände, Kammern und Netzwerke.

Mit Fachkräftemangel konfrontierte Arbeitgeber könnten zudem aktiv werden, indem sie durch die Gestaltung attraktiver Beschäftigungsbedingungen in den Engpassbereichen das Reservoir an Arbeitskräften vergrößern. Hierbei würden firmenübergreifende Lösungen – etwa mittels Einbeziehung der Sozialpartner – Trittbrettfahrerverhalten von Konkurrenten vermeiden helfen. Dazu kann gehören, mit den Gewerkschaften, der eigenen Belegschaft und im öffentlichen Bereich auch Kostenträgern nach Übereinkünften für eine engpassorientierte Ausdifferenzierung der Löhne zu suchen. So könnte die Entwicklung der Vergütungsstruktur als Anstoßgeber zur Überwindung von Engpasserscheinungen mehr Gewicht erhalten. Darüber hinaus existiert ein breites Spektrum an personalpolitischen Instrumenten, mit denen Unternehmen gegen ein zu geringes Fachkräfteangebot arbeiten können (McKinsey Deutschland 2011). Dazu gehören einerseits Maßnahmen für eine höhere Arbeitszufriedenheit der in Engpassbereichen Tätigen – hierfür sind nicht-monetäre Elemente wie die Unterstützung der Work-Life-Balance und Vereinbarkeit von Familie und Beruf, eine selbstbestimmte Arbeitsorganisation oder eine verlässliche Karriereplanung wichtig. Andererseits geht es um Instrumente, die auf eine höhere Produktivität der Engpassarbeitskräfte zielen, etwa durch eine effektive Aus- und Weiterbildung, ein aktives Gesundheitsmanagement zur Verringerung von Fehlzeiten oder die Einrichtung alters- und altersgerechter Arbeitsplätze.

Selbst wenn es gelingen sollte, Personalreserven im In- und Ausland künftig deutlich besser zu erschließen, kann dies in Anbetracht der starken demografischen wie technologischen Dynamik, die sich auf mittlere Sicht abzeichnet, leicht nicht ausreichen, um Überschussnachfragen an den Arbeitsmärkten zu vermeiden. Deshalb könnte noch ein anderer

Marktausgleichsmechanismus bedeutsam werden: Investitionen der Unternehmen in Arbeit sparende Technologien und Organisationsweisen. Insofern birgt der Prozess der Digitalisierung nicht nur ein Risiko, neue Engpasslagen aufzumachen, sondern im Kern auch neue Chancen zu deren Überwindung.

Literatur

Bonin H, Braeseke G, Ganserer A (2015) Internationale Fachkräfterekrutierung in der deutschen Pflegebranche. Chancen und Hemmnisse aus Sicht der Einrichtungen. Bertelsmann Stiftung, Gütersloh

Brenke K (2010) Fachkräftemangel kurzfristig noch nicht in Sicht. DIW-Wochenbericht Nr. 46. Deutsches Institut für Wirtschaftsforschung (DIW), Berlin

Bundesagentur für Arbeit (2018) Fachkräfteengpassanalyse Juni 2018. Berichte: Blickpunkt Arbeitsmarkt. Bundesagentur für Arbeit, Nürnberg

Card D, Heining J, Kline P (2013) Workplace heterogeneity and the rise of West German wage inequality. Q J Econ 128(3):967–1015

Clark AE, Masclet D, Villeval MC (2010) Effort and comparison income: experimental and survey evidence. Ind Labor Relations Revie 63(2):407–426

Eichhorst W, Tobsch V (2014) Flexible Arbeitswelten, Bericht an die Expertenkommission „Arbeits- und Lebensperspektiven in Deutschland". IZA Research Report Nr. 59. Institut zur Zukunft der Arbeit, Bonn (Forschungsbericht im Auftrag der Bertelsmann Stiftung)

Fehr E, Kirchsteiger G, Riedl A (1993) Does fairness prevent market clearing? An experimental investigation. Q J Econ 108(2):437–459

Kälble K, Pundt J (2016) Pflege und Pflegeausbildung im Wandel – der Pflegeberuf zwischen generalistischer Ausbildung und Akademisierung. In: Jacobs K, Kuhlmey A, Greß S, Klauber J, Schwinger A (Hrsg) Pflege-Report 2016. Die Pflegenden im Fokus. Schattauer, Stuttgart, S 37–50

Kappler M, Bonin H, Sachs A (2011) Wertschöpfungseffekte der Fachkräftesicherung. Zentrum für Europäische Wirtschaftsforschung, Mannheim (Forschungsbericht im Auftrag des Bundesministeriums für Arbeit und Soziales)

Lake S (2015) Karriereziele und Erwartungen an den Arbeitgeber von Studierenden und jungen Berufstätigen: Umfrageergebnisse 2008 bis 2013. In: Hartmann M (Hrsg) Rekrutierung in einer zukunftsorientierten Arbeitswelt. HR-Aufgaben optimal vernetzen. Springer Gabler, Wiesbaden, S 29–46

Maier T, Zika G, Kalinowski M, Möning A, Walter MI, Schneemann C (2018) Bevölkerungswachstum bei geringer Erwerbslosigkeit. Ergebnisse der fünften Welle der BIBB-IAB-Qualifikations- und Berufsprojektionen bis zum Jahr 2035. BIBB-Report 7/2018. Bundesinstitut für Berufsbildung, Bonn

ManpowerGroup (2018) Solving the talent shortage – build, buy, borrow and bridge. 2018 talent shortage survey. Manpowergroup, Milwaukee. https://go.manpowergroup.com/hubfs/TalentShortage%202018%20(Global)%20Assets/PDFs/MG_TalentShortage2018_lo%206_25_18_FINAL.pdf?t=1542405906934. Zugegriffen: 10. Dez. 2018

McKinsey Deutschland (2011) Wettbewerbsfaktor Fachkräfte. Strategien für Deutschlands Unternehmen. McKinsey Deutschland, Berlin

Sachverständigenrat zur Begutachtung der gesamtwirtschaftlichen Entwicklung (2018) Für eine zukunftsorientierte Wirtschaftspolitik. Jahresgutachten 2017/18. SVR, Wiesbaden

Stellschrauben mit großer Wirkung

Ansätze zur Gewinnung neuer Auszubildender in der Altenpflege

Lukas Slotala

© Der/die Autor(en) 2020
K. Jacobs et al. (Hrsg.), *Pflege-Report 2019*, https://doi.org/10.1007/978-3-662-58935-9_5

5

■ ■ **Zusammenfassung**

Der Beitrag analysiert ausgewählte Ansätze zur Gewinnung neuer Auszubildender in der Altenpflege. Zunächst wird die bundesweite Entwicklung der Ausbildungszahlen dargestellt. Darauf aufbauend werden verschiede Maßnahmen auf Bundes- und Länderebene zur Steigerung der Ausbildungsplätze in der dreijährigen Altenpflege analysiert. Zu diesen zählen die Umschulungsförderung der Bundesagentur für Arbeit, die Einführung einer Umlagefinanzierung sowie die Ansprache von Hauptschülerinnen und Hauptschülern. Abgewogen werden die Potenziale der Ansätze zur Erhöhung der Anzahl der Auszubildenden auf der einen Seite und Befürchtungen um eine Absenkung des Qualitätsniveaus in der Altenpflegeausbildung auf der anderen Seite. Der Beitrag schließt mit einem Resümee im Kontext des neuen Pflegeberufegesetzes.

The article analyses selected approaches to the recruitment of new trainees in geriatric nursing care. First, the development of trainee figures is illustrated. In a second step, the diverse measures at federal and regional levels to increase the number of places in three-year geriatric nursing care training are analysed. These comprise the re-training programme funded by the Federal Employment Agency, the introduction of pay-as-you-go financing as well as specific appeals to German secondary school leavers. The potentials of approaches to increase the number of trainees on the one hand are balanced against concerns regarding a lowering of quality standards in geriatric nursing care training on the other hand. The article concludes with a summary in the context of the recent Nursing Professions Reform Act.

5.1 Einleitung

Unter den Branchenvertretern der ambulanten und stationären Langzeitpflege sowie über politische Parteigrenzen hinweg haben die Sorgen im Zusammenhang mit dem sich aktuell zuspitzenden Personalmangel im dreijährigen Altenpflegeberuf (BA 2018) deutlich zugenommen. Vor dem Hintergrund eines prognostisch weiterwachsenden Personalbedarfs als Konsequenz des demografischen Wandels (Hackmann et al. 2016; Kochskämper 2018; Rothgang et al. 2012; Ostwald et al. 2010) avanciert die Suche nach vielversprechenden Ansätzen zur Gewinnung neuer Auszubildender in der Altenpflege zur prioritären Aufgabe der Gegenwart und Zukunft.

In der jüngsten Vergangenheit konnte die Zahl der in der Altenpflegeausbildung befindlichen Schülerinnen und Schüler bundesweit um 22 % gesteigert werden (▶ Abschn. 5.2). Dadurch ist es zwar nicht gelungen, die Lücke zwischen dem Fachkräfteangebot und der ungleich schneller wachsenden Fachkräftenachfrage im Altenpflegebereich zu schließen; es ist jedoch anzunehmen, dass auf diese Weise dem Personalengpass in erheblichem Umfang entgegengesteuert werden konnte.

Doch die konkrete Analyse und Bewertung des Ausbaus der besetzten Ausbildungsplätze in der bundesrechtlich geregelten Altenpflegeausbildung ist in der Fachöffentlichkeit durchaus hoch umstritten. Während einige darin den Beweis für eine gestiegene Attraktivität des Altenpflegeberufs sehen, die jüngst beschlossene generalistische Ausbildungsreform am liebsten zurücknehmen und am Status quo des Altenpflegeberufs festhalten würden, halten andere den Altenpflegeberuf trotz der gestiegenen Ausbildungszahlen für ein Auslaufmodell und sehen im Ausbau der Ausbildungsplätze ein trügerisches Ergebnis, das durch Abstriche bei der Qualität der Ausbildung teuer erkauft wurde.

Der Beitrag stellt den erfolgreichen Ausbau der Ausbildungszahlen in der Altenpflege in den Mittelpunkt der Analyse und soll zum besseren Verständnis der ihm zugrunde liegenden Entwicklungen und Dynamiken beitragen. Er schildert, welche spezifischen Strategien beim Ausbau von Ausbildungskapazitäten besonders wirksam waren, aber auch, inwiefern in diesem Zusammenhang Sorgen um die Qualität der Altenpflegeausbildung berechtigt sind.

Dazu nimmt er neben der Umschulungsförderung in der Altenpflege durch die Bundesagentur für Arbeit („Weiterbildung Ge-

▫ Tabelle 5.1 Schülerzahlen in den dreijährigen Pflegeausbildungsberufen in Deutschland insgesamt. (Statistisches Bundesamt 2012, 2014a, 2014b, 2015, 2017, 2018a, 2018b; eigene Berechnung und Darstellung)

	2011/12	2012/13	2013/14	2014/15	2015/16	2016/17	2017/18	Trend
Altenpflege	55.966	59.365	62.385	66.285	68.051	68.260	68.236	+22 %
Krankenpflege	59.857	–[a]	64.009	64.022	63.611	64.258	63.707	+6 %
Kinderkranken-pflege	6.442	–[a]	6.780	6.928	7.074	7.155	7.481	+16 %

[a] Das Statistische Bundesamt weist für das Schuljahr 2012/13 keine differenzierten Schülerzahlen für die Berufe Krankenpflege und Kinderkrankenpflege aus

Pflege-Report 2019

ringqualifizierter und beschäftigter älterer Arbeitnehmer in Unternehmen" – kurz „WeGebAU") ausgewählte bundeslandspezifische Aktivitäten in den Blick, und zwar in den beiden Bundesländern, die jüngst die mit Abstand höchsten Zuwächse bei der Zahl der Altenpflege-Auszubildenden verzeichnen konnten: Nordrhein-Westfalen und Hessen. Abschließend werden die Befunde im Kontext der 2020 in Kraft tretenden Ausbildungsreform auf Grundlage des Pflegeberufegesetzes diskutiert.

5.2 Entwicklung der Ausbildungszahlen im Altenpflegebereich

Zwischen den Schuljahren 2011/12 und 2017/18 ist die Zahl aller in der Altenpflegeausbildung befindlichen Schülerinnen und Schüler von 55.966 auf 68.236 (+22 %) angewachsen. In der Krankenpflegeausbildung ist die Zahl der Auszubildenden im gleichen Zeitraum hingegen lediglich um rund 6 % gestiegen. Damit hat die Altenpflegeausbildung – gemessen an der Gesamtzahl der in der Ausbildung befindlichen Personen – die Krankenpflege überholt und ist mit dem Schuljahr 2014/2015 zum zahlenstärksten Ausbildungsberuf im Gesundheitswesen aufgestiegen (▫ Tab. 5.1).

Der Anstieg der Ausbildungszahlen dauerte in der Altenpflege bis zum Schuljahr 2015/16 an. Seitdem stagniert auch die Zahl aller in einer Altenpflegeausbildung befindlichen Schülerinnen und Schüler.

Die meisten Auszubildenden in der Altenpflege werden in Nordrhein-Westfalen qualifiziert (18.854 im Schuljahr 2017/18), gefolgt von Baden-Württemberg (9.776) und Bayern (7.429). Auf dem vierten Platz befindet sich Niedersachsen (7.269), dahinter Sachsen (4.526) und Hessen (4.187). In diesen sechs Bundesländern wurden im Schuljahr 2017/18 insgesamt 52.041 Auszubildende und damit 76 % aller bundesweit in Ausbildung befindlichen Personen qualifiziert (▫ Abb. 5.1).

Betrachtet man die Entwicklung in diesen sechs ausbildungsstärksten Bundesländern genauer, so fällt auf, dass sich die Auszubildendenzahlen äußerst unterschiedlich verändert haben. Während Nordrhein-Westfalen und Hessen zwischen den Schuljahren 2012/13[1] und 2017/18 die mit Abstand höchsten Steigerungsraten (+31 % und +29 %) erzielten, fällt die Bilanz in den restlichen Bundes-

---

[1] Für das Schuljahr 2011/12 und früher weist das Statistische Bundesamt (2012) keine separaten Angaben für Baden-Württemberg, Hessen, Niedersachsen und Sachsen aus. Daher ist ein bundeslandspezifischer Vergleich der Zuwächse bei den Ausbildungskapazitäten ab diesem Jahr nicht möglich.

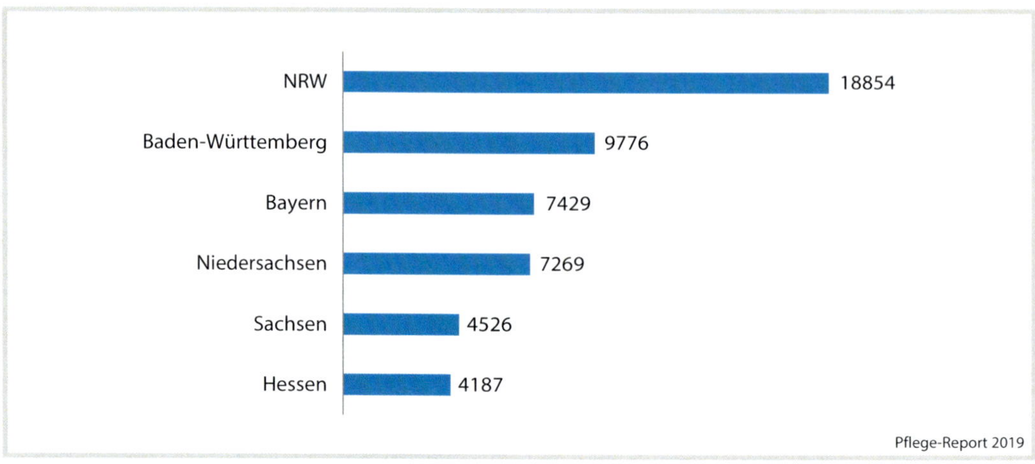

◘ Abb. 5.1 Bundesländer mit den höchsten Schülerzahlen in der Altenpflegeausbildung im Schuljahr 2017/18. (Statistisches Bundesamt 2018a; eigene Darstellung)

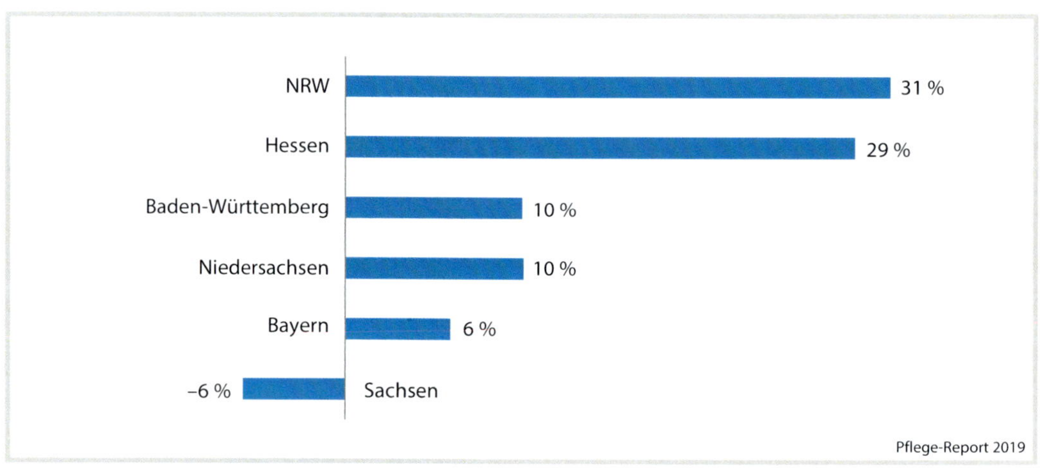

◘ Abb. 5.2 Entwicklung der Ausbildungskapazitäten in den sechs ausbildungsstärksten Bundesländern zwischen Schuljahr 2012/13 und 2017/18 in der Altenpflege. (Statistisches Bundesamt 2014b, 2018a; eigene Berechnung und Darstellung)

ländern deutlich ernüchternder aus (siehe ◘ Abb. 5.2).

Weitere Angaben zur Größenordnung und Entwicklung der Ausbildungszahlen in den dreijährigen Pflegeberufen liegen auf Bundesebene nicht vor. Insbesondere bleibt unklar, wie viele Auszubildende bundesweit die Alten-, Kinder- und Krankenpflegeausbildung oder eine der Helferausbildungen in jedem Jahr erfolgreich abschließen bzw. wie viele Ausbildungsabbrüche jeweils zu verzeichnen sind. Weitere relevante Daten wie die Anzahl der Schulen, die Struktur des Schulpersonals oder die Entwicklung der praktischen Ausbildungskapazitäten sind auf Bundesebene ebenfalls nicht vorhanden.

5.3 Maßnahmen zur Gewinnung neuer Auszubildender in der Altenpflegeausbildung

5.3.1 WeGebAU-Förderung der Bundesagentur für Arbeit

Eine der wesentlichen Initiativen zur Förderung neuer Ausbildungsplätze in der Altenpflege war die „Ausbildungs- und Qualifizierungsoffensive Altenpflege", die zwischen Bund, Ländern und Verbänden vereinbart und zwischen 2012 und 2015 durch eine Reihe von Maßnahmen umgesetzt worden ist. Das Programm wurde unter der Federführung des für die Altenpflegeausbildung zuständigen Bundesministeriums mit zahlreichen Behörden, Leistungserbringern, Gewerkschaften, Pflegeverbänden und weiteren Stellen erarbeitet und sollte aus Sicht der Beteiligten als konzertierte Aktion entscheidend zur „Sicherung der Fachkraftbasis" im Altenpflegebereich beitragen (siehe Vereinbarungstext 2012).

Eine der wenigen rechtlich verbindlichen und zugleich wichtigsten Fördermaßnahmen ist die (Wieder-)Einführung der dreijährigen Nachqualifizierung/Umschulung in der Altenpflege durch die Bundesagentur für Arbeit (kurz „WeGebAU"). Die Förderung wurde zunächst bis 2015 zeitlich befristet, später auf den Zeitraum bis zur Umsetzung des Pflegeberufegesetzes ab 2020 erweitert.

Zielgruppe der Förderung sind geringqualifizierte Beschäftigte. Die Förderung besteht zum einen darin, dass die Lehrgangskosten durch die Bundesagentur erstattet werden und zum anderen, dass für die gesamte Dauer der Ausbildung (bis zu drei Jahre) die Bundesagentur einen Zuschuss zum Arbeitsentgelt während der Ausbildungszeit finanziert, der sich an dem bisherigen Gehalt orientiert.

Die Wiedereinführung der dreijährigen WeGebAU-Förderung ging mit einem außerordentlichen Effekt einher: Die Zahl der jährlichen Eintritte von WeGebAU-geförderten Personen in die Altenpflegeausbildung stieg sprunghaft um 87 % an. Waren 2012 – also im Vorjahr des Förderbeginns – noch knapp

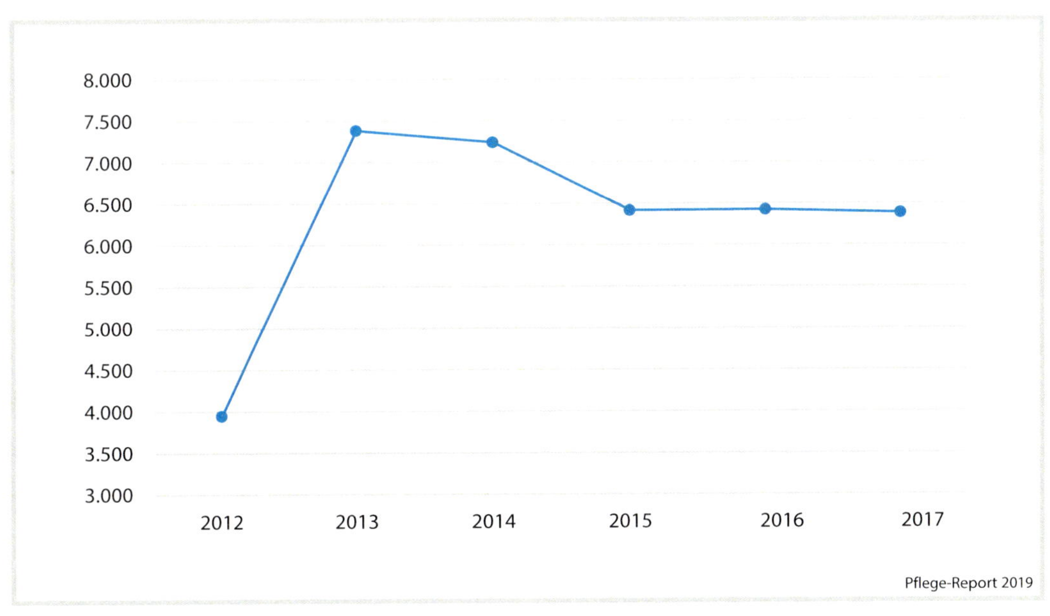

Pflege-Report 2019

Abb. 5.3 Zahl der an der WeGebAU-Förderung neu teilnehmenden Personen in der Altenpflegeausbildung. (Bundesagentur für Arbeit 2013, 2014, 2015, 2016, 2017, 2018b; eigene Darstellung)

3.950 neue Eintritte in die von einer Agentur für Arbeit geförderte Altenpflegeausbildung gemeldet, wuchs die Zahl der Neueintritte im darauffolgenden Jahr auf 7.383. Seit 2013 nahm die Zahl der geförderten Ausbildungseintritte allerdings wieder ab auf 6.382 Neueintritte im Jahr 2017 (◘ Abb. 5.3).

Seit Einführung der dreijährigen WeGeb-AU-Förderung ist der Anteil der durch die Arbeitsagentur geförderten Ausbildenden insgesamt angewachsen – von ca. 18 % zwischen 2013/14 auf 22 % in den Jahren 2015 und 2016. Im Jahr 2017 ist ihr Anteil wieder auf knapp 21 % leicht zurückgegangen.

5.3.2 Bundeslandspezifische Ansätze

■■ **Nordrhein-Westfalen (NRW)**
In NRW werden deutschlandweit betrachtet mit Abstand die meisten Personen in der Altenpflege ausgebildet. Auch die Zuwächse bei den Ausbildungszahlen in dem Bundesland sind mit rund 31 % zwischen 2012/13 und 2017/18 außerordentlich hoch ausgefallen (► Abschn. 5.2). Weitet man den Betrachtungszeitraum auf das Schuljahr 2011/12 aus, so fällt das im bundesweiten Vergleich überdurchschnittliche Wachstum der Ausbildungsplätze in NRW mit 51 % nochmals stärker aus[2].

Der hohe Anstieg der besetzten Ausbildungsplätze fiel zeitlich mit der im Jahr 2012 seitens der Landesgesetzgebung eingeführten Umlagefinanzierung der Fachkraftausbildung in der Altenpflege zusammen. Das in NRW bis heute bestehende Umlageverfahren beruht auf einer Fondfinanzierung der durch die Ausbildung entstehenden Kosten bei den ausbildenden Betrieben. Die Beiträge zur Finanzierung des Fonds sind von allen Pflegeheimen und am-bulanten Pflegediensten aufzubringen, gleichgültig, ob der einzelne Betrieb selbst ausbildet. Auf diese Weise sollen ausbildende Betriebe an dieser Stelle keinen Kosten- beziehungsweise Wettbewerbsnachteil haben.

Während der Phase der Erhöhung der Ausbildungszahlen ist der Anteil der Hauptschülerinnen und Hauptschüler in der Altenpflegeausbildung von 14,5 % im Jahr 2008 auf 35 % im Jahr 2017 angewachsen. Zum Vergleich: In der Krankenpflegeausbildung lag der Anteil der Hauptschülerinnen und Hauptschüler in NRW im Jahr 2008 bei 1,5 % und im Jahr 2017 bei 2,5 % (MAGS NRW 2010; Landtag NRW 2017; hier eigene Berechnung).

Erwähnenswert ist in diesem Zusammenhang, dass in NRW die allgemeine Schulpflicht zehn Jahre dauert. Hauptschulabsolventinnen und -absolventen aus NRW können – anders als Hauptschulabsolventinnen und -absolventen aus Bundesländern mit einem neunjährigen Schulbesuch – insofern direkt in die Altenpflegeausbildung einmünden.

Angestiegen ist zwischen 2012 und 2018 daneben die Zahl der WeGebAU-geförderten Ausbildenden in der Altenpflege, von 913 Neueintritten im Jahr 2012 auf 1.222 und damit um 34 % im Jahr 2017 (Bundesagentur für Arbeit 2013, 2018b; eigene Berechnung). Damit lag das Wachstum bei den WeGebAU-geförderten Ausbildenden in NRW unterhalb des Bundesdurchschnitts von 87 % (► Abschn. 5.3.1). Auch mit Blick auf den prozentualen Anteil aller WeGebAU-geförderten Ausbildenden an der Gesamtzahl aller Auszubildenden in der Altenpflege im Jahr 2017 ist die Situation in NRW (12 %) im Bundesvergleich (21 %; ► Abschn. 5.3.1) unterdurchschnittlich geblieben.

Unabhängig von Finanzierungsfragen fällt auf, dass die Ausweitung der Ausbildungszahlen in NRW in einer Phase stattfand, in der landesweite Qualitätsvorgaben für die Altenpflegeschulen seitens der nordrhein-westfälischen Landesregierung über einen Zeitraum von mehreren Jahren ausgesetzt wurden. So fehlten bspw. Standards bei der Mindestanzahl und Qualifikation der unterrichtenden Lehrkräfte.

---

[2]   Für das Schuljahr 2011/12 weist das Statistische Bundesamt (2012) keine separaten Angaben für Baden-Württemberg, Hessen, Niedersachsen und Sachsen aus. Daher ist ein bundeslandspezifischer Vergleich der Zuwächse bei den Ausbildungskapazitäten ab diesem Jahr nicht möglich.

Es war im weiteren Verlauf die Landesregierung selbst, die das Fehlen dieser Qualitätsvorgaben als Problem eingeräumt und eine (Wieder-)Einführung verbindlicher Qualitätsstandards auf den Weg gebracht hat (Landtag NRW 2014).

Last but not least: Die Steigerung der Ausbildungszahlen in Nordrhein-Westfalen wurde darüber hinaus von vielfältigen Aktionen und Kampagnen zur Image-Förderung bzw. zur Steigerung des Interesses für eine Ausbildung begleitet, an denen neben der Landesregierung unterschiedliche Partner beteiligt waren. Gefördert wurden außerdem verschiedene Projekte zur Erprobung und Förderung spezifischer Ausbildungsformate (z. B. Teilzeitkurse) bzw. zur gezielten Erschließung neuer Zielgruppen (z. B. Migranten/Geflüchtete).

▪▪ Hessen

Hessen weist im Zeitraum zwischen 2012/13 und 2017/18 innerhalb der Gruppe der sechs ausbildungsstärksten Bundesländer knapp hinter NRW die zweithöchsten Zuwächse an besetzten Ausbildungsplätzen im Altenpflegeberuf aus (+29 %; ▶ Abschn. 5.2).

Ebenfalls ähnlich wie in NRW wurde der hessische Kapazitätsausbau von zahlreichen Initiativen und Projekten zur Werbung von Auszubildenden begleitet. Auch in Hessen wurden Zielgruppen angesprochen, die bisher entweder von einer Ausbildung ausgeschlossen waren oder diese aufgrund bestimmter persönlicher Eigenschaften nur unter großen Schwierigkeiten hätten bewältigen können. Zu nennen wäre bspw. die Einführung einer landesfinanzierten Sprachförderung in der Altenpflege- und Altenpflegehilfeausbildung für Personen mit unzureichenden deutschen Sprachkenntnissen.

Ebenfalls ähnlich wie in NRW verfügt ungefähr jeder Dritte der hessischen Altenpflegeauszubildenden über einen Hauptschulabschluss. Auch in Hessen entspricht das einem für Gesundheitsberufe überproportional hohen Anteil (HSL 2015).

Darüber hinaus unterscheiden sich die Maßnahmen und Begleitumstände zur Gewinnung zusätzlicher Auszubildender in Hessen an zahlreichen Punkten verhältnismäßig deutlich von denen in NRW. Beispielsweise existiert in Hessen keine Umlagefinanzierung der Fachkraftausbildung. In Hessen ging der Anstieg der Zahl der Auszubildenden zwischen 2012 und 2017 auch nicht auf einen entsprechenden Zuwachs an regulär finanzierten Ausbildungsplätzen zurück, sondern kam in erster Linie durch eine rekordhafte Zunahme der durch die Bundesagentur für Arbeit geförderten WeGebAU-Ausbildungsplätze zustande (+273 % bei Neueintritten; vgl. ◘ Tab. 5.2). Hessen sticht an dieser Stelle nicht nur im direkten Vergleich mit NRW außergewöhnlich deutlich heraus (NRW +34 %), sondern stellte auch im Bundesvergleich (+87 % im Bund; ▶ Abschn. 5.3.1) einen Rekord auf. Diese Entwicklung hatte hinsichtlich der verschieden aufgestellten Finanzierung der Ausbildungsplätze zur Folge, dass im Jahr 2017 in Hessen bereits beinahe jeder dritte

---

◘ **Tabelle 5.2** Neueintritte in die Altenpflegeausbildung in Hessen. (RP 2018; eigene Berechnung und Darstellung)

	2012	2013	2014	2015	2016	2017	Trend
Landesfinanzierte Ausbildungsplätze[a]	1.200	1.375	1.105	1.235	1.267	1.228	+2 %
WeGebAU-geförderte Ausbildungsplätze	135	282	377	395	439	503	+273 %

[a] Die Schulkosten werden von Landesseite finanziert

Pflege-Report 2019

neue Auszubildende in der Altenpflege von der Bundesagentur für Arbeit gefördert war (◘ Tab. 5.2).

Betrachtet man demgegenüber ausschließlich die Neueintritte in die regulär finanzierte Altenpflegeausbildung, so ist festzustellen, dass die Zahl der Auszubildenden zwischen 2012 (1.200) und 2017 (1.228) mehr oder weniger unverändert geblieben ist (◘ Tab. 5.2).

In Hessen werden außerdem überproportional viele Personen im Rahmen der einjährigen landesrechtlich geregelten Altenpflegehilfeausbildung ausgebildet. Im Schuljahr 2017/18 kam in Hessen auf vier Auszubildende in der Altenpflege ein Auszubildende/r in der Altenpflegehilfe. Im Bundesdurchschnitt kommen hingegen acht Auszubildende in der Altenpflege auf eine/n Auszubildende/n im Altenpflegehilfebereich. In NRW liegt der Anteil sogar bei rund 16 zu 1 (Statistisches Bundesamt 2018a; hier eigene Berechnung).

Aufgrund der großen Kapazitäten in der Altenpflegehilfe wird der Zielgruppe der Hauptschulabsolventinnen und -absolventen mit neunjähriger Schulbildung systematisch und in hohen Umfängen ein Zugang zur Altenpflegeausbildung ermöglicht. Anders als in NRW besteht in Hessen nämlich keine allgemeine zehnjährige Schulpflicht, sodass der Weg über die Altenpflegehilfe erforderlich ist, um Hauptschülerinnen und Hauptschüler zu gewinnen. Ungefähr jede zweite Absolventin bzw. jeder zweite Absolvent der hessischen Altenpflegehilfe nimmt an einer in der Regel um ein Jahr verkürzten Fachkraftausbildung teil (RP 2016).

Der Ausbau der Ausbildungskapazitäten fand in Hessen auf der Grundlage von vergleichsweise niedrigen landesrechtlich geregelten Qualitätsstandards statt. Während bspw. in NRW nach (Wieder-)Einführung gesetzlicher Vorgaben von einer hauptberuflichen Lehrkraft eine Hochschulqualifikation – idealerweise ein Master- oder Lehramtsabschluss – gefordert wird, ist in Hessen kein akademischer Abschluss notwendig, sondern der Besuch einer 400-stündigen beruflichen Weiterbildung ausreichend (RP 2011). Zudem gilt in Hessen die

Lehrkraftausstattung an Altenpflegeschulen gemäß § 15 (2) Hessische Verordnung zur Altenpflege auch dann noch als ausreichend, wenn auf eine Vollzeit-Lehrkraftstelle zwei Ausbildungskurse und damit bis zu 60 Schülerinnen und Schüler entfallen – eine im Ländervergleich unübliche Definition einer Lehrermindestbesetzung.

5.4 Diskussion

■■ **Große Hebelwirkung: Nachqualifizierung Ungelernter und Umlagefinanzierung**

Einen entscheidenden Anteil an den bisherigen Wachstumsraten im Altenpflege-Ausbildungssektor hatte die (Wieder-)Einführung der dreijährigen Umschulungsmaßnahme der Bundesagentur für Arbeit (WeGebAU). Durch die Maßnahme können vor allem viele ältere Personen für eine Fachkraftausbildung gewonnen werden, die als ungelernte Beschäftigte („Hilfskräfte" ohne staatlich anerkannten Abschluss in einem Pflegeberuf) in Pflegeeinrichtungen häufig seit vielen Jahren tätig sind.

Das spezifische Förderangebot für Zielgruppen, die in vielen Fällen aus bildungsfernen Milieus kommen bzw. migrationsbedingt über keine anerkannten Qualifikationsabschlüsse verfügen, stellt für die betroffen Personen häufig die berufsbiografisch erste und letzte Chance auf einen beruflichen Fachabschluss dar (Grgic et al. 2018).

Bei der Umsetzung der WeGebAU-Maßnahme zwischen den Bundesländern existieren jedoch erhebliche Unterschiede bei den Förderquoten. Die Frage nach den Gründen und damit womöglich nach ungenutzten Potenzialen zur Nachqualifizierung Ungelernter drängt sich auf, kann jedoch auf Basis der vorliegenden Daten nicht beantwortet werden.

Die in NRW eingeführte Umlagefinanzierung der Fachkraftausbildung in der Altenpflege erwies sich als außerordentlich wirkungsvoll, allerdings verbunden mit einem deutlichen Anstieg des Anteils von Personen mit

Hauptschulabschluss in der Altenpflegeausbildung.

▪ ▪ Fundament des Kapazitätsausbaus: Hauptschulabsolventinnen und -absolventen

Die bundesweit gestiegene Nachfrage nach Ausbildungsplätzen in der Altenpflegeausbildung ist auf eine im Vergleich zu den anderen bundesrechtlich geregelten Pflege- und Gesundheitsfachberufen beispiellose Öffnung der Altenpflegeausbildung für Hauptschulabsolventinnen und Hauptschulabsolventen zurückzuführen. Die Wege zur Erschließung dieser Zielgruppe fallen unterschiedlich aus, die Resultate sind vergleichbar. In NRW und Hessen, den Bundesländern mit den höchsten Zuwächsen bei den Ausbildungszahlen, besitzt inzwischen ungefähr jede dritte in der Altenpflegeausbildung befindliche Person einen Hauptschulabschluss. Derartig hohe Anteile von Hauptschulabsolventinnen und Hauptschulabsolventen weist kein anderer bundesrechtlich geregelter Gesundheitsfachberuf auf, auch nicht die Gesundheits- und Krankenpflege.

Die in die Reformdiskussion um die Pflegeausbildung eingebrachte Forderung, die schulischen Zugangsvoraussetzungen zur Aufnahme einer Pflegeausbildung zu erhöhen, hätte im Falle ihrer Umsetzung besonders für die Altenpflege gravierende Konsequenzen gehabt. Jedenfalls ist die Befürchtung plausibel, dass dadurch Ausbildungsplätze im zweistelligen Prozentbereich gefährdet würden.

▪ ▪ Die „Kehrseite" des Kapazitätsausbaus: Heterogene Qualitätsstandards

Die Steigerung der Ausbildungszahlen in der Altenpflege hat unter Rahmenbedingungen stattgefunden, die keine vollständige Gewähr für eine verlässliche und im Niveau angemessene schulische Qualitätssicherung geben konnten.

Als problematisch erscheinen die erheblichen Unterschiede bei den bundeslandspezifischen schulischen Qualitätsvorgaben. Die nordrhein-westfälische Landesregierung hat-

te ihre landesrechtlichen Mindestanforderungen an die schulische Ausbildung im Zuge des Ausbaus der Ausbildungsplätze zwischenzeitlich ausgesetzt, in Hessen liegen diese teilweise deutlich unter dem Niveau anderer Bundesländer. Diese Liste der unterschiedlichen Mindestanforderungen insbesondere hinsichtlich der Personalausstattung an Schulen kann um weitere Beispiele erweitert werden (Lauxen und Slotala 2015; Sahmel 2018; Tegethoff et al. 2016).

Eine schon immer bestehende Lücke in der Qualitätssteuerung, die allerdings nicht erst im Zusammenhang mit den jüngst verstärkten Bemühungen um zusätzliche Auszubildende entstanden ist, sondern dem Altenpflegegesetz seit seiner Einführung innewohnt, ist im Zusammenhang mit der Durchführung der staatlichen Abschlussprüfung zu finden. Die staatliche Abschlussprüfung in der Altenpflege kann auch in den Fällen bestanden werden, in denen insgesamt mangelhafte oder ungenügende Prüfungsleistungen erbracht werden. Aufgrund der im Prüfungsrecht, § 9 der Ausbildungs- und Prüfungsverordnung für den Beruf der Altenpflegerin und des Altenpflegers, gegebenen Möglichkeit des Notenausgleichs können die im Staatsexamen erzielten Noten 5 und 6 durch Vornoten, die im Verlauf der Ausbildung vergeben wurden, ausgeglichen werden. Eine vergleichbare Regelung findet in keinem anderen Pflege- oder Gesundheitsfachberuf Anwendung.

Insofern ist bei den verstärkten Bemühungen zur Gewinnung leistungsschwächerer Zielgruppen für die Altenpflegeausbildung auch zu berücksichtigen, dass die staatliche Abschlussprüfung nur eingeschränkt eine nicht ausreichende Pflegekompetenz konsequent sanktionieren kann.

▪ ▪ Bemerkenswert: Bildungssteuerung ohne Bildungsberichterstattung

Die wohl wichtigste Frage ist, inwiefern die zwischen den Schuljahren 2011/12 und 2017/18 bundesweit erfolgte Steigerung von Ausbildungszahlen tatsächlich einen signifikanten Beitrag zur Abmilderung der Fachkräfteengpässe im Altenpflegebereich leisten konnte. Die Antwort darauf lautet: Wir wissen es nicht genau.

Eine der eklatantesten Wissenslücken betrifft die jährliche bundesweite Anzahl der Personen, die eine Altenpflegeausbildung erfolgreich abschließen konnten und als Altenpflegefachkraft dem Arbeitsmarkt neu zur Verfügung standen. Niemand erfasst zuverlässig und für das gesamte Bundesgebiet, ob die neuen für die Ausbildung gewonnenen Zielgruppen, wie ältere Personen oder Hauptschulabsolventinnen und Hauptschulabsolventen, die Altenpflegeausbildung meistern. Wie die Pflegeschulen personell aufgestellt sind, mit welchem zusätzlichen Lehrerbedarf aufgrund des notwendigen Ausbaus der Ausbildungsplätze zu rechnen ist – für eine kontinuierliche Ermittlung derartiger Informationen ist ebenfalls niemand zuständig.

Die bisherige Planung und Umsetzung von Maßnahmen zur Gewinnung neuer Auszubildender basiert auf rudimentär vorhandenen Daten. Eine umfassende und kontinuierliche Bildungsberichterstattung in den Pflegeberufen sieht anders aus (Slotala und Ewers 2012) und wäre gerade vor dem Hintergrund der weiter wachsenden Bedeutung dieses Ausbildungsbereichs für den Arbeitsmarkt dringend nötig.

5.5 Schlussbetrachtung und Ausblick auf das Pflegeberufegesetz

Es ist der Altenpflegebranche gelungen, ihre Ausbildungskapazitäten insgesamt zu vergrößern. Durch mehrere Maßnahmen konnten erfolgreich zusätzliche Personen für die Ausbildung gewonnen werden. Als die Stellschrauben mit der größten Wirkung stechen einerseits die Verbesserung der finanziellen Ausbildungsanreize hervor sowie andererseits die Ansprache von ungelernten Hilfskräften sowie von Hauptschülerinnen und Hauptschülern in einem für Gesundheitsfachberufe signifikant hohen Umfang.

Allerdings ist der Anstieg der Ausbildungszahlen im Altenpflegebereich längst nicht in allen Bundesländern in vergleichbarem Umfang gelungen. Zudem sind die Zuwächse bei den Auszubildenden bundesweit seit dem Schuljahr 2015/16 ins Stocken geraten. Ein Grund dürfte in der föderalen Zuständigkeit bei der Finanzierung der Altenpflegeausbildung zu finden sein. Die Konsequenz: Während in NRW im Zuge der neuen Umlagefinanzierung die Ausbildungszahlen signifikant steigen, können sich andere Bundesländer nicht zur Umlagefinanzierung durchringen. Während Hessen jedem potenziellen Auszubildenden einen landesfinanzierten Schulplatz zusichert, werden Ausbildungswillige in anderen Bundesländern mitunter mit der Aufforderung konfrontiert, ein monatliches Schulgeld zu zahlen. Koordinierte und verbindliche Strategien zur Erhöhung der Zahl der Auszubildenden vor dem Hintergrund eines bereits vorhandenen und zukünftig weiter wachsenden Fachkräftemangels im gesamten Bundesgebiet sehen sicherlich anders aus.

Zudem hat die Erhöhung der Ausbildungskapazitäten einen – für einen Gesundheitsfachberuf überaus kritisch zu sehenden – Wermutstropfen: Die Qualitätssicherung der Altenpflegeausbildung befindet sich bis heute auf einem unzuverlässigen Niveau. Insofern muss offenbleiben, ob der Weg des Kapazitätsausbaus zu Lasten der Ausbildungsqualität beschritten wurde.

Die 2020 in Kraft tretende Ausbildungsreform stellt in gewisser Weise eine Zäsur im Pflegebildungssystem dar (Igl 2018). Die Krankenpflegeausbildung wird durch eine neue generalistische Pflegeausbildung ersetzt. Erstmals werden Vorbehaltstätigkeiten für Pflegefachpersonen definiert, neue Finanzierungsgrundlagen geschaffen und formale Rahmenbedingungen eines regelhaften Pflegestudiums verankert.

Ob durch das Pflegeberufegesetz zusätzliche Auszubildendenzahlen im Langzeitpflegebereich generiert werden könnten, kann freilich nur mutmaßlich beantwortet werden. Dafür spricht, dass die Ausbildungsreform an einige Maßnahmen zur Erhöhung von Ausbildungsplätzen in der Altenpflege anknüpft, die als erfolgreich identifiziert wurden. Dazu zählt insbesondere die Einführung einer bundesweit einheitlichen Regelungsgrundlage einer Ausbildungsfinanzierung per Umlageverfahren. An dieser Stelle besteht mit Blick auf die positiven Erfahrungen mit der Umlagefinanzierung in NRW ein begründeter Anlass zur Vermutung, dass davon ein signifikanter Impuls zur verstärkten Ausbildungsaktivität im Langzeitpflegesektor ausgehen könnte.

Die mit der neuen Finanzierungsgrundlage im Pflegeberufegesetz einhergehende bundesweite Abschaffung des Schulgeldes dürfte ebenfalls einen weiteren Schub auslösen.

Demgegenüber bleibt abzuwarten, ob sich – wie von manchen befürchtet (Dielmann 2019) – die Verbreiterung der praktischen Einsatzgebiete und die damit einhergehende Reduzierung der Präsenzzeiten des einzelnen Auszubildenden im Ausbildungsbetrieb negativ auf die Ausbildungsbereitschaft der Einrichtungen auswirken wird. Zu berücksichtigen ist gleichfalls, dass im Zuge der Umstellung auf das Pflegeberufegesetz zwischen den Trägern der praktischen Ausbildung höchstwahrscheinlich neue Ausbildungs- und Kooperationsverbünde aufgebaut werden, um unter anderem eine ausgeglichene und damit auch faire Rotation von Auszubildenden in den Betrieben sicherzustellen.

Mit dem Pflegeberufegesetz werden die bundesweit gültigen Qualitätsstandards bei der schulischen und praktischen Ausbildung zum Teil deutlich angehoben. Es ist insbesondere in Bundesländern mit vergleichsweise niedrigen Schulqualitätsstandards zu erwarten, dass die Anpassung an höhere Vorgaben wahrscheinlich nicht „einfach" und „schnell" vonstattengehen wird. Jedenfalls bedarf es beispielsweise für die Schaffung zusätzlicher akademisch qualifizierter Lehrkräfte auf Masterniveau notwendigerweise mehrjähriger Vorlaufzeiten (Lauxen und Slotala 2015). Der ab 2020 anvisierte Kapazitätsausbau im Altenpflegesektor wird mancherorts deshalb mit ungleich höheren Umsetzungshürden verbunden sein.

Die Altenpflege wird als eigenständiger Berufsabschluss auch im Pflegeberufegesetz erhalten bleiben. Der Bundesgesetzgeber hat kurz vor Verabschiedung des Pflegeberufegesetzes explizit aus Sorge vor einem zu hohen Ausbildungsniveau in der Altenpflege das Kompetenzniveau bei der Abschlussprüfung in diesem Bereich einseitig abgesenkt. Dieser Schritt wird verständlich, wenn man berücksichtigt, dass die Ausbildungszahlen bisher vor allem dadurch gesteigert werden konnten, weil bildungsschwächere Zielgruppen erschlossen wurden.

Ob die im „Last-Minute-Verfahren" vollzogene einseitige Absenkung des Kompetenzniveaus der Altenpflegeausbildung mittelfristig den erwünschten Effekt zeigen wird oder ob hier ein Korridor beschritten wurde, an dessen Ende der Berufsstatus der Altenpflege im Verhältnis zu den anderen Pflegefachberufen neu austariert werden wird, bleibt ungewiss. Sicher ist: In keiner anderen Pflegebranche werden prognostisch mehr Fachkräfte benötigt als in der Langzeitpflege. Der Druck auf und in dem Ausbildungsbereich, kontinuierlich mehr Auszubildende zu gewinnen, wird noch weiter zunehmen.

Literatur

Bundesagentur für Arbeit (2013) Teilnehmer in Maßnahmen zur Förderung der beruflichen Weiterbildung (FbW). Arbeitsmarkt in Zahlen, Förderstatistik

Bundesagentur für Arbeit (2014) Teilnehmer in Maßnahmen zur Förderung der beruflichen Weiterbildung (FbW). Arbeitsmarkt in Zahlen, Förderstatistik

Bundesagentur für Arbeit (2015) Teilnehmer in Maßnahmen zur Förderung der beruflichen Weiterbildung (FbW). Arbeitsmarkt in Zahlen, Förderstatistik

Bundesagentur für Arbeit (2016) Teilnehmer in Maßnahmen zur Förderung der beruflichen Weiterbildung (FbW). Arbeitsmarkt in Zahlen, Förderstatistik

Bundesagentur für Arbeit (2017) Teilnehmende in Maßnahmen zur Förderung der beruflichen Weiterbildung (FbW). Arbeitsmarkt in Zahlen, Förderstatistik

Bundesagentur für Arbeit (2018a) Fachkräfteengpassanalyse. Berichte: Blickpunkt Arbeitsmarkt. Juni 2018. Statistik/Arbeitsmarktberichterstattung. https://statistik.arbeitsagentur.de/Statischer-

Content/Arbeitsmarktberichte/Fachkraeftebedarf-Stellen/Fachkraefte/BA-FK-Engpassanalyse-2018-06.pdf. Zugegriffen: 30. Nov. 2018

Bundesagentur für Arbeit (2018b) Förderung der beruflichen Weiterbildung. Deutschland, Länder und Regionaldirektionen

Dielmann G (2019) Anmerkungen zur Ausbildungsreform der Pflegeberufe. Dr Med Mabuse 237:45–48

Grgic M, Riedel B, Weihmayer LS, Weimann-Sandig N, Wirner L (2018) Quereinsteigende auf dem Weg zur Fachkraft. Ergebnisse einer qualitativen Studie in den Berufsfeldern Kindertagesbetreuung und Altenpflege. Hans-Böckler-Stiftung, Düsseldorf

Hackmann T, Klein R, Schneidenbach T, Anders M, Vollmer J (2016) Report Pflegeinfrastruktur – Die pflegerische Versorgung im Regionalvergleich. Bertelsmann Stiftung, Gütersloh

HSL – Hessisches Statistisches Landesamt (2015) Statistik der Schulen des Gesundheitswesens – Schuljahr 2014/15

Igl G (2018) Gesetz über die Pflegeberufe (Pflegeberufegesetz – PflBG). Praxiskommentar. medhochzwei, Heidelberg

Kochskämper S (2018) Die Entwicklung der Pflegefallzahlen in den Bundesländern. Eine Simulation bis 2035. IW-Report 33/18. Institut der Deutschen Wirtschaft

LNRW – Landtag Nordrhein-Westfalen (2014) Antwort der Landesregierung auf die Kleine Anfrage 2400 vom 25. Juni 2014 der Abgeordneten Susanne Schneider und Ulrich Alda, FDP. Drucksache 16/6438

LNRW – Landtag Nordrhein-Westfalen (2017) Antwort der Landesregierung auf die Kleine Anfrage 5685 vom 6. März 2017 des Abgeordneten Oskar Burkert, CDU. Drucksache 16/14451

MAGS NRW – Ministerium für Arbeit, Gesundheit und Soziales des Landes Nordrhein-Westfalen (2010) Landesberichterstattung Gesundheitsberufe Nordrhein-Westfalen 2010

Lauxen O, Slotala L (2015) Lehrkräfte an Kranken- und Altenpflegeschulen. Aktuelle Situation und zukünftiger Bedarf. PADUA 10:48–54

Ostwald DA, Ehrhard T, Bruntsch F, Schmidt H, Freidl C (2010) Fachkräftemangel. Stationärer und ambulanter Bereich bis zum Jahr 2030. PricewaterhouseCoopers AG. https://www.pwc.de/de/gesundheitswesen-und-pharma/assets/fachkraeftemangel.pdf. Zugegriffen: 11. Nov. 2018

Rothgang H, Müller R, Unger R (2012) Themenreport „Pflege 2030". Was ist zu erwarten – was ist zu tun? Bertelsmann Stiftung, Gütersloh. https://www.bertelsmann-stiftung.de/fileadmin/files/BSt/Publikationen/GrauePublikationen/GP_Themenreport_Pflege_2030.pdf. Zugegriffen: 30. Nov. 2018

RP – Regierungspräsidium Darmstadt (2016) Prüfungsstatistik 2015

RP – Regierungspräsidium Darmstadt (2018) Statistik Ausbildungsvergütung Altenpflege 2007

RP – Regierungspräsidium Darmstadt (2011) Durchführung des Altenpflegegesetzes (AltPflG). Pädagogische Qualifikation der hauptberuflichen Lehrkräfte im Rahmen der staatlichen Anerkennung einer Altenpflegeschule in Hessen. Rundverfügung vom 24. März 2011

Sahmel K-H (2018) Die Entwicklung der Pflegelehrer-Bildung in Deutschland – Rückblick und Ausblick. In: Sahmel K-H (Hrsg) Hochschuldidaktik der Pflege und Gesundheitsfachberufe. Springer, Berlin/Heidelberg, S 41–51

Slotala L, Ewers M (2012) Bildungsberichterstattung in der Pflege. Pflege Ges 17(1):63–74

Statistisches Bundesamt (2012) Bildung und Kultur. Berufliche Schulen. Schuljahr 2011/2012. Fachserie 11. Reihe 2

Statistisches Bundesamt (2014a) Bildung und Kultur. Berufliche Schulen. Schuljahr 2013/2014. Fachserie 11. Reihe 2

Statistisches Bundesamt (2014b) Bildung und Kultur. Berufliche Schulen. Schuljahr 2012/2013. Fachserie 11. Reihe 2

Statistisches Bundesamt (2015) Bildung und Kultur. Berufliche Schulen. Schuljahr 2014/2015. Fachserie 11. Reihe 2

Statistisches Bundesamt (2017) Bildung und Kultur. Berufliche Schulen. Schuljahr 2015/2016. Fachserie 11. Reihe 2

Statistisches Bundesamt (2018a) Bildung und Kultur. Berufliche Schulen. Schuljahr 2017/2018. Fachserie 11. Reihe 2

Statistisches Bundesamt (2018b) Bildung und Kultur. Berufliche Schulen. Schuljahr 2016/2017. Fachserie 11. Reihe 2

Tegethoff D, Wild H, Ewers M (2016) Lehrende für die Gesundheits- und (Kinder-)Krankenpflege – Unordnung in den deutschen Bundesländern. Pflegezeitschrift 69(4):1–8

Vereinbarungstext (2012) Ausbildungs- und Qualifizierungsoffensive Altenpflege 2012–2015

Potenzial und Grenzen von Zuwanderung in die Pflege

Stefan Sell

© Der/die Autor(en) 2020
K. Jacobs et al. (Hrsg.), *Pflege-Report 2019*, https://doi.org/10.1007/978-3-662-58935-9_6

▪▪ Zusammenfassung

Bereits heute sind wir mit einem eklatanten Mangel an Pflegefachkräften in der Altenpflege konfrontiert. Und gerade in diesem Bereich wird es aufgrund der demografischen Entwicklung im Zusammenspiel mit Verschiebungen der Pflege-arrangements eine erhebliche Zunahme des Bedarfs an Pflegekräften geben. Vor diesem Hintergrund werden viele Hoffnungen mit einer Ausweitung der Zuwanderung von Pflegekräften aus dem Ausland verbunden. Die nimmt in den vergangenen Jahren durchaus zu – aber quantitativ ist sie nur ein überschaubarer und zugleich fragiler Baustein der notwendigen Personaldeckung. Aus dem pflegerischen Alltag werden zugleich zahlreiche Spannungen und Konflikte berichtet. Insgesamt wird man intensive Bemühungen einer Rekrutierung ausländischen Pflegepersonals betreiben müssen, aber man sollte sich der strukturellen Grenzen bewusst sein – vor allem der Sprachbarrieren und der kulturellen Probleme im Arbeitsalltag. Eine einseitige Absenkung der Anforderungen an Pflegekräfte aus dem Ausland liegt zwar nahe, sollte aber unbedingt vermieden werden.

At present we are confronted with a blatant shortage of skilled staff in nursing care for the elderly. And due to demographic developments in conjunction with shifts in nursing arrangements, there will be a considerable increase in the demand for nursing staff. Against this background, many hopes are associated with an increase in the immigration of nursing staff from abroad. However, while there is indeed a certain increase in this area, in quantitative terms it is a rather small and at the same time fragile component of the necessary personnel coverage. Moreover, numerous tensions and conflicts have been reported from everyday nursing care. Overall, intensive efforts will have to be made to recruit foreign nursing staff, but one should be aware of the structural limits. These concern above all language barriers and cultural problems in everyday working life. A reduction in the demands placed on nursing staff from abroad is obvious, but should be avoided at all costs.

6.1 Von (un)sicheren Bedarfen

Es ist immer wieder beeindruckend, wie in der öffentlichen Diskussion Zahlen über den Personalbedarf in „der" Altenpflege vorgetragen werden, die eine völlig haltlose Genauigkeit vortäuschen, aber die Sehnsucht gerade der Medien nach möglichst der einen Zahl zu befriedigen versuchen. Wie viele Pflegekräfte fehlen heute und wie viele werden wir in zehn oder zwanzig Jahren brauchen? Und immer wieder versuchen Wissenschaftler, diese Nachfrage zu bedienen. Nur ein Beispiel:

Mit Blick auf den Fachkräftebedarf in der ambulanten und stationären Altenpflege[1] sind Flake et al. (2018) zu diesem Ergebnis gekommen: „Im Basisszenario erhöht sich der Bedarf an Fachkräften von 2015 bis 2035 für die pflegerische Versorgung um gut 150.000 auf insgesamt knapp 494.000 Personen … In einem Szenario, in dem sich der Gesundheitszustand positiv mit der Lebenserwartung entwickelt, steigt er immerhin um rund 130.000 auf insgesamt knapp 473.000 Personen an." (Flake et al. 2018, S. 34). Das hört sich doch sehr exakt an.

Aber man findet in der Studie dann auch diesen wichtigen Hinweis: „Der allein durch den demografischen Wandel getriebene Bedarf an Fachkräften für die Pflege steigt je nach Szenario somit um 44 % oder 38 %, selbst wenn unterstellt wird, dass der heutige Personalschlüssel konstant bleibt." (Flake et al. 2018, S. 34). Der entscheidende Punkt lautet: selbst wenn der heutige Personalschlüssel konstant bleibt. Genau darüber wird aber zu Recht intensiv diskutiert. Hinzu kommen Fragen, wie das Mischungsverhältnis zwischen den unterschiedlichen Pflegearrangements in der Zukunft aussehen wird; ob, und wenn ja, welche Verschiebungen es geben wird. Und wie sieht es mit den osteuropäischen Betreuungskräften aus, die heute in vielen Privathaushalten unterhalb des offiziellen Radars unterwegs sind? Vor

---

[1]   Man muss bei den Zahlen berücksichtigen, dass das Institut der deutschen Wirtschaft hier „nur" den Bedarf an Pflegefachkräften berechnet hat, die Pflegehilfskräfte sind ausgeklammert.

diesem hier nur anzudeutenden hyperkomplexen Hintergrund sollte man allen Vorhersagen mit größter Skepsis begegnen, vor allem, wenn sie Punktschätzungen in die Welt werfen. Vgl. zu der ganzen Thematik ausführlicher die Ausarbeitung „Wie viele Pflegekräfte in der Altenpflege müssen es denn sein? Von (un)sicheren Bedarfen und beweglichen Zielen bei der Diskussion über den bestehenden und kommenden Mangel an Pflegepersonal" (Sell 2019).

6.2 Von solchen und anderen „Ausländern" sowie den rechtlichen Rahmenbedingungen der Zuwanderung

In der pflegepolitischen Diskussion wird immer wieder die Forderung vorgetragen, dass mehr „ausländische" Pflegekräfte nach Deutschland kommen müssen, um den heute schon bestehenden und vor allem den zusätzlich zu erwartenden Personalbedarf auch tatsächlich mit Pflegekräften decken zu können, da die einheimischen Ressourcen dafür nicht ausreichen (würden). Aber der Begriff „Ausländer" hört sich homogener an als er in der Praxis und auch in der Statistik[2] dann ist und es gibt mit Blick auf die Möglichkeit, Pflegekräfte „aus dem Ausland" nach Deutschland zu holen, ganz unterschiedliche „Ausländer", mit entsprechend divergierenden Folgen für die Beschäftigung dieser Menschen in Deutschland.

Wenn es wie auch in diesem Beitrag um eine gezielte Anwerbung von Pflegekräften aus dem Ausland geht, dann kommen sowohl Personen aus den EU-Mitgliedsstaaten wie auch aus Staaten außerhalb der EU in Frage.[3] Hier muss man dann unterscheiden hinsichtlich aufenthalts- und arbeitserlaubnisrechtlicher Fragen sowie der Frage einer Berufsanerkennung.[4]

Ein Blick zurück ist hilfreich, auch um die Veränderungen einschätzen zu können, die mittlerweile bereits stattgefunden haben. In der Zeit vor der Beschäftigungsverordnung vom 1. Juli 2013 war es in Deutschland nur in Ausnahmefällen gestattet, ausländisches Pflegepersonal in Pflegeeinrichtungen anzustellen. Gemäß den beschränkenden Zuwanderungsregelungen, die bis zum Inkrafttreten galten, durften Pflegekräfte aus Nicht-EU-Staaten lediglich auf Grundlage gesonderter Vermittlungsabsprachen in Deutschland arbeiten. Doch auch Pflegekräfte aus den osteuropäischen EU-Beitrittsländern mussten einige Hürden meistern, ehe sie als „vollwertige" Pflegerinnen und Pfleger galten. Mittlerweile gilt für alle EU-Mitgliedsstaaten die Arbeitnehmerfreizügigkeit, sodass für Menschen aus diesen Ländern keine Arbeitserlaubnis mehr erforderlich ist. Sie sind inländischen Arbeitnehmern gleichgestellt.[5]

Bleibt die Gruppe der Pflegekräfte, die aus Nicht-EU-Staaten angeworben werden sollen. Hier sind (bislang) die Hürden generell für Arbeitgeber teilweise sehr hoch bis unüberwindlich. Die Pflegebranche befindet sich aber in der privilegierten Position, auch von außerhalb der Europäischen Union Pflegefachkräfte anwerben zu können, da sowohl die qualifizierten Tätigkeiten in der Gesundheits- und Krankenpflege als auch die Altenpflegefachkräfte auf der Liste der Mangelberufe stehen, in die seit der Reform der Beschäftigungsverordnung

---

[2] Das wird im ▶ Abschn. 6.3 deutlich bei der Analyse der „ausländischen Pflegekräfte" auf der Basis der offiziellen Statistiken. Hier wird jeder, der eine ausländische Staatsangehörigkeit hat, in einer Kategorie zusammengefasst, die nicht danach unterscheidet, ob es sich um jemanden handelt, der als Pflegekraft zugewandert ist oder der gleichsam als „Inländer" hier aufgewachsen ist, aber nicht die deutsche Staatsangehörigkeit hat.

[3] Eine dritte Gruppe wären Personen mit Migrationshintergrund, die bereits in Deutschland leben, entweder mit einem bereits geklärten aufenthaltsrechtlichen Status, beispielsweise anerkannte Asylbewerber oder Arbeitsmigranten oder deren Kinder.

[4] Vgl. dazu auch Deutscher Paritätischer Wohlfahrtsverband (2018).

[5] Dies gilt auch für Staatsangehörige aus Island, Norwegen, Schweiz und Liechtenstein.

von 2013 eine Zuwanderung nach Deutschland mit Zustimmung der Zentralen Auslands- und Fachvermittlung ohne Vorrangprüfung erfolgen kann (Bonin et al. 2015, S. 63).

Pflegefachkräfte aus ausgewählten Nicht-EU-Staaten können auf der Basis bilateraler Vermittlungsabsprachen der Bundesregierung angeworben werden. Umgesetzt wird dies von der Bundesagentur für Arbeit. Damit muss beachtet werden, dass die Anwerbung und Arbeitsvermittlung in bzw. aus 57 Ländern, darunter viele afrikanische, arabische, süd- und mittelamerikanische Staaten, für eine Beschäftigung in Gesundheits- und Pflegeberufen in Deutschland nur von der Bundesagentur für Arbeit durchgeführt werden darf.[6] Außerdem muss man darauf hinweisen, dass eine weltweite Suche nach möglichen Pflegekräften für Deutschland begrenzt wird (bzw. werden soll) durch den „WHO Code of Practice", über den definiert wird, in welchen Ländern kein bedenklicher Engpass von Gesundheitspersonal vorliegt – denn nur die kommen (eigentlich) als Anwerbeländer in Frage.[7]

Aber selbst wenn man die Rekrutierung von ausländischen Pflegekräften organisiert bekommt, bleibt als nächste rechtliche Hürde die Frage der Anerkennung der beruflichen Qualifikation. Die rechtliche Grundlage dafür ist das „Gesetz über die Feststellung der Gleichwertigkeit von Berufsqualifikationen" (BQFG).[8]

Fachkräfte im Bereich Pflege gehören zu den reglementierten Berufen. Bei den Pflegeberufen ist die Feststellung der Gleichwertigkeit zwingende Voraussetzung dafür, dass der Beruf in Deutschland ausgeübt werden darf (entsprechend auch die ausländerrechtliche Regelung in § 6 Abs. 2 BeschV). Ausreichende Sprachkenntnisse gehören zu den Voraussetzungen für die Anerkennung als Fachkraft (§ 2 Abs. 1 Nr. 4 AltPflG)[9]. Das bedeutet in der Regel Niveau B2. Die Frage der Berufsanerkennung ist auch für die Beschäftigung von „EU-Ausländern" relevant.

Im Grunde gibt es zwei Wege: die Berufsausbildungsanerkennung oder die Verpflichtung zu einer erneuten Berufsausbildung in Deutschland. Auf ein Anerkennungsverfahren haben nur diejenigen eine Chance, die bereits eine anerkannte und abgeschlossene berufliche Ausbildung im jeweiligen Staat vorweisen können.[10] Abschlüsse aus Drittstaaten unterliegen stets einer Einzelfallprüfung. Dabei wird geprüft, ob der ausländische gegenüber dem deutschen Abschluss wesentliche Unterschiede aufweist. Ist dies der Fall, werden vorhandene Berufserfahrungen einbezogen. Es ist möglich, zwischen einem sogenannten Anpassungslehrgang und einer Kenntnisprüfung zu wählen, um die Anerkennung zu bekommen. „Um … bei der Kenntnisprüfung antreten zu können und diese abzulegen, bedarf es eines Vorberei-

---

⁶   Die derzeit 57 Länder, für die diese Regelung gilt, sind aufgelistet in der Anlage zu § 38 BeschV, www.gesetze-im-internet.de/beschv_2013/anlage_1.html.

⁷   Managing health workforce migration – The Global Code of Practice: www.who.int/hrh/migration/code/practice/en/. Die Regeln, die einen Brain-Drain aus den Ländern verhindern sollen, die selbst einen Mangel haben, müssen letztendlich freiwillig umgesetzt werden. Die bisherigen Erfahrungen damit sind mehr als ernüchternd, so beispielsweise die Evaluierungsergebnisse von Siyam et al. (2013). Vgl. auch die Ergebnisse von Tankwanchi et al. (2014). In Deutschland ist es so, dass eine Anwerbung aus diesen Ländern nicht grundsätzlich „verboten" ist, § 38 BeschV regelt in Verbindung mit der Anlage zu diesem Paragrafen nur, dass eine Anwerbung über die Bundesagentur für Arbeit laufen muss (und damit kann).

⁸   Verordnung über die Beschäftigung von Ausländerinnen und Ausländern: www.gesetze-im-internet.de/bqfg/.

⁹   Gesetz über die Berufe in der Altenpflege (Altenpflegegesetz – AltPflG): https://www.gesetze-im-internet.de/altpflg/BJNR151310000.html.

¹⁰   Auch hier gibt es einen Unterschied zwischen EU- und Nicht-EU-Staaten. Kommt die Arbeitskraft aus einem Nicht-EU-Staat, dann muss der Unterschied zwischen dem Ausbildungsgang in Deutschland und denen des Herkunftslandes näher geprüft werden. Außerdem: Sollte der Nachweis einer praktischen Berufsausübung nicht möglich sein, dann wird die absolvierte Pflegeausbildung eventuell nur zu gewissen Teilen anerkannt und es wird nur eine Teilgleichwertigkeit ausgesprochen.

tungskurses, der sich erfahrungsgemäß auf ca. ein Jahr beläuft. Der schnellste Weg zu einer vollen Gleichwertigkeit der Ausbildungsgänge führt über die Kenntnisprüfung. Hierbei sind die ausländischen Pflegekräfte aber enormem Druck und hohem Risiko des Nichtbestehens ausgesetzt", so Nürnberg und Traoré (2019, S. 125).

Die Berufsanerkennung in Deutschland erfolgt als Gesundheits- und Krankenpfleger/-in. Hierzu ist ein Anerkennungsverfahren in der Gesundheits- und Krankenpflege wie auch bei einer Tätigkeit in der Altenpflege möglich. Denn: Das Berufsbild des examinierten Altenpflegers existiert im internationalen Ausbildungssystem nicht.

6.3 Ausländische Pflegekräfte sind schon da, aber es ist überschaubar

„Wir werden bis zu 50.000 zusätzliche Pflegekräfte brauchen. Da werden wir auch im Ausland suchen müssen", so wird Bundesgesundheitsminister Jens Spahn (CDU) zitiert. Es sei kaum mehr möglich, in Deutschland ein Krankenhaus oder eine Pflegeeinrichtung ohne ausländische Pflegekräfte zu betreiben. Besonders im Kosovo und in Albanien gibt es laut Spahn ein hohes Potenzial an jungen Fachkräften: „Dort ist die Pflegeausbildung häufig besser als wir denken."[11]

Vor diesem Hintergrund lohnt ein Blick auf die Zahlen. Die findet man beispielsweise in dieser Antwort der Bundesregierung auf eine Kleine Anfrage im Bundestag: „Ausländische Pflegekräfte in Deutschland" (Bundestags-Drucksache 19/2455 vom 04.06.2018). Dort wird berichtet:

„Nach Angaben der Statistik der BA waren im Juni 2017 bundesweit rund 128.000 ausländische Pflegekräfte sozialversicherungspflichtig und 5.900 ausschließlich geringfügig beschäftigt." Im Juni 2013 waren es 74.046 sozialversi-

cherungspflichtig und 5.366 ausschließlich geringfügig beschäftigte ausländische Pflegekräfte.

Von den 128.000 ausländischen Pflegekräften im Juni 2017 kamen 18.334 aus den vom Minister angesprochenen Balkanstaaten, also Albanien, Bosnien und Herzegowina, Kosovo, Mazedonien und Serbien (◘ Tab. 6.1).

Zur Bewertung dieser Zahlen sollten wir uns verdeutlichen, dass es sich bei der Zahl 128.000 ausländische Pflegekräfte (Stand: Juni 2017) um Beschäftigte in der Krankenhaus- und Altenpflege zusammen handelt, also in einem Bereich, wo wir derzeit 1,7 Mio. Beschäftigte insgesamt verzeichnen. Dies relativiert dann die Bedeutung dieser Zahl erheblich.

Für den Juni 2018 werden von der Bundesagentur für Arbeit insgesamt knapp 143.500 sozialversicherungspflichtig beschäftigte Pflegekräfte mit ausländischer Staatsangehörigkeit ausgewiesen.[12] Darunter mehr als 70.800, die in der Altenpflege beschäftigt waren (◘ Abb. 6.1). Aber auch hier gilt die bereits getroffene Feststellung: In der Beschäftigungsstatistik werden alle in der Pflege (sozialversicherungspflichtig) beschäftigten Personen als „Ausländer" ausgewiesen, wenn sie eine ausländische Staatsangehörigkeit haben.

Hilfreich an dieser Stelle ist ein Blick zurück in die Fachdiskussion über Chancen und Grenzen einer Zuwanderung in der Pflege. Dazu die Analyse „Können Pflegekräfte aus dem Ausland den wachsenden Pflegebedarf decken? Analysen zur Arbeitsmigration in Pflegeberufen im Jahr 2010" (Afentakis und Maier 2014). Ein höchst relevanter Befund: „In den letzten Jahren war die Zuwanderung von Arbeitsmigrantinnen/-migranten in Pflegeberufen … kontinuierlich rückläufig: Während zwischen 1988 und 1995 jährlich durchschnittlich 6.000 Arbeitsmigrantinnen/-migranten nach Deutschland kamen, ging die Zuwanderung zwischen 1996 und 2004 auf durchschnittlich 4.000 je Jahr zurück. Zwischen 2005 und 2009 sind jährlich durchschnittlich nur noch 2.000 Arbeitsmigrantinnen/-migranten nach

---

[11] Vgl. zu den Ausführungen des Ministers den Beitrag von Sell (2018a).

[12] Vgl. Bundesagentur für Arbeit (2019).

◘ Tabelle 6.1 Sozialversicherungspflichtig beschäftigte ausländische Pflegekräfte nach Staatsangehörigkeit. (Quelle der Daten: Bundestags-Drucksache 19/2455 vom 04.06.2018, S. 3)

Stichtag	Ausländer	EU ohne Deutschland	Darunter		Drittstaaten[b]	Darunter		
			EU-11	GIPS-Staaten[a]		Asylherkunfts-länder (Top 8)[c]	Balkanstaaten[d]	Osteuropäische Drittstaaten[e]
30.06.2013	74.046	39.400	25.693	8.432	34.708	1.553	7.192	5.117
30.06.2014	84.132	45.783	30.317	10.067	38.366	1.666	8.273	5.604
30.06.2015	95.504	52.673	36.207	10.897	42.839	1.906	10.001	5.917
30.06.2016	109.502	59.448	42.042	11.688	50.114	2.320	13.062	6.410
30.06.2017	127.735	66.254	47.775	12.594	61.548	3.483	18.334	6.839

[a] GIPS-Staaten: Griechenland, Irland, Portugal, Spanien

[b] Drittstaaten: Ausland ohne EU-Länder, Island, Liechtenstein, Norwegen, Schweiz

[c] Asylherkunftsländer: Eritrea, Nigeria, Somalia, Afghanistan, Irak, Iran, Pakistan, Syrien

[d] Balkanstaaten: Albanien, Bosnien und Herzegowina, Kosovo, Mazedonien, Serbien

[e] Osteuropäische Drittstaaten: Russische Föderation, Ukraine

Neben den sozialversicherungspflichtig beschäftigten Pflegekräften gibt es noch – in der Tabelle nicht ausgewiesen – ausschließlich geringfügig Beschäftigte mit ausländischer Staatsangehörigkeit. Deren Zahl wird für den 30.06.2017 mit 5.862 angegeben. Dieser Wert liegt seit 2013 relativ konstant in der Größenordnung unter 6.000

Pflege-Report 2019

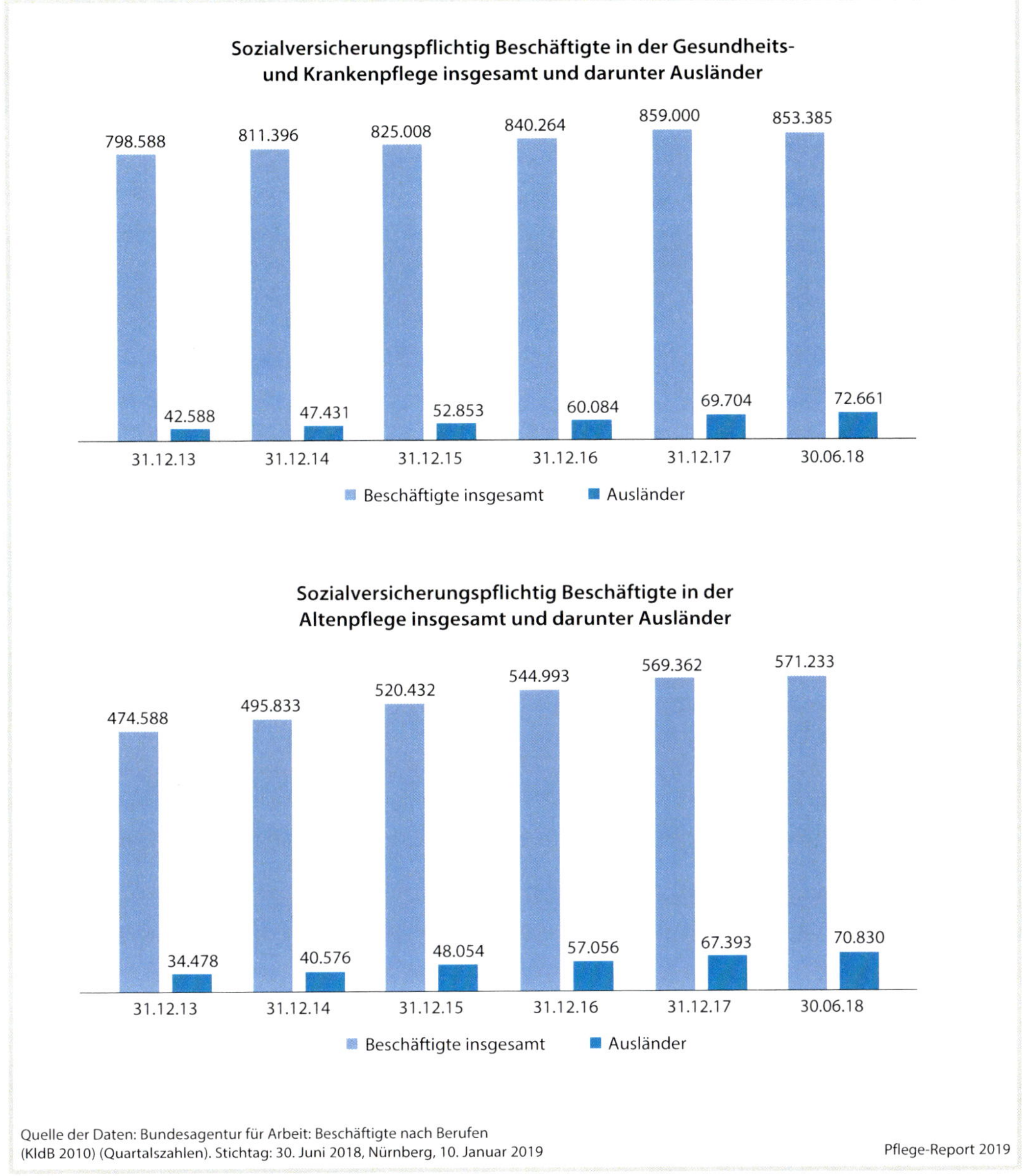

Abb. 6.1 Sozialversicherungspflichtig Beschäftigte in der Gesundheits- und Krankenpflege insgesamt und darunter Ausländer

Deutschland zugewandert. Auch von den mindestens einjährig ausgebildeten Pflegekräften, die einen Pflegeberuf ausübten (Stayer), kamen die meisten in den 1990er-Jahren nach Deutschland (52,3 %)" (Afentakis und Maier 2014, S. 178). Im Fazit wird ausgeführt:

Die qualifizierte Zuwanderung in den Pflegeberufen konzentrierte sich auf die Berufsordnungen der Gesundheits- und Krankenpflegerinnen/-pfleger – die Altenpflege ist hier nur gering vertreten. Für die Vergangenheit gilt: Arbeitsmigrantinnen/-migranten aus der ehemaligen Sowjetunion und den östlichen EU-Staaten stellten den Großteil der in den Pflegeberufen beschäftigten Arbeitsmigrantinnen/-migranten. In den letzten zehn Jahren vor 2010 profitierten die Pflegeberufe zunehmend weniger von einer Arbeitsmigration.

„Wenn sich diese Entwicklung fortsetzt, könnte die Arbeitsmigration in Zukunft nur zu einem geringen Teil dazu beitragen, die Personalengpässe in den Pflegeberufen zu beseitigen. Die Analysen zur beruflichen Flexibilität verdeutlichen vielmehr, dass es langfristig aus gesamtwirtschaftlicher Perspektive lohnenswerter ist, Pflegekräfte in Deutschland auszubilden, da sie anschließend auch überwiegend einen Pflegeberuf ausüben, sofern sie erwerbstätig sind (zu 82,9 %). Dies gilt insbesondere für Pflegekräfte mit einer zwei- beziehungsweise dreijährigen Ausbildung. Dies setzt bei einer immer geringer werdenden Zahl an Jugendlichen aber auch voraus, dass die Pflegeberufe im Vergleich zu anderen möglichen Berufen an Attraktivität gewinnen" (Afentakis und Maier 2014, S. 179).

Für den aktuellen Stand kann man hingegen gemessen an der sozialversicherungspflichtigen Beschäftigung von ausländischen Pflegekräften deutlich höhere Zahlen feststellen:
2014: +10.086, 2015: +11.372, 2016: +13.998 und 2017: +18.233[13].

Allerdings muss auch hier beachtet werden, dass die Altenpflege unterdurchschnittlich vertreten ist, die Beschäftigung konzentriert sich auf den Krankenhausbereich.

6.4 Die osteuropäische Pendelmigration als „Schattensäule" der Zuwanderung in der Altenpflege bzw. häuslichen Betreuung

Wenn wir über Zuwanderung in der Pflege sprechen, kommen wir um den Schattenbe-

reich der aus osteuropäischen Ländern stammenden Pflege- und Betreuungskräfte, die in den Haushalten pflegebedürftiger Menschen leben und deren Arbeit unter dem Schlagwort „24 Stunden-Pflege" immer wieder thematisiert wird, nicht herum. Es handelt sich um eine gewaltige Entlastung für das bestehende Pflegesystem, denn deren Arbeit stabilisiert die bestehende Verteilungsstruktur, dass weit über 70 % der Pflegebedürftigen zu Hause versorgt werden. Entweder von den pflegenden Angehörigen allein (aber zuweilen eben mit Rückgriff auf osteuropäische Betreuungskräfte) oder unter partieller Zuhilfenahme ambulanter Pflegedienste.

Nun sollte man nicht vorschnell annehmen, dass wir überhaupt eine valide Zahl haben, um wie viele Menschen es sich handelt. In der Antwort auf eine Anfrage im Deutschen Bundestag „Arbeitsbedingungen von im Haushalt lebenden Pflegekräften" (Bundestags-Drucksache 19/6792 vom 02.01.2019) heißt es seitens der Bundesregierung auf die Fragen „Wie viele sogenannte Live-in-Pflegekräfte gibt es nach Kenntnis der Bundesregierung in Deutschland und wie hoch war die Anzahl vor fünf, zehn, 15 und 20 Jahren?" und „Wie viele ‚24-Stunden-Pflegekräfte' arbeiten nach Kenntnis der Bundesregierung im Jahr als Selbstständige, und wie viele sind angestellt?" sowie „Wie viele Agenturen zur Anwerbung von im Haushalt lebenden Pflegekräften sind der Bundesregierung in Deutschland bekannt" lapidar: „Der Bundesregierung liegen hierzu keine Erkenntnisse vor."

Das ist nun schon mehr als erstaunlich, wenn man sich die in der Literatur immer wieder genannten Zahlen anschaut: Nach Schätzungen beschäftigen mehr als 200.000 Haushalte in Deutschland eine Betreuungskraft aus Osteuropa – legal oder illegal. Entstanden sei eine riesige rechtliche Grauzone, so das German-Polish Centre for Public Law and Environmental Network (GP PLEN) 2018. Der Studie von Hielscher et al. (2017) kann man diese Größenordnung entnehmen: In schätzungsweise 163.000 Privathaushalten lebt eine osteuropäische Hilfskraft für eine „Rund-um-

---

[13]   Vgl. Bundesagentur für Arbeit (2019).

die-Uhr"-Betreuung eines Pflegebedürftigen. „Schätzungen gehen von ungefähr 150.000 migrantischen Haushaltshilfen in deutschen Familien aus, die wenigsten davon in regulär geregelten Arbeitsverhältnissen", so Malsburg und Isfort (2014).[14]

Und man muss bei diesen Zahlen berücksichtigen, dass es sich um die Haushalte handelt, in denen man eine entsprechende Beschäftigung vermutet. Die betroffenen Betreuungskräfte bleiben nun aber immer nur eine Zeit lang in dem Haushalt, oftmals zwei bis drei Monate und werden dann von einer anderen Kraft abgelöst. Wir sind hier also mit einer ausgeprägten Pendelmigration konfrontiert, sodass man die Zahl der aus Osteuropa stammenden Betreuungskräfte mindestens mit dem Faktor 2, eher mehr, multiplizieren muss. Dann bewegen wir uns in einer Größenordnung von 400.000 und darüber hinaus temporär in die Pflege und Betreuung ein- und wieder auspendelnden Personen.

Unabhängig von allen offenen arbeits- und sozialrechtlichen Fragen in diesem Bereich, bei denen bis heute seitens der politisch Verantwortlichen eine „Vogel-Strauß-Politik" betrieben wird,[15] kann und muss man plausibel davon ausgehen, dass die Zahl der aus Osteuropa nach Deutschland pendelnden Betreuungskräfte abnehmen wird – aufgrund der desaströsen demografischen Entwicklung in den Ländern dort, aber auch aufgrund des tendenziell abnehmenden Wohlstandsgefälles, das bislang der Hauptgrund dieser Form der temporären Zuwanderung war. Wenn das so sein sollte, dann wird das den Personalbedarf in der professionellen Altenpflege im Zusammenspiel mit anderen Veränderungen auf Seiten des häuslichen Pflegepotenzials weiter erhöhen.

6.5 Die Rekrutierung ausländischer Pflegekräfte oder: Vom Entstehen einer eigenen Branche; viele Klimmzüge, überschaubare Resultate

Unstrittig ist, dass Krankenhäuser und Pflegeinrichtungen die Suche und Anwerbung ausländischer Pflegekräfte als *einen* Weg der Personalbeschaffung beschreiten (müssen) und sie tun das erwartungsgemäß mit unterschiedlicher Intensität, denn das ist sehr voraussetzungsvoll und auch mit teilweise erheblichen Kosten verbunden.

Eine Vorbemerkung: Wenn man sich nur auf die mittlerweile vorliegenden Veröffentlichungen stützt und diese nicht mit den realen Zahlen gewichtet, dann kann man den Eindruck gewinnen, dass wir es hier mit einer großen Zahl an Pflegekräften zu tun haben, die angeworben und ins Land geholt werden. Es wurde bereits aufgezeigt, dass das zu relativieren ist.

Auf der anderen Seite ist mittlerweile eine eigene Branche entstanden rund um das Thema Beschaffung ausländischer Pflegekräfte, was angesichts der vielfältigen und höchst speziellen Hürden, die man nehmen muss, nicht verwundert. Damit verbunden sind erhebliche Transaktionskosten, die von Seiten der Auftraggeber oftmals unterschätzt werden – und dass bei einer mehr als fragilen Angelegenheit, denn selbst wenn man Pflegekräfte aus dem Ausland gewinnen kann, bedeutet das noch lange nicht, dass sie auch auf Dauer bleiben (werden).[16] Gerade die Erfahrungen der letz-

---

[14] Zur Situation und kritischen Diskussion in Österreich, wo schon vor Jahren anders als in Deutschland den Versuch einer Teil-Legalisierung der „24-Stunden-Pflege" unternommen wurde, vgl. den Beitrag von Aulenbacher et al. (2018), dort auch mit einem Blick auf die Rolle der Vermittlungsagenturen. Über einen Teil dieser Agenturen gibt es gerade wieder einmal eine sehr kritische Diskussion, vgl. hierzu beispielsweise die Reportage von Pramer et al. (2019).

[15] Vgl. hierzu bereits Sell (2010).

[16] Rebekka Süss (2018) hat in ihrer Arbeit „Ökonomische Bewertung der Anwerbung ausländischer Pflegekräfte" für den Bereich der Universitätsklinika und Medizinischen Hochschulen eine genauere Kostenkalkulation der Rekrutierung ausländischer Pflegekräfte vorgenommen.

ten Jahre mit den aus den südeuropäischen Krisenstaaten der EU angeworbenen Pflegekräften sollte zur Vorsicht mahnen.[17]

Chancen und Hemmnisse der internationalen Fachkräfterekrutierung[18] waren beispielsweise Thema der Studie von Bonin et al. (2015) für die Bertelsmann-Stiftung. Die Unternehmen, für die eine Rekrutierung von Pflegefachkräften in Frage kommt, richten ihren Blick dabei fast durchweg auf die EU-Mitgliedsländer. Bei den Ländern außerhalb der Europäischen Union konzentrierten sich die Aktivitäten vor allem auf osteuropäische Staaten, während asiatische Entsendeländer wie China, die Philippinen und Vietnam eine sichtbare, aber kleine Rolle spielen.

Bonin et al. (2015, S. 64) kommen auf der Basis ihrer Befragung von Personalverantwortlichen, die Erfahrungen mit der Beschäftigung ausländischer Pflegekräfte gemacht haben, zu einem positiven Befund:

„Alles in allem haben die Unternehmen, die in den letzten drei Jahren Pflegefachkräfte aus dem Ausland eingestellt haben, mit diesen neuen Mitarbeitern positive Erfahrungen gemacht. Drei von fünf Personalverantwortlichen sind mit ihnen zufrieden oder sogar sehr zufrieden, nur einer von zehn ist unzufrieden oder sehr unzufrieden. Die Kompetenzen dieser Pflegefachkräfte werden überwiegend auf dem Niveau der aus dem Inland stammenden Kollegen

gesehen. Lediglich im Hinblick auf die Praxiserfahrung sind die im Ausland rekrutierten Fachkräfte nach Einschätzung der Personalverantwortlichen klar im Nachteil. Dies dürfte damit zusammenhängen, dass die im Ausland vorwiegend akademisch organisierte Ausbildung für pflegerische Tätigkeiten deutlich weniger Praxisanteile umfasst als die Ausbildung von Pflegeschülern in Deutschland. Andererseits fällt das Urteil über die Einsatzbereitschaft der international rekrutierten Pflegefachkräfte sehr positiv aus. Die Hälfte der Personalverantwortlichen kommt zu der Einschätzung, dass ihr in jüngerer Zeit aus dem Ausland eingestelltes Pflegefachpersonal in dieser Hinsicht leistungsfähiger ist als ihre übrigen Pflegefachkräfte."

Bereits damals wurde seitens der Personalverantwortlichen auf den sehr hohen Aufwand hingewiesen. „Über die Hälfte berichten von einem hohen oder ziemlich hohen Aufwand, bis ihre in jüngster Zeit aus dem Ausland angeworbenen Pflegefachkräfte voll einsatzfähig waren." Hier interessant: „Ein Teil dieser Kosten kann zudem verloren sein, weil international rekrutierte Fachkräfte teilweise mit falschen Vorstellungen kommen und wieder in die Heimat zurückkehren oder nach kurzer Zeit das Unternehmen wechseln, was insbesondere im Bereich der Altenpflege vorkommt, aus der heraus international rekrutierte Pflegefachkräfte in die tendenziell besser bezahlte Gesundheits- und Krankenpflege wechseln."

Die Unternehmen, die in den letzten drei Jahren Nicht-EU-Bürger als Pflegefachkräfte rekrutiert haben, hatten zu zwei Dritteln Schwierigkeiten bei der Anerkennung ausländischer Qualifikationen und zu 60 % Probleme beim Erlangen der Zuwanderungserlaubnisse. Und auch der angesprochene eigene Markt für Beratungs- und Vermittlungsdienstleister wurde kritisch angesprochen: „Tatsächlich gibt es beispielsweise Berichte über unzuverlässige und wenig leistungsfähige Personaldienstleister im Markt für internationales Recruiting" (Bonin et al. 2015, S. 67).

Mittlerweile ist mit Blick auf die Altenpflege realistische Skepsis eingekehrt. So schluss-

---

[17]   So sind viele der aus Spanien für die Krankenhauspflege rekrutierten Fachkräfte wieder zurückgegangen. Dafür gibt es natürlich viele und individuell sehr unterschiedliche Gründe, aber auffällig ist, wie oft von den Fachkräften aus anderen Ländern zum einen die reale Personalausstattung als unerträglich defizitär wahrgenommen wird, zum anderen wird immer wieder beklagt, wie „niedrig" der Stellenwert des Pflegepersonals in Deutschland ist. Vgl. dazu beispielsweise bereits Kellner (2013).

[18]   Für eine generelle arbeitsmarktliche Einbettung und den vielfältigen Problemstellen vgl. die Arbeit von Mergener (2018): Zuwanderung in Zeiten von Fachkräfteengpässen auf dem deutschen Arbeitsmarkt. Einflussfaktoren auf die Beschäftigungs- und Rekrutierungschancen ausländischer Fachkräfte aus betrieblicher Perspektive. Speziell mit Blick auf die Rekrutierung von internationalen Pflegekräfte vgl. auch die Arbeit von Schreck (2017).

folgert Stefan Etgeton von der Bertelsmann-Stiftung: „Das Potenzial der Gewinnung und Integration von Pflegekräften aus dem Ausland sollte nicht überschätzt werden, zumal der Rekrutierungsaufwand erheblich ist" (Etgeton 2018, S. 2). Und Hackmann und Sulzer (2018) haben sich in ihrer Studie „Strategien gegen den Fachkräftemangel in der Altenpflege. Probleme und Herausforderungen" ebenfalls relativierend zu Wort gemeldet: „Besonders ausländische Fachkräfte werden als mögliche Personalressource für die Altenpflege gesehen. Zahlreiche Projekte befassen sich mittlerweile mit dem Thema, wie beispielsweise das Welcome Center Sozialwirtschaft in Baden-Württemberg, oder das groß angelegte Projekt Triple Win[19] der Zentralen Auslands- und Fachvermittlung (ZAV), der Bundesagentur für Arbeit und der Deutschen Gesellschaft für Internationale Zusammenarbeit (GIZ), das qualifizierte Pflegefachkräfte aus Serbien, Bosnien-Herzegowina und den Philippinen für die deutsche Altenpflege anwirbt" (Hackmann und Sulzer 2018, S. 41).

Aber: „Fraglich ist, inwiefern der Zugewinn an neuen Fachkräften dem Aufwand und den Kosten einer Rekrutierung im Ausland gerecht wird. In den Fachgesprächen wurde von der Mehrheit der Fachgesprächspartner/-innen Maßnahmen zur Linderung des Personalmangels über eine Rekrutierung von ausländischen Fachkräften kritisch gesehen. Einerseits sind sprachliche und kulturelle Herausforderungen zu bedenken sowie die unterschiedlichen Studiums- und Ausbildungsinhalte bei ausländischen Berufsabschlüssen in den einzelnen Ländern. Andererseits wurde es kritisch gesehen, die Personalprobleme in Deutschland auf dem Rücken von anderen Ländern auszutragen, die möglicherweise selbst mit einem Personalmangel in der Pflege zu kämpfen haben" (Hackmann und Sulzer 2018, S. 42).

Wenn man die Beispiele aus der Praxis studiert, wo es um den Einsatz ausländischer Pflegekräfte geht, dann stößt man immer wieder auf einen Aspekt, der von entscheidender Bedeutung ist und der von denen, die gerne die großen Lösungsansätze suchen, aber die Umsetzung dann nicht ausbaden müssen, vernachlässigt oder kleingeredet wird: die Sprachkenntnisse. Das zentrale Nadelöhr gerade für die Menschen, die in der Pflege arbeiten wollen oder sich das vorstellen können, ist oftmals die deutsche Sprache, denn man arbeitet in der Pflege nicht an Maschinen oder anderen Dingen, sondern am und mit dem Menschen, und da ist Kommunikation von zentraler Bedeutung. Und die deutsche Sprache ist keine einfache Sprache und nicht jeder ist sprachbegabt. Dann benötigt man Zeit und eine qualifizierte Begleitung der zukünftigen (potenziellen) Pflegekräfte, denn auf ausreichende Sprachkompetenz muss gerade in solchen Bereichen wie der Pflege besonderer Wert gelegt werden – im beiderseitigen Interesse, sowohl der Pflegebedürftigen wie auch des Personals. Dazu auch die Befunde von Visel (2017). Sie diagnostiziert in ihrem Beitrag „Berufsanerkennung und ‚sichere Pflege' – Die Bedeutung von Sprachkenntnissen in Anerkennungsverfahren für Pflege- und Gesundheitsberufe", dass nach wie vor in der Praxis Hürden für die Antragsteller bestehen. Diese sind verbunden mit den geforderten deutschen Sprachkenntnissen. Im empirischen Teil wird gezeigt, wie vor allem Dimensionen von Sicherheit in Verbindung mit Sprache in Anerkennungsverfahren für Pflegekräfte relevant werden und weitere Hürden für die Antragsstellenden legitimieren.

Dazu ein Blick auf eine andere Profession: Die Sprachbarriere ist eine gewaltige und eben nur begrenzt aufhebbare Hürde. Hinzu kommen auch unverzichtbare fachliche Voraussetzungen, die man eben nicht beliebig absenken kann (was aber eine an sich zwingende Konsequenz wäre, wenn man dem Ziel einer Beschleunigung der und vor allem mehr Abschlussanerkennungen folgen würde). „Ärzte, die aus Drittstaaten stammen und in Deutschland ärztlich tätig sein wollen, müssen ihre medizinischen Kenntnisse bei den Kammern nachweisen. Und da hapert es gewal-

---

[19] Zum Projekt Triple Win vgl. die Website www.triple-win-pflegekraefte.de.

tig", so Anke Thomas in ihrem Artikel „Fast jeder zweite besteht Prüfung nicht". Immer mehr Ärzte aus Syrien, Rumänien, Serbien, der Ukraine, Russland und Aserbaidschan wollen in Deutschland Fuß fassen und ärztlich tätig werden. Das sind die Länder, aus denen die größten Zuwachsraten zu verzeichnen sind. „Um zu zeigen, dass die Erhebung einer Anamnese, die Diagnosestellung oder das Schreiben eines Arztbriefes keine sprachlichen Probleme bereiten, müssen die Anwärter für die Tätigkeit in Deutschland eine Sprachprüfung absolvieren und außerdem auch ihre medizinischen Kenntnisse unter Beweis stellen. Laut einem aktuellen Bericht des MDR, der bei verschiedenen Ärztekammern nachgefragt hat, scheitern viele Ärzte an den Prüfungen. Die Durchfallquote bei den verpflichtenden Sprach- und Medizinprüfungen betrage im ersten Versuch mehr als 50 %. Allerdings können diese Versuche beliebig oft wiederholt werden." Und „natürlich" erfolgen diese Prüfungen nicht etwa einheitlich, sondern sie sind Ländersache und variieren teilweise erheblich. Mit bedenklichen Streuungsbreiten – Beispiel Sprachtests bei Medizinern: „Während in Rheinland-Pfalz ein Sprachniveau von C1 geprüft werde, gäben sich andere Länder beziehungsweise Kammern teilweise noch mit einem niedrigeren Sprachniveau zufrieden" (Thomas 2018). Schon C1 wäre kritisch zu diskutieren.

Und wenn wir eine ehrliche Diskussion führen würden, dann müsste man darauf hinweisen, dass wir tagtäglich unzählige Pflege- und vor allem Behandlungsfehler haben, weil es bei einem Teil der Beschäftigten enorme Sprachprobleme gibt. Aber man ist ja schon dankbar über jeden, der die lichten Reihen wieder auffüllt.[20]

Die strukturell bedingte Hilflosigkeit wird auch an dem bereits bekannten, von vielen interessierten Kreisen gerne zitierten Textbaustein mit der schnelleren Anerkennung der ausländischen Abschlüsse sowohl in Pflege wie auch bei den Ärzten erkennbar. Hört sich vernünftig an, verspricht aber mehr, als es halten kann. Denn das strukturelle Dilemma, das hier zu benennen ist, bezieht sich auf einen Aspekt, der jenseits der formalen Gleichwertigkeit von Abschlüssen liegt. Und das ist nicht nur die Sprache, wie beschrieben, sondern gerade in der Altenpflege sind es auch geteilte Erfahrungen und Mentalitäten, die man schlichtweg nicht haben kann, wenn man aus fernen Ländern nach Deutschland importiert wird. Und das kulturelle Verständnis ist eine eigene, wichtige Dimension guter Pflege, gerade in der Altenpflege.

Aber die politische Maschinerie ist zwischenzeitlich in Gang gesetzt worden. Beispielsweise mit der im vergangenen Jahr ins Leben gerufenen „Konzertierten Aktion Pflege" der drei Ministerien für Gesundheit, Arbeit und Familien. Bislang dringt noch nicht wirklich etwas nach draußen (und wenn, dann wird es vorläufig dementiert, wie das folgende Beispiel). Was wir wissen: es wurden fünf Arbeitsgruppen eingerichtet:

Arbeitsgruppe 1 – „Ausbildung und Qualifizierung"

Arbeitsgruppe 2 – „Personalmanagement, Arbeitsschutz und Gesundheitsförderung"

Arbeitsgruppe 3 – „Innovative Versorgungsansätze und Digitalisierung"

Arbeitsgruppe 4 – „Pflegekräfte aus dem Ausland"

Arbeitsgruppe 5 – „Entlohnungsbedingungen in der Pflege"

Auch mit dabei: der Arbeitgeberverband Pflege (AGVP) und der bpa Arbeitgeberverband. Und von dieser Seite wird eine Menge Hoffnung in

---

[20]   Damit hier keine Missverständnisse aufkommen – bereits heute sind die ausländischen Pflegekräfte und Ärzte (vor allem aus Osteuropa) eine Stütze in den Systemen, ohne die diese erhebliche Probleme bekommen würden. Mehr als 30.000 ausländische Ärzte sind hier bei uns berufstätig, in vielen Krankenhäusern würde der Normalbetrieb zusammenbrechen, wenn die Ärztinnen und Ärzte aus Rumänien und Bulgarien ihre Koffer packen und in die Länder zurückgehen würden, die sie übrigens ausgebildet haben und die unter erheblichen Versorgungsproblemen leiden, weil ihre Fachkräfte angesichts der Wohlstandskluft individuell auch verständlich im Ausland ihr Glück suchen, aber in den Heimatländern Riesen-Lücken gerissen haben.

den Ansatz einer Absenkung der Fachkraftquote mit dem Ziel, mehr un- und angelerntes (und damit natürlich auch kostengünstigeres) Personal beschäftigen zu können, sowie in die Personalbeschaffung im Ausland gesetzt. Bereits im August 2018 wurde dann über eines der geplanten Pilotprojekte berichtet (und kurz darauf wurde seitens des Bundesgesundheitsministeriums dementiert, dass es so etwas schon geben würde):

„Unter Koordination der Ministerien für Gesundheit und Arbeit wurde ein zwei Jahre laufendes Projekt gestartet, mit dem bis zu 15.000 ausländische Pflegefachkräfte für die Versorgung in Deutschland gewonnen werden sollen. Dazu soll auf Bundesebene eine zentrale Anerkennungsstelle eingerichtet werden. Ferner wird es eine Koordinierungsstelle geben, die Rekrutierungsagenturen zertifiziert, für die schnelle Visa-Erteilung sorgt und die Sprachförderung für die ausländischen Pflegekräfte organisiert. Auf Initiative des Arbeitgeberverbandes Pflege wurde bereits am 17. Mai die Bundesarbeitsgemeinschaft Ausländische Pflegekräfte gegründet. Sie ist eine landesweite trägerübergreifende Plattform für einen Erfahrungsaustausch und die Vernetzung aller an der Rekrutierung und Beschäftigung ausländischer Pflegekräfte beteiligten Organisationen. Der Arbeitgeberverband Pflege fordert nun, dass Ausländer, die innerhalb von sechs Monaten als Fachkraft anerkannt werden und einen Arbeitsvertrag haben, in Deutschland ein Bleiberecht erhalten" (Sell 2018b).

In der Arbeitsgruppe 4 der „Konzertierten Aktion Pflege", wo man sich speziell mit dem Thema Pflegekräfte aus dem Ausland befasst, fokussiert man derzeit offensichtlich auf einen „Beschleunigungsansatz" hinsichtlich der Verwaltungsverfahren und des Handelns im In- und Ausland. Auch und gerade die Zuständigkeitszersplitterungen in den Bundesländern sind Thema der Arbeitsgruppe. Man wird erwarten können, dass es Handlungsempfehlungen geben wird, die auf eine deutliche Zentralisierung der Anerkennungsverfahren hin-

auslaufen werden.[21] Dann wird sich natürlich die Frage stellen, ob und in welchem Ausmaß die Bundesländer bereit sein werden, die ihnen zugewiesenen Aufgaben an eine bundesweite Organisation zu delegieren.

Die Vorstellung, das Ausland sei irgendwie ein Steinbruch, an dem man sich bedienen kann, wird auch von dem sozialdemokratischen Bundesarbeitsminister Hubertus Heil geteilt, der zudem auch noch aus nationaler Sicht durchaus konsequent für eine Strategie der Rosinenpickerei plädiert: Heil will befristete Visa unter anderem für Pflegekräfte. Man sollte sich das aufmerksam zur Kenntnis nehmen, was er sagt: In der Debatte um das geplante Fachkräfte-Einwanderungsgesetz ist Bundesarbeitsminister Hubertus Heil (SPD) dafür, Bewerber aus besonders nachgefragten Berufen wie der Pflege eine befristete Einreise zum Zweck der Arbeitssuche zu gestatten. „Ich kann mir vorstellen, dass Pflegekräfte aus dem Ausland für ein halbes Jahr nach Deutschland kommen und sich hier Arbeit suchen" … Sollte ihnen das nicht gelingen, müssten sie nach Ablauf der Zeit wieder zurück: „Der Bezug von Sozialleistungen muss natürlich ausgeschlossen sein." Bei dem Gesetz dürfe es „nicht nur um höchstqualifizierte Arbeitnehmer" gehen, betonte Heil. Es sei wichtig, „möglichst unbürokratische Prozesse einzurichten".

---

21 Dazu Szepan (2019): „Eine Option wäre es, die zentrale Gutachtenstelle für Gesundheitsberufe (GfG) auszubauen und die Verfahren und Kompetenzen zu bündeln. Idealerweise würde die GfG den Antrag auf Gleichwertigkeit entgegennehmen, die Gleichwertigkeitsprüfung durchführen und nach Prüfung der Echtheit der Unterlagen rechtsverbindlich den Bescheid erteilen. Gegenstand der Prüfung wäre auch die detaillierte inhaltliche Begutachtung der Ausbildung anhand der eingereichten Unterlagen und eine Bewertung der Berufserfahrung, durch die beispielsweise Unterschiede in der Ausbildung ausgeglichen werden könnten. Damit würde dieses Vorgehen mit der im Entwurf des Fachkräfte-Einwanderungsgesetzes vorgesehenen zentralen Ausländerbehörde in Einklang stehen."

Das muss man erst einmal sacken lassen. Mittlerweile ist das in den offiziellen Entwurf eines Fachkräfte-Einwanderungsgesetzes eingeflossen. Dort heißt es: „Die Möglichkeiten des Aufenthalts zur Arbeitsplatzsuche für Fachkräfte werden in einer Norm zusammengefasst. Für Fachkräfte mit Berufsausbildung wird die Möglichkeit zur befristeten Einreise zur Arbeitsplatzsuche analog zur Regelung für Fachkräfte mit akademischer Ausbildung geschaffen und für fünf Jahre befristet erprobt. Zudem wird der Aufenthalt zu ergänzenden Qualifizierungsmaßnahmen für Drittstaatsangehörige mit im Ausland abgeschlossener Berufsbildung im Rahmen der Anerkennung ausländischer Berufsqualifikationen erweitert und attraktiver gestaltet und unter Einbindung der Bundesagentur für Arbeit eine begrenzte Möglichkeit geschaffen, unter bestimmten Voraussetzungen die Anerkennung erst in Deutschland durchzuführen.“

Eine generell kritische Auseinandersetzung mit diesem Ansatz findet man bei Seils (2018) – allerdings nicht mit Blick auf die Pflege. So schreibt er in seinem Fazit: „Sieht man also von den kurzfristigen Gewinnen der Unternehmen ab, dann spricht wenig für die Einwanderung zur Arbeitssuche. Sie ist weder erforderlich noch sinnvoll. Sollte sie dennoch umgesetzt werden, ist statt des möglichen Ausschlusses einiger Berufsgruppen eine Beschränkung der Einwanderung zur Arbeitssuche auf ausgewählte Mangelberufe, etwa in Pflege- und Gesundheitsberufen, sinnvoll. Hier wäre die Konkurrenz mit den einheimischen Arbeitskräften begrenzt und die Wahrscheinlichkeit, dass es den Einwanderern gelingt, in den sechs Monaten eine Anstellung zu finden, vergleichsweise hoch.“

Da ist sie wieder, die Hoffnung, dass es in der Pflege funktionieren wird. Aber bei allem Verständnis für Hoffnungen bleibt zum jetzigen Zeitpunkt nur, eine Menge Wasser in den aufgetischten Wein zu gießen, sowohl hinsichtlich der quantitativen wie auch besonders mit Blick auf die kaum diskutierten qualitativen Dimensionen.

Mit diesen beiden Dimensionen beschäftigt sich auch die Studie von Pütz et al. (2019). Dort hat man sich hinsichtlich der quantitativen Größenordnung die Anerkennungsstatistik angeschaut, bei der es um die im In- und Ausland gestellten Anträge auf Anerkennung der Gleichwertigkeit von Berufsabschlüssen geht (vgl. zu dieser Datenquelle auch die differenzierte Darstellung bei Schmitz und Winnige 2019). Nach den Angaben in Pütz et al. (2019) ist die Zahl der Fachkräfte für Gesundheits- und Krankenpflege, die jährlich aus dem Ausland nach Deutschland kommen, zuletzt auf fast das Sechsfache gestiegen:[22] Von knapp 1.500 im Jahr 2012 auf 8.800 im Jahr 2017. Größtenteils stammen sie aus ost- und südeuropäischen Staaten außerhalb der EU oder von den Philippinen. Zwar ist die Bundesrepublik laut der neuen Untersuchung im internationalen Vergleich noch weit davon entfernt, als etabliertes Zielland der globalisierten Pflegefachkräftemigration zu gelten: 2010 hatten knapp 6 % der Pflegerinnen und Pfleger ihre Ausbildung im Ausland absolviert. In Großbritannien oder der Schweiz lag der Anteil zwei- bis dreimal so hoch. Aber die Zunahme in den vergangenen Jahren ist offensichtlich. Dabei kommen die meisten neuen Pflegekräfte bislang aus der europäischen Nachbarschaft: Rumänien, Kroatien, Polen und Ungarn stellten 2017 die wichtigsten EU-Herkunftsländer; hinzu kamen Bosnien-Herzegowina, Serbien und Albanien als die benachbarten Drittstaaten. Oft sind die Neueinstellungen Ergebnis gezielter Anwerbeaktionen. In den Herkunftsländern haben sich professionelle Agenturen auf die Vermittlung von qualifiziertem Gesundheitspersonal spezialisiert, das mit Sprachkursen auf die Arbeit in Deutschland vorbereitet wird.

Der Fokus der Studie liegt auf der Frage nach der betrieblichen Integration der zugewanderten Pflegekräfte. Sowohl neu migrierte

---

[22] Für eine Zusammenfassung vgl. diesen Beitrag: Pflegefachkräfte aus dem Ausland: Zahl hat sich versechsfacht – nicht selten Konflikte wegen Unterschiede in Ausbildung und Berufsverständnis, https://www.boeckler.de/117819_118702.htm.

als auch einheimische Beschäftigte – von denen selbst etliche einen Migrationshintergrund haben – sind oft unzufrieden mit der Zusammenarbeit. Differenzen und Missverständnisse, die häufig auf Unterschieden in der Ausbildung und der gewohnten Arbeitsteilung zwischen medizinischem Personal, Pflege- und Hilfskräften beruhen, werden nicht selten stereotyp mit „kulturellen Unterschieden" erklärt. Das kann Konflikte ebenso verschärfen wie die generell oft schwierigen Arbeitsbedingungen, die ja eigentlich verbessert werden sollen.

Die hier angedeuteten Konflikte werden auf der Basis einer qualitativen Erhebung über „knapp 60 ausführliche Interviews" (speziell zum Bereich der Krankenhauspflege dazu auch ergänzend die Studie von Rand und Larsen 2019) so beschrieben: Offensichtlich gibt es auf beiden Seiten erhebliche Differenzen bei Ausbildung, beruflichem Selbstverständnis und gewohnter Arbeitsorganisation: In vielen der Herkunftsländer werden Pflegefachkräfte an Hochschulen ausgebildet. Eine hochqualifizierte schulisch-betriebliche Ausbildung wie in Deutschland ist dort unbekannt. Gleichzeitig übernehmen Pflegefachkräfte etwa in Südeuropa in der Tendenz mehr Management- sowie Behandlungsaufgaben, die in Deutschland Medizinern vorbehalten sind. Tätigkeiten der so genannten „Grundpflege" auszuüben, also etwa Patientinnen und Patienten beim Essen oder der Körperpflege zu unterstützen, ist dort für Pflegefachkräfte ungewöhnlich. Dafür gibt es, mehr noch als in Deutschland, teils spezielle Service-Kräfte, teilweise müssen Angehörige einspringen. Daraus resultieren im Arbeitsalltag zahlreiche Spannungen: So haben viele der befragten zugewanderten Pflegekräfte das Gefühl, „unter Wert" arbeiten zu müssen, sie fühlen sich häufiger von Informationen ausgeschlossen, von Vorgesetzten schlechter behandelt.

Die in Deutschland ausgebildeten Pflegefachkräfte kritisieren wiederum, dass neu zugewanderte Kolleginnen und Kollegen schon wegen mangelnder Sprachkenntnisse im verantwortungsvollen und eng getakteten, stressigen Arbeitsalltag nicht voll einsetzbar seien. Die akademische Ausbildung im Ausland wird oft nicht als Vorteil gesehen, sondern als „praxisfern" kritisiert. Dafür fehlten grundsätzliche Kompetenzen, etwa bei der Körperpflege von Patienten und im „Sozialverhalten". Aus der Sicht der befragten einheimischen Beschäftigten können die Fachkräfte aus dem Ausland daher zumindest für einen längeren Einarbeitungszeitraum allenfalls als „Schüler" beschäftigt werden. Das kann dazu führen, dass ein bereits vorhandener Mangel an Pflegepersonal durch die neuen Kräfte nicht gemildert, sondern in der Wahrnehmung und Realität der „einheimischen" Pflegefachkräfte sogar noch verschärft werden kann.

Fazit: Die seit langem bekannte und immer wieder reanimierte Hoffnung, über das Ausland unsere Personalprobleme lösen zu können, wird genau so funktionieren wie in den zurückliegenden Jahrzehnten. Also flächendeckend und in umfassender Art und Weise nicht. Allenfalls eine punktuelle Entlastung wird es geben können für das eine oder andere Krankenhaus oder das eine oder andere Pflegeheim.

Literatur

Afentakis A, Maier T (2014) Können Pflegekräfte aus dem Ausland den wachsenden Pflegebedarf decken? Analysen zur Arbeitsmigration in Pflegeberufen im Jahr 2010. Wirtsch Stat 3:173–180

Aulenbacher B, Leiblfinger M, Prieler V (2018) Ein neuer Sorgemarkt im Wohlfahrtsstaat: 24-Stunden-Betreuung in Österreich und Dienstleistungsangebote von Wiener Vermittlungsagenturen. In: Filipič U, Schönauer A (Hrsg) Zur Zukunft von Arbeit und Wohlfahrtsstaat. Perspektiven aus der Sozialforschung. ÖGB Verlag, Wien, S 47–56

Bonin H, Braeseke G, Ganserer A (2015) Internationale Fachkräfterekrutierung in der deutschen Pflegebranche. Chancen und Hemmnisse aus Sicht der Einrichtungen. Bertelsmann Stiftung, Gütersloh

Bundesagentur für Arbeit (2019) Beschäftigte nach Berufen (KldB 2010; Quartalszahlen). Stichtag: 30. Juni 2018, Nürnberg, 10. Januar 2019

Deutscher Paritätischer Wohlfahrtsverband (2018) Handreichung Anwerbung von Pflegekräften aus dem

Ausland für den deutschen Arbeitsmarkt. Deutscher Paritätischer Wohlfahrtsverband, Berlin

Etgeton S (2018) Themenpapier Strategien gegen den Fachkräftemangel in der Altenpflege. Bertelsmann Stiftung, Gütersloh

Flake R et al (2018) Fachkräfteengpass in der Altenpflege – Status quo und Perspektiven. IW-Trends 3:21–39

Hackmann T, Sulzer L (2018) Strategien gegen den Fachkräftemangel in der Altenpflege. Probleme und Herausforderungen. Prognos, Basel

Hielscher V, Kirchen-Peters S, Nock L (2017) Pflege in den eigenen vier Wänden: Zeitaufwand und Kosten. Pflegebedürftige und ihre Angehörigen geben Auskunft. Study Bd. 363. Hans-Böckler-Stiftung, Düsseldorf

Kellner HG (2013) „Krankenpfleger sind in Deutschland Hilfskräfte". Deutschlandfunk Online, 07.10.2013. https://www.deutschlandfunk.de/erfahrungen-einer-spanierin-krankenpfleger-sind-in.795.de.html?dram:article_id=264297&xtor=AD-251-%5B%5D-%5B%5D-%5B%5D-%5Bdlf-mobil%5D-%5B%5D-%5B%5D. Zugegriffen: 9. Jan. 2019

von der Malsburg A, Isfort M (2014) Haushaltsnahe Dienstleistungen durch Migrantinnen in Familien mit Pflegebedürftigkeit. 24 Stunden verfügbar – Private Pflege in Deutschland. Friedrich-Ebert-Stiftung, Bonn

Mergener A (2018) Zuwanderung in Zeiten von Fachkräfteengpässen auf dem deutschen Arbeitsmarkt. Einflussfaktoren auf die Beschäftigungs- und Rekrutierungschancen ausländischer Fachkräfte aus betrieblicher Perspektive. Bundesinstitut für Berufsbildung, Bonn

Nürnberg V, Traoré S (2019) Können Arbeitsmigranten den Fachkräftemangel beseitigen? Zuwanderung und Pflegenotstand im Krankenhaus. Krankenhaus 2:124–126

Pramer P et al (2019) Als man Elena die Stimme nahm. Eine 24-Stunden-Betreuerin prangert die Missstände in ihrer Branche an und zieht gegen die ausbeuterischen Methoden der Vermittlungsagenturen ins Feld. Diese wollen sie mit allen Mitteln zum Schweigen bringen. Der Standard Online, 20. Jan. 2019. https://derstandard.at/2000096455290/Misstaende-bei-24-Stunden-Pflege-Als-man-Elena-die-Stimme. Zugegriffen: 9. Jan. 2019

Pütz R et al (2019) Betriebliche Integration von Pflegefachkräften aus dem Ausland. Innenansichten zu Herausforderungen globalisierter Arbeitsmärkte. Studie der Hans-Böckler-Stiftung, Nr. 416. Hans-Böckler-Stiftung, Düsseldorf

Rand S, Larsen C (2019) Herausforderungen und Gestaltung betrieblicher Integration von Pflegefachkräften. Einblicke aus der Krankenhauspraxis. Working Paper Forschungsförderung, Nr. 114. Hans-Böckler-Stiftung, Düsseldorf

Schmitz N, Winnige S (2019) Anerkennung ausländischer Berufsqualifikationen: Anträge aus dem Ausland im Spiegel der amtlichen Statistik. Ergebnisse des BIBB-Anerkennungsmonitorings. Bundesinstitut für Berufsbildung (BIBB), Bonn (Vorabversion Januar 2019)

Schreck C (2017) Rekrutierung von internationalen Pflegefachkräften. Chancen und Herausforderungen für den Fachkräftemangel in Deutschland. Springer, Wiesbaden

Seils E (2018) Einwanderung zur Arbeitsuche? Policy Brief WSI Nr. 27. Wirtschafts- und Sozialwissenschaftliches Institut, Düsseldorf

Sell S (2010) Abschied von einer „Lebenslüge" der deutschen Pflegepolitik. Plädoyer für eine „personenbezogene Sonderregelung" und für eine aktive Gestaltung der Beschäftigung von ausländischen Betreuungs- und Pflegekräften in Privathaushalten. Remagener Beiträge zur Sozialpolitik 09-2010. Hochschule Koblenz, Remagen

Sell S (2018a) Die einen wollen Tariflöhne in der Altenpflege, die anderen die Arbeitgeber genau davor bewahren. Der Weg wird kein einfacher sein. Aktuelle Sozialpolitik, 01.07.2018. http://aktuelle-sozialpolitik.de/2018/07/01/die-einen-wollen-tarifloehne-in-der-altenpflege-die-anderen-die-arbeitgeber-davor-bewahren/. Zugegriffen: 9. Jan. 2019

Sell S (2018b) Konzertierte Aktion Arbeitgeber-Pflege? Aktuelle Sozialpolitik, 14.08.2018. http://aktuelle-sozialpolitik.de/2018/08/14/konzertierte-aktion-arbeitgeber-pflege/. Zugegriffen: 9. Jan. 2019

Sell S (2019) Wie viele Pflegekräfte in der Altenpflege müssen es denn sein? Von (un)sicheren Bedarfen und beweglichen Zielen bei der Diskussion über den bestehenden und kommenden Mangel an Pflegepersonal. Remagener Beiträge zur Sozialpolitik 23-2019. Hochschule Koblenz, Remagen

Siyam A et al (2013) Monitoring the implementation of the WHO global code of practice on the international recruitment of health personnel. Bull World Health Organ 91:816–823

Süss R (2018) Ökonomische Bewertung der Anwerbung ausländischer Pflegekräfte. Eine Studie an deutschen Universitätskliniken und Medizinischen Hochschulen. Springer Gabler, Wiesbaden

Szepan NM (2019) Mehr Köpfe für die Pflege. Gesundheit und Gesellschaft digital 02/2019. https://www.gg-digital.de/2019/02/thema-des-monats/mehr-koepfe-fuer-die-pflege/index.html. Zugegriffen: 9. Jan. 2019

Tankwanchi A et al (2014) Has the WHO global code of practice on the international recruitment of health personnel been effective? Lancet 2:e390–e391

Thomas A (2018) Fast jeder zweite besteht Prüfung nicht. Ärzte Zeitung Online, 26.03.2018. https://www.aerztezeitung.de/politik_gesellschaft/

berufspolitik/article/960501/zulassung-fast-jeder-zweite-auslaendische-arzt-besteht-pruefung-nicht.html. Zugegriffen: 9. Jan. 2019

Visel S (2017) Berufsanerkennung und ßichere Pflege"– Die Bedeutung von Sprachkenntnissen in Anerkennungsverfahren für Pflege- und Gesundheitsberufe. Sozialer Fortschr 66(10):635–650

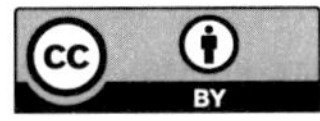

QualiPEP – Qualitätsorientierte Prävention und Gesundheitsförderung in Einrichtungen der Eingliederungshilfe und Pflege

Anke Tempelmann, Miriam Ströing, Heidi Ehrenreich, Kai Kolpatzik und Christian Hans

© Der/die Autor(en) 2020
K. Jacobs et al. (Hrsg.), *Pflege-Report 2019*, https://doi.org/10.1007/978-3-662-58935-9_7

■ ■ **Zusammenfassung**

Die Arbeitsbelastungen in den Pflegeberufen sind sehr hoch und die Zahl der Menschen mit Behinderung und Pflegebedarf wird weiter zunehmen. Um dieser Herausforderung zu begegnen, werden im Projekt QualiPEP drei Ziele in Bezug auf stationäre Einrichtungen der Eingliederungshilfe und Pflege verfolgt. Sie beziehen sich (1) auf die Gesundheitsförderung und Prävention für Bewohnerinnen und Bewohner, (2) die Förderung der Gesundheitskompetenz auf den Ebenen Bewohner, Beschäftigte und Organisationen sowie (3) die Weiterentwicklung der betrieblichen Gesundheitsförderung für die Beschäftigten. Dabei wird das Impact-Ziel der Steigerung der (gesundheitsbezogenen) Lebensqualität für alle Zielgruppen einbezogen.

Der zugehörige Qualitätsentwicklungsprozess beginnt mit einer Bedarfsanalyse. Es folgen die Konzeptplanung und -entwicklung, die Umsetzung und Evaluation sowie Anpassungen. Im vorliegenden Beitrag werden die Ziele des Projekts QualiPEP hergeleitet.

Stress levels within the long-term care sector are very high, and the number of persons with disabilities and in need of long-term care is growing. To meet the resulting challenges, the QualiPEP project takes a three-pronged approach at serving both the residential long-term care setting and the residential home setting for persons with disabilities. It aims at 1) improving prevention and health promotion for nursing home residents, 2) promoting the health literacy of nursing home residents, employees and organisations, and 3) expanding existing workplace health promotion measures for employees. The ultimate impact objective is to increase the (health-related) quality of life for all target groups.

The process of developing quality indicators begins with a needs assessment, followed by the phases of conceptualisation, implementation, evaluation and adaptation. The article illustrates the objectives of the QualiPEP project.

7.1 **Einleitung**

Das Pflegepersonalstärkungsgesetz (PpSG 2018) und die Konzertierte Aktion Pflege sind aktuelle politische Reaktionen der Bundesregierung auf den Fachkräftemangel in der Langzeitpflege. Bei einer hohen Arbeitsbelastung in den Pflegeberufen wird der Personalbedarf auch in Zukunft hoch sein, denn der demografische Wandel resultiert u. a. in steigenden Zahlen und Bevölkerungsanteilen älterer Menschen und Menschen mit Beeinträchtigungen (Engels et al. 2016; Meyer et al. 2017; Meyer et al. 2018; Statistisches Bundesamt 2018b). Mit den Pflegestärkungsgesetzen (PSG I–III 2015–2017) und dem Bundesteilhabegesetz (BTHG 2016) wird auf die Bedarfe von Menschen mit Pflegebedarf und Menschen mit Beeinträchtigungen reagiert.

2015 wurde mit Inkrafttreten des Präventionsgesetzes (PrävG § 20 SBG V) auch der Prävention und Gesundheitsförderung nach dem Setting- oder Lebenswelten-Ansatz ein höherer Stellenwert eingeräumt (§ 20a SGB V). Auch Leistungen der Krankenkassen zur betrieblichen Gesundheitsförderung sind definiert (§ 20b SGB V). Menschen mit Behinderungen werden ausdrücklich als Zielgruppe genannt, deren Bedarfe partizipativ einzubeziehen sind (§ 20 Abs. 2 SGB V). Die Pflegekassen erhielten zudem einen zusätzlichen Präventionsauftrag in Pflegeeinrichtungen gemäß § 5 SGB XI, der unabhängig von der Pflicht zur aktivierenden Pflege (§ 11 SGB XI) explizit auf die Stärkung der gesundheitlichen Ressourcen und Fähigkeiten Pflegebedürftiger abzielt. Damit ist die Chance verbunden, Maßnahmen zur Prävention und Gesundheitsförderung qualitativ weiterzuentwickeln.

Hier setzt das vom Bundesministerium für Gesundheit (BMG) geförderte Forschungsprojekt „Qualitätsorientierte Prävention und Gesundheitsförderung in Einrichtungen der Eingliederungshilfe und Pflege" (QualiPEP) an, dass vom AOK-Bundesverband durchgeführt wird und drei Ziele verfolgt. Erstens sollen für stationäre Einrichtungen der Eingliederungshilfe (Wohneinrichtungen) und Pflege jeweils Qualitätssicherungskonzepte für Maßnahmen der Prävention und Gesundheitsförderung (PGF) entwickelt, pilotiert und umgesetzt werden. Zweitens soll die Gesundheitskompetenz mithilfe entsprechender Rahmenkonzepte gestärkt und drittens die betriebliche Gesundheitsförderung (BGF) qualitätsgesichert weiterentwickelt werden. Die Steigerung der gesundheitsbezogenen Lebensqualität ist Impact-Ziel aller drei Bereiche. Gemeinsam mit Praxispartnern aus den stationären Einrichtungen sollen theoriegestützte und praxisnahe, für alle Zielgruppen umsetzbare Strategien entstehen. Dabei setzt das Projekt auch an Stellen an, die mit verantwortlich sind für den Personalmangel in den Pflegeberufen, wie etwa die oftmals unzureichende Einbindung der Beschäftigten in die Dienstplangestaltung. Das Potenzial des Projekts QualiPEP besteht insbesondere in der zeitgleichen Zielbetrachtung der BGF mit der PGF der Bewohnerinnen und Bewohner sowie einer Steigerung der Gesundheitskompetenz aller Zielgruppen. Folgend wird zunächst der Handlungsbedarf in den drei Bereichen kurz erläutert, um dann das methodische Vorgehen des Projekts QualiPEP vorzustellen. Der Beitrag schließt mit Informationen zum aktuellen Projektstand und einem Ausblick auf die nächsten Projektphasen.

7.2 Relevanz der Zielbereiche

7.2.1 Prävention und Gesundheitsförderung

Menschen mit Behinderung haben laut UN-Behindertenrechtskonvention „langfristige körperliche, seelische, geistige oder Sinnesbeeinträchtigungen, welche sie (…) an der gleichberechtigten Teilhabe an der Gesellschaft hindern können." (United Nations 2008, S. 1.423). Leistungen der Sozialen Pflegeversicherung in vollstationären Einrichtungen der Eingliederungshilfe (i. S. von § 43a SGB XI) erhielten im Jahresdurchschnitt 2015 87.963

Personen und in den Folgejahren 2016 und 2017 entsprechend 91.393 bzw. 126.552 Personen (Bundesgesundheitsministerium 2018). Fast zwei Drittel der Bewohnerinnen und Bewohner stationärer Einrichtungen sind geistig beeinträchtigt (64 %), gut ein Viertel sind psychisch beeinträchtigt (27 %) und knapp ein Zehntel ist körperlich beeinträchtigt (9 %) (Engels et al. 2016, S. 256). Für Menschen mit Behinderungen gelten wie für alle gesetzlich Krankenversicherten die gesetzlichen Vorgaben zur PGF in § 20 ff. SGB V. Bestehende Qualitätskriterien der Kranken- und Pflegekassen hierzu finden sich im Leitfaden „Prävention" des Spitzenverbandes Bund der Krankenkassen (GKV-Spitzenverband) und definieren die Handlungsfelder Bewegungsgewohnheiten, Ernährung, Stressmanagement und Suchtmittelkonsum (GKV-Spitzenverband 2018a, S. 50). Diese Maßnahmen zur Förderung des gesundheitsbezogenen Verhaltens der Betroffenen sind in den Lebenswelten mit gesundheitsförderlichen Rahmenbedingungen zu verknüpfen (GKV-Spitzenverband 2018a, S. 22). Entsprechende Empfehlungen und Kriterien mit Zuschnitt auf Wohneinrichtungen der Eingliederungshilfe liegen nicht vor. Auch die Handlungsempfehlungen sind auf die spezifischen Bedarfe und Bedürfnisse der Zielgruppe zuzuschneiden. Aktuelle Studien zum Thema konzentrieren sich überwiegend auf Aspekte der ärztlichen und medizinischen Versorgung und weniger auf PGF (z. B. Schröttle et al. 2014; Engels et al. 2016; Hasseler 2016; Schäfers et al. 2016).

Neben den Wohneinrichtungen der Eingliederungshilfe richtet QualiPEP den Fokus auf stationäre Pflegeeinrichtungen. „Pflegebedürftigkeit ist ein Zustand höchster sozialer, psychischer und körperlicher Vulnerabilität" und das Pflegerisiko nimmt mit steigendem Alter deutlich zu (Blüher et al. 2017). Mehr als zwei Drittel der Pflegebedürftigen in vollstationären Einrichtungen weisen im Jahr 2017 eine im Sinne der Sozialen Pflegeversicherung anerkannte Demenz auf (Schwinger et al. 2017). Im selben Jahr lebten in Deutschland insgesamt rund 820.000 Menschen in stationären Pflegeeinrichtungen (Statistisches Bundesamt 2018b, S. 34). Neben dem Leitfaden „Prävention" des GKV-Spitzenverbands (2018a) liegen mit dem Leitfaden „Prävention in stationären Pflegeeinrichtungen" (2018b) auf Bewohnerinnen und Bewohner stationärer Pflegeeinrichtungen zugeschnittene Handlungsfelder vor: Ernährung, körperliche Aktivität, kognitive Ressourcen, psychosoziale Gesundheit und Gewaltprävention (GKV-Spitzenverband 2018b, S. 13). Präventive Maßnahmen nach § 5 SGB XI zeichnen sich vor allem „dadurch [aus] (…), dass sie alle Bewohner/innen oder zumindest Gruppen von Bewohner/innen der Lebenswelt betreffen und mit weniger spezifischen Maßnahmen als den am individuellen Pflegeprozess orientierten Pflegeinterventionen" erreichen. Damit nehmen Verhältnismaßnahmen, d. h. die gesundheitsförderliche Gestaltung der Lebens-, Arbeits- und Umweltbedingungen, an Bedeutung zu. Vorliegende Qualitätssicherungsmaßnahmen zur PGF sind vielfältig im Ansatz, aber nicht ausreichend auf Pflegeeinrichtungen bezogen und nur zum Teil evidenzbasiert (GKV-Spitzenverband 2018a, 2018b). Für lebensweltspezifische Qualitätskriterien auf Basis der bestehenden Leitfäden sind vertiefende Erkenntnisse über die Zielgruppen notwendig, die im Projekt QualiPEP insbesondere über qualitative Studien generiert werden sollen.

7.2.2 Förderung der Gesundheitskompetenz

54 % der deutschen Bevölkerung sind lediglich eingeschränkt dazu in der Lage, gesundheitsrelevante Informationen zu finden, zu verstehen, kritisch zu beurteilen und anzuwenden (Schaeffer et al. 2016). Unterschiede begründen sich vorwiegend durch sozioökonomische Faktoren wie Alter, Bildungsniveau und Erwerbsstatus (Sørensen 2017). Neben der gesundheitlichen Chancengleichheit beeinflusst Gesundheitskompetenz die Fähigkeit, PGF- bzw. BGF-

Maßnahmen wahrzunehmen und so die eigene Lebensqualität zu steigern (Schaeffer et al. 2018). Zur Förderung der Gesundheitskompetenz für vulnerable Zielgruppen gibt es aktuell mehrere Projekte (z. B. vdek 2017; Wiener Gesundheitsförderung 2018). Stationäre Einrichtungen der Eingliederungshilfe bzw. Pflege sind in aller Regel dauerhafter Wohn- und Lebensort für ihre Bewohnerinnen und Bewohner. Für eine individuelle und selbstbestimmte Anwendung gesundheitsrelevanter Informationen benötigen sie Möglichkeiten bzw. Kompetenzen, diese Informationen zu finden, zu verstehen und zu beurteilen. Neben der individuellen Förderung liegt so ein wesentlicher Fokus auf der Schaffung entsprechender Rahmenbedingungen in den Lebenswelten.

Im „Nationalen Aktionsplan Gesundheitskompetenz" werden „adressatengerechte Strategien" dargestellt, die Nutzerfreundlichkeit und die Sensibilisierung der Berufsgruppen in gesundheitsfördernden Organisationen betonen (Schaeffer et al. 2018). Rahmenbedingungen zur Gesundheitskompetenzförderung sollen so auch vulnerable Gruppen mit unterschiedlichen kognitiven oder körperlichen Beeinträchtigungen erreichen. Auch im Rahmen von BGF wird die Förderung von Gesundheitskompetenz thematisiert (Eickholt et al. 2015). Auf Basis bestehender Qualitätssicherungsinstrumente und -konzepte sind im QualiPEP-Projekt passgenaue Förderstrategien zu entwickeln. Das Selbstbewertungsinstrument zur Gesundheitskompetenz, das aus dem Wiener Konzept gesundheitskompetenter Krankenbehandlungsorganisationen hervorgegangen ist, ist ein solches Instrument (Dietscher et al. 2015). Die Weiterentwicklung wird durch die Weltgesundheitsorganisation unterstützt (World Health Organization (WHO) Collaborating Centre for Health Promotion in Hospitals & Health Care) und ist zur Implementierung in englischer Fassung vorgesehen (Pelikan und Dietscher 2015). Es soll im Projekt QualiPEP für Einrichtungen der Eingliederungshilfe und Pflege angepasst werden.

7.2.3 Betriebliche Gesundheitsförderung

Die Beschäftigten in den Lebenswelten stationärer Einrichtungen der Eingliederungshilfe und Pflege sind hohen Arbeitsbelastungen ausgesetzt, wie auch im ersten Kapitel des vorliegenden Pflege-Reports hinsichtlich der Langzeitpflege deutlich wird. Einer quantitativen Befragung aus dem Jahr 2015 zufolge empfanden Betreuungskräfte in Wohneinrichtungen für behinderte Menschen in Deutschland eine hohe psychische Belastung (Habermann-Horstmeier und Limbeck 2016). Wie eigene Analysen mit den Routinedaten der AOK-Versicherten zeigen, die durch das Wissenschaftliche Institut der AOK (WIdO) aufbereitet und bereitgestellt wurden, weisen AOK-Versicherte in den Betreuungsberufen der Eingliederungshilfe im Vergleich zu AOK-Versicherten in allen Berufen im Jahr 2017 eine um 8,1 Prozentpunkte höhere Arbeitsunfähigkeitsquote auf. Auch Beschäftigte in Pflegeberufen sind durch hohe psychische sowie körperliche Anforderungen belastet (Perschke-Hartmann und Drupp 2018). Relativ zu allen Berufsgruppen sind AOK-Versicherte in Pflegeberufen häufiger und mit einem Unterschied von 15,7 % durchschnittlich 2,2 Tage länger arbeitsunfähig als AOK-Versicherte in allen Berufen.[1]

Die gesetzlichen Krankenkassen sind durch das Präventionsgesetz (§ 20b SGB V) zur Unterstützung von Unternehmen bei der Analyse, Entwicklung und Umsetzung von BGF-Maßnahmen und damit zur systematischen Weiterentwicklung der BGF verpflichtet (Pieck et al. 2016). Für BGF in Pflegeeinrichtungen ist zudem eine Steigerung ihrer Ausgaben um einen Euro pro versicherter Person vorgesehen (PpSG 2018). Qualitätssicherungsinstrumente speziell für die Beschäftigten in stationären Wohneinrichtungen der Eingliederungshilfe liegen kaum vor oder werden selten veröffentlicht, wohingegen für BGF in Pflegeeinrichtungen mehrere Handlungshilfen vorliegen. Die berufsfeldspezifische „Offensive Gesund Pflegen" der „Initiative Neue Qualität in der Arbeit" (INQA) etwa bietet u. a. ein Selbstbewertungssystem für die gesundheitsförderliche Arbeitsgestaltung in der Altenpflege (INQA 2018). Die Initiative Gesundheit und Arbeit (iga) hält bspw. Empfehlungen für BGF und Prävention in der Pflege vor (iga 2017). Auch die Berufsgenossenschaft für Gesundheitsdienst und Wohlfahrtspflege (BGW) bietet verschiedene Handlungshilfen, z. B. zur Prävention für Altenpflegekräfte (BGW 2019).

Im Leitfaden „Prävention" des GKV-Spitzenverbands werden folgende BGF-Handlungsfelder formuliert: Beratung zur gesundheitsförderlichen Arbeitsgestaltung, ein gesundheitsförderlicher Arbeits- und Lebensstil der Beschäftigten sowie überbetriebliche Vernetzung und Beratung. Hierzu wird ein systematisches Vorgehen in Form der Analyse, Maßnahmenplanung, Umsetzung und Evaluation spezifiziert. Die branchenübergreifenden Qualitätskriterien lassen einen gewissen Spielraum zur Weiterentwicklung (GKV-Spitzenverband 2018a). Im Rahmen von QualiPEP sollen die Empfehlungen des Leitfadens lebensweltspezifisch weiterentwickelt werden. Hierzu ist ein vertieftes Wissen über die Belastungen in den Lebenswelten erforderlich, das im Rahmen einer Bedarfsanalyse insbesondere über qualitative Studien generiert werden soll. Eine Weiterentwicklung von Ansätzen zur BGF zielt damit letztlich auf die Verbesserung der Arbeitsbedingungen von Betreuungs- und Pflegekräften in stationären Einrichtungen der Eingliederungshilfe und Pflege, indem die Belastungen reduziert

---

[1] Zur Berechnung hat das Wissenschaftliche Institut der AOK (WIdO) Routinedaten von AOK-Versicherten (76.798 Beschäftigte in Betreuungsberufen der Eingliederungshilfe, 618.309 Beschäftige in Pflegeberufen, ca. 13,3 Mio. Beschäftigte in allen Berufen) aus dem Jahr 2017 bereitgestellt. In Deutschland waren im Jahr 2017 in den Verbänden der freien Wohlfahrtspflege etwa 155.000 Menschen beschäftigt (Gesundheitsberichterstattung des Bundes 2017). Gut 730.000 Beschäftige arbeiteten in stationären Einrichtungen (2015), davon ca. 550.000 Beschäftigte in der Pflege und Betreuung (Statistisches Bundesamt 2017). Insgesamt waren 2017 etwa 44,3 Mio. Personen erwerbstätig (Statistisches Bundesamt 2018a).

und Ressourcen gefördert werden, um einen Beitrag zur Linderung der Personalnot und zur Arbeitszufriedenheit in der Langzeitpflege zu leisten.

7.3 Methodisches Vorgehen

QualiPEP läuft von 2017 bis 2021 und umfasst vier Arbeitsphasen (◘ Abb. 7.1). Grundlegend für das Vorgehen sind bereits bestehende Qualitätskonzepte und ein partizipativer Ansatz, bei dem alle relevanten Akteure (u. a. Wissenschaftler, Kostenträger, Leistungserbringer und Zielgruppen) regelmäßig einbezogen werden, z. B. über den wissenschaftlichen Projekt-Beirat, Workshops und Befragungen.

Die Umsetzung des Projekts folgt einem Qualitätssicherungsprozess, der in Anlehnung an den Public Health Action Cycle nach Ruckstuhl et al. formuliert wurde und zur Beurteilung medizinischer und pflegerischer Versorgungsqualität etabliert ist (Koch et al. 2001; Ruckstuhl et al. 1997; Ruckstuhl et al. 2001). Das konzeptionelle Modell ist in ◘ Abb. 7.2 visualisiert.

In der Bedarfsanalyse werden Sekundärdaten u. a. zu Lebensqualität, Epidemiologie der gesundheitsbezogenen Zustände und Einflüsse auf das Gesundheitsverhalten der Zielgruppen untersucht. Ressourcen und Barrieren aus dem organisatorischen, verwaltungsbezogenen und politischen Umfeld werden einbezogen. Darüber hinaus werden qualitative Studien durchgeführt, um vertiefende Erkenntnisse zu den durchgeführten Maßnahmen, Rahmenbedingungen und den Bedarfen und Bedürfnissen aller Zielgruppen und Potenziale zur (Weiter)Entwicklung von Qualitätssicherungskonzepten zu identifizieren. Zwei Zielgruppenbefragungen bei Bewohnerinnen und Bewohnern sowie Beschäftigten erfolgen anhand von jeweils 10 bis 15 halbstandardisierten, leitfadengestützten Interviews in Einrichtungen der Eingliederungshilfe bzw. Pflege. Eine weitere qualitative Studie umfasst 15 halbstandardisierte, leitfadengestützte Inter-

views mit Einrichtungs- oder Pflegedienstleitungen in Einrichtungen der Eingliederungshilfe und Pflege (QualiPEP). Die Ergebnisse werden genutzt, um bestehende Qualitätskriterien zu den drei Zielbereichen des Projekts lebensweltbezogen zu ergänzen bzw. anzupassen. Die qualitätsbezogenen Kriterien der Kranken- und Pflegekassen werden dabei anhand der Dimensionen der Konzept-, Struktur-, Prozess- und Ergebnisqualität (weiter)entwickelt. Diese Unterteilung dient der Definition, Standardisierung und Validierung von Messpunkten im Evaluationsprozess (Donabedian 1966), die bspw. auch zur Entwicklung von Qualitätsinstrumenten berücksichtigt werden können (Tempel und Kolip 2011). So können Qualitätskriterien dem Qualitätssicherungsprozess nach dem Public Health Action Cycle zugeordnet und den Analyse- und Evaluationsprozessen entsprechende Qualitätssicherungsinstrumente entwickelt werden. Mit der Konzeptqualität werden Ziele, Strategien, Prinzipien und Maßnahmen messbar und präzise formuliert. Strukturqualität zeigt notwendige organisatorische und institutionelle Rahmenbedingungen auf. Die Prozessqualität umschreibt Umsetzung, Abläufe und konkrete Vorgehensweisen. Ergebnisqualität beinhaltet Ziel- und Wirkungserreichung sowie Nachhaltigkeit (Koch et al. 2001; Ruckstuhl et al. 2001; Tempel et al. 2013). Die so entwickelten Qualitätskriterien und -indikatoren, bspw. Maßnahmen der Gesundheitsförderung anhand eines lebensweltbezogenen, fortlaufenden und partizipativen Prozesses unter Einbeziehung aller Zielgruppen umzusetzen, werden mit Expertinnen und Experten aus Wissenschaft und Praxis geprüft und ggf. angepasst, u. a. durch den wissenschaftlichen Beirat und Expertengespräche. Anschließend werden passgenaue Qualitätssicherungsinstrumente recherchiert und (weiter-)entwickelt und in einen Qualitätssicherungsprozess für die Einrichtungen eingebettet. Diese Instrumente werden wiederum partizipativ getestet, um in der Phase der Umsetzung in ausgewählten Einrichtungen der Eingliederungshilfe und Pflege pilotiert zu werden. Dabei soll insbesondere die Umsetzbar-

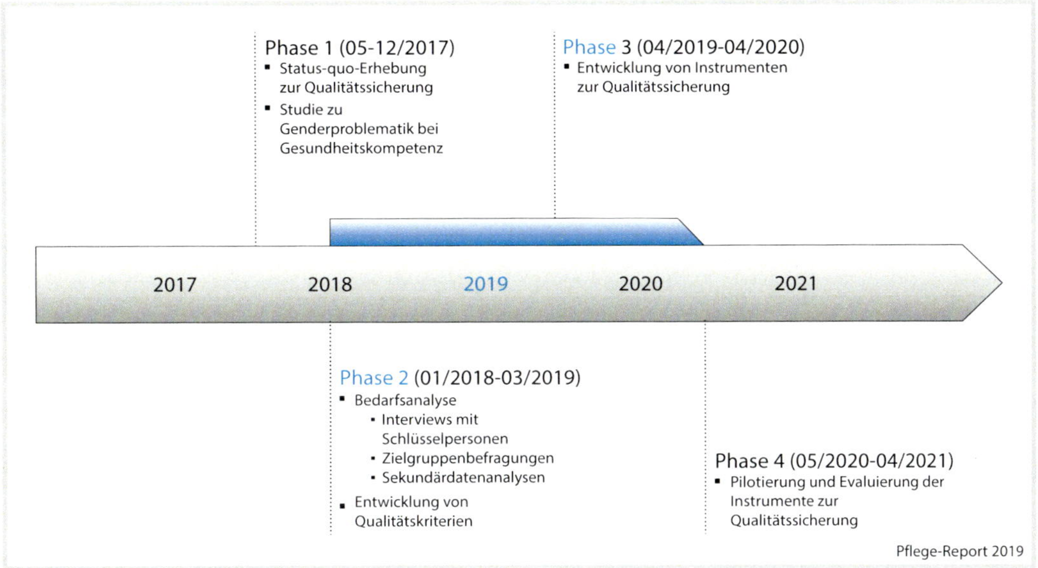

Abb. 7.1 QualiPEP-Projektphasen

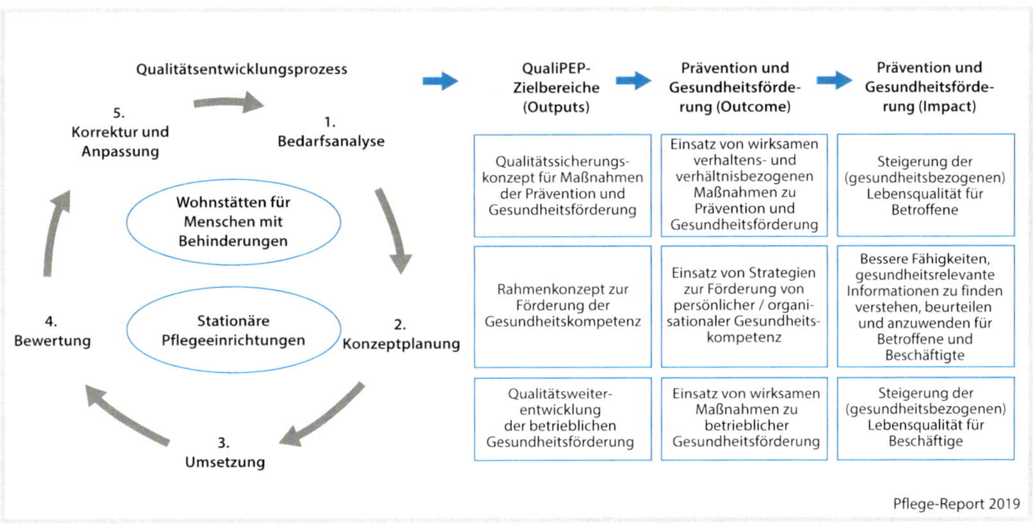

Abb. 7.2 Konzeptionelles Qualitätsentwicklungsmodell nach dem Public Health Action Cycle

keit in der Praxis geprüft werden. Anschließend erfolgt eine Evaluation. In der Phase der Korrektur und Anpassung werden die Maßnahmen den Erkenntnissen der Evaluation entsprechend ggf. adaptiert. Ein Schwerpunkt liegt auf der Berücksichtigung von Wirksamkeit und Nachhaltigkeit.

7.4 Aktueller Stand und Ausblick

Auf Grundlage der als fachlich fundiert eingeschätzten GKV Leitfäden „Prävention" (Kliche 2011) und „Prävention in stationären Pflegeeinrichtungen", des validierten Selbstbewertungsinstruments „Gesundheitskompetenter Krankenbehandlungsorganisationen" (Dietscher et al. 2015) sowie zielgruppenspezifischer Forschungserkenntnisse aus der Bedarfsanalyse wurden theoriegestützte Qualitätssicherungs*konzepte* (weiter)entwickelt und insbesondere die Ergebnisse der Bedarfsanalyse zur (Weiter-) Entwicklung bestehender Qualitäts*kriterien* genutzt. Gemeinsam mit Expertinnen und Experten aus Wissenschaft und Praxis ließen sich diese Resultate systematisch prüfen und bei Bedarf Anpassungen erarbeiten. Ein Workshop hierzu fand im Februar 2019 statt und markiert den Abschluss der zweiten Projektphase (◘ Abb. 7.1).

In der folgenden QualiPEP-Projektphase 3 steht die Entwicklung bzw. Modifikation der Qualitätssicherungs*instrumente* im Vordergrund. Insbesondere für praktikable und effiziente Qualitätssicherungsinstrumente und -konzepte ist die enge Zusammenarbeit mit Praxispartnern zielführend. Dies umfasst die systematische Prüfung und Anpassung der Instrumente in ausgewählten Einrichtungen. Die vierte Arbeitsphase schließlich pilotiert und evaluiert diese Instrumente in stationären Einrichtungen der Eingliederungshilfe bzw. Pflege.

Der Bedarf nach Qualitätssicherungskonzepten für PGF, Gesundheitskompetenz und BGF in stationären Einrichtungen der Eingliederungshilfe und Pflege wird anhand des demografischen Wandels und der reformierten Gesetzgebung deutlich. Die Konzepte sind sowohl für die Bewohnerinnen und Bewohner der Einrichtungen als auch für die Beschäftigten mit spezifischen hohen Anforderungen passgenau zuzuschneiden. Dabei sind vor allem Qualitätskriterien und -indikatoren für förderliche Rahmenbedingungen zur PGF in den Lebenswelten und zur Steigerung der Lebensqualität stärker in den Blick zu nehmen. Die zugehörigen Qualitätssicherungsinstrumente sollen die Bedarfsbestimmung und eine qualitativ hochwertige, nachhaltige Umsetzung in den Einrichtungen gewährleisten.

Neu am Projekt ist zudem die zeitgleiche Betrachtung der Zielbereiche PGF, Gesundheitskompetenz und BGF. In den Konzepten sollen Doppelstrukturen vermieden und Synergieeffekte genutzt werden. Doppelstrukturen können z. B. aufgrund der verschiedenen, ineinandergreifenden Gesetzgebungen entstehen. So ist etwa die Abgrenzung zwischen bestehenden Maßnahmen der aktivierenden Pflege nach § 11 SGB XI sowie § 43b SGB XI und Maßnahmen des Präventionsgesetzes nach § 5 SGB XI nicht trennscharf. Die Schnittstellen des Betrieblichen Gesundheitsmanagements können genutzt werden, um Synergieeffekte zu erzielen. Hierzu gehören BGF, Regelungen zum Arbeitsschutz, Betriebliches Eingliederungsmanagement und medizinische Leistungen zur Prävention (GKV-Spitzenverband 2018a, S. 99 ff.). Die hohe Komplexität des Themas erzeugt die besondere Herausforderung, fundierte, praxisnahe, umsetzbare und nachhaltige Qualitätssicherungskonzepte zu entwickeln.

Literatur

Berufsgenossenschaft für Gesundheitsdienst und Wohlfahrtspflege (BGW) (2019) „Aufbruch Pflege" – Moderne Prävention für Altenpflegekräfte. https://www.bgw-online.de/DE/Arbeitssicherheit-Gesundheitsschutz/Aktionen-Kampagnen/Aufbruch-Pflege/Aufbruch-Pflege_node.html. Zugegriffen: 10. Jan. 2019

Blüher S, Schnitzer S, Kuhlmey A (2017) Der Zustand Pflegebedürftigkeit und seine Einflussfaktoren im hohen Lebensalter. In: Jabobs K, Kuhlmey A, Greß S, Klauber J, Schwinger A (Hrsg) Pflege-Report 2017. Schwerpunkt: Die Versorgung der Pflegebedürftigen. Schattauer, Stuttgart, S 3–12

BTHG – Bundesteilhabegesetz. Gesetz zur Stärkung der Teilhabe und Selbstbestimmung von Menschen mit Behinderungen vom 23. Dezember 2016. Teil 1, Nr. 66: 3234–3341

Bundesgesundheitsministerium (BMG) (2018) Pflegeversicherung, Zahlen und Fakten. Zahlen und Fakten der Pflegeversicherung, ihre Leistungen, ihre Versicherten und die Entwicklung ihrer Finanzen seit 1995. Leistungsempfänger nach Leistungsarten und Pflegegrade* – im Jahresdurchschnitt (*bis 2016: Pflegestufen). https://www.bundesgesundheitsministerium.de/themen/pflege/pflegeversicherung-zahlen-und-fakten.html. Zugegriffen: 05. Oktober 2018

Dietscher C, Lorenc J, Pelikan J (2015) Das Selbstbewertungs-Instrument zum Wiener Konzept Gesundheitskompetenter Krankenbehandlungsorganisationen (WKGKKO-I). Reihe Gesundheitskompetente Krankenbehandlungsorganisationen (3). Ludwig Boltzmann Institut, Wien

Donabedian A (1966) Evaluating the quality of medical care. Milbank Mem Fund Q 44(3):166–206

Eickholt C, Hamacher W, Lenartz N (2015) Gesundheitskompetenz im Betrieb fördern – aber wie? Bundesgesundheitsblatt 58:976–982

Engels D, Engel H, Schmitz A (2016) Teilhabebericht der Bundesregierung über die Lebenslagen von Menschen mit Beeinträchtigungen. ISG Institut für Sozialforschung und Gesellschaftspolitik GmbH im Auftrag des Bundesministeriums für Arbeit und Soziales, Köln

Gesundheitsberichterstattung des Bundes (2017) Gesamtstatistik der Einrichtungen und Dienste der Freien Wohlfahrtspflege, Bundesarbeitsgemeinschaft der Freien Wohlfahrtspflege. http://www.gbe-bund.de/gbe10/hrecherche.prc_herkunft_rech?tk=51310&tk2=51312&p_fid=1751&p_uid=gast&p_aid=20631122&p_sprache=D&cnt_ut=1&ut=51312. Zugegriffen: 5. Okt. 2018

GKV-Spitzenverband (2018a) Leitfaden Prävention. Handlungsfelder und Kriterien nach § 20 Abs. 2 SGB V. GKV-Spitzenverband, Berlin

GKV-Spitzenverband (2018b) Leitfaden Prävention in stationären Pflegeeinrichtungen nach § 5 SGB XI. GKV-Spitzenverband, Berlin

Habermann-Horstmeier L, Limbeck K (2016) Arbeitsbelastung: Welchen Belastungen sind die Beschäftigten in der Behindertenbetreuung ausgesetzt. Arbeitsmedizin Sozialmedizin Umweltmedizin 51:517–525

Hasseler M (2016) Anforderungen und Herausforderungen an gesundheitliche und pflegerische Versorgung von Menschen mit Behindeurngen in Einrichtungen der Eingliederungshilfe. Pflege Ges 21(4):293–313

Initiative Gesundheit und Arbeit (iga) (2017) Gesundheit für Pflegekräfte im Berufsalltag. https://www.iga-info.de/fileadmin/redakteur/Veroeffentlichungen/iga_Wegweiser/Dokumente/iga-Wegweiser_Gesundheit_fuer_Pflegekraefte.pdf. Zugegriffen: 10. Jan. 2019

Initiative Neue Qualität in der Arbeit (INQA) (2018) Offensive Gesund Pflegen. https://www.inqa.de/DE/Mitmachen-Die-Initiative/Unser-Netzwerk/Partnernetzwerke/Netzwerke/Offensive-Gesund-Pflegen.html. Zugegriffen: 30. Okt. 2018

Kliche T (2011) Versorgungsstrukturen und Qualitätssicherung für Prävention und Gesundheitsförderung in Deutschland. Bundesgesundheitsblatt 54:194–206

Koch U, Kawski S, Töppich J (2001) Entwicklung eines Qualitätssicherungskonzepts in der Prävention. In: Bundeszentrale für gesundheitliche Aufklärung (BZgA) (Hrsg) Qualitätsmanagement in Gesundheitsför-

derung und Prävention. Grundsätze, Methoden und Anforderungen. Forschung und Praxis der Gesundheitsförderung, Bd. 15. BzGA, Köln, S 87–96

Meyer M, Wehner K, Cichon P (2017) Krankheitsbedingte Fehlzeiten in der deutschen Wirtschaft im Jahr 2016. In: Badura B, Ducki A, Schröder H, Klose J, Meyer M (Hrsg) Fehlzeiten-Report 2017. Krise und Gesundheit – Ursachen, Prävention, Bewältigung. Springer, Berlin, S 281–484

Meyer M, Wenzel J, Schenkel A (2018) Krankheitsbedingte Fehlzeiten in der deutschen Wirtschaft im Jahr 2017. In: Badura B, Ducki A, Schröder H, Klose J, Meyer M (Hrsg) Fehlzeiten-Report 2018. Sinn erleben – Arbeit und Gesundheit. Springer, Berlin, S 331–536

Pelikan J, Dietscher C (2015) Warum sollten und wie können Krankenhäuser ihre organisationale Gesundheitskompetenz verbessern? Bundesgesundheitsblatt 58:989–995

Perschke-Hartmann C, Drupp M (2018) Ressourcen stärken in der Altenpflege. In: Badura B, Ducki A, Schröder H, Klose J, Meyer M (Hrsg) Fehlzeiten-Report 2018. Sinn erleben – Arbeit und Gesundheit. Springer, Berlin, S 303–314

Pieck N, Polenz W, Sochert R (2016) Neues zur Gesundheitsförderung und Prävention im Betrieb. Präv Gesundheitsf 11:271–281

PpSG – Pflegepersonal-Stärkungsgesetz. Gesetz zur Stärkung des Pflegepersonals vom 11. Dezember 2018. Bundesgesetzblatt. Jahrgang 2018, Teil I, Nr. 45: 2394–2422

Ruckstuhl B, Somaini B, Twisselmann W (1997) Förderung der Qualität in Gesundheitsprojekten. Der Public Health Action Cycle als Arbeitsinstrument. Insititut für Sozial- und Präventivmedizin, Zürich

Ruckstuhl B, Kolip P, Gutzwiller F (2001) Qualitätsparameter in der Prävention. In: Bundeszentrale für gesundheitliche Aufklärung (BZgA) (Hrsg) Qualitätsmanagement in Gesundheitsförderung und Prävention. Grundsätze, Methoden und Anforderungen. Forschung und Praxis der Gesundheitsförderung, Bd. 15. BzGA, Köln, S 38–50

Schaeffer D, Vogt D, Berens E-M, Hurrelmann K (2016) Gesundheitskompetenz der Bevölkerung in Deutschland – Ergebnisbericht. Universität Bielefeld, Bielefeld

Schaeffer D, Hurrelmann K, Bauer U, Kolpatzik K (2018) Nationaler Aktionsplan Gesundheitskompetenz. Die Gesundheit in Deutschland stärken. KomPart, Berlin

Schäfers M et al (2016) Pretest Befragung in Einrichtungen der Behindertenhilfe im Auftrag des Bundesministerium für Arbeit und Soziales. Abschlussbericht. Hochschule Fulda, TNS Infratest Sozialforschung GmbH und Technische Universität München, Fulda, München

Schröttle M et al (2014) Abschlussbericht. Vorstudie für eine Repräsentativbefragung zur Teilhabe von Menschen mit Behinderung(en). Friedrich-Alexander-

Universität Erlangen-Nürnberg, Universität Bielefeld, Bielefeld, Nürnberg

Schwinger A, Tsiasioti C, Klauber J (2017) Herausforderndes Verhaltens bei Demenz: Die Sicht der Pflege. In: Jabobs K, Kuhlmey A, Greß S, Klauber J, Schwinger A (Hrsg) Pflege-Report 2017. Schwerpunkt: Die Versorgung der Pflegebedürftigen. Schattauer, Stuttgart, S 131–152

Sørensen K (2017) Health literacy and gender perspectives. A systematic literature review. Global Health Literacy Academy, Aarhus

Statistisches Bundesamt (Destatis) (2017) Pflegestatistik 2015. Pflege im Rahmen der Pflegeversicherung. Deutschlandergebnisse. Destatis, Wiesbaden

Statistisches Bundesamt (Destatis) (2018a) Erwerbstätige und Arbeitnehmer nach Wirtschaftsbereichen. https://www.destatis.de/DE/ZahlenFakten/GesamtwirtschaftUmwelt/Arbeitsmarkt/Erwerbstaetigkeit/TabellenErwerbstaetigenrechnung/ArbeitnehmerWirtschaftsbereiche.html. Zugegriffen: 19. Dez. 2018

Statistisches Bundesamt (Destatis) (2018b) Pflegestatistik. Pflege im Rahmen der Pflegeversicherung. Deutschlandergebnisse 2017. Destatis, Wiesbaden

Tempel N, Kolip P (2011) Qualitätsinstrumente in Prävention und Gesundheitsfördeurng. Ein Leitfaden für Praktiker in Nordrhein-Westfalen. LIGA.Praxis 8. Landesinstitut für Gesundheit und Arbeit des Landes Nordrhein-Westfalen (LIGA.NRW), Düsseldorf. https://www.lzg.nrw.de/_php/login/dl.php?u=/_media/pdf/liga-praxis/liga-praxis_8_qualitaetswegweiser.pdf. Zugegriffen: 11. Febr. 2019

Tempel N, Bödeker M, Reker N, Schaefer I, Klärs G, Kolip P (2013) Qualitätssicherung von Projekten zur Gesundheitsförderung in Settings. Ein Kooperationsprojekt zwischen der Bundeszentrale für gesundheitliche Aufklärung und der Fakultät für Gesundheitswissenschaften der Universität Bielefeld. Bundeszentrale für gesundheitliche Aufklärung (BzGA), Köln

United Nations (2008) Gesetz zu dem Übereinkommen der Vereinten Nationen vom 13. Dezember 2006 über die Rechte von Menschen mit Behinderungen sowie zu dem Fakultativprotokoll vom 13. Dezember 2006 zum Übereinkommen der Vereinten Nationen über die Rechte von Menschen mit Behinderungen. Bundesgesetzblatt. Bundesanzeiger Verlag, Bonn

Verband der Ersatzkassen (vdek) (2017) Projekt GESUND! https://www.vdek.com/vertragspartner/Praevention/projektgesund.html. Zugegriffen: 13. Dez. 2018

Wiener Gesundheitsförderung (WiG) (2018) Gesundsein – ein Kurs für Menschen mit Lernschweirigkeiten. ziel.sicher.gesund. Gesundheitskompetenz für PatientInnen. https://oepgk.at/gesundsein-ein-kursangebot-fuer-menschen-mit-lernschwierigkeiten/. Zugegriffen: 13. Dez. 2018

Betriebliche Gesundheitsförderung in der Pflege – Umsetzungsbarrieren und Handlungsansätze

Elisabeth Krupp, Volker Hielscher und Sabine Kirchen-Peters

© Der/die Autor(en) 2020
K. Jacobs et al. (Hrsg.), *Pflege-Report 2019*, https://doi.org/10.1007/978-3-662-58935-9_8

8

▪▪ Zusammenfassung

Trotz guter Konzepte und Handlungsempfehlungen zur betrieblichen Gesundheitsförderung (BGF) geht deren Umsetzung in Krankenhäusern sowie in ambulanten und stationären Pflegeeinrichtungen nur sehr schleppend voran. Das Institut für Sozialforschung und Sozialwirtschaft (iso) e. V. in Saarbrücken hat in einem von der Hans-Böckler-Stiftung geförderten Forschungsprojekt nach hemmenden und fördernden Faktoren für die Umsetzung von BGF gesucht. Vor allem die angespannte Arbeitsmarktsituation und die Notwendigkeiten, die aus sozialpolitischem Versorgungsauftrag und aus der Fürsorgebeziehung in der Pflege resultieren, erweisen sich als Hemmschuh für wirksame Entlastungsstrategien in der Branche. Für Führungskräfte in der Pflege ist es eine besondere Herausforderung, betriebliche Gesundheitsförderung überzeugend und glaubwürdig umzusetzen.

Despite good concepts and recommendations for action on workplace health promotion, their implementation in hospitals, long-term and home care facilities is progressing very slowly. The Institute for Social Research and Social Economy (iso) in Saarbrücken has searched for inhibiting and promoting factors for the implementation of workplace health promotion in a research project funded by the Hans Böckler Foundation. Above all, the tense situation on the labour market and the necessities resulting from the socio-political supply mandate as well as from the care relationship in the nursing sector are proving to be obstacles to effective relief strategies in the sector. It is a particular challenge for managers in nursing care to implement workplace health promotion convincingly and credibly.

8.1 Einleitung

Seit mittlerweile rund zwei Jahrzehnten wird in Wissenschaft und Politik über den Stellenwert von Strategien zur betrieblichen Gesundheitsförderung und zum Gesundheitsmanagement diskutiert. Dennoch werden diese Ansätze in den verschiedenen Wirtschaftsbranchen sehr unterschiedlich umgesetzt. So ist der Gesundheitssektor durch hohe Arbeitsbelastungen und zunehmenden Fachkräftemangel geprägt. Die krankheitsbedingten Fehlzeiten liegen im Branchenvergleich erheblich über dem Durchschnitt. Insbesondere die Krankschreibungen wegen psychischer Beschwerden sind im Gesundheits- und Sozialwesen seit dem Jahr 2000 um rund 50 % angestiegen (Badura et al. 2015). Rund drei Viertel der Gesundheits- und Krankenpflegenden sowie der Altenpflegenden gehen davon aus, dass sie unter den jetzigen Bedingungen ihren Beruf nicht ohne gesundheitliche Einschränkungen bis zur Rente ausüben können (Institut DGB-Index Gute Arbeit und ver.di Vereinte Dienstleistungsgewerkschaft 2018). Außerdem werden Anstrengungen zur betrieblichen Gesundheitsförderung (BGF) weitaus häufiger in großen Betrieben als in kleinen und mittelständischen Unternehmen unternommen (Beck und Lenhardt 2016); der Gesundheits- und Pflegesektor hinkt zudem der Industrie deutlich hinterher.

Bereits vor mehr als 30 Jahren begannen erste Unternehmen mit der Entwicklung von Konzepten der betrieblichen Gesundheitsförderung (BGF) (Kuhn 2017). Die BGF wurde im Jahr 2015 im Gesetz zur Stärkung der Gesundheitsförderung und der Prävention (PrävG) im Fünften Sozialgesetzbuch (SGB V) als Krankenversicherungsleistung verankert (Bundesgesetzblatt 2015). Im Jahr 2018 wurden mit dem Pflegepersonalstärkungsgesetz zudem die Präventionsleistungen nach § 20 SGB V speziell für die Beschäftigten des Gesundheitssektors erhöht.

Prävention ist ein zentraler Bestandteil der Gesundheitsförderung. Eine wichtige Grundlage dafür ist das Modell der Salutogenese des Medizinsoziologen Aaron Antonovsky (1997), das primär auf die Entstehung von Gesundheit abhebt und im Zusammenhang mit BGF eine gesundheitsfördernde Gestaltung der Arbeit in den Fokus rückt. Der Begriff der Gesundheitsförderung wurde erstmals in der Ottawa Charta von der WHO (1986) definiert. Die WHO rief die Industriestaaten dazu auf, die Gesundheitsförderung auch in Unternehmen umzusetzen (Kuhn 2017). Eine weitere Stärkung der BGF wurde Jahre später mit der Luxemburger Deklaration (2007) durch die Europäische Kommission angestrebt. Dort wird hervorgehoben, dass BGF sowohl verhaltenspräventive, also auf das Gesundheitsverhalten der Mitarbeiter bezogene, als auch verhältnispräventive, auf die Gestaltung der Arbeitsbedingungen bezogene Aspekte zu berücksichtigen hat. Nachhaltige Effekte seien nur in einer Kombination folgender Elemente zu erzielen:

- „Verbesserung der Arbeitsorganisation und der Arbeitsbedingungen"
- „Förderung einer aktiven Mitarbeiterbeteiligung"
- „Stärkung persönlicher Kompetenzen" (European Network For Workplace Health Promotion 2007)

Es handelt sich um ein Konzept, das alle Ebenen im Betrieb umfasst und als Faktoren für ein Gelingen „Projektmanagement, Ganzheitlichkeit, Partizipation und Integration" benennt (Faller 2017, S. 27). Der Fokus der BGF wurde auf die gesundheitsförderliche Gestaltung der Arbeit und erst nachgeordnet auf gesundheitsfördernde Verhaltensweisen gelegt (ebenda). Maßnahmen der BGF richten sich an interne und externe Akteure und die Umsetzung beruht – im Unterschied zum Arbeitsschutz – auf der Freiwilligkeit des jeweiligen Betriebs.

In die professionelle Pflege fand der Begriff der Gesundheitsförderung mit der Einführung der Berufsbezeichnung „Gesundheits- und Krankenpflege" im Pflegeberufsgesetz seit 2003 einen tiefergehenden Eingang. Dadurch eröffneten sich neue Tätigkeitsfelder für die Pflegenden und es wurde deutlich, dass Prävention und Gesundheitsförderung in allen Phasen von Gesundheit und Krankheit wichtig sind (Bartholomeyczik 2006). Doch trotz der professionellen Verankerung und trotz bereits vorliegender elaborierter Konzepte und Handlungsempfehlungen gelingt es in den Einrichtungen der Gesundheitswirtschaft nur sehr

schleppend, mehr für die Gesunderhaltung der Beschäftigten zu tun. Die Ergebnisse einer bundesweiten Befragung von Leitungskräften in teil- und vollstationären Pflegeeinrichtungen deuten auf mehrere Gründe hierfür hin. Einerseits gaben nur 43 % der Befragten an, dass sie aus einem vielfältigen Angebot zur betrieblichen Gesundheitsförderung auswählen können. Andererseits bestätigten mehr als die Hälfte der befragten Leitungskräfte, dass die vorgehaltenen Maßnahmen zur BGF von den Beschäftigten entweder gar nicht oder in vielen Fällen vor allem von gesunden Mitarbeitenden in Anspruch genommen werden (Isfort et al. 2018).

Woran hapert es also mit der betrieblichen Gesundheitsförderung im Gesundheitswesen? An dieser Frage setzt eine von der Hans-Böckler-Stiftung geförderte und vom Institut für Sozialforschung und Sozialwirtschaft (*iso*) durchgeführte Studie an. Es geht um die Gründe für Umsetzungsdefizite und -erfolge von gesundheitsfördernden Maßnahmen in Krankenhäusern, ambulanten und stationären Pflegeeinrichtungen. Folgende Forschungsfragen standen dabei im Mittelpunkt:

- Welche Handlungsspielräume sehen die Akteure für die Umsetzung von Maßnahmen zur Gesundheitsförderung?
- Welche förderlichen und hinderlichen Rahmenbedingungen lassen sich für solche Maßnahmen identifizieren?
- Welche betrieblichen Strategien und Akteurskonstellationen haben die Umsetzung von Präventions- und Inklusionsstrategien vorangetrieben?
- Wie sehen die Beschäftigten die Bedarfe und die Umsetzungsbedingungen für solche Maßnahmen?

Im Rahmen der Studie wurden in einer ersten Phase 14 Expertinnen und Experten von Kostenträgern, Berufsgenossenschaften, Rehabilitationsträgern, Arbeitsschutzbehörden, Gewerkschaften und Berufsverbänden aus Pflege und Medizin befragt. Eine zweite Studienphase umfasste die standardisierte Befragung von 744 Beschäftigten und leitfadengestützte Interviews mit 55 Beschäftigten aus Kliniken sowie ambulanten und stationären Einrichtungen der Langzeitpflege[1].

8.2 Barrieren der betrieblichen Gesundheitsförderung im Pflege- und Gesundheitssektor

Die Barrieren für die Umsetzung von BGF lassen sich auf der Ebene der gesetzlichen und finanziellen Rahmenbedingungen, der betrieblichen Prozesse und der Einstellungen der Fachkräfte beschreiben. Im Folgenden wird eine Auswahl von Ergebnissen der Studie dargestellt. Dabei liegt der Fokus insbesondere darauf, Umsetzungsbarrieren zu veranschaulichen sowie Handlungsansätze und Herausforderungen, die für Führungskräfte daraus resultieren, zu beschreiben.

---

[1] In der standardisierten Befragung wurden die Teilnehmenden neben der Angabe von soziodemografischen Daten aufgefordert, eine Einschätzung des eigenen Gesundheitszustands, ihre aktuelle Bewältigung von Belastung, ihre Erfahrungen mit Maßnahmen der betrieblichen Gesundheitsförderung und die eigene Inanspruchnahme von einrichtungsspezifischen Angeboten zu bewerten. Dazu wurde eine vierstufige Likertskala mit den Antwortformaten von „trifft voll und ganz zu" bis hin zu „trifft gar nicht zu" vorgegeben. Der Rücklauf betrug 38 % und der Altersdurchschnitt der antwortenden Personen lag bei 46,5 Jahren. 565 (76 %) der Befragten waren weiblichen Geschlechts. Die Auswahl der 55 Beschäftigten zur Durchführung der leitfadengestützten Interviews fand in enger Abstimmung mit den Einrichtungsleitungen statt. Hierfür wurden pro Einrichtung fünf bis sieben Fach- und Führungskräfte aus den Bereichen der Geschäftsführung, dem Betriebsrat/der Mitarbeitervertretung, der Pflegedirektion und der operativen Pflege, der Betreuung und der Hauswirtschaft und dem Bereich der BGF und dem Arbeitsschutz kontaktiert. In den Interviews wurden Themen des betrieblichen Gesundheitsmanagements, der betrieblichen Gesundheitsförderung und des Arbeitsschutzes in den Blick genommen. Die Studie wurde von September 2016 bis März 2019 durchgeführt.

8.2.1 Einfluss der Arbeitsmarktsituation auf die betriebliche Belastungsregulierung

Strategien zur betrieblichen Gesundheitsförderung richten sich naturgemäß primär an der „Arena" der betrieblichen Organisation aus. Sie beziehen sich mit ihren Prozessen und Maßnahmen sowie mit den eingesetzten Ressourcen in der Regel auf die jeweils örtliche Organisation, also den „Betrieb", in dem die Dienstleistungen tatsächlich erbracht werden. Damit Gesundheitsstrategien wirksam werden können, müssen sie einerseits an die subjektiven Dispositionen und Motivationen der Beschäftigten anschließen können. Andererseits sind sie durch die betrieblichen Gegebenheiten wie auch durch übergeordnete Rahmenbedingungen definiert. Im Gesundheitswesen zählen hierzu an erster Stelle die finanziellen Ressourcen für das Personal, die im Krankenhaus, in der stationären und ambulanten Pflege auf unterschiedlichen Wegen organisiert werden.

Seit langer Zeit wird die strukturelle Unterfinanzierung der Pflege berufspolitisch und gesellschaftlich diskutiert. Die häufig enge Personalausstattung gilt für alle Felder, in denen Pflegekräfte beschäftigt sind. In der aktuellen Arbeitsmarktsituation tritt jedoch ein anderer Aspekt in den Vordergrund: Die tatsächliche *Verfügbarkeit* von Personal. Der ausgeprägte Mangel an Arbeitskräften unterschiedlicher Qualifikationsstufen wird in den Unternehmen in allen drei betrachteten Sektoren als das größte Problem dargestellt. Dies ist nicht nur eine Herausforderung für die Rekrutierungsanstrengungen des Managements in Diensten, Heimen und Kliniken. Der Arbeitsmarkt erweist sich als eine ebenso wichtige Rahmenbedingung für die Umsetzung von Gesundheitsstrategien wie die differierenden Finanzierungsmöglichkeiten in den einzelnen Sektoren.

Im Alltag der Unternehmen zeigt sich dies daran, dass Gesundheits- und Pflegedienstleister sich gezwungen sehen, die Arbeitskraft ihrer Beschäftigten deutlich über das vertraglich vereinbarte Maß zu beanspruchen. Permanente Mehrarbeit wird zunehmend zur Alltagsrealität. So hat der Anteil der Überstunden im Bereich der öffentlichen Dienstleistungen, der Erziehung und des Gesundheitswesens 2017 einen Höchststand erreicht (Deutscher Bundestag 2018). Für die Beschäftigten in der Pflege stellt die Instabilität von Erholungszeiten, also der Druck, aus dem Dienstfrei für erkrankte Kolleginnen und Kollegen einzuspringen, mittlerweile eine der größten Belastungen dar. Zum anderen ist die Arbeitsmarktsituation geeignet, bereits bestehende Mechanismen zur Belastungsregulierung im Betrieb auszuheben. Dies zeigt sich praktisch am Beispiel so genannter „Ampelkonten". Diese Zeitkontensysteme verbinden die Arbeitszeiterfassung mit der Vorgabe, dass der Betrieb bei Überschreiten bestimmter Arbeitszeitguthaben in der Belegschaft zusätzliches Personal einstellen muss. Solche organisatorischen Regeln greifen immer weniger: Weil schlichtweg kein Personal mehr gefunden wird, können die Beschäftigten nicht auf ihre Zeitguthaben zugreifen und Freizeit entnehmen. Durch die allgegenwärtige Mehrarbeit laufen Zeitkonten – soweit vorhanden – weiter voll oder Überstunden verfallen im ungünstigen Fall ungeregelt.

De facto können die Einrichtungen angesichts der Arbeitsmarktsituation ihren Mitarbeiterinnen und Mitarbeitern kaum noch überzeugende Angebote machen, um die Personalknappheit und damit die Arbeitszeitbelastung zu verringern. Dies hat auch Folgen für verhaltenspräventive und gesundheitsunterstützende Angebote der betrieblichen Gesundheitsförderung: Zum einen verfügen die Beschäftigten durch die Mehrarbeitsbelastung nur über eingeschränkte Zeitressourcen, um solche Aktivitäten überhaupt wahrnehmen zu können. Zum anderen leidet die Glaubwürdigkeit der BGF-Angebote. Aus Sicht vieler Pflegekräfte ist es nicht konsistent oder „ehrlich gemeint", wenn der Arbeitgeber Anti-Stress-Maßnahmen oder Offerten zur gesunden Ernährung darbietet, zugleich aber nicht in der Lage ist, die Belastungsschraube im Arbeitsalltag zurückzudrehen. Unter diesen Vorzeichen drohen auch gut gemeinte Ansätze in der betrieblichen Gesundheitsförderung als symbolische Aktionen diskreditiert zu werden.

Die Führungskräfte auf der „mittleren" Ebene, also Stations-, Wohnbereichs- oder Pflegedienstleitungen, stehen vor der paradoxen Situation, zum einen im Alltagsgeschäft widrige Bedingungen und hohe Belastungen organisieren zu müssen und andererseits die Beschäftigten zur regelmäßigen Nutzung von Hilfsmitteln oder zur Teilnahme an Maßnahmen der Gesundheitsförderung anzuhalten. Diese Widersprüchlichkeit kann zu Rolleninkonsistenzen und zu Akzeptanzverlusten in der Belegschaft führen.

8.2.2 Erfüllen des Versorgungsauftrags unter den Bedingungen von Personalknappheit

Die pflegerische Versorgung von hilfe- und pflegebedürftigen Menschen aller Altersstufen ist eine gesamtgesellschaftliche Aufgabe (GKV-Spitzenverband 2015). Für die Zulassung zur pflegerischen Leistungserbringung müssen ambulante und stationäre Pflegeeinrichtungen nach § 72 SGB XI bestimmte Kriterien erfüllen, um einen Versorgungvertrag mit den Kostenträgern abschließen zu können. Sie sind dabei im Rahmen ihres Versorgungsauftrags zur pflegerischen Versorgung der Versicherten verpflichtet. Analog dazu sind nach § 109 SGB V zugelassene Krankenhäuser im Rahmen ihres Versorgungsauftrags zur Krankenhausbehandlung der Versicherten aufgefordert. Insofern stehen Pflegeeinrichtungen und Kliniken in besonderer vertraglicher Verantwortung, die Erfüllung des Versorgungsauftrags sicherzustellen. Hierdurch sind die Anbieter von Pflegeleistungen nicht so frei wie Unternehmen in anderen Branchen, Anfragen von Hilfebedürftigen aus Kapazitätsgründen schlichtweg abzulehnen.

Vor diesem gesellschaftlich und sozialrechtlich gesetzten Kontext bewegen sich die Leistungsanbieter darüber hinaus in einem seit Jahren expandierenden Markt. Während die Nachfrage nach Pflege- und Unterstützungsleistungen kontinuierlich ansteigt, wird es angesichts der knappen personellen Ressourcen zunehmend schwieriger, den Versorgungsauftrag zuverlässig zu erfüllen. Erschwerend kommen die grundlegenden Bedingungen hinzu, unter denen personenbezogene Dienstleistungen erbracht werden: Sie können nicht im Voraus erstellt oder gelagert werden und deren Erbringung und Konsumption finden meist zeitgleich statt – Pflegedienstleister müssen also genau dann vor Ort verfügbar sein, wenn die Hilfeleistung benötigt wird. Vor diesem Hintergrund hat das kurzfristige Funktionieren der jeweiligen Einrichtung für die verantwortlichen Leitungskräfte immer Priorität. Das Ziel der Erfüllung des Versorgungsauftrags besitzt eine strukturelle Dominanz gegenüber langfristig angelegten anderen Zielen, etwa dem Erhalt der Gesundheit und Arbeitsfähigkeit der Beschäftigten.

Doch auch auf der individuellen Ebene schildern Pflegekräfte ein Spannungsverhältnis zwischen ihren individuellen Ressourcen, dem Arbeitgeber bzw. den Kollegen und den Pflegebedürftigen. Sie können sich dem Fürsorgebedarf des pflegebedürftigen Menschen, der sich aus seiner Abhängigkeit von fremder Hilfe ergibt, kaum entziehen. Den Pflegenden sind die Risiken und unerwünschten Folgen sehr genau bewusst, die entstehen, wenn ein pflegerischer Versorgungsbedarf nicht abgedeckt wird. Pflegende verfügen meist über eine hohe intrinsische Motivation und über ein empathisches professionelles Selbstverständnis. Anders als im Krankenhausbereich begleiten sie in der Langzeitpflege die hilfebedürftigen Menschen über einen langen Zeitraum und entwickeln intensive professionelle Beziehungen zu den Pflegebedürftigen. Ihr Berufsethos und ihr Verständnis von Fürsorge und Pflege als Beziehungsarbeit stürzt sie aufgrund der realen Personalsituation in ein schwieriges Dilemma. Einem Menschen auch in einer hohen Belastungssituation Hilfe und Pflege zu verweigern, stellt für die Befragten zunächst keine Option

dar. Die meisten befragten Pflegekräfte äußern, im Interesse des pflegebedürftigen Menschen regelmäßig über ihre zeitlichen und körperlichen Grenzen hinweg zu gehen. Gesundheitsfördernde Maßnahmen werden unter den beschriebenen Arbeitsbedingungen eher als zusätzliche Belastung und nicht als Option zur Stärkung der eigenen Gesundheit empfunden. Die Abgrenzung gegenüber den Anforderungen und die Achtsamkeit gegenüber der eigenen Person werden dadurch erschwert. Der Konflikt um die Dosierung des eigenen Arbeitskrafteinsatzes ist systematisch in der Sorgearbeit angelegt und wird durch den Personalmangel dramatisch verschärft.

8.2.3 Organisationale Handlungsansätze und individuelle Strategien zur Optimierung guter Arbeitsbedingungen

Trotz der Limitierungen des Arbeitsmarktes und trotz der Anforderungen, die sich aus der besonderen Versorgungs- und Fürsorgesituation in Medizin und Pflege ergeben, hatte das Thema Mitarbeitergesundheit einen hohen Stellenwert bei den befragten Führungskräften. Die Sensibilität für Gesundheitsthemen war getragen durch das Interesse, krankheitsbedingte Ausfälle der kostbaren Arbeitskraftressourcen zu begrenzen. Zudem sind angesichts der knappen Personaldecke Ausfälle kaum von der anwesenden Belegschaft zu puffern und führen zu einem aufwändigen Krisenmanagement, um Springer-, Aushilfs- oder Leiharbeitskräfte zu organisieren, damit die Funktionsfähigkeit der jeweiligen Organisationseinheit sichergestellt bleibt.

Doch in einer paradoxen Weise könnte der belastende Personalmangel möglicherweise auch zu einem Motor für die Entwicklung innovativer Strategien der Gesundheitsförderung werden. Denn eine Reihe von Leitungskräften formulierte die Anforderung, dass die Unternehmen sich im Wettbewerb um die knappen

Fachkräfte als attraktive Arbeitgeber behaupten müssen. Hierfür spielt das Thema Mitarbeitergesundheit und Arbeitszufriedenheit eine bedeutsame Rolle. Zumeist wurde dabei der Zusammenhang von Motivation, Wertschätzung und Leistungsfähigkeit der Beschäftigten betont und darauf verwiesen, dass Pflegekräften die Arbeitsbedingungen und die Möglichkeit, „gute Arbeit" für ihre Klienten und Patienten leisten zu können, häufig wichtiger sei als die Höhe des Gehalts. Damit rücken die qualitativen Aspekte der Arbeit, unter anderem auch BGF, für das Personalmanagement stärker in den Vordergrund. Auf den Webseiten vieler Organisationen wird mittlerweile mit Gesundheitsangeboten oder Maßnahmen zur Vereinbarkeit von Familie und Beruf geworben.

Wie die Studie gezeigt hat, weisen die betrieblichen Maßnahmen in ihrem Anspruch und in ihrer Reichweite eine große Varianz auf: Auf der einen Seite stehen eher symbolische Aktivitäten, mit denen das Unternehmen auf das Thema Gesundheit aufmerksam machen möchte, beispielsweise frische Äpfel an den Arbeitsplätzen, Smoothies für die Mitarbeiterinnen und Mitarbeiter oder gelegentliche Freistellungsangebote für die Teilnahme an einem Firmen- oder Stadtlauf im regionalen Umfeld. Weiter gehen solche Unternehmen, die ihren Beschäftigten regelmäßige verhaltenspräventive Angebote zur Verfügung stellen, z. B. Rückenschule, Massagen, Nutzung von Fitness-Studios, betriebliche Sportgruppen etc. In den meisten Fällen finden diese Angebote außerhalb der Arbeitszeit statt. Bei manchen der größeren Organisationen wurden zudem umfassendere Supportstrukturen geschaffen, um den Erhalt der Arbeitsfähigkeit zu stützen, etwa Hilfe durch Möglichkeiten der Kinderbetreuung oder durch Angebote zur Beratung in psychosozialen Krisensituationen.

Einige der Anstrengungen richten sich darauf, im Rahmen der Arbeitsorganisation und -teilung Entlastungen zu schaffen. Dazu gehören z. B. Versuche, Betreuungskräfte mit pflegerischen Grundqualifikationen auszustatten, damit sie in der Lage sind, mit bestimmten Klienten Toilettengänge durchzufüh-

ren oder Essen anzureichen. Doch hier setzen enge Verantwortungs- und Haftungsregelungen Grenzen für eine wirksame Entlastung der Pflegekräfte. Andere Modelle zielen auf eine Balancierung von Belastungen durch einen Arbeitszeitausgleich ab. Ein Beispiel dafür ist die Honorierung des Einspringens aus dem Dienstfrei durch zusätzliche freie Tage. Aber auch diese Ansätze stoßen auf die oben skizzierten Grenzen der Arbeitskräfteknappheit.

Viele Personalverantwortliche in Einrichtungen und Diensten bewegen sich bei der Gestaltung ihrer Arbeitsverträge in einem Paradox: Sie sind einerseits unter dem Druck, durch Teilzeitbeschäftigung möglichst viele „Köpfe" im Unternehmen zu haben, die in komplexen Schichtmodellen und Tourenplanungen, aber auch bei Personalausfällen flexibel einsetzbar sind. Andererseits lassen sie dadurch Arbeitskraftressourcen ungenutzt oder gehen nicht hinreichend auf Wünsche nach Vollzeitbeschäftigung ein. Dabei müsse man, so die Einschätzung von Leitungskräften, den Pflege*fach*kräften mittlerweile Wuncharbeitszeiten anbieten, um sie für das Unternehmen gewinnen bzw. sie langfristig halten zu können.

Darüber hinaus scheinen sich in wachsendem Maße medizinische und pflegerische Fachkräfte die angespannte Arbeitsmarktsituation auch für individuelle Optimierungsstrategien zunutze zu machen. Aus Perspektive der befragten Kliniken, Einrichtungen und Dienste gewinnt der Aspekt an Bedeutung, dass Honorarärzte, freiberufliche Pflegekräfte oder Pflegekräfte aus der Leiharbeit gegenüber den Stammbelegschaften als innerbetriebliche Konkurrenten um attraktive Arbeitsbedingungen auftreten. Sie dürfen sich nach Aussage der Befragten z. B. tagesbezogene Arbeitszeiten außerhalb des Schichtbetriebs aussuchen, sie werden nicht in Bereitschaftsdienste einbezogen und teilweise höher entlohnt. In der Gerechtigkeitswahrnehmung der Festangestellten wird diese Situation mitunter als problematisch empfunden. Im Arbeitsalltag erweist es sich als ein Problem, dass diese Kräfte nur sehr bedingt in die Arbeitsteams integriert sind und häufig mangels Kenntnis der Örtlichkeiten und

Klienten nicht in vollem Umfang in alle Aufgaben und die vollen Leistungsanforderungen einbezogen werden können. Nicht selten sind diese Arbeitskräfte für Maßnahmen der betrieblichen Gesundheitsförderung schwer ansprechbar, weil sie nur bedingt in das jeweilige Team integriert sind.

Der bisher noch kleinen, aber unter Umständen wachsenden Gruppe gelingt es angesichts der Arbeitsmarktsituation im Gesundheitssektor offenbar, die einst als Prekarisierung des Arbeitsmarktes kritisierte Leih- und Werkvertragsarbeit in ihr Gegenteil zu verkehren: sie wird zu einem Instrument, individuell bessere Arbeits- und Entlohnungsbedingungen durchzusetzen. Bei der Diskussion um die Frage, wie „gute Arbeit" im Gesundheitssektor organisiert werden könnte, sollte daher der Blick auf die heterogenen Beschäftigtengruppen mit ihren unterschiedlichen Qualifikationsniveaus und Tätigkeitsbereichen gerichtet werden – vom Oberarzt bis hin zur Betreuungs- oder Hauswirtschaftskraft.

8.3 Fazit

Betriebliche Gesundheitsförderung in der Pflege ist der Tendenz nach offenbar eine paradoxe Angelegenheit. Auf der einen Seite steht der evidente Handlungsbedarf in der Branche mit ihren hohen Arbeitsbelastungen, den krankheitsbedingten Ausfällen und einem erheblichen Anteil von Fachkräften, die den Pflegeberuf bereits nach wenigen Jahren wieder verlassen. Die empirischen Erhebungen der Studie zeigen zugleich eine insgesamt hohe Sensibilität der Führungskräfte in der Branche für die Mitarbeitergesundheit und die Anforderungen an BGF und Arbeitsgestaltung. Dennoch ist das Spektrum der konkreten betrieblichen Aktivitäten breit gefächert und unterschiedlich stark ambitioniert. In vielen Fällen erfolgt eine Engführung auf symbolische oder ausschließlich verhaltenspräventive Maßnahmen. Insofern ist in den Unternehmen der Branche häufig noch „Luft nach oben", insbesondere mit Blick auf verhältnispräventive

Arbeitsgestaltung und Maßnahmen zum Belastungsausgleich.

Zugleich ist aber zu konstatieren, dass durch die angespannte Personalsituation und durch die besondere Versorgungs- und Fürsorgepflicht in der Pflege Rahmenbedingungen gesetzt werden, die es erschweren, wirksame betriebliche Präventionsstrategien umzusetzen. Im Arbeitsalltag tendieren sowohl die Einrichtungen wie auch die Pflegekräfte dazu, Belastungsgrenzen organisational und/oder individuell zu überschreiten. Innovative Konzepte für ein wirksames Ausfall- und Belastungsmanagement sind bisher noch wenig verbreitet. Auch bleiben sie dann ein stumpfes Schwert, wenn sie nicht durch entsprechende Personalkapazitäten unterlegt werden können. Die Effekte der jüngsten Pflegereformen zur Stärkung der Personalsituation sind in ihrer praktischen Wirksamkeit schwer abzuschätzen und werden vermutlich erst mit deutlicher zeitlicher Verzögerung spürbar.

Insofern müssen die Leitungskräfte in der Branche mit Blick auf die betriebliche Gesundheitsförderung derzeit einen Spagat leisten: Sie müssen die Versorgung der Klienten unter widrigen Bedingungen organisieren und ihren Belegschaften dabei einiges abverlangen. Aber gerade deshalb muss der Anspruch, auch in der Pflege gesundheitsfördliche und die Arbeitsfähigkeit erhaltende Bedingungen zu organisieren, in den Mittelpunkt gerückt werden. Die Schaffung verhaltenspräventiver und niedrigschwellig nutzbarer Angebote zum Umgang mit Belastungen könnte dabei ein erster Schritt sein. Dies können z. B. Maßnahmen zur Stressbewältigung, zur Kommunikation mit Klienten und Angehörigen oder zum rückenschonenden Arbeiten sein (vgl. Präventionsbericht 2018 des GKV-Spitzenverbandes und des MDS (Bauer und Römer 2018); psyGA-Handlungshilfe „Kein Stress mit dem Stress" (Kleinschmidt 2017)). Es bedarf darüber hinaus aber ebenso eines belastungssensiblen Managements, das auch verhältnispräventive Maßnahmen in den Blick nimmt und innerhalb des Betriebs eine Verteilung der Belastungen auf möglichst viele Schultern anstrebt. Hierbei geht es u. a. um die Arbeitsorganisation und Arbeitsteilung in den Teams, um den richtigen Mix an Qualifikationen und Kompetenzen sowie um Personalkonzepte, die verlässliche Schichtpläne und ein stabiles Dienstfrei für die Pflegekräfte sicherstellen. Dazu ist das Führungspersonal in den Einrichtungen und Diensten mit seiner ganzen Innovationskraft gefordert. Denn vom Arbeitsmarkt selbst ist kurz- und mittelfristig kaum eine Linderung der Situation zu erwarten.

Literatur

Antonovsky A (1997) Salutogenese. Zur Entmystifizierung der Gesundheit. dgvt-Verlag, Tübingen

Badura B, Ducki A, Schröder H, Klose J, Meyer M (Hrsg) (2015) Fehlzeiten-Report 2015. Neue Wege für mehr Gesundheit – Qualitätsstandards für ein zielgruppenspezifisches Gesundheitsmanagement. Springer, Berlin Heidelberg.

Bartholomeyczik S (2006) Prävention und Gesundheitsförderung als Konzept der Pflege. Pflege Ges 11:210–223

Bauer S, Römer K (2018) Präventionsbericht 2018. Leistungen der gesetzlichen Krankenversicherung: Primärprävention und Gesundheitsförderung, Leistungen der sozialen Pflegeversicherung: Prävention in stationären Pflegeeinrichtungen, Berichtsjahr 2017, Medizinischer Dienst des Spitzenverbandes Bund der Krankenkassen e.V. (MDS) und GKV-Spitzenverband (Hrsg). https://www.gkv-spitzenverband.de/media/dokumente/krankenversicherung_1/praevention__selbsthilfe__beratung/praevention/praeventionsbericht/2018_GKV_MDS_Praeventionsbericht.pdf Zugegriffen: 10. Januar 2019

Beck D, Lenhardt U (2016) Betriebliche Gesundheitsförderung in Deutschland: Verbreitung und Inanspruchnahme: Ergebnisse der BIBB/ BAuA-Erwerbstätigenbefragungen 2006 und 2012. Gesundheitswesen 78:56–62

Bundesgesetzblatt Jg. 2015 Teil I Nr. 31 vom 17. Juli 2015, S 1368–1379

Deutscher Bundestag (2018) Antwort der Bundesregierung auf die Kleine Anfrage der Abgeordneten Jessica Tatti, Susanne Ferschl, Matthias W. Birkwald, weiterer Abgeordneter und der Fraktion DIE LINKE (Drucksache 19/5174). Überstunden und Mehrarbeit in Deutschland. Drucksache 19/6187 vom 28. November 2018. Deutscher Bundestag, Berlin

European Network For Workplace Health Promotion (ENWHP) (2007) Luxemburger Deklaration zur Betrieblichen Gesundheitsförderung in der Europäischen Union. http://www.dnbgf.de/fileadmin/downloads/materialien/dateien/Luxemburger_Deklaration_09_11.pdf. Zugegriffen: 30. Nov. 2018

Faller G (2017) Was ist eigentlich Betriebliche Gesundheitsförderung? In: Faller G (Hrsg) Lehrbuch Betriebliche Gesundheitsförderung, 3. Aufl. Hogrefe, Bern, S 25–38

GKV-Spitzenverband (2015) Anforderungen an die Rolle der Kommunen in der Pflege. Positionen des GKV-Spitzenverbandes anlässlich der Verhandlungen zwischen Bund und Ländern. https://www.gkv-spitzenverband.de/media/dokumente/presse/publikationen/Positionspapier_Kommunen_Pflege_barrierefrei.pdf. Zugegriffen: 25. Okt. 2018

Institut DGB-Index Gute Arbeit und ver.di-Vereinte Dienstleistungsgewerkschaft (2018) Arbeitsbedingungen in der Alten- und Krankenpflege. https://index-gute-arbeit.dgb.de/++co++fecfee2c-a482-11e8-85a5-52540088cada. Zugegriffen: 29. Okt. 2018

Isfort M, Rottländer R, Weidner F, Gehlen D, Hylla J, Tucman D (2018) Pflege-Thermometer 2018. Eine bundesweite Befragung von Leitungskräften zur Situation der Pflege- und Patientenversorgung in der stationären Langzeitpflege in Deutschland. Deutsches Institut für angewandte Pflegeforschung e. V. (DIP), Köln

Kleinschmidt C (2017) Kein Stress mit dem Stress – Eine Handlungshilfe für Führungskräfte. Projekt „Psychische Gesundheit in der Arbeitswelt – psyGA. Initiative Neue Qualität der Arbeit (Hrsg) Berlin. http://psyga.info/fileadmin/user_upload/PDFs/psyGA_Handlungshilfe_fu%CC%88r_Fu%CC%88hrungskra%CC%88fte_WEB.pdf. Zugegriffen: 22. Jan. 2019

Kuhn K (2017) Der Betrieb als gesundheitsförderndes Setting: Historische Entwicklung der Betrieblichen Gesundheitsförderung. In: Faller G (Hrsg) Lehrbuch Betriebliche Gesundheitsförderung, 3. Aufl. Hogrefe, Bern, S 39–56

Weltgesundheitsorganisation (WHO) Europa (1986) Ottawa-Charta zur Gesundheitsförderung 1986. http://www.euro.who.int/__data/assets/pdf_file/0006/129534/Ottawa_Charter_G.pdf. Zugegriffen: 30. Nov. 2018

Arbeitsorganisation und Führungskultur

Margit Christiansen

© Der/die Autor(en) 2020
K. Jacobs et al. (Hrsg.), *Pflege-Report 2019*, https://doi.org/10.1007/978-3-662-58935-9_9

▪ ▪ Zusammenfassung
In diesem Beitrag werden vor dem Hintergrund der Arbeitsbedingungen in der stationären Langzeitpflege und der Präferenzen der Mitarbeitenden die Möglichkeiten des Einsatzes digitaler Techniken zur Entlastung des Pflegepersonals erörtert. Eine Analyse der Auswirkungen zeigt, dass sich erhebliche Veränderungen in der Arbeitsorganisation ergeben. Um die neuen Bedingungen der Arbeitsorganisation effizient nutzen zu können, ist es zudem erforderlich, die Führungskultur an die Erwartungen der Pflegekräfte anzupassen.

Der Shared-Leadership-Ansatz greift die Wünsche der Pflegekräfte nach Partizipation und Autonomie auf, da alle gemeinsam im Team Führungsverantwortung übernehmen. Wenn die technischen Möglichkeiten so eingesetzt werden, dass die Pflegekräfte in ihrem Handeln unterstützt werden, erscheint diese Führungskultur durch den digitalen Transformationsprozess mehr Möglichkeiten zur Umsetzung in der stationären Langzeitpflege zu bieten. Zur erfolgreichen Umsetzung bedarf es aber eines Umdenkens der Führungskräfte, denn Macht durch direktive Einflussnahme muss abgegeben werden. Dafür sind die Pflegekräfte und die sozialen Beziehungen untereinander zu fördern. In mehreren Studien konnte gezeigt werden, dass mit dem Shared-Leadership-Ansatz die Leistungsfähigkeit der Teams gestärkt werden kann. Damit könnten mithilfe digitaler Techniken und der passenden Führungskultur die Arbeitsbedingungen in der stationären Langzeitpflege verbessert werden, was sich wiederum positiv auf die Versorgung der Pflegebedürftigen auswirken würde.

This paper discusses the possibilities of using digital technologies to relieve the burden on nursing staff against the background of working conditions in long-term care for the elderly and the preferences of employees. An analysis of the effects shows that there are considerable changes in the organisation. In addition, in order to make efficient use of the new conditions, it is necessary to adapt the management culture to the expectations of the nursing staff.

The shared leadership approach picks up on the wishes of employees for participation and autonomy, because everyone in the team takes leadership responsibility. If the technical possibilities are used in such a way that the nursing staff are supported in their actions, this management culture appears to offer more opportunities for implementation in long-term care for the elderly through digital transformation. Successful implementation, however, requires the managers to rethink because power must be relinquished through directive influence. To this end, the employees and the social relationships between them must be promoted. Several studies have shown that the shared leadership approach can strengthen team performance. With the use of digital technologies and the appropriate management culture, working conditions in nursing care for the elderly could be improved, which in turn would have a positive effect on the care of those in need of long-term care.

9.1 Einleitung

Arbeitsorganisation und Führungskultur beeinflussen die Arbeitsbelastung und die Zufriedenheit der Pflegekräfte maßgeblich. Allerdings ist festzustellen, dass die Rahmenbedingungen für stationäre Langzeitpflegeeinrichtungen derart hohe Herausforderungen stellen, dass allein durch organisatorische Maßnahmen oder Veränderungen in der Führungskultur die Probleme nicht zu bewältigen sind. Vielfach wird darüber diskutiert, ob technische Entwicklungen zur Unterstützung der Pflege eingesetzt werden können. Der Gesetzgeber sieht hier Potenziale und will mit dem „Pflegepersonal-Stärkungsgesetz" den Einsatz in der stationären Langzeitpflege vorantreiben. Es werden Fördermittel bis zu 12.000 € für Investitionen in digitale Techniken, die das Personal in der Pflege unterstützen, zur Verfügung gestellt. Die digitalen Lösungen sollen sowohl die Pflegenden bei ihrer Arbeit entlasten als auch die individuellen Wünsche der Pflegebedürftigen besser erfüllen und somit deren Lebensqualität erhöhen (Schneider et al. 2017, S. 208). Vor diesem Hintergrund beurteilen auch Pflegekräfte die Entwicklung positiv, solange die zwischenmenschliche Arbeit mit den zu Pflegenden nicht beeinträchtigt wird (Merda et al. 2017, S. 144).

Es gibt aber nur wenige Überlegungen dazu, welche Auswirkungen die Digitalisierung auf die Arbeitsorganisation und die Führungskultur haben. In diesem Beitrag wird der Frage nachgegangen, welche Möglichkeiten sich durch die Digitalisierung in der Arbeitsorganisation der stationären Langzeitpflege ergeben können und wie sich dieser Veränderungsprozess auf die Führungskultur auswirkt. Denn es ist davon auszugehen, dass „ein Mehr an Vernetzung und der Einsatz neuer IT-Systeme wenig nutzen, wenn das Führungsverständnis ein traditionelles bleibt" (van Dick et al. 2016). Die Akzeptanz der Pflegekräfte sollte gestärkt werden, indem sie auf dem Weg der Digitalisierung mitgenommen werden und auf den Veränderungsprozess Einfluss nehmen können. Der Shared-Leadership-Ansatz ermöglicht die Teilhabe aller Teammitglieder im Arbeitsprozess und soll daher als ein mögliches Managementinstrument in den veränderten Rahmenbedingungen der stationären Langzeitpflege diskutiert werden.

9.2 Situation in der stationären Langzeitpflege

9.2.1 Strukturelle Bedingungen

Die Bevorzugung der ambulanten pflegerischen Versorgung hat zur Folge, dass in den Pflegeeinrichtungen der Bedarf an professioneller Pflege und damit die Arbeitsbelastung deutlich gestiegen sind (Schneider et al. 2017, S. 207). Erst wenn die Versorgung in der häuslichen Umgebung nicht mehr sichergestellt werden kann, steht der Umzug in eine stationäre Einrichtung an. Das führt dazu, dass es sich in den Einrichtungen größtenteils um multimor-

bide, kognitiv eingeschränkte oder sterbende Pflegebedürftige handelt.

Daneben wirken sich die organisatorischen Rahmenbedingungen ungünstig auf die Zufriedenheit des Personals aus. Eine Fallanalyse, die von der Autorin im Rahmen des Forschungsprojektes SITA durchgeführt wurde (Menje 2018, S. 8 f.), zeigt sowohl in der quantitativen als auch in der qualitativen Erhebung, dass die Arbeitszeiten in mehrfacher Hinsicht von den Pflegekräften als belastend wahrgenommen werden. Hierzu zählen insbesondere die langen Arbeitsperioden, Wechselschichtdienste und das häufige ungeplante Einspringen bei Ausfall von Kolleginnen und Kollegen. Bei der Überprüfung der Auswirkungen auf das Kohärenzgefühl konnte festgestellt werden, dass die Sinnhaftigkeit der Arbeit und die Sinnhaftigkeit der Dienstzeiten positiv bewertet werden. Dagegen werden die Dimensionen der Handhabbarkeit und Planbarkeit der Arbeitszeiten sehr niedrig bewertet. Somit fehlt den Mitarbeitenden ein Gefühl der Stimmigkeit mit der Arbeit, wodurch teilweise erklärbar ist, dass es zu vermehrten Krankheitsausfällen kommt. Denn das Kohärenzgefühl trägt dazu bei, Widerstandsressourcen zur Bewältigung von Stresssituationen für sich zu nutzen (Blättner 2007, S. 68).

Die schwierigen Arbeitsbedingungen in der Pflege spiegeln sich in hohen Krankheits- und Fluktuationsquoten wider. Mit durchschnittlich 27,2 Krankheitstagen im Jahr 2017 gehört die Altenpflege zu den Berufen, die einen hohen Krankenstand aufweisen (Meyer et al. 2018, S. 353). Eine Auswertung der Routinedaten der Barmer GEK des Jahres 2012 zeigt eine durchschnittliche Fluktuationsquote in der Berufsgruppe von 9 % (Müller und Rothgang 2015, S. 27). Bei einer durchschnittlichen Vakanzzeit von 175 Tagen (Bundesagentur für Arbeit 2018, S. 18) steigen die Belastungen für die verbleibenden Mitarbeitenden. Ein Teufelskreis, aus dem es auszubrechen gilt.

Die Bundesregierung sieht die zunehmende Problematik und finanziert mit einem Sofortprogramm insgesamt 13.000 Pflegekraftstellen in stationären Langzeitpflegeeinrichtungen. An

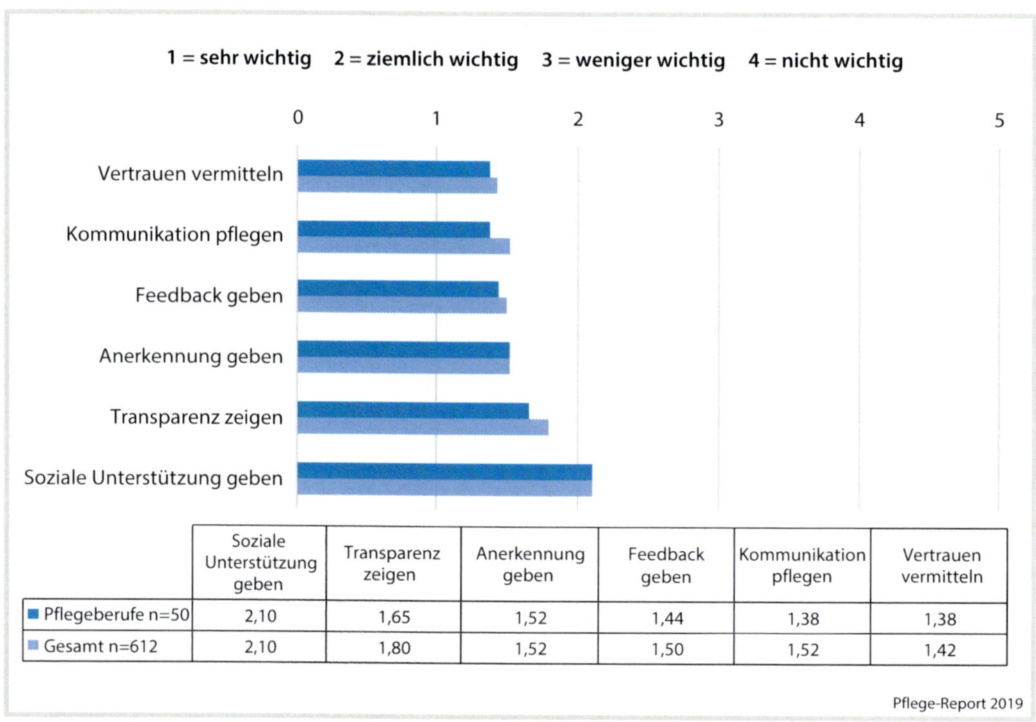

	Soziale Unterstützung geben	Transparenz zeigen	Anerkennung geben	Feedback geben	Kommunikation pflegen	Vertrauen vermitteln
Pflegeberufe n=50	2,10	1,65	1,52	1,44	1,38	1,38
Gesamt n=612	2,10	1,80	1,52	1,50	1,52	1,42

Abb. 9.1 Wie wichtig sind Ihnen folgende Verhaltenseigenschaften in der Personalführung Ihres Vorgesetzten in einem potenziellen Unternehmen? (Gesamt n = 612, Pflegeberufe: n = 50)

zweiter Stelle dieses Programms steht die Digitalisierung. Es wird davon ausgegangen, dass diese, wenn sie „richtig eingesetzt [wird], ein erhebliches Potenzial zur Entlastung der Pflegekräfte" hat (Bundesministerium für Gesundheit 2019[1]). Da Investitionen in die Digitalisierung und Technisierung in Zukunft durch die Pflegeversicherung kofinanziert werden, ist davon auszugehen, dass die Technik zunehmend Einzug in den Alltag der Pflegeeinrichtungen nehmen wird.

9.2.2 Präferenzen der Pflegekräfte

Pflegekräfte, die mit hohem Idealismus in diesen Beruf gestartet sind und Freude an dem Umgang mit den Pflegebedürftigen und der Arbeit im Team haben, werden von der Realität

enttäuscht. Unter Zeitdruck sind die Aufgaben, die sie per Anordnung aufgetragen bekommen, zu erfüllen. Vielfach sind Leitungskräfte überlastet, da sie ein Großteil ihrer Arbeitszeit damit verbringen, den Mangel an Personal aufzufangen. Vertrauen untereinander, respektvoller Umgang miteinander, eine offene und transparente Kommunikation bleiben oftmals auf der Strecke. Aber dies sind gerade die Werte, die die Pflegekräfte besonders hoch schätzen. Frauen und Männer möchten gleichberechtigt und selbstbestimmt arbeiten sowie Beruf, Familie und Freizeit miteinander vereinbaren (Rösler et al. 2018, S. 9).

In einer Online-Befragung der Autorin im Jahr 2016 mit 612 Teilnehmerinnen und Teilnehmern (Durchschnittsalter 28 Jahre), wobei 50 Personen im Pflegeberuf tätig sind, haben bei der Frage „Wie wichtig sind Ihnen folgende Verhaltenseigenschaften in der Personalführung Ihres Vorgesetzten in einem potenziellen Unternehmen?" 60 % (64 % der Pflegekräfte) es

---

[1]   https://www.bundesgesundheitsministerium.de/sofortprogramm-pflege.html.

als sehr wichtig angesehen, dass ihnen die Führungskraft Vertrauen entgegenbringt. Zudem ist es wichtig, Feedback und Anerkennung zu bekommen. Außerdem wird viel Wert auf die Kommunikation gelegt. Ziemlich wichtig ist es, Transparenz und soziale Unterstützung zu haben ◘ Abb. 9.1.

Wie oben bereits dargestellt, wird sich für die Pflegekräfte in der stationären Langzeitpflege in der nahen Zukunft durch die finanzielle Förderung der Digitalisierung eine weitere Dimension auftun. Bisher sind die Einstellungen der Pflegekräfte hierzu noch nicht umfassend bekannt, da es noch viele unbekannte Faktoren gibt. Geht man davon aus, dass die Ergebnisse einer Online-Befragung mit 495 Teilnehmerinnen und Teilnehmern zu den Wertewelten (Rösler et al. 2018, S. 17) auf die Gruppe der Pflegenden in der stationären Langzeitpflege übertragbar sind, dann befürchten 85 %, dass mit zunehmender Digitalisierung auch die Kontrolle zunehmen wird. Diese Annahme wird durch das Ergebnis der Studie von Brown et al. (2010) unterstützt. Die quantitative und qualitative Untersuchung in drei britischen Pflegeeinrichtungen zeigt, dass mit IT-basierten Dokumentationssystemen das organisationale Commitment sinkt, da die Arbeitsleistungen vermehrt kontrolliert werden (Brown et al. 2010). Hülsken-Giesler stellt fest, dass grundsätzlich ein spannungsreiches und ambivalentes Verhältnis der Pflege zur Technik besteht (Hülsken-Giesler 2010, S. 308). Um dies nachvollziehen zu können, wird im folgenden Abschnitt ein Überblick darüber gegeben, in welchen Bereichen digitale Techniken Pflegetätigkeiten in der stationären Langzeitpflege verändern können.

9.3 Digitalisierung in der stationären Langzeitpflege

9.3.1 Anwendungsmöglichkeiten

Aus der Vielfalt der digitalen Entwicklungen ergeben sich vier Organisationsprinzipien: technische Assistenz, Informationstransparenz, dezentrale Entscheidungen und Vernetzung (Ralfs 2018, S. 62).

Mit der *technischen Assistenz* kann das Pflegepersonal von Tätigkeiten entlastet werden oder es können Aufgaben schneller erledigt werden. Damit werden Arbeitsprozesse verschlankt. Hierzu zählen z. B. Service- und Transportroboter, die Pflegeutensilien wie etwa Wäsche automatisch zum Einsatzort bringen (Daum 2017, S. 24; Graf et al. 2018, S. 29). Aber auch reine Pflegetätigkeiten wie die Positionierung des Pflegebedürftigen können von der Technik erledigt werden: Intelligente Matratzen mit Drucksensoren verändern die Liegeposition der Pflegebedürftigen selbständig und verhindern somit, dass Druckgeschwüre entstehen (Munstermann 2015, S. 44).

Mit der *Informationstransparenz* können Tätigkeiten zur Erfassung von Daten reduziert werden, die Professionalität des Handelns gefördert und Arbeitsprozesse optimiert werden. Beispielsweise können Vitalparameter oder Stürze automatisch mit Sensoren erfasst und an die Pflegekräfte weitergegeben werden (Schneider et al. 2017, S. 217 f.; Munstermann 2015, S. 44; 46). Dokumentationstätigkeiten können schneller durchgeführt werden, wenn mithilfe der Spracherfassung Pflegeinformationen in den Bewohnerzimmern oder mit mobilen Telefonen aufgenommen werden und dann automatisch in die Pflegedokumentation einfließen (Becker 2019, www.arbeitenviernull. de/). Fachinformationen, mit denen die Professionalität des Pflegehandelns verbessert werden kann, können den Pflegekräften jederzeit über in Brillen integrierte Bildschirme oder am Handgelenk getragene Displays (Smartwatch) mobil zur Verfügung gestellt werden (Daum 2017, S. 21; Kreidenweis 2018, S. 19). Arbeitsprozesse können optimiert werden, indem an Tätigkeiten wie z. B. die Medikamentenverabreichung erinnert wird (Daum 2017, S. 21).

Die Möglichkeit, *dezentral Entscheidungen* treffen zu können, wird dadurch geschaffen, dass jeder in einem Entscheidungsprozess Zugang zu den Informationen hat. So kann z. B. der Dienstplanungsprozess auf das Team übertragen werden, wenn die Teammitglieder einen digitalen Zugang zum aktuellen Planungsstand haben. Zudem können Informationen so aggregiert, visualisiert und verständlich aufbereitet werden, dass auf dieser Basis fundiert Entscheidungen getroffen werden können (Scheuer 2017, S. 315). Darüber hinaus können intelligente digitale Systeme aus Informationen lernen und selber Lösungen entwickeln (Mainzer 2016, S. 3; Daum 2017, S. 25). Beispielsweise können Arbeitsprozesse auf Basis der in den digitalen Pflegeakten erfassten Daten über Pflegebedarfe und die zur Verfügung stehenden Personalressourcen optimiert geplant und das Personal effizient eingesetzt werden (Rösler et al. 2018, S. 25).

Vernetzte digitale Systeme können außerdem Informationen aktuell, ortsunabhängig und transparent bereitstellen. Damit lässt sich die inter- und intraprofessionelle Vernetzung, z. B. mit dem Hausarzt, deutlich einfacher fördern (Merda et al. 2017, S. 144). Zudem eröffnen sich neue Möglichkeiten der Arbeitsorganisation, denn auf diese Daten kann mobil zugegriffen werden, sodass z. B. Überwachungsarbeiten am Bildschirm oder planerische und organisatorische Aufgaben nicht vor Ort in der Pflegeeinrichtung durchgeführt werden müssen.

9.3.2 Auswirkungen der Digitalisierung auf die Arbeitsorganisation und Führungskultur

Digitalisierung in der Arbeitswelt führt zu tiefgreifenden Veränderungen in der Arbeitsorganisation und in den Berufsfeldern (Korff 2018, S. 181). Arbeitsplätze und ihre Aufgaben verändern sich, sodass Strukturen und Prozesse, die die Rahmenbedingungen der technisierten Arbeitswelt sind, infrage zu stellen und anzupassen sind.

Zum einen verlagert sich Arbeit von der Erfassung der Informationen bei den Pflegebedürftigen auf das kritische Bewerten der digital erfassten Daten, der entwickelten Lösungen und das Anstoßen neuer digitaler Prozesse. Diese Entwicklung ist mit der Sorge bei den Pflegekräften verbunden, dass die eigentliche Arbeit am Pflegebedürftigen in den Hintergrund tritt. Fachliche Kompetenzen, die sich darauf beziehen, pflegerisches Wissen parat zu haben und aus pflegerelevanten Informationen Schlussfolgerungen abzuleiten, können durch künstliche Intelligenz unterstützt werden. Zum anderen wird die körperliche Arbeit der Pflegekräfte, die das Muskel-Skelett-System belastet, durch technische Assistenzsysteme entlastet.

Die digitale Vernetzung untereinander sowie mit internen und externen Ressourcen ermöglicht eine neue Art der Kommunikation. Die Pflegeeinrichtung selbst stellt keine Grenze mehr dar, auch darüber hinaus ist eine grenzenlose Kommunikation möglich. Durch die Vernetzung haben alle Pflegekräfte schnell und zeitgleich den gleichen Wissensstand. Dadurch können sie ortsunabhängig aktiv an Arbeits- und Entscheidungsprozessen mitwirken. Damit kann in der Arbeitsorganisation Flexibilität geschaffen werden und die Pflegekräfte haben bei der Erledigung beispielsweise von Verwaltungsaufgaben mehr Freiräume. Die Folge ist, dass Arbeitsplätze mit ihren Anforderungen und Aufgaben neu durchdacht werden müssen.

Ein erfolgreicher Transformationsprozess setzt aber voraus, dass in der Belegschaft und bei den Pflegebedürftigen eine grundlegende Zufriedenheit und Akzeptanz für die Digitalisierung hergestellt wird. Dabei darf nicht übersehen werden, dass zum einen Ängste vor den Kontrollmöglichkeiten bestehen und sich zum anderen die Ansprüche der Mitarbeitenden und der Bewohnerinnen und Bewohner verändern, denn die vernetzte Welt führt möglicherweise dazu, dass schnelle und flexible Reaktionen von den Pflegekräften und den Führungskräften erwartet werden.

Außerdem sind die Entwicklungen rasant, sodass eine stetige Veränderungsbereitschaft ein wichtiges Attribut geworden ist. Hierarchische Strukturen und starre Organisationsprozesse sowie traditionelle Führungsstile können da nicht mehr den notwendigen Rahmen bieten und gelten als veraltet (Teichmann und Hüning 2018, S. 27; Peters 2017, S. 25). Die Mitarbeitenden müssen die Möglichkeiten bekommen, in den Veränderungsprozess eingreifen zu können, damit die Ängste vor den Veränderungen überwunden werden und eine Offenheit gegenüber neuen Aufgaben geschaffen wird.

Planen, Organisieren, Informieren oder Kontrollieren sind Kernaufgaben der Führung und werden vielfach in der Praxis auch als solche angesehen. Durch diese Tätigkeiten wird einer Führungskraft Macht verliehen; sie entscheidet, wer was wie macht und ob es den Anforderungen entspricht. Hierfür gibt es nun IT-Systeme, die schneller auf der Basis einer umfassenden Informationslage solche Aufgaben übernehmen können. Das bedeutet, dass die digitale Transformation mit einem Machtverlust bei den Führungskräften einhergehen kann. Aufgabe der Führungskraft sollte mit zunehmender Digitalisierung sein, den Pflegekräften die digitalen Ressourcen zur Verfügung zu stellen und sie in ihren Fähigkeiten zu unterstützen, die Informationen zu erfassen, zu verarbeiten und in den Arbeitsprozess einfließen zu lassen. Geschieht dies nicht, sondern werden die digitalen Informationen zur Ausweitung der Kontrolle der Mitarbeitenden genutzt, werden mögliche Potenziale der IT nur schwer zu nutzen sein.

Deutlich wird: Die digitale Transformation zieht nicht nur einen technischen Wandel in der Pflege nach sich, sondern erfordert darüber hinaus in den Pflegeeinrichtungen einen Kultur- und Führungswandel. Im Rahmen dieses Wandels muss berücksichtigt werden, dass einerseits Ängste und Vorbehalte der Pflegekräfte gegenüber der Technisierung bestehen, zum anderen die Entlastung von Aufgaben sowie die Möglichkeiten, pflegerisch kompetent zu handeln, durch technische Entwicklungen unterstützt werden. Dadurch können die Führungskräfte entlastet werden, indem den Pflegekräften Verantwortung übertragen wird. Dies hat zudem den Vorteil, dass durch die Einflussnahme der Pflegekräfte auf Entscheidungen die Sorge hinsichtlich der Kontrolle reduziert werden kann. Ein Führungskonzept, das diese Überlegungen aufnimmt, ist der Shared-Leadership-Ansatz, der im Folgenden vorgestellt und hinsichtlich des Führungserfolges untersucht wird.

9.4 Shared-Leadership-Ansatz als Führungskonzept

9.4.1 Definition Shared-Leadership-Ansatz

Das hervorstechende Merkmal des Shared-Leadership-Ansatzes ist, dass nicht die Führungsperson in ihren Eigenschaften, ihrem Verhalten oder ihrer Interaktion im Mittelpunkt des Interesses steht. Von diesem klassischen Führungsverständnis der vertikalen Führung kann die geteilte Führung abgegrenzt werden, da diese direkt aus dem Team hervorgeht und auf einer Ebene kollegial stattfindet (Piecha et al. 2012, S. 560). Ausgehend von den gesellschaftlichen Erwartungen der Mitarbeitenden, in Entscheidungsprozesse eingebunden zu werden, hat dieser Führungsansatz an Bedeutung gewonnen (Lang und Rybnikova 2014, S. 152).

In der Literatur wird der Shared-Leadership-Ansatz definiert als eine gegenseitige Beeinflussung und gemeinsame Verantwortung der Teammitglieder, wobei sie sich gegenseitig zur Zielerreichung führen (Wang et al. 2014, S. 181). Zu finden ist er dann, wenn in einer Gruppe die Funktionen der Führung auf die Gruppenmitglieder verteilt sind (Drescher et al. 2014, S. 772). Die Führung wird unter mehreren teilnehmenden Personen verteilt und geteilt, anstatt sie von einer einzelnen Person ausführen zu lassen (Meuser et al. 2016, S. 1.390). Führung findet auf der Gruppenebene statt, die auf gegenseitigem Vertrauen und gemeinsamer Einflussnahme unter den Teammitgliedern basiert, um Teamziele zu erreichen (Chiu et al. 2016, S. 1.705). Es ist ein dynamischer Führungsansatz, denn verschiedene Personen des Teams können im Laufe der Zeit zu unterschiedlichen Zeitpunkten Führungsrollen und Followerrollen ausüben (Lord et al. 2017, S. 444). Aus den unterschiedlichen Definitionen lassen sich die drei Hauptmerkmale des Shared-Leadership-Ansatzes ableiten: Die Teammitglieder führen sich gegenseitig, es handelt sich um emergente Teamstrukturen und Führungsrollen. Zudem ist die Einflussnahme über die Teammitglieder verteilt (Zhu et al. 2018, S. 835).

Der Shared-Leadership-Ansatz sieht demnach vor, dass sowohl die Führungskraft als auch die Mitarbeitenden Führungsaufgaben übernehmen, wobei der Führungskraft die besondere Funktion des „Katalysators" zukommt (Schirmer und Woydt 2016, S. 195 f.). Es werden aber nicht nur die Aufgaben aufgeteilt, sondern die Mitarbeitenden übernehmen zudem Führungsverantwortung für die Zielerreichung. Damit geht einher, dass Macht und die Möglichkeiten der Einflussnahme aufgeteilt werden (Lang und Rybnikova 2014, S. 151). Zum Beispiel können Teammitglieder, die in einem speziellen Bereich qualifiziert sind, in diesem Bereich die Führung übernehmen, während sie die Rolle des Mitarbeiters in anderen Bereichen einnehmen (Zhu et al. 2018, S. 835).

9.4.2 Führungserfolg des Shared-Leadership-Ansatzes

Studien zeigen unter anderem, dass der Shared-Leadership-Ansatz langfristiger und stabiler zum Führungserfolg führt, da Führungskräfte nicht die Möglichkeit haben, egoistisch Ziele durchzusetzen und zu polarisieren, was von den Mitarbeitenden positiv aufgenommen wird (Furtner 2017, S. 22).

Analysen haben zudem ergeben, dass die geteilte Führung die Effektivität der Teams erhöht. Die Zufriedenheit mit der Arbeit, die Motivation im Team sowie das Vertrauen untereinander steigen, was sich positiv auf die Leistung auswirkt. Zudem wird dadurch, dass

alle am Führungsprozess teilnehmen und somit ein Austausch von Informationen stattfindet, „ein weitreichendes transaktives Wissenssystem" geschaffen (Piecha et al. 2012, S. 563). Allerdings kann es zu Verzögerungen in Entscheidungsprozessen kommen oder das Team wird orientierungslos. Zudem kann die gegenseitige Führung zur destruktiven Machtausübung genutzt werden (Schirmer und Woydt 2016, S. 197; Wegge und Rosenstiel 2014, S. 355 ff.)

Der Führungserfolg zeigt sich laut empirischer Studien darin, dass der Shared-Leadership-Ansatz den Zusammenhalt in Gruppen erhöht und freiwillige Mehrleistungen der Mitarbeitenden fördert. Die Problemlösequalität und die Gruppeneffektivität kann gesteigert werden (Pearce und Sims 2002; Bergman et al. 2012). Eine höhere Teamleistung konnten auch Wang et al. (2014) in ihrer Metaanalyse von 42 empirischen Studien nachweisen. Außerdem konnte beobachtet werden, dass vermehrt innovatives Verhalten gezeigt wird (Hoch und Kozlowski 2014). Die Beziehungen der Teammitglieder untereinander verbessern sich, denn es gibt weniger Konflikte, es besteht eine höhere Bereitschaft der Konsensfindung und ein stärkeres Vertrauen untereinander (Bergman et al. 2012). Da keine Studien identifiziert werden konnten, in denen die Untersuchung in der stationären Langzeitpflegeeinrichtung stattgefunden hat, werden im Folgenden die Bedingungen zur Umsetzung erörtert.

9.4.3 Umsetzung des Shared-Leadership-Ansatzes

Dieser Führungsansatz kann nicht unabhängig von grundsätzlichen organisatorischen und unternehmenskulturellen Rahmenbedingungen gesehen werden (Schirmer und Woydt 2016, S. 196). Eine förderliche Unternehmenskultur in einer Pflegeeinrichtung liegt vor, wenn die Mitarbeitenden ähnliche Vorstellungen über Ziele und deren Erreichung haben, sich die Teammitglieder sozial gegenseitig unterstützen und die Möglichkeiten des Einzelnen, auf Entscheidungen Einfluss zu nehmen, vorhanden sind (Avolio et al. 2009, S. 432; Carson et al. 2007). Außerdem sollte Selbständigkeit und Verantwortungsübernahme von den Teammitgliedern erwünscht sein sowie unterschiedliche Ansichten als wertvoll angesehen werden. Geteilte Führung lässt sich insbesondere dann umsetzen, wenn die Aufgaben komplex sind und verschiedene Kompetenzen verlangen. Dies trifft für Pflegeeinrichtungen zu, denn die Versorgung Pflegebedürftiger ist komplex, da die Bedürfnisse der einzelnen ganz unterschiedlich und wechselnd sind. Diese sind von den Pflegekräften zu erkennen und die notwendigen Pflegehandlungen sind abzuleiten und umzusetzen.

Allerdings sind Aufgaben, bei denen schnelle Entscheidungen notwendig sind, zumeist weniger geeignet. Das würde heißen, dass in medizinischen Notfallsituationen dieses Führungskonzept an seine Grenzen stößt. Geteilte Führung ist zudem nur dann möglich, wenn die Kompetenzen bei den Teammitgliedern vorhanden sind. Hierbei handelt es sich sowohl um die fachlichen Kompetenzen, die zur Erfüllung der Aufgaben benötigt werden, als auch um die Führungskompetenzen (Piecha et al. 2012, S. 564 f.). Da in Pflegeeinrichtungen nicht nur Fachkräfte eingesetzt werden, könnte dies in der praktischen Umsetzung problematisch sein. Es ist dennoch vorstellbar, dass im Digitalisierungsprozess durch die Möglichkeiten der digitalen Wissensbereitstellung Hilfskräfte für bestimmte Aufgabenbereiche Kompetenzen erlangen, in denen sie eigenverantwortlich handeln können.

Die Positionsmacht der Leitungskräfte wird im Shared-Leadership-Ansatz nicht dazu genutzt, die eigenen oder die unternehmerischen Interessen durch- und umzusetzen. Die Leitungskraft dient dazu, die Teammitglieder zu unterstützen und zu entwickeln. Grundlage hierfür ist ein hohes Ausmaß an Selbstkontrolle und ein sozialisiertes Machtmotiv. Für eine erfolgreiche Umsetzung bedarf es der Überprüfung, inwieweit die Leitungskräfte dieses mitbringen oder eventuell mit Schulungen geför-

dert werden sollten. Zur Zufriedenheit bei den Leitungskräften führt dieses Vorgehen dann, wenn die Geführten der Leitungskraft Wertschätzung und Dankbarkeit entgegenbringen (Furtner 2017, S. 22).

Der Shared-Leadership-Ansatz lässt sich im Führungsverhalten folgendermaßen umsetzen: Zum einen wird die Aufgabenzuweisung auf die Gruppe übertragen, indem Aufgaben, z. B. wer welche Bewohner pflegt oder wer welche pflegerischen Aufgaben übernimmt, gemeinsam verteilt werden. Hierzu gehört, dass die zur Aufgabenerfüllung notwendigen Informationen zur Verfügung stehen und die Erwartungen an die Aufgabenerfüllung klar kommuniziert werden. Zum anderen sind die Beziehungen der Mitglieder im Pflegeteam zu fördern, indem der Zusammenhalt gestärkt wird. Hierbei ist aber auch darauf zu achten, dass jeder einzelne mit seinen Leistungen anerkannt wird und die Bedürfnisse und Anliegen der einzelnen Mitglieder wahrgenommen werden. Außerdem ist die gemeinsame weitere Entwicklung des Pflegeteams zu unterstützen, indem Veränderungen und neue Anforderungen erfasst und gemeinsam – unter Einbeziehungen der bisherigen Erfahrungen – Handlungsmöglichkeiten entwickelt werden. Dies ist z. B. dann der Fall, wenn neue, digitale Pflegetechniken wie oben beschrieben Einzug in den Pflegealltag halten. Intern sollte die Führungskraft dafür sorgen, dass die Kommunikation mit Hilfe der digitalen Techniken für alle Teammitglieder transparent ist und extern sollte sie das Team nach außen hin vertreten (Kauffeld et al. 2017, S. 235 f.).

9.5 Chancen und Risiken des Shared-Leadership-Ansatzes im Kontext der digitalisierten stationären Langzeitpflege

Durch den Fachkräftemangel in der stationären Langzeitpflege und den demografischen Wandel wird es unumgänglich sein, neue Wege zu gehen, um die Herausforderungen der Zukunft meistern zu können. Damit die Arbeit überhaupt noch leistbar bleibt, sollte Offenheit für den Einsatz technischer Möglichkeiten in der Pflege geschaffen werden. Die Chancen, die sich durch die Erfassung und Verarbeitung von Informationen ergeben, sind nicht zu übersehen. Standardisierte Aufgaben können von der Technik übernommen werden und komplexere Aufgaben lassen sich einfacher und schneller lösen, da die erfassten Informationen ausgewertet und verarbeitet werden. Damit können Arbeitsprozesse in Pflegeeinrichtungen effizienter gestaltet und umgesetzt werden.

Dies wird aber nur gehen, wenn die Menschen – sowohl die Pflegebedürftigen als auch die Pflegekräfte – mit ihren Bedürfnissen, Interessen und Ängsten in den digitalen Transformationsprozess einbezogen werden. Die Ängste, die sich durch die Erhebung der Daten und die damit verbundenen Sorgen ergeben, sind hierbei besonders ernst zu nehmen. Es besteht die Gefahr, dass die Beschäftigten unter dauerhafter Kontrolle sind, denn alles kann erfasst und ausgewertet werden. Wichtig ist es, die Wünsche der Pflegekräfte wie Selbstbestimmtheit und Vertrauen zu berücksichtigen. Geschieht dies nicht, ist zumeist Unzufriedenheit mit dem Arbeitsplatz oder sogar mit dem Beruf die Folge.

Neben der digitalen Transformation ist es demnach notwendig, das Führungskonzept kritisch zu hinterfragen. Der Shared-Leadership-Ansatz könnte wertvolle Ansätze bieten: Pflegekräfte übernehmen gemeinsam die Führungsaufgaben. Dies könnte unter den neuen Rahmenbedingungen auch in der stationären Langzeitpflege umsetzbar sein. Allen Pflegekräften stehen die notwendigen Informationen zur Verfügung, um fachlich adäquat handeln zu können. Die Pflegekräfte können auf Entscheidungshilfen durch eine analytische Aufbereitung der Daten zurückgreifen. Somit können Entscheidungen dezentral getroffen werden. Außerdem kann die fachliche Kompetenz durch Bereitstellung der Informationen unterstützt werden.

Die Mitarbeitenden haben somit Zugang zu allen Informationen und nehmen partizipativ an Entscheidungsprozessen teil. Dies führt zu einer höheren Akzeptanz und wie nachgewiesen zu einer höheren Teamleistung. Zudem kann das Kohärenzgefühl der Pflegekräfte gestärkt werden, denn durch die Einflussnahme auf die Gestaltung der Arbeitsprozesse kann das Gefühl der Planbarkeit und Vorhersehbarkeit gesteigert werden. Dadurch werden Ressourcen aufgebaut, die ihre Gesunderhaltung in Stresssituationen fördern.

Dennoch darf nicht übersehen werden, dass die Gefahr der Zunahme von Konflikten besteht, z. B. wenn gemeinsam Verantwortung für die Dienstplangestaltung übernommen wird. Zudem kann die Konsensbildung, z. B. über Pflegeprozesse, ein zu langwieriger und ressourcenverbrauchender Prozess sein. Die Aufgaben der Führungskraft werden sich dementsprechend ändern. Direktive Durchsetzung durch den Einsatz von Machtmitteln ist weder nötig noch möglich. Die Herausforderungen werden in der Förderung der sozialen Beziehungen im Team und der Zusammenführung zur gemeinsamen Zielsetzung liegen.

9.6 Fazit

Die aktuellen Arbeitsbedingungen in der stationären Langzeitpflege entsprechen in vielfacher Hinsicht nicht den Wünschen der Pflegekräfte. Selbstständiges Arbeiten, gegenseitiges Vertrauen, die Vereinbarkeit von Familie und Beruf bleiben aufgrund der hohen Arbeitsbelastung auf der Strecke. Der Digitalisierungsprozess bietet die Chance, die Arbeitsbedingungen zu verbessern und professionell Pflegende zu entlasten. Somit entstehen Arbeitsplätze mit anderen Anforderungen an die Mitarbeiterinnen und Mitarbeiter und die Führungskräfte. Sie bekommen Unterstützung, aber die Erwartungen, etwa an die Schnelligkeit und Flexibilität, nehmen zu. Seitens der Pflegekräfte bestehen zudem Befürchtungen, dass die technischen Möglichkeiten zur Kontrolle und nicht zur Entlastung eingesetzt werden.

Aus diesem Grund kann der Digitalisierungsprozess nicht unabhängig von der Führungskultur gesehen werden – diese muss der Entwicklung angepasst werden. Da die Pflegekräfte mithilfe der Technik in ihrer Kompetenz unterstützt werden, können sie sich mit mehr Autonomie und Entfaltungsmöglichkeiten in den Arbeitsprozess einbringen. Die Führungskräfte können diese Entwicklung fördern, wenn sie dem Shared-Leadership-Ansatz entsprechend die Führungsverantwortung auf das Team übertragen. Dieses dem Pflegepersonal entgegenbrachte Vertrauen stärkt das Team und führt zu einer höheren Leistungsqualität. Dadurch kann die Sorge vor der Kontrolle abgebaut werden und die Zufriedenheit der Pflegekräfte steigen, wovon wiederum die Pflegebedürftigen profitieren.

Literatur

Avolio BJ, Walumbwa FO, Weber TJ (2009) Leadership: current theories, research, and future directionS. Annu Rev Psychol 60:421–449

Becker W (2019) Sprachsteuerung in der Mensch-Maschine-Interaktion, Intelligente Vernetzung für Altenpflegedokumentationssysteme: Sprint-Doku. https://www.arbeitenviernull.de/experimentierraeume/gefoerderte-projekte/inqa-experimentierraeume/sprint-doku/. Zugegriffen: 5. Febr. 2019

Bergman JZ, Rentsch JR, Small EE, Davenport SW, Bergman SM (2012) The shared leadership process in decision-making team. J Soc Psychol 152:17–42

Blättner B (2007) Das Modell der Salutogenese, Eine Leitorientierung für die berufliche Praxis. Präv Gesundheitsf 2:67–73. https://doi.org/10.1007/s11553-007-0063-3

Brown K, Korczynski M (2010) When caring and surveillance technology meet. Organizational commitment and discretionary effort in home care work. Work Occup 3:404–432

Bundesagentur für Arbeit (2018) Fachkräfteengpassanalyse, Berichte: Blickpunkt Arbeitsmarkt, Juni 2018. Bundesagentur für Arbeit, Statistik/Arbeitsmarktberichterstattung, Nürnberg

Bundesministerium für Gesundheit (2019) Sofortprogramm Pflege. Gesetz zur Stärkung des Pflegepersonals (Pflegepersonal-Stärkungsgesetz – PpSG). https://www.bundesgesundheitsministerium.de/sofortprogramm-pflege.html. Zugegriffen: 19. Jan. 2019

Carson JB, Tesluk PE, Marrone JA (2007) Shared leadership in teams: an investigation of antecedent conditions and performance. Acad Manage J 50:1217–1234

Chiu CC, Owens BP, Tesluk PE (2016) Initiating and utilizing shared leadership in teams: the role of leader humility, team proactive personality, and team performance capability. J Appl Psychol 101:1705–1720

Daum M (2017) Digitalisierung und Technisierung der Pflege in Deutschland. Aktuelle Trends und ihre Folgewirkungen auf Arbeitsorganisation, Beschäftigung und Qualifizierung. DAA Stiftung, Hamburg

Van Dick R, Helfritz KH, Stickling E, Gross M, Holz F (2016) Digital Leadership – die Zukunft der Führung in Unternehmen. https://www.dgfp.de/fileadmin/user_upload/DGFP_e.V/Medien/Publikationen/2012-2016/Digital_Leadership_Studie.pdf. Zugegriffen: 21. Nov. 2018

Drescher MA, Korsgaard MA, Welpe IM, Picot A, Wigand RT (2014) The dynamics of shared leadership: Building trust and enhancing performance. J Appl Psychol 99:771–783

Furtner M (2017) Empowering Leadership. Mit selbstverantwortlichen Mitarbeitern zu Innovation und Spitzenleistungen. Springer, Wiesbaden

Graf B, King RS, Rößner A, Schiller C, Ganz W, Bläsing D, Fischbach J, Warner N, Bornewasser M (2018) Entwicklung eines intelligenten Pflegewagens zur Unterstützung des Personals stationärer Pflegeeinrichtungen. In: Pfannstiel MA, Krammer S, Swoboda W (Hrsg) Digitale Transformation von Dienstleistungen im Gesundheitswesen IV, Impulse für die Pflegeorganisation. Springer Gabler, Wiesbaden, S 25–50

Hoch JE, Kozlowski WJ (2014) Leading virtual teams: Hierarchical leadership, structural supports, and shared team leadership. J Appl Psychol 99:390–403

Hülsken-Giesler M (2010) Technikkompetenzen in der Pflege. Anforderungen im Kontext der Etablierung neuer Technologien in der Gesundheitsversorgung. Pflege Ges 15(4):330–352

Kauffeld S, Sauer N, Handke L (2017) Shared Leadership. Gruppe Interakt Organisation 48:235–238. https://doi.org/10.1007/s11612-017-0381-7

Korff M (2018) Warum sollten Stationen digitalisiert werden? In: Bamberg C, Kasper N, Korff M, Herbold R (Hrsg) Moderne Stationsorganisation im Krankenhaus. Springer, Berlin, S 179–189

Kreidenweis H (2018) Sozialwirtschaft im digitalen Wandel. In: Kreidenweis H (Hrsg) Digitaler Wandel in der Sozialwirtschaft, Grundlagen, Strategien, Praxis. Nomos, Baden-Baden, S 11–26

Lang R, Rybnikova I (2014) Aktuelle Führungstheorien und -konzepte. Springer Gabler, Wiesbaden https://doi.org/10.1007/978-3-8349-3729-2_6

Lord RG, Day DV, Zaccaro SJ, Avolio BJ, Eagly AH (2017) Leadership in applied psychology: three waves of theory and research. J Appl Psychol 102:434–451

Mainzer K (2016) Künstliche Intelligenz – Wann übernehmen die Maschinen? Springer, Berlin, Heidelberg

Menje N (2018) Innovationen in der Pflege. Interview mit Christiansen M und Stüber K. sgp. REPORT 19/2018:8–9

Merda M, Schmidt K, Kähler B (2017) Pflege 4.0 – Einsatz moderner Technologien aus der Sicht professionell Pflegender. Forschungsbericht, Stand 8/2017. Berufsgenossenschaft für Gesundheitsdienst und Wohlfahrtspflege (BGW), Hamburg

Meuser JD, Gardner WL, Dinh JE, Hu J, Liden RC, Lord RG (2016) A network analysis of leadership theory: the infancy of integration. J Manage 42:1374–1403

Meyer M, Wenzel J, Schenkel A (2018) Krankheitsbedingte Fehlzeiten in der deutschen Wirtschaft im Jahr 2017. In: Badura B, Ducki A, Schöder H, Klose J, Meyer M (Hrsg) Fehlzeiten-Report 2018. Springer, Berlin Heidelberg, S 331–387

Müller R, Rothgang H (2015) Bedarfs- und Angebotsanalyse und -prognose über Ausbildungsplätze in der Stationäre Langzeitpflegeausbildung, Gutachten im Auftrag der Senatorin für Soziales, Kinder, Jugend und Frauen in Bremen. http://www.socium.uni-bremen.de/uploads/News/2015/150212_Gutachten_StationäreLangzeitpflegeausbildung_Bericht.pdf. Zugegriffen: 8. Nov. 2018

Munstermann M (2015) Technisch unterstützte Pflege von morgen, Innovative Aktivitätserkennung und Verhaltensermittlung durch ambiente Sensorik. Springer Vieweg, Wiesbaden

Pearce CL, Sims HP (2002) Vertical versus shared leadership as predictors of the effectiveness of change management teams: An examination of aversive, directive, transactional, transformational, and empowering leader behaviors. Group Dyn Theory Res Pract 6:172–197

Peters B (2017) Leadership Agility und Digitalisierung in der Krankenversicherung – Steigende Komplexität und wachsende Dynamik der Digitalisierung erfordern zunehmend agile Organisationen und agile Führungskräfte. In: Pfannstiel MA, Da-Cruz P, Mehlich H (Hrsg) Digitale Transformation von Dienstleistungen im Gesundheitswesen II. Springer Gabler, Wiesbaden, S 23–50

Piecha A, Wegge J, Werth L, Richter PG (2012) Geteilte Führung in Arbeitsgruppen – ein Modell für die Zukunft? In: Grote S (Hrsg) Die Zukunft der Führung. Springer, Berlin Heidelberg, S 557–572

Ralfs D (2018) Krankenhaus 4.0, Den Patientenfluss steuern und monitoren. KU Gesundheitsmanagement 6:62–65

Rösler U, Schmidt K, Merda M, Melzer M (2018) Digitalisierung in der Pflege. Wie intelligente Technologien die Arbeit professionell Pflegender verändern. Geschäftsstelle der Initiative Neue Qualität der Arbeit. Bundesanstalt für Arbeitsschutz und Arbeitsmedizin, Berlin

Scheuer E (2017) Wie Medical-Decision-Support-Systeme die Arzt-Patient-Beziehung verändern – Digitalisierung von Informationen führt zu einer erhöhten Autonomie des Patienten. In: Pfannstiel MA, Da-Cruz P, Mehlich H (Hrsg) Digitale Transformation von Dienstleistungen im Gesundheitswesen I. Springer Gabler, Wiesbaden, S 311–321

Schirmer U, Woydt S (2016) Mitarbeiterführung, 3. Aufl. Springer, Berlin, Heidelberg

Schneider M, Besser J, Zerth J (2017) Individualisierung durch Digitalisierung am Beispiel der stationären Pflegeversorgung – Organisations- und informationsökonomische Aspekte. In: Pfannstiel MA, Da-Cruz P, Mehlich H (Hrsg) Digitale Transformation von Dienstleistungen im Gesundheitswesen I. Springer Gabler, Wiesbaden, S 205–226

Teichmann S, Hüning C (2018) Digital Leadership-Führung neu gedacht: Was bleibt, was geht? In: Keuper F, Schomann M, Sikora LI, Wassef R (Hrsg) Disruption und Transformation Management. Springer Gabler, Wiesbaden, S 23–42

Wang D, Waldman DA, Zhang Z (2014) A meta-analysis of shared leadership and team effectiveness. J Appl Psychol 99:181–198

Wegge J, Rosenstiel L (2014) Führung. In: Schuler H, Moser K (Hrsg) Lehrbuch Organisationspsychologie, 5. Aufl. Hans Huber, Bern, S 315–368

Zhu J, Liao Z, Yam KC, Johnson RE (2018) Shared leadership: A state-of-the-art review and future research agenda. J Organ Behav 39:834–852 (https://doi.org/10.1002 /job.2296. Zugegriffen: 21. November 2018)

Rationaler Personaleinsatz in der Alten- und Langzeitpflege

Stefan Görres, Silke Böttcher und Lisa Schumski

© Der/die Autor(en) 2020
K. Jacobs et al. (Hrsg.), *Pflege-Report 2019*, https://doi.org/10.1007/978-3-662-58935-9_10

10

▪▪ Zusammenfassung

Der Alltag in der Alten- und Langzeitpflege ist derzeit geprägt vom Pflegenotstand. Längst ist die vorgeschriebene Fachkraftquote von 50 % in vielen Einrichtungen kaum noch zu erfüllen. Die Autoren dieses Kapitels sehen in einem rationalen Personaleinsatz eine effiziente und umsetzbare Lösungsstrategie. Vorgestellt werden im Wesentlichen drei Ansätze: der Einsatz digitaler Applikationen und der Robotik in der Pflege ebenso wie gezielte Prozesssteuerungselemente zur Optimierung und Professionalisierung der pflegerischen Versorgung. Vor allem aber wird der Fokus auf einen gezielten Case- und Care-Mix gerichtet. Mit dieser Thematik setzt sich das Projekt StaVaCare 2.0 auseinander. Innerhalb dieser Studie wurde in 40 stationären Pflegeeinrichtungen aus fünf Bundesländern seitens der Universität Bremen eine Erhebung und anschließende Gegenüberstellung der Heimbewohnerschaft (Case-Mix) und des pflegerischen Personals (Care-Mix) vorgenommen, um der zentralen Frage nachzugehen, wieviel Personal mit welcher Qualifikation angesichts des heutigen Pflegebedarfs tatsächlich erforderlich ist, abhängig von diversen Organisationscharakteristika und ohne dass die Ergebnisqualität beeinträchtigt wird.

Nursing care for the elderly and long-term care is currently characterised by a state of emergency. For a long time now, many facilities have hardly been able to meet the prescribed 50 % rate of skilled workers. The authors of this chapter regard a rational deployment of personnel as an efficient and feasible solution strategy. They present three main approaches: the use of digital applications and robotics in nursing as well as targeted process control elements in order to optimise and professionalise long-term care. Above all, however, the focus will be on a targeted case and care mix. The StaVaCare 2.0 project deals with this topic. Within this study, the University of Bremen carried out a survey in 40 long-term care facilities in five federal states. The number of residents (case mix) and the nursing staff (care mix) were compared in order to investigate the central question of how many staff

with which qualifications are actually required in view of today's nursing requirements, depending on various organisational characteristics and without impairing outcome quality.

10.1 Herausforderungen in der Pflege

Die mit der demografischen Entwicklung einhergehende Zunahme an chronischen Erkrankungen, Multimorbidität und Pflegebedürftigkeit stellt das Gesundheitswesen vor stetig wachsende Herausforderungen. Obwohl alle Bereiche der pflegerischen Versorgung davon betroffen sind, besteht in der stationären Langzeitpflege ein besonders hoher Handlungsbedarf. Hier hat sich in den letzten Jahren das Bewohnerklientel deutlich gewandelt. Besonders das gestiegene Durchschnittsalter bei Heimeintritt (über 80 Jahre) und der zumeist hohe Grad der Pflegebedürftigkeit (gemessen in Pflegegraden) sowie der zunehmende Anteil an Menschen mit Demenz (zwischen 40 und 60 % der Heimbewohner) bekräftigt diese Aussage (Görres 2015). Dem gegenüber steht zusätzlich der anhaltende Fachkräftemangel. Zwar zählen die Pflegeberufe mit etwa 1,07 Mio. Beschäftigten zur größten Berufsgruppe im Gesundheitswesen, Gesundheitspersonalrechnungen des Statistischen Bundesamtes und Arbeitsmarktdaten beschreiben jedoch eine immer größer werdende Lücke zwischen Nachfrage und Angebot von Pflegenden. Zurzeit fehlen in Deutschland mehr als 30.000 Pflegekräfte mit steigender Tendenz (Landtag Baden-Württemberg 2016). Die Einrichtungen selbst sehen sich mit dieser Problematik inzwischen überfordert. Hinzu kommt, dass sie die vom Gesetzgeber vorgegebene Fachkraftquote erfüllen sollen. Dementsprechend ist in der Heimpersonalverordnung festgelegt, dass 50 % des Pflegepersonals aus Fachkräften bestehen muss (HeimPersV 1993). Eine unzureichende Erfüllung der Quote ist Grund für einen zwangsläufigen Belegungsstopp in den Heimen und kann letztendlich auch zur Schließung von Einrichtungen führen. Es wird befürchtet, dass eine Absenkung der Quote einen negativen Einfluss auf die Pflegequalität sowie die gesundheitliche Versorgung der Pflegebedürftigen hat. Diese Lage verschärft sich in Anbetracht der Versorgungssituation vor allem in ländlichen Regionen (Van den Berg et al. 2015).

Der Bedarf an professionellen Pflegedienstleistungen wird in Zukunft weiter steigen. Jüngste Studien prognostizieren Bedarfe zwischen 100.000 und 500.000, manche sogar bis zu einer Million mehr Pflegefachkräfte bis zum Jahre 2030 (Rothgang et al. 2012). Gleichzeitig lässt das Interesse bei Jugendlichen nach, diesen Beruf zu ergreifen – und das vor dem Hintergrund kommender geburtenschwacher Jahrgänge.

10.2 Lösungsoptionen durch intelligente Modelle

Nicht nur die Regierungsparteien, sondern auch andere Entscheidungsträger im Gesundheitswesen sehen die dringende Notwendigkeit, deutlich erkennbare Maßnahmen zu entwickeln, um den Herausforderungen in der Pflege erfolgreich zu begegnen. Immer häufiger entsteht jedoch der Eindruck, dass es an langfristigen strategischen Überlegungen fehlt, die von Nachhaltigkeit geprägt sind. Vielmehr wird gegenwärtig in Soforthilfeprogrammen – wie z. B. 13.000 neue Stellen in der Altenpflege – eine Lösung gesucht. Ein Paradigmenwechsel ist längst überfällig, ein „weiter wie bisher" hilft nicht mehr. Gefragt sind vor allem intelligente Lösungen, die nicht allein an der Quantität, also der Anzahl von Köpfen oder Über-/Untergrenzen in der Pflege festgemacht werden (Görres 2018). Intelligente Lösungen sind immer auch rationale Lösungen. Die Bezeichnung des rationalen Personaleinsatzes ist deshalb nicht mit einem Rationalisierungsgedanken in Verbindung zu bringen, sondern eher mit innovativen Maßnahmen, die sowohl aus fundierten, evidenzbasierten Überlegungen heraus entwickelt werden als auch moderne

Entwicklungen wie etwa die Digitalisierung in Lösungsmuster integrieren.

10.2.1 Rationaler Personaleinsatz durch Digitalisierung

Angesichts der prekären Personal- und Belastungssituation gewinnen digitale Applikationen immer mehr an Bedeutung. Digitalisierung in der Pflege – einschließlich entsprechender technischer Assistenzsysteme – wird schon seit Jahren als ein möglicher Lösungsansatz im Bereich von ePublic Health gesehen, um den zukünftigen Herausforderungen adäquat zu begegnen. Bereits heute ist es möglich, viele der Tätigkeiten in der Pflege durch digitale Techniken und Systeme zu unterstützen und dem Personal damit Zeit für andere pflegerische Aufgaben zu verschaffen. So können z. B. mittels Digitalisierung administrative Tätigkeiten schneller ausgeführt werden oder entfallen, telekommunikationstechnische Hilfsmittel können vor allem in der ambulanten Pflege räumliche Distanzen überbrücken und Zeit einsparen, schließlich ermöglicht eine vernetzte Gesundheitsdokumentation von Stakeholdern einen Gesamtüberblick über die pflegerische Situation und vermindert Schnittstellenprobleme (Gesellschaft für Informatik e. V. 2017; Seeling et al. 2016). Ein weiterer Meilenstein in der technischen Entwicklung ist die Robotik (Pflege 4.0). Die Einsatzmöglichkeiten sind vielfältig. So kann das Pflegepersonal u. a. von Transportsystemen (z. B. intelligenter Pflegewagen) und intelligenten Pflegehilfsmitteln (z. B. robotische Hebehilfen), aber auch von Telepräsenz- und Diagnoserobotern zur ferngesteuerten Interaktion mit den Nutzern profitieren. Ältere und pflegebedürftige Personen können durch Mobilitäts- und Handhabungshilfen unterstützt werden, wie z. B. robotische Gehhilfen oder Roboterarme (Triller 2018). Pflegende profitieren von technischen Innovationen insbesondere im Sinne einer räumlichen und zeitlichen Unabhängigkeit. Dadurch können die geringen personellen Kapazitäten in der Pflege optimal genutzt werden (Pfannstiel et al. 2017).

10.2.2 Rationaler Personaleinsatz durch Prozesssteuerung

Eine weitere Rationalisierungsstrategie nimmt Bezug auf die Pflegeprozessoptimierung durch zielgerichtete Steuerung. In der Pflegewissenschaft und -forschung ist die Entwicklung, Erprobung und Verbreitung entsprechender Steuerungsinstrumente weitestgehend unbeachtet geblieben (Görres und Reif 2008). Dies hat in der Konsequenz dazu geführt, dass zumindest in Deutschland kaum Studien vorliegen, die z. B. zum Gegenstand haben, welche Durchsetzungschancen es hat, Pflegenden die Gesamtverantwortung für den Versorgungsprozess zu übertragen (Habermann und Biedermann 2007). Zudem sollten zukünftige Strategien den Versorgungsprozess vor allem aus Sicht einer Output- und Outcome-Steuerung sehen und den Personaleinsatz maßgeschneidert bzw. personifiziert daran ausrichten.

Um dieses Ziel zu erreichen, bedarf es eines digitalisierten Informationssystems, das den Stand der Zielformulierung mit Daten zur Zielerreichung (Quantität und Qualität) abgleicht, ebenso wie mit der Verfügbarkeit und dem Einsatz entsprechender finanzieller und personeller Ressourcen für einzelne Aufgaben (Zuständigkeit und Verantwortlichkeit). Eng damit verbunden ist die Frage, inwiefern eine Pflegefachkraft aus (pflege-)professionspolitischer Sicht die entscheidende Koordinationsfunktion und Steuerung im gesamten Versorgungsprozess übernehmen soll und kann. Dies bedeutet, nicht nur die Frage nach der Steuerungsnotwendigkeit, sondern auch nach der Steuerungsfähigkeit zu stellen. So ist etwa die Professionalisierung und damit die Akademisierung eines Teils der Pflegeberufe eine notwendige, wenn auch nicht hinreichende Bedingung für eine wirksame Steuerung. Durch die Steuerungsfähigkeit professionell Pflegender können Pro-

zessabläufe verbessert sowie neue Interventionen implementiert und evaluiert werden. Dies führt insgesamt zu einem rationalen Einsatz materieller und personeller Kapazitäten (Görres und Reif 2008).

10.2.3 Rationaler Personaleinsatz durch Case- und Care-Mix

Neben Digitalisierung und Robotik sowie der Steuerung und Prozessoptimierung bietet die Flexibilisierung des Personalschlüssels eine zentrale, weil aktuell realisierbare Lösung. Dies ist zwar ein gesellschaftlich und professionspolitisch hochsensibles Thema, derzeit aber eine der wenigen möglichen Optionen, einen rationalen Personaleinsatz operativ umzusetzen.

Die Herausforderung besteht darin, mit unterschiedlich qualifizierten Personen den bestmöglichen Mix für die Pflegebedürftigen zu finden und gleichzeitig eine hohe Qualität zu garantieren: beispielsweise durch einen Mix von Personen mit ein-, zwei- oder dreijähriger pflegerischer Fachausbildung, mit weiteren therapeutischen Berufen sowie mit Betreuern, Ehrenamtlichen und Angehörigen. In der Pflege bilden die unterschiedlichen Ausbildungsformen der Pflegenden, zusammengesetzt aus unterschiedlichen Ausbildungsgraden, Qualifikationsniveaus, Expertisen und Erfahrungen, zusammen mit anderen Berufen, Ehrenamtlichen und Angehörigen den so genannten Care-Mix. Der Care-Mix ist eine Art Portfolio, auf das je nach Bedarf in unterschiedlicher Kombination zurückgegriffen werden kann. Eine akademische Primärqualifizierung eines Teils der Pflegenden ist dabei unverzichtbar, denn diese hat ebenso wie ein hoher Anteil an Fortbildungsstunden bei examinierten ausgebildeten Pflegefachkräften einen positiven Einfluss auf die Pflegequalität: u. a. sinkende Mortalitäts- und Infektionsraten und reduzierte Folgebesuche in klinischen Notfallambulanzen (Lerner 2013; Backhaus et al. 2017; Pews 2016, Aiken et al. 2017). Dies ist eine wesentliche Voraussetzung dafür, dass die Qualität der Pflege auf einem hohen Niveau gehalten werden kann.

10.3 Das Projekt StaVaCare 2.0 der Universität Bremen: Welches ist der beste Mix?

StaVaCare 2.0 steht für „Stabilität und Variation des Care-Mix in Pflegeheimen unter Berücksichtigung von Case-Mix, Outcome und Organisationscharakteristika". Das Institut für Public Health und Pflegeforschung (IPP) der Universität Bremen untersucht in diesem aktuellen Forschungsprojekt und Nachfolger eines 2014 abgeschlossenen Pilotprojekts erstmals in Deutschland auf Grundlage repräsentativer Daten wirksame Zusammenhänge zwischen der Struktur der Heimbewohnerschaft (Case-Mix), den in Pflegeheimen an der pflegerischen Versorgung beteiligten Personen (Care-Mix), den Organisationscharakteristika der Einrichtung (Größe, Trägerschaft, Pflegesystem etc.) sowie ausgewählten gesundheitsbezogenen Outcomes der Bewohnerinnen und Bewohner (Pflegequalität). Das Ziel ist herauszufinden, mit welchem Care-Mix, angepasst an die Bedarfe und Bedürfnisse der Pflegebedürftigen, eine gute (die beste) Versorgungsqualität erzielt werden kann. Dazu werden Daten von 2.000 Bewohnerinnen und Bewohnern in 40 stationären Pflegeeinrichtungen erhoben. An der Studie nehmen zwei Einrichtungen aus Schleswig-Holstein, vier aus Rheinland-Pfalz, zwölf aus Nordrhein-Westfalen, zehn aus Niedersachen und zwölf Einrichtungen aus Bayern teil. Das Projekt der Universität Bremen wird durch den GKV-Spitzenverband gefördert und ist Bestandteil des größeren Modellprogramms zur Weiterentwicklung der Pflegeversicherung gemäß § 8 Abs. 3 SGB XI.

Wenn es um die Lösung der Frage geht, wie in der stationären Langzeitpflege die stetig wachsenden Anforderungen an Ressourcen auch in Zukunft verlässlich bewältigt werden können, ist sowohl sozial- und gesellschaftspolitisch als auch versorgungsstrukturell und gesundheitsökonomisch von zentraler Bedeutung, dass alle relevanten „Stellschrauben" für zukünftige Versorgungssituationen ineinandergreifen. Gilt dies vor allem für den Case- und Care-Mix und einen zu vermutenden Zusammenhang zwischen den beiden Parametern hinsichtlich der Pflegequalität, so müssen ferner Organisationscharakteristika und die Ergebnisqualität (■ Abb. 10.1) in die weitere Betrachtung mit einbezogen werden. Ein Case-Mix mit hohen pflegefachlichen Anforderungen benötigt einen anderen Care-Mix als ein Case-Mix mit geringeren pflegefachlichen Anforderungen, wenn eine im Vorfeld definierte Ergebnisqualität gleichermaßen gehalten werden soll. Steigen die Anforderungen an die Ergebnisqualität, muss nicht zwangsläufig der Case-Mix angepasst werden – was in der Regel auch nicht möglich ist –, aber möglicherweise der Care-Mix und/oder weitere Organisationscharakteristika.

Angesichts knapper personeller Ressourcen in der Pflege lautet in diesem Kontext die zentrale Fragestellung: Wie viel Personal mit welcher Qualifikation (Care-Mix) ist bei einer gegebenen Zusammensetzung der Pflegebedürftigen (Case-Mix) und gegebenen Organisationscharakteristika angemessen bzw. erforderlich, um eine vertretbare und gute Pflegequalität zu erzeugen bzw. zu gewährleisten (Ergebnisqualität)? Der entscheidende Gestaltungsspielraum, der zu einem rationalen Personaleinsatz führen kann, ergibt sich aus dem Verhältnis dieses Vierecks: Care-Mix, Case-Mix, Organisationscharakteristika und Ergebnisqualität.

Welche Ergebnisse werden von StaVaCare 2.0 erwartet? Konkret sollen mittels der Studie sowohl günstige als auch ungünstige Konstellationen der Variablen Care-Mix, Case-Mix und Organisationscharakteristika bezogen auf die Pflegequalität identifiziert und darauf basierend Modelle im Hinblick auf bestmögliche Outcomes entwickelt werden. Durch die StaVaCare-Pilotstudie konnten bereits wesentliche Outcome-Variablen identifiziert werden, die in einem signifikanten Zusammenhang zu einer oder mehreren Care-Mix-Variablen ste-

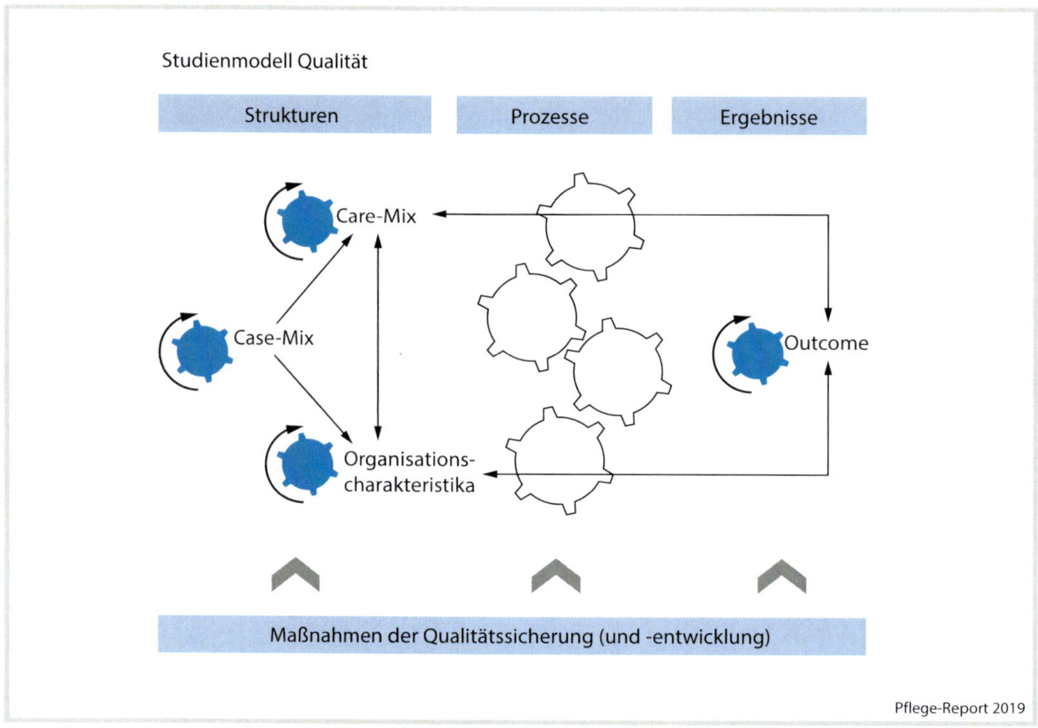

◘ Abb. 10.1   Stellschrauben zur Qualitätssicherung

hen. So wiesen Einrichtungen mit höheren Anteilen an Fortbildungsstunden der Pflegekräfte eine geringere Inzidenz von Dekubitus und Krankenhauseinweisungen auf. Zusätzlich konnte herausgestellt werden, dass in Einrichtungen mit einer höheren Kapazität an Pflege- und Betreuungspersonal weniger Sturzereignisse mit schweren Folgen auftraten. Mit eben dieser personellen Grundlage nahm zudem die Anzahl der Bewohner und Bewohnerinnen mit Inkontinenz ab. Erwartet wird nun, dass sich diese Erkenntnisse durch die bundesweite Betrachtung von StaVaCare 2.0 nicht nur bestätigen, sondern erweitern, generalisieren und typologisieren lassen. Die Daten bilden eine wesentliche Grundlage zur Modellierung der Steuerbarkeit des Verhältnisses von Care-Mix, Case-Mix und Outcome mit dem Ziel, eine optimale Mischung professioneller Pflege(fach)kräfte und nicht-professionellen Betreuungspersonals zu erreichen, um einer Über- und Unterversorgung entgegenzuwirken.

10.4 Rationaler Personaleinsatz in anderen Ländern

Nicht nur in Deutschland, sondern auch in anderen Ländern stellt sich angesichts des gegenwärtigen Pflegenotstands die Frage, wie ein rationaler Personaleinsatz in der Pflege gestaltet werden könnte. In einer Reihe von europäischen Ländern geschieht diesbezüglich ein Umdenken im Pflegesektor mit unterschiedlichen Lösungsoptionen. Darunter fallen nicht nur Struktur- und Prozessveränderungen, sondern auch Umstrukturierungen des Ausbildungssystems. Folgende Maßnahmen sind in der Erprobung oder bereits in die Versorgung integriert:

- die Steuerung des Pflegeprozesses über hochqualifizierte Pflegeexperten
- die kommunale Vernetzung aller an der Pflege beteiligten Personen und Institutionen zu einem kooperativen Unterstützungssystem (Public Management und/oder Community Health Nursing)
- die Etablierung von Fort- und Weiterbildungen mit Anpassungen an die derzeitige Pflegeproblematik
- der Einsatz von Telecare-/Telemonitoring-Systemen
- die Professionalisierung der Pflegeberufe durch ein akademisches Ausbildungssystem

So wird beispielsweise in den skandinavischen Ländern die Informations- und Wissensvermittlung zwischen Pflegenden und Angehörigen gestärkt, um die Pflegenden zu entlasten und gleichzeitig den Wünschen der pflegebedürftigen Menschen zu entsprechen, länger in der eigenen Häuslichkeit verbleiben zu können. Dementsprechend existiert in Norwegen ein von Pflegeexperten angeleitetes Informationsnetzwerk (Angermann und Eichhorst 2012), das von allen beteiligten Akteuren genutzt werden kann.

Auf kommunaler Ebene bietet das so genannte „Public Management" den im Pflegeprozess beteiligten Personen Schulungs- und Weiterbildungsangebote in enger Kooperation mit Pflegefachkräften. Ein ähnliches System wird in den Niederlanden im Sinne von Community Health Nursing durchgeführt, indem vor Ort ein gemeinnütziger Krankenpflegedienst Helfer aus der Nachbarschaft für (leichte) Tätigkeiten in der Pflege schult und an die hilfesuchenden Menschen weitervermittelt (Leichsenring 2015).

Dieses System wird zunehmend erweitert durch den Einsatz technischer Hilfsmittel, wie es in Finnland bereits der Fall ist. Aufgrund weiter Distanzen zu Einrichtungen der Gesundheits- und Pflegeversorgung werden Telecare-/Telemonitoring-Applikationen wie Videokonferenzen, Videotelefonie und Ärzte-/Pflegechats eingerichtet. Auf diese Weise können pflegende Angehörige und Fachkräfte den Informationsaustausch sichern und die häusliche Betreuung älterer Menschen langanhaltend ermöglichen. Ein ähnlicher Ansatz wird in Deutschland durch das Modellkonzept „AGnEs – Arztentlastende, Gemeindenahe, E-Health gestützte, systemische Interventionen" bereits seit einigen Jahren erprobt. Nach dem Konzept werden ärztliche Dienstleistungen über Telecare-Monitoring-Systeme erbracht, die durch das interprofessionelle Gesundheitspersonal gesteuert und überwacht werden. Dafür wurden nicht nur entsprechende Applikationen in die häusliche Umgebung der Patientinnen und Patienten und/oder Pflegebedürftigen installiert, sondern alle im Pflegeprozess beteiligten Personen geschult und entsprechend weiterqualifiziert (Van den Berg et al. 2009).

Im Zuge neuer Gesetzgebungen wurde in Frankreich, der Schweiz, Österreich und Großbritannien die reguläre Grundausbildung in den Bereichen der Pflege, Ergotherapie, Logopädie und Hebammenkunde in ein hochschulisches Ausbildungssystem überführt (Lehmann 2018). Die Akademisierung ist vielfach die Voraussetzung für einen rationalen Personaleinsatz in der Pflege. Denn so wird es möglich, auf der Grundlage von evidenzbasierten und reflektierenden Entscheidungsfindungsprozessen dieser Pflegeexperten ein entsprechendes Konzept zu erstellen.

10.5 Zusammenfassung und Fazit

Zahlreiche Entwicklungen in der Pflege zeigen, dass es notwendig ist, Lösungen nicht mehr allein an tagespolitischen Sachzwängen zu orientieren, sondern eine Gesamtstrategie, besser noch einen Masterplan bzw. eine Roadmap zu erarbeiten und die Planungen auf langfristige Zeiträume auszurichten. Zielten Reformen bisher primär darauf ab, ökonomie- und personenorientierte, also quantitative Lösungen zu bevorzugen, so werden künftig andere Fragen gestellt werden müssen, um zu den richtigen Antworten zu kommen. Innovationen sind dann nicht mehr allein eine Frage der Quantitäten, sondern zunehmend qualitativ geprägte Neukonfigurationen pflegerischer Arrangements auf der Grundlage eines rationalen Personaleinsatzes.

Grob umrissen wird sich die Pflege in den kommenden Jahren in einem dynamischen Umfeld bewegen und sich dem Wettbewerb und Modernisierungsdruck, aber auch ihrer ganz besonderen sozialen Verantwortung stellen müssen. Wenn man aktuellen Bedarfsprognosen glaubt, wird mit einem Defizit von mehreren 100.000 Pflegekräften in den nächsten Jahrzehnten gerechnet werden müssen, das eine strukturelle Unterversorgung in allen pflegerischen Versorgungssettings bedeutet und sich durch „simple" Maßnahmen wie „Mehr Köpfe und mehr Geld" nicht mehr beheben lässt. Notwendig ist das Zusammenspiel einer Vielzahl einzelner Faktoren. Dazu gehören die Professionalisierung des Pflegeberufs ebenso wie die maximale Nutzung technischer Innovationen, eine intelligentere Steuerung von Prozessen sowie Modelle des Case- und Care-Mix. Vor allem der integrierte Einsatz von Digitalisierung und Robotik ist in der Pflege zwar noch zögerlich, aber unaufhaltsam auf dem Vormarsch und wird mittel- bis langfristig einen wesentlichen Beitrag zu rationalen Personaleinsatz-Szenarien in der Pflege leisten.

Literatur

Aiken LH, Sloane D, Griffiths P, Rafferty AM, Bruyneel L, McHugh M (2017) Nursing skill mix in European hospitals: cross-sectional study of the association with mortality, patient ratings, and quality of care. BMJ Qual Saf 26:559–568. https://doi.org/10.1136/bmjqs-2016-005567

Angermann A, Eichhorst W (2012) Unterstützende Dienstleistungen für ältere Menschen. Studie mit Zusammenarbeit der Beobachtungsstelle für gesellschaftspolitische Entwicklungen in Europa (Beo). IZA Research Report No. 45. Deutscher Verein für öffentliche und private Fürsorge e. V., Bonn

Backhaus R, van Rossum E, Verbeek H, Halfens RJG, Tan FES, Capezuti E, Hamers JPH (2017) Relationship between the presence of baccalaureate-educated RNs and quality of care: a cross-sectional study in Dutch longterm care facilities. BMC Health Serv Res 17:53. https://doi.org/10.1186/s12913-016-1947-8

Van den Berg N, Meinke C, Hoffmann W (2009) Möglichkeit und Grenzen der Telemedizin in der Flächenversorgung. Springer, Berlin

Van den Berg N, Schmidt S, Stentzel U, Mühlan H, Hoffmann W (2015) Telemedizinische Versorgungskonzepte in der regionalen Versorgung ländlicher Gebiete. Möglichkeiten, Einschränkungen, Perspektiven. Bundesgesundheitsblatt Gesundheitsforschung Gesundheitsschutz 4–5:367–373

Gesellschaft für Informatik e. V. (2017) Leitlinien Pflege 4.0. Handlungsempfehlungen für die Entwicklung und den Erwerb digitaler Kompetenzen in Pflegeberufen, Gesellschaft für Informatik e. V. Gesellschaft für Informatik e. V., Berlin

Görres S (2015) Pflege aus pflegewissenschaftlicher Sicht: Gesellschaftliche Einflussfaktoren, Trends und Bedarfsszenarien. In: Masuch P, Spellbrink W, Becker U, Leibfried S (Hrsg) Grundlagen und Herausforderungen des Sozialstaats. Bundessozialgericht und Sozialstaatsforschung, 2. Aufl. Erich Schmidt, Berlin, S 171–199

Görres S (2018) „Es gibt kein Weiter so". Health Care Manag 9:16–17

Görres S, Reif K (2008) Optimierung des Pflegeprozesses durch neue Steuerungsinstrumente – der Pflegeforschungsverbund Nord. In: Görres S, Hurrelmann K, Pfaff H, Razum O, Schaeffer D (Hrsg) Optimierung und Evidenzbasierung pflegerischen Handelns. Ergebnisse und Herausforderungen der Pflegeforschung. Juventa, Weinheim, S 257–267

Habermann M, Biedermann H (2007) Die Pflegevisite als Instrument der Qualitätssicherung in der ambulanten Pflege, Mabuse-Verlag, Frankfurt am Main

Heimpersonalverordnung (HeimPersV) (1993) Verordnung über personelle Anforderungen für Heime, Bundesgesetzblatt I S 1205

Landtag Baden-Württemberg (2016) Bericht und Empfehlungen der Enquetekommission: „Pflege in Baden-Württemberg zukunftsorientiert und generationengerecht gestalten". Landtag Baden-Württemberg, Stuttgart

Lehmann Y (2018) Was haben und andere EU-Länder voraus? Public Health Forum 26(1):33–35

Leichsenring K (2015) „Buurtzorg Nederland" – Ein innovatives Modell der Langzeitpflege revolutioniert die Hauskrankenpflege. ProCare – Aktuelle Information. Fort- Weiterbildung Für Die Mitarb Gesundheits-Krankenpfl 20:20–24

Lerner NB (2013) The relationship between nursing staff levels, skill mix, and deficiencies in Maryland nursing homes. Health Care Manag 32(2):123–128. https://doi.org/10.1097/HCM.0b013e31828ef5f9

Pews B (2016) Die Speerspitze im Qualifikationsmix. Altenpfl – Vorsprung Durch Wissen 41(6):23–26

Pfannstiel MA, Krammer S, Swoboda W (Hrsg) (2017) Digitale Transformation von Dienstleistungen im Gesundheitswesen III. Impulse für die Pflegepraxis. Springer Gabler, Wiesbaden

Rothgang H, Müller R, Unger R, Klie T, Göhner A, Schuhmacher B (2012) Themenreport „Pflege 2030". Was ist zu erwarten – was ist zu tun? Bertelsmann Stiftung, Gütersloh

Seeling S, Blotenberg B, Arens M (2016) SeniorenCampus „Vorteile von Technik für Senioren". https://www.hs-osnabrueck.de/fileadmin/HSOS/Homepages/Dorf2-0/Praesentation_SeniorenCampus.pdf. Zugegriffen: 4. Nov. 2018

Triller B (2018) Ein Röckchen für Emma. Gesundh Ges 21(3):31–35

Personalbemessung in der Langzeitpflege

Heinz Rothgang, Mathias Fünfstück und Thomas Kalwitzki

© Der/die Autor(en) 2020
K. Jacobs et al. (Hrsg.), *Pflege-Report 2019*, https://doi.org/10.1007/978-3-662-58935-9_11

■ ■ **Zusammenfassung**

Die Personalausstattung in deutschen Pfle-geheimen wird durchgängig als zu niedrig beschrieben und hat zahlreichen Studien zufolge entsprechende Auswirkungen auf die Versorgungsqualität, den Zustand der Pflegekräfte und deren Verbleib im Beruf. Nach einigen gescheiterten Versuchen bietet der im Zweiten Pflegestärkungsgesetz in § 113c SGB XI verankerte Gesetzesauftrag nunmehr die Chance auf Einführung eines bundeseinheitlichen Personalbemessungsverfahrens zur Sicherstellung einer Personalmenge und -struktur, die fachgerechte Pflege ohne permanente Überforderung der Pflegekräfte ermöglicht. Der Auftrag zur Entwicklung dieses Instruments ist nach einer europaweiten Ausschreibung an die Universität Bremen gegangen. Im vorliegenden Beitrag werden die dabei genutzte Konzeption und die Durchführung der Studie beschrieben und die erwartbaren Ergebnisse diskutiert.

The number of staff in German nursing homes is considered to be too low and this, according to numerous studies, has a corresponding impact on the quality of care and the health of the nursing staff and on whether they remain in the nursing profession. After a number of failed attempts, the statutory mandate in § 113c SGB XI introduced as part of the Second Long Term Care Strengthening Act provides the opportunity to introduce a national standard procedure for the allocation of staff in order to ensure a workforce size and structure that guarantees professional care without permanently overburdening the nursing staff. After a call for tenders throughout Europe, the University of Bremen was commissioned to develop this instrument. The authors describe the concept used and the implementation of the study and discuss expected results.

11.1 Einleitung

In seinem für die Qualitätsdebatte in der gesundheitlichen und pflegerischen Versorgung wegweisendem Artikel hat Donabedian (1966) bereits die Unterscheidung in Struktur-, Prozess- und Ergebnisqualität vorgenommen. Dabei fördert gute Strukturqualität die Chancen auf gute Prozesse und gute Ergebnisse – garantiert sie aber nicht. Wichtigstes Strukturmerkmal in der formellen Langzeitpflege ist sicherlich die *Personalausstattung der Einrichtungen* – in quantitativer und qualitativer Hinsicht.

Schon bei Einführung der Pflegeversicherung wurde daher die Personalbemessung in Pflegeheimen diskutiert, aber weniger in Bezug auf die Pflegequalität als vielmehr auf die Belastung der Pflegekräfte auf der einen Seite (vgl. den Überblick bei Zimber 1998) und die Pflegekosten auf der anderen Seite. Mit dem Standard-Pflegesatz-Modell (SPM) der Spitzenverbände der Pflegekassen, der Bundesarbeitsgemeinschaft der überörtlichen Träger der Sozialhilfe und der Bundesvereinigung der kommunalen Spitzenverbände (siehe z. B. Moldenhauer und Fink 1997) wurde ein Vorstoß zur Vereinheitlichung der Personalausstattung und Pflegesätze unternommen, der nach Ansicht der Einrichtungsträger aber zu deutlichen Kürzungen der Personalausstattungen geführt hätte (Winkler 2000). Angesichts der massiven Kritik wurde das SPM von den Initiatoren zurückgezogen und „offiziell verworfen" (Strünck 1998, S. 145). Empirisch ließ sich jedoch beispielsweise in Nordrhein-Westfalen eine Angleichung der Pflegesätze zumindest *innerhalb eines Bundeslandes* beobachten. Anders als von den Gegnern des SPM befürchtet jedoch nicht nach unten, sondern nach oben (Roth und Rothgang 1999, 2000).

Die normative Frage nach einer angemessenen Personalausstattung wurde vor rund zwanzig Jahren dann erstmals ernsthaft angegangen, als das Kuratorium Deutsche Altershilfe (KDA) beauftragt wurde, die Übertragbarkeit des in Kanada entwickelten PLAISIR-Verfahrens auf Deutschland zu überprüfen. Obgleich der Auftragnehmer die Anwendbarkeit im deutschen Kontext im Rahmen einer Erprobung in elf Einrichtungen der Arbeiterwohlfahrt bestätigte (KDA 2002) und auch der Überprüfungsprozess des Verfahrens zur Anwendung auf Landesebene – einschließlich des Transfers der

Instrumente aus dem kanadischen in den deutschen Kontext – nach Ansicht des Auftragnehmers gelungen ist (KDA 2003), wurde PLAISIR letztlich nicht in Deutschland eingeführt. Hierfür wurden zwei Gründe genannt: Zum einen wurde auf Lizenzschwierigkeiten mit dem kanadischen Rechteinhaber verwiesen und zum anderen wurde bemängelt, dass das System eine „Blackbox" und es aus lizenzrechtlichen Gründen nicht möglich sei, die dahinter liegenden Algorithmen näher anzuschauen. Welche weiteren Interessen bei der Ablehnung letztlich noch eine Rolle gespielt haben, kann hier nicht weiter diskutiert werden. Eine Lehre, die aus dem Scheitern von PLAISIR gezogen werden kann, ist aber, dass neuerliche Versuche zur Einführung eines Personalbemessungsverfahrens sollten auf offenen Algorithmen beruhen, die in direkter Verbindung zu den Rahmenbedingungen in Deutschland entwickelt wurden und bei denen Lizenzprobleme von vornherein ausgeschlossen sind.

Mit dem Scheitern von PLAISIR sind die Forderungen nach Einführung eines Personalbemessungsverfahrens aber nicht verstummt. So hat der GKV-Spitzenverband im Rahmen des Modellprogramms nach § 8 Abs. 3 SGB XI ein Modellprojekt zur „Entwicklung und Erprobung von Grundlagen der Personalbemessung in vollstationären Pflegeeinrichtungen auf der Basis des Bedarfsklassifikationssystems der Referenzmodelle" gefördert, dessen Abschlussbericht 2010 vorgelegt wurde (Wingenfeld et al. 2010). Auch seitens der Gewerkschaften wurde ein Personalbemessungsverfahren nach wie vor thematisiert, u. a. durch Beauftragung eines Gutachtens zur „Gesetzlichen Personalbemessung in der stationären Altenpflege" (Greß und Stegmüller 2016).

Tatsächlich hat der Gesetzgeber im Zweiten Pflegestärkungsgesetz einen erneuten Anlauf genommen und die gemeinsame Selbstverwaltung in der Pflege beauftragt, bis Juni 2020 ein Personalbemessungsverfahren zu entwickeln und zu erproben und sich dabei wissenschaftlichen Sachverstands zu bedienen. Der entsprechende Entwicklungsauftrag ist europaweit ausgeschrieben und schließlich an die Universität Bremen vergeben worden. Nachfol-gend wird berichtet, wie bei seiner Umsetzung vorgegangen wird (▶ Abschn. 11.5) und welche Ergebnisse und daraus resultierenden Anforderungen an die Weiterentwicklung von Einrichtungen zu erwarten sind (▶ Abschn. 11.6). Zuvor werden aber noch einmal kurz die Ausgangslage skizziert (▶ Abschn. 11.2), die Chancen und Risiken eines Personalbemessungsverfahrens reflektiert (▶ Abschn. 11.3) und der Gesetzesauftrag umschrieben (▶ Abschn. 11.4).

11.2 Ausgangslage

Die Personalausstattung in deutschen Pflegeheimen wird inzwischen – ebenso wie die in deutschen Krankenhäusern – durchgängig als *zu niedrig* beschrieben. Pflegekräfte fühlen sich gehetzt und leiden unter den Folgen einer Arbeitsintensivierung (DGB 2018, S. 7 f.). Etwa die Hälfte der befragten Pflegekräfte gibt dabei an, ihr (verdichtetes) Arbeitspensum nur bewältigen zu können, indem sie kompensatorisch Abstriche bei der Qualität ihrer Dienstleistung macht (ebd., S. 16 f.). Eine fachgerechte Erbringung der Pflege muss somit systematisch als gefährdet gelten. Gesundheitsbezogene Belastungen führen zu erhöhter Krankheitsdauer und vermehrten Krankheitstagen der Pflegenden (Isfort et al. 2018, S. 2 f.), wodurch wiederum die Arbeitsverdichtung verstärkt wird. Solche Arbeitsbedingungen sind auch der Hauptgrund für den vorzeitigen Ausstieg von Pflegekräften aus dem Beruf (Hasselhorn et al. 2005), durch den der Pflegenotstand, also die Schwierigkeiten, vorhandene Stellen zu besetzen, weiter verstärkt wird. So nannten die im „Pflexit-Monitor" des Medizinprodukteherstellers Paul Hartmann befragten Pflegekräfte den „permanenten Personalmangel" (72 %) sowie die „generell hohe Arbeitsbelastung" (57 %) als Hauptgründe für ihre berufliche Unzufriedenheit (Ärztezeitung vom 16.03.2018).

Um die in Zukunft steigende Zahl Pflegebedürftiger in Pflegeheimen angemessen versorgen zu können, muss daher die *Zahl der Beschäftigten pro Pflegebedürftigen erhöht* werden. Das setzt die Ausweitung der Zahl der

Pflegestellen voraus. Gerade diese Ausweitung trüge dann auch zur Steigerung der Attraktivität des Pflegeberufs bei, die notwendig ist, um (auch) die neugeschaffenen Stellen überhaupt besetzen zu können. Um das Ausmaß der notwendigen Personalbesetzung bestimmen zu können, ist aber die Entwicklung valider Verfahren zur Bestimmung der notwendigen Personalmengen erforderlich.

Gleichzeitig ist die aktuelle Situation durch *erhebliche regionale Ungleichheiten* gekennzeichnet. Die Personalbesetzung in deutschen Pflegeheimen wird dabei entscheidend durch die sogenannten *Stellenschlüssel* geprägt, die in den Rahmenverträgen gemäß § 75 SGB XI auf Länderebene beschlossen werden. Darin werden für die einzelnen Pflegestufen – inzwischen Pflegegrade – Verhältniszahlen von Vollzeitpflegekraft zu Bewohnern festgelegt, die zum Teil auch in Form von Korridoren angegeben werden. Um eine Vergleichbarkeit zu ermöglichen, ist in ◘ Tab. 11.1 auf Bundes- und Landesebene angegeben, wie viele Pflegekräfte (gemessen in Vollzeitäquivalenten) für eine Einrichtung mit 100 Bewohnern vorgesehen sind, deren Pflegestufenverteilung dem Bundes- und Landesdurchschnitt entspricht. Insoweit die Landesregelungen Korridore vorsehen, wurde dabei in der Regel auf den Mittelwert der Korridore abgestellt (vgl. Rothgang und Wagner 2019 für Details der Berechnung).

Wie die Tabelle zeigt, unterscheiden sich die Bundesländer erheblich. Während in Bayern zur Versorgung der 100 Bewohner mehr als 40 (Vollzeit)Pflegekräfte vorgesehen sind, sind es in Mecklenburg-Vorpommern, im Saarland oder in Sachsen-Anhalt weniger als 35. Zur Verdeutlichung dieser Unterschiede ist in ◘ Abb. 11.1 angegeben, um wieviel die Zahl der von einer Pflegekraft zu versorgenden Bewohner in den einzelnen Bundesländern den bayerischen Wert überschreitet, der 2016 die höchste Personalintensität aufgewiesen hat. In zehn Bundesländern übersteigt die Zahl der Bewohner, die pro Pflegekraft versorgt werden muss, den bayerischen Wert um mehr als 10 %, davon in vier Ländern sogar um mehr als 15 %.

◘ **Tabelle 11.1** Pflegekräfte für eine Einrichtung mit 100 Bewohnern bei bundes- bzw. landesdurchschnittlicher Pflegestufenstruktur gemäß Personalschlüssel Mitte 2016

Bundesland	Anzahl Pflegekräfte
Baden-Württemberg	39,53
Bayern	40,46
Berlin	36,06
Brandenburg	35,49
Bremen	36,22
Hamburg	37,33
Hessen	38,49
Mecklenburg-Vorpommern	34,66
Niedersachsen	35,05
Nordrhein-Westfalen	36,69
Rheinland-Pfalz	36,05
Saarland	34,84
Sachsen	39,24
Sachsen-Anhalt	34,46
Schleswig-Holstein	38,07
Thüringen	35,34
Mittelwert	36,75
Bund	**37,42**

Quelle: Rothgang und Wagner 2019
Pflege-Report 2019

Da es sich bei der Pflegeversicherung um eine bundesweite Sozialversicherung handelt und auch die Einstufung der Heimbewohner nach bundeseinheitlichen Maßstäben erfolgt, ist es aber schwer begründbar, warum sich die Personalmenge, die für die Versorgung eines Heimbewohners aufgebracht wird, zwischen den Ländern derart unterscheidet. Ein bundesweites Personalbemessungsverfahren kann hier zu einer Angleichung führen, die im Hinblick auf das Verfassungsgebot der Gleichartigkeit der Lebensverhältnisse im Bundesgebiet als geboten erscheint.

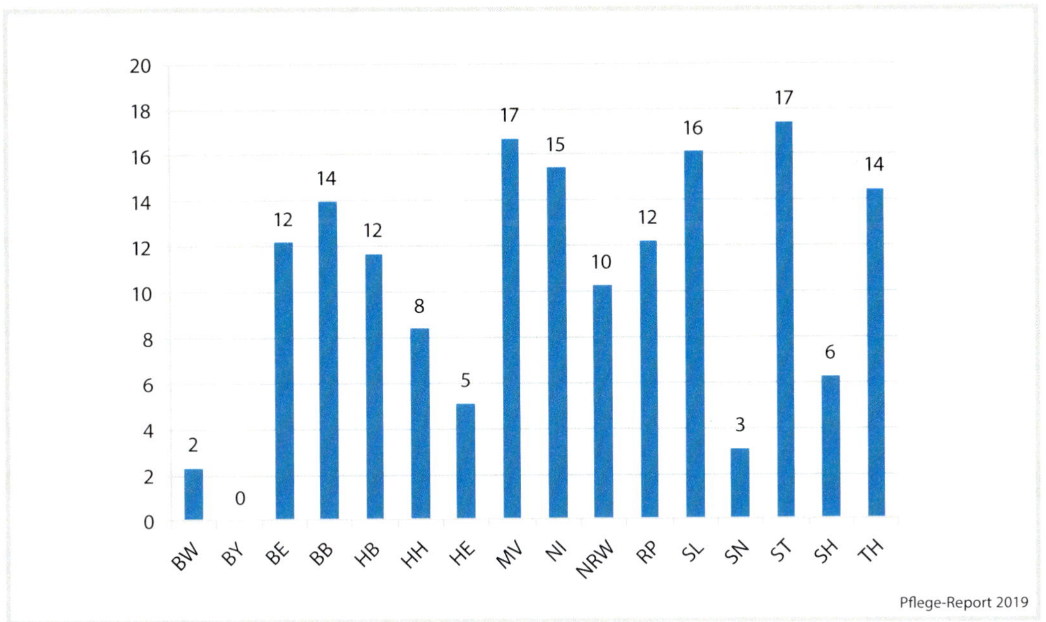

◘ **Abb. 11.1** Im Vergleich zu Bayern zusätzlich zu versorgende Heimbewohner pro Pflegekraft gemäß Personalschlüsseln und landesdurchschnittlichem Pflegestufenmix, in %. (Quelle: eigene Berechnungen basierend auf den Werten aus ◘ Tab. 11.1)

11.3 Chancen und Risiken eines Personalbemessungsverfahrens

Ein bundesweites Personalbemessungsverfahren bietet die *Chance* zur Sicherstellung einer Personalmenge in Einrichtungen, die ausreicht, um fachgerechte Pflege ohne permanente Überforderung der Pflegekräfte zu ermöglichen. Gleichzeitig kann es zu einem Abbau der fachlich nicht erklärbaren und normativ nur schwer begründbaren regionalen Unterschiede beitragen und damit die beiden in ▶ Abschn. 11.2 genannten Hauptprobleme der Ausgangslage adressieren.

Neben diesen Chancen birgt die Einführung eines bundesweiten Personalbemessungsverfahrens aber auch *Risiken*. Personalbemessungsverfahren können zu einer Verkrustung der Strukturen führen und Innovationen verhindern, wenn seitens der Kostenträger in Preisverhandlungen die Beteiligten nur noch prüfen, ob die Personalzahlen eingehalten werden und die Anbieter – ohne Berücksichtigung der Einrichtungsspezifika – ihr Personaltableau ausschließlich an den Ergebnissen des Personalbemessungsverfahrens orientieren. Entsprechende Erfahrungen wurden in Deutschland in den 1970er und 1980er Jahren im Krankenhausbereich gemacht, als die Personalanhaltszahlen der Deutschen Krankenhausgesellschaft aus dem Jahre 1969 in Pflegesatzverhandlungen zur alleinigen Entscheidungsgröße wurden und innovative Personalmixe effektiv verhindert haben. Um dies zu vermeiden, müssen die Ergebnisse des Personalbemessungsverfahrens im Pflegebereich als *Grundlage* einrichtungsindividueller Verhandlungen angesehen werden, nicht aber als deren vorweggenommenes Ergebnis.

Problematisch kann auch der *Übergangsprozess* sein. Sollten die Ergebnisse des Personalbemessungsverfahrens und der sich anschließenden Verhandlungen weit von den bisherigen Personalausstattungen entfernt sein, muss den Einrichtungen hinreichend Zeit gegeben werden, den Anpassungsprozess zu organisieren. Eine Konvergenzphase, wie es sie nach der Einführung der DRG-basierten Fallpauschalenvergütung im deutschen Krankenhauswesen von 2003 bis 2008 gegeben hat, wäre hier zielführend.

11.4 Gesetzlicher Auftrag

Gemäß dem im Rahmen des Zweiten Pflegestärkungsgesetzes neu in das SGB XI eingeführten § 113c haben die Vertragsparteien nach § 113 SGB XI die *Entwicklung und Erprobung* eines wissenschaftlich fundierten Verfahrens zur *einheitlichen Bemessung* des Personalbedarfs in Pflegeeinrichtungen für direkte und indirekte pflegerische Maßnahmen sowie für Hilfen bei der Haushaltsführung nach qualitativen und quantitativen Maßstäben sicherzustellen. Die Vertragsparteien erarbeiten das Verfahren nicht selbst, sondern „beauftragen zur Sicherstellung der Wissenschaftlichkeit des Verfahrens fachlich unabhängige wissenschaftliche Einrichtungen" (§ 113c Abs. 1 Satz 5 SGB XI). Die Entwicklung und Erprobung des Verfahrens hat bis zum 30. Juni 2020 zu erfolgen.

Diese Norm ist in mehrfacher Perspektive bemerkenswert. Zunächst wird hier ein „Verfahren zur einheitlichen Bemessung" gefordert, nicht aber bundeseinheitliche Personalziffern. Damit bleibt die Möglichkeit offen, im Rahmen des einheitlichen Verfahrens Länderspezifika zu berücksichtigen. Gleichzeitig wirkt die „Bundeseinheitlichkeit" jedoch auf eine Verringerung der Differenzen zwischen den Ländern hin. Der Gesetzesauftrag bezieht sich dabei nur auf die Entwicklung und Erprobung – nicht aber auf die Einführung. Damit ist klar, dass über die Einführung eines bundeseinheitlichen Personalbemessungsverfahrens erst nach Vorlage des Verfahrens selbst entschieden werden wird.

Der Bundesgesetzgeber kann versuchen, ein solches Verfahren sozialrechtlich im Recht der Pflegeversicherung zu verankern oder eine ordnungsrechtliche Einführung durch die Länder zu betreiben. Auch eine sozialrechtliche Einführung wird aber der Zustimmung des Bundesrats bedürfen, sodass die Länder auf alle Fälle eine zentrale Bedeutung für die Einführung eines solchen Verfahrens haben. Allerdings hat schon die Einführung des neuen Pflegebedürftigkeitsbegriffs gezeigt, dass derartige Innovationen nur dann umgesetzt werden, wenn die Akteure im Feld deren Notwendigkeit nachdrücklich thematisieren.

Nach europaweiter Ausschreibung ist der Auftrag an die Universität Bremen ergangen. In Umsetzung dieses Auftrags hat es sich das Projektteam zum Ziel gesetzt, ein Personalbemessungsverfahren zu entwickeln, das auf Basis der *Anzahl* versorgter Pflegebedürftiger und dem *Ausmaß ihrer Pflegebedürftigkeit*, wie sie im Rahmen der Begutachtung mit dem Begutachtungsinstrument erhoben wird, *nach Qualifikationsstufen differenzierte Personalmengen* errechnet, die dann *Grundlage* für landesspezifische Setzungen und einrichtungsbezogene Verhandlungen sein können.

11.5 Vorgehensweise

Bei der Beschreibung der Vorgehensweise wird nachfolgend zunächst auf die Konzeption (▶ Abschn. 11.5.1) und dann auf die Durchführung (▶ Abschn. 11.5.2) eingegangen.

11.5.1 Konzeption

Die Entwicklung eines bundeseinheitlichen Bemessungsverfahrens zielt zum einen darauf, fachlich nicht erklärbare (regionale) Unterschiede abzubauen. Hierbei geht es um *Verteilungs*gerechtigkeit, aber noch nicht um Bedarfsgerechtigkeit. Um diesem Ziel gerecht zu werden, bietet sich ein *empirischer* Ansatz an, der die Unterschiede zwischen Einrichtungen erfasst und Durchschnitte als Orientierungswerte ermittelt, von denen nur abgewichen werden darf, wenn dies durch die Einrichtungskonzeption fachlich begründet werden kann.

Zugleich geht es aber auch darum, eine „gute" Strukturqualität durch fachlich angemessene Personalmengen und -strukturen in Bezug auf Art und Ausmaß der Pflegebedürftigkeit der jeweiligen Bewohner sicherzustellen. Dieses Postulat zielt auf *Bedarfs*gerechtigkeit ab und erzwingt einen *analytischen Zugang*, bei dem festgelegt wird, welche Personalmengen in welchem Qualifikationsmix für eine fachgerechte Leistungserbringung notwendig sind. Hierzu ist eine fachliche und politische Konsentierung notwendig, da es sich hierbei um sozial konstruierte normative Setzungen handelt, die sich nur als Ergebnis einer Übereinkunft der Beteiligten ergeben können.

Um SOLL-Zahlen für eine bedarfsgerechte Personalbemessung zu ermitteln, werden in der gewählten Vorgehensweise ein empirischer und ein analytischer Ansatz miteinander verknüpft. Hierzu werden die drei Dimensionen der Leistungserbringung betrachtet: die Zahl der bedarfsnotwendigen Interventionen pro Bewohner, die bedarfsgerechte Zeit pro Intervention für den entsprechenden Bewohner und das bedarfsgerechte Qualifikationsniveau der leistungserbringenden Person für diese Intervention. Die Projektkonzeption sieht dabei vor, jeweils das IST zu messen, simultan zu prüfen, inwieweit für eine bedarfsgerechte Versorgung hierbei Zu- oder Abschläge (bei Menge, Zeit und/oder Qualifikationsniveau) notwendig gewesen wären. Diese Zu- und Abschläge werden als Delta bezeichnet und bilden in Summe mit dem IST der Erbringung die jeweiligen fachgerechten SOLL-Werte.

Bei der Umsetzung dieser Konzeption wurde im ersten Schritt auf Basis der vorhandenen (Lehrbuch)Literatur ein sogenannter *Interventionskatalog* entwickelt, der es erlaubt, alle im Pflegeheim erbrachten Leistungen zu erfassen. Bei der Entwicklung dieses Katalogs wurden die Anforderungen des neuen *Pflegebedürftigkeit*sbegriffs und die daraus resultierenden Implikationen für einen korrespondierenden *Pflege*begriff (vgl. Wingenfeld und Büscher 2017) berücksichtigt. Für alle Interventionen wurden dann – in Abhängigkeit von der mittels des Begutachtungsinstruments abgebilde-

ten Art und dem Ausmaß der Pflegebedürftigkeit – fachlich gesetzte Teilschritte und Anforderungen sowie Qualifikationsanforderungen (QN-Anforderungen) festgelegt, die im *Handbuch zum Interventionskatalog* sowie dem *Katalog der QN-Anforderungen* normiert wurden. Diese Instrumente wurden fachlich und politisch konsentiert. Sie erlauben es, in Erhebungen (s. ▶ Abschn. 11.5.2) nicht nur die aktuelle Situation im IST zu erfassen, sondern sie darüber hinaus fachlich zu bewerten und durch Zu- und Abschläge auf das IST die SOLL-Werte zu berechnen (◘ Abb. 11.2).

11.5.2 Durchführung

Hierzu wurden Daten in 62 vollstationären Erhebungseinheiten unter der Beteiligung von insgesamt 1.380 Bewohnern erfasst. Die Datenerhebung umfasste dabei – nach der Rekrutierungsphase, in der Bewohnerinnen und Bewohner für eine Studienteilnahme angeworben wurden – in jeder Einrichtung einen Zeitraum von mindestens vier Wochen (◘ Abb. 11.3). Um Art und Ausmaß der Pflegebedürftigkeit der betroffenen Bewohner zu erfassen, wurde von Gutachtern der MDK-Gemeinschaft und der Medicproof GmbH für jeden Studienteilnehmer ein *aktuelles Assessment* mittels des Begutachtungsinstruments durchgeführt (2. Woche). Basierend auf diesen Informationen, der individuellen Pflegedokumentation und – bei Bedarf – einer Inaugenscheinnahme des Bewohners wurde sodann von wissenschaftlichen Mitarbeiterinnen und Mitarbeitern des Studienteams gemeinsam mit einer zu diesem Zweck freigestellten Bezugspflegekraft der Einrichtung eine *Pflegeplanung* erstellt, die die bedarfsnotwendigen Interventionen tagesstrukturiert abbildet (3. Woche). Diese Planung wurde in der Erhebung als Erfassungsraster genutzt und zu diesem Zweck auf Tablet-Computer übertragen, die den Datenerhebern zur Verfügung gestellt wurden. Ausgerüstet mit diesen Tablets haben insgesamt 242 datenerhebende Pflegefachkräfte über jeweils fünf Tage alle in den

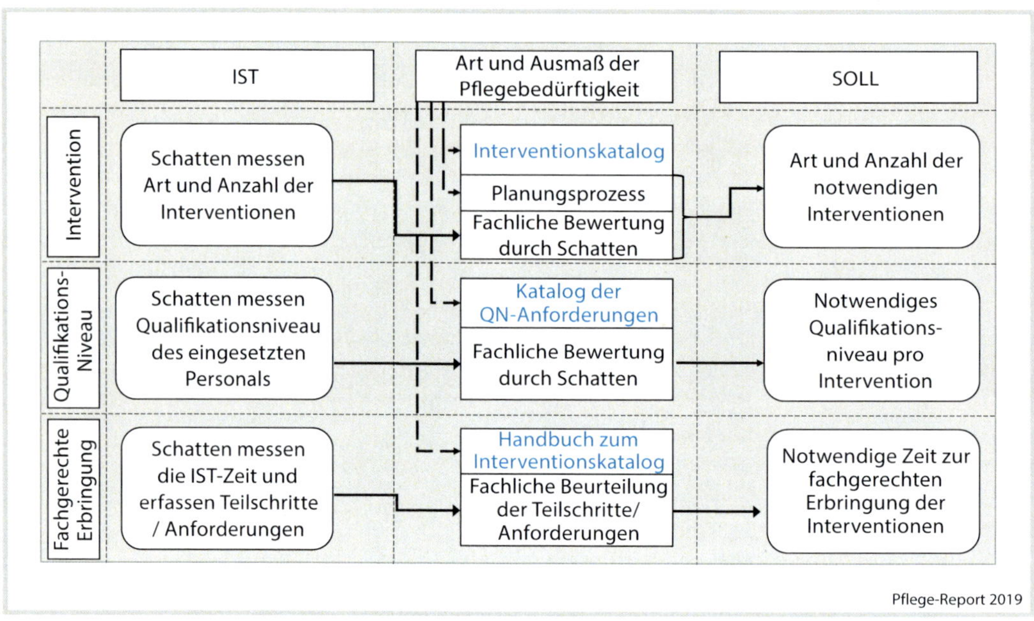

▪ Abb. 11.2 Schematische Darstellung der Grundkonzeption der Studie

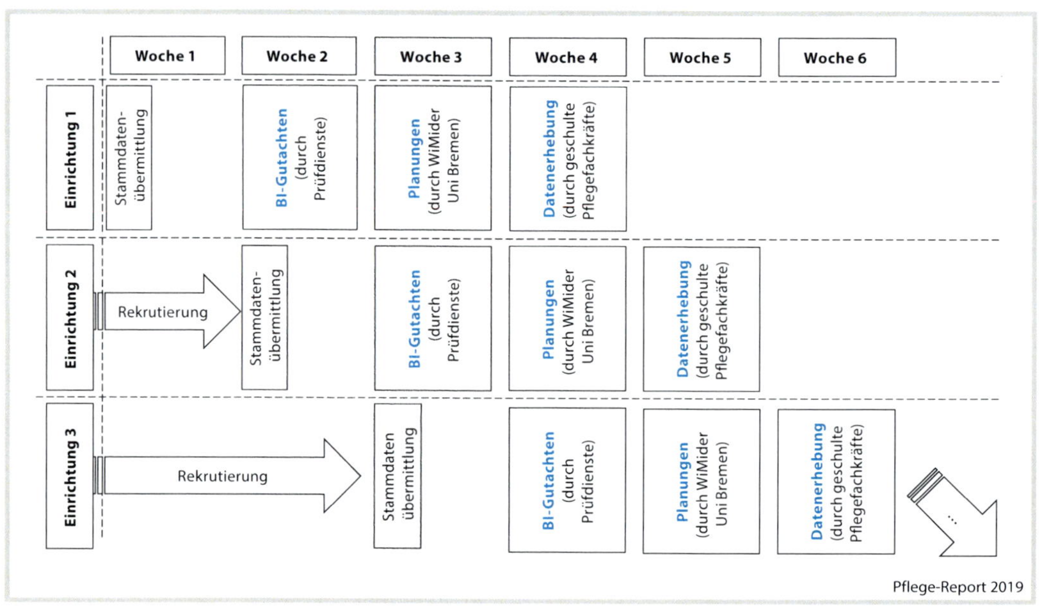

▪ Abb. 11.3 Schematische Darstellung der Projektdurchführung

Erhebungseinheiten eingesetzten Pflegekräfte „*beschattet*" (4. Woche). Die Schatten wurden dabei etwa zur Hälfte von der MDK-Gemeinschaft und dem Verband der privaten Krankenversicherung (PKV) einerseits und von den Einrichtungsträgern (privaten, freigemeinnützigen und kommunalen, jeweils etwa gemäß ihrem Anteil an den Pflegeeinrichtungen) andererseits rekrutiert und in gemischten Teams eingesetzt.

Nach einer zweitägigen Schulung, in der die Handhabung der Instrumente und Tablets sowie das in den Teilschritten und Anforderungen zum Ausdruck kommende Pflegeverständnis vermittelt wurden, haben die Schatten jeweils für eine ganze Schicht eine Pflegekraft eins zu eins begleitet. Dabei erfassten sie nicht nur die Erbringung der Pflege sekundengenau, sondern bewerteten gleichzeitig anhand der Teilschritte und Anforderungen, die für jede Intervention bei einem Bewohner individualisiert auf dem Tablet vorlagen, die Notwendigkeit und die fachgerechte Durchführung jeder einzelnen Intervention. Wurde dabei festgestellt, dass notwendige Teilschritte ausgelassen oder Anforderungen nicht beachtet wurden, vergaben die Schatten Zeitzuschläge. Analog hierzu wurden zeitliche Abschläge vergeben, wenn eine Intervention ineffizient erfolgte oder einzelne unnötige Teilschritte erbracht wurden. Ebenso wurden bedarfsnotwendige, aber nicht erbrachte Interventionen als solche erfasst. Umgekehrt konnten erbrachte Interventionen als nicht notwendig gekennzeichnet werden, sodass sie bei der Auswertung aus der Menge der erforderlichen Leistungen ausgeschlossen werden konnten. Im Rahmen eines rollierenden Systems wurden im Zeitraum von April bis Oktober 2018 alle teilnehmenden Einrichtungen besucht. Insgesamt wurden in vollstationären Einrichtungen in 2.046 beschatteten Schichten Daten zu mehr als 144.000 Interventionen erfasst, die ausgewertet werden konnten.

11.6 Erwartete Ergebnisse und Ausblick

Der als Ergebnis der Studie zu entwickelnde Algorithmus produziert für jede Einrichtung eine nach Qualifikationsgraden gegliederte Personalmenge, die zur fachgerechten Pflege erforderlich ist. Zahl und Qualifikationsstruktur der Pflegekräfte hängen dabei von der Zusammensetzung der Bewohnerschaft ab. Dadurch wird eine einrichtungsübergreifende Fachkraftquote durch *einrichtungsindividuell bedarfsnotwendige Personalmixe* ersetzt. Erste Ergebnisse zeigen, dass deutlich mehr Assistenzkräfte, aber nur in geringem Umfang zusätzliche Fachkräfte benötigt werden. Ein derart veränderter Mix weist bereits darauf hin, dass die Rolle von Fachkräften in Einrichtungen weiterentwickelt werden muss: Diese müssen deutlich stärker in Planung, Koordination und Anleitung eingesetzt werden, während risikoarme pflegerische Aufgaben stärker an Assistenzkräfte, die gezielt weiterzubilden sind, übertragen werden müssen.

Dementsprechend sollte die Einführung des Personalbemessungsverfahrens durch *Personal- und Organisationsentwicklung* flankiert werden, da nur so sichergestellt werden kann, dass resultierende Personalsteigerungen sinnvoll zur Steigerung der Pflegequalität und Reduktion der Arbeitsbelastung in der Pflege verwendet werden. Schon aus diesem Grund kann ein Personalbemessungsinstrument, das verbindliche Vorgaben für die Personalmengen macht, nicht von einem Tag auf den anderen eingeführt werden.

Zudem können höhere Personalmengen nur durch die Einstellung von Personal umgesetzt werden, wenn auch die *Ausbildungskapazitäten* erhöht und letztlich mehr Pflegekräfte ausgebildet werden. Derartige Maßnahmen greifen aber erst nach einer gewissen Zeit. Denkbar ist daher – analog zur Einführung einer DRG-basierten Fallpauschalenfinanzierung im Krankenhausbereich von 2003 bis 2008 – ein schrittweiser Personalaufbau mit festen jährlichen Steigerungsraten.

Folglich ist es notwendig, eine *Roadmap* für die Umsetzung eines Personalbemessungsverfahrens zu entwickeln. Diese sollte nach Abschluss der Entwicklung und formalen Erprobung des Instruments in einigen Einrichtungen pilotiert werden. Dabei wäre eine Personalstruktur dem Instrument entsprechend einzusetzen und zu testen, mit welchen organisatorischen Entwicklungen erreicht werden kann, dass die quantitative Personalveränderung auch zu einer qualitativen Verbesserung der Pflegepraxis führt. In diesem Rahmen kann auch geprüft werden, ob diese organisatorischen Weiterentwicklungen – verknüpft mit einer zunehmenden Digitalisierung – auch schon vor Erreichen der letzten Ausbaustufe der Personalsteigerung zu einer auskömmlichen Personalsituation führt. Der sofortige Beginn des *Stufenplans mit einem definierten Ausbauziel* würde dabei die Attraktivität des Berufs erhöhen und die Rekrutierung von Pflegekräften unmittelbar erleichtern. Die parallele Weiterentwicklung der Heimstrukturen kann zeigen, inwieweit der durch den Stellenzuwachs – insbesondere bei den Assistenzkräften – entstehende neue Personalmix bereits zu besseren Ergebnissen führt, sodass das Instrument nachjustiert werden kann. Nach Ablauf der Konvergenzphase wäre dann eine Personalausstattung erreicht, die fachgerechte Pflege ermöglicht. Individuelle Anpassungen der rechnerisch resultierenden Personalmengen aufgrund spezifischer Einrichtungskonzeptionen könnten im Rahmen der Pflegesatzverhandlungen weiterhin vereinbart werden.

Literatur

DGB – Deutscher Gewerkschaftsbund (2018) Arbeitsbedingungen in der Alten- und Krankenpflege. So beurteilen die Beschäftigten die Lage. Ergebnisse einer Sonderauswertung der Repräsentativumfragen zum DGB-Index Gute Arbeit. https://index-gute-arbeit.dgb.de/++co++df07ee92-b1ba-11e8-b392-52540088cada. Zugegriffen: 9. Apr. 2019

Donabedian A (1966) Evaluating the quality of medical care. Milbank Mem Fund Q 44(3):166–203

Greß S, Stegmüller K (2016) Gesetzliche Personalbemessung in der stationären Altenpflege. Gutachterliche Stellungnahme für die Vereinte Dienstleistungsgewerkschaft (ver.di). pg-papers (Diskussionspapiere aus dem Fachbereich Pflege und Gesundheit der Hochschule Fulda) Nr. 01/2016. https://www.verdi.de/++file++56cd87e7bdf98d086200021a/download/Gutachten_gress_stegmueller.pdf. Zugegriffen: 9. Apr. 2019

Hasselhorn H-M, Müller BH, Tackenberg P (2005) Die Untersuchung des vorzeitigen Ausstiegs aus dem Pflegeberuf in Europa – die europäische NEXT-Studie. In: Hasselhorn H-M, Müller BH, Tackenberg P, Kümmerling A, Simon M (Hrsg) Berufsausstieg bei Pflegepersonal. Arbeitsbedingungen und beabsichtigter Berufsausstieg bei Pflegepersonal in Deutschland und Europa. Wirtschaftsverlag, Bremerhaven, S 11–20

Isfort M, Rottländer R, Weidner F, Gehlen D, Hylla J, Tucman D (2018) Pflege-Thermometer 2018. Eine bundesweite Befragung von Leitungskräften zur Situation der Pflege und Patientenversorgung in der stationären Langzeitpflege in Deutschland

KDA – KDA Beratungs- und Forschungsgesellschaft für Altenhilfe mbH (2002) Qualitative und quantitative Erfassung des erforderlichen Pflegezeit- und Personalbedarfs in deutschen Altenpflegeheimen. Erprobung des Verfahrens PLAISIR in elf Einrichtungen der Arbeiterwohlfahrt. Band 225 der Schriftenreihe des Bundesministeriums für Familie, Senioren, Frauen und Jugend. Kohlhammer, Stuttgart

KDA – KDA Beratungs- und Forschungsgesellschaft für Altenhilfe mbH (2003) Analyse und Transfer des Verfahrens PLAISIR©. Vorbereitung und Dokumentation der Überprüfungsprozesse des Verfahrens PLAISIR© zur Anwendung auf Landesebene. KDA, Köln

Moldenhauer M, Fink G (1997) Standard-Pflegesätze für die vollstationäre Pflege. Die Betriebskrankenkasse 3:124–132

Roth G, Rothgang H (1999) Die Auswirkungen des Pflege-Versicherungsgesetzes auf die Entwicklung der Heimentgelte. Zeitschrift Für Gesundheitswissenschaften 4:307–336

Roth G, Rothgang H (2000) „Angleichung nach oben": Die Entwicklung der Heimentgelte nach Einführung der Pflegeversicherung. Nachrichtendienst des Deutschen Vereins für öffentliche und private Fürsorge 3:85–90

Rothgang H, Wagner C (2019) Quantifizierung der Personalverbesserungen in der stationären Pflege im Zusammenhang mit der Umsetzung des Zweiten Pflegestärkungsgesetzes. Expertise für das Bundesministerium für Gesundheit. https://www.bundesgesundheitsministerium.de/fileadmin/Dateien/5_Publikationen/Pflege/Berichte/Abschlussbericht_Quantifizierung_der_Personalverbesserungen.pdf. Zugegriffen: 9. Apr. 2019

Strünck C (1998) Pflegeversicherung – Barmherzigkeit mit beschränkter Haftung. Institutioneller Wandel, Machtbeziehungen und organisatorische Anpassungsprozesse. Leske + Budrich, Opladen

Wingenfeld K, Büscher A (2017) Strukturierung und Beschreibung pflegerischer Aufgaben auf der Grundlage des neuen Pflegebedürftigkeitsbegriffs. Unter Mitarbeit von D. Wibbeke. Universität Bielefeld, Institut für Pflegewissenschaft (Hrsg). Bielefeld/Osnabrück. https://www.bundesgesundheitsministerium.de/fileadmin/Dateien/5_Publikationen/Pflege/Berichte/Fachbericht_Pflege.pdf. Zugegriffen: 6. März 2019

Wingenfeld K, Ammann A, Ostendorf A (2010) Abschlussbericht der wissenschaftlichen Begleitung zum Modellprojekt: „Entwicklung und Erprobung von Grundlagen der Personalbemessung in vollstationären Pflegeeinrichtungen auf der Basis des Bedarfsklassifikationssystems der Referenzmodelle". https://www.gkv-spitzenverband.de/pflegeversicherung/forschung/modellprojekte/pflege_abgeschlossene_projekte_8/entwicklung_erprobung.jsp. Zugegriffen: 9. Apr. 2019

Winkler T (2000) Leistungsgerechte Pflegesätze im Bereich „Stationärer Altenhilfe" nach dem Pflegeversicherungsgesetz – Eine kritische Auseinandersetzung mit dem „Standard-Pflegesatz-Modell". Pflege Ges 5(4):95–100

Zimber A (1998) Beanspruchung und Streß in der Altenpflege: Forschungsstand und Forschungsperspektiven. Z Gerontol Geriatr 31:417–425

Vergütung von Pflegekräften in der Langzeitpflege

Stefan Greß und Klaus Stegmüller

Prof. Dr. Klaus Stegmüller ist leider nach Fertigstellung dieses Beitrags am 23.12.2018 nach langer und schwerer Krankheit verstorben. Die Verbesserung der Arbeitsbedingungen für Pflegekräfte in der Akut- und Langzeitpflege war ihm Zeit seines Lebens ein Herzensanliegen.

© Der/die Autor(en) 2020
K. Jacobs et al. (Hrsg.), *Pflege-Report 2019*, https://doi.org/10.1007/978-3-662-58935-9_12

▪▪ Zusammenfassung

Zwar sind die Gehälter in der Langzeitpflege in den letzten Jahren auch aufgrund der hohen Nachfrage nach Pflegekräften gestiegen. Die Lücke zum Vergütungsniveau in der Krankenpflege konnte jedoch nicht merklich geschlossen werden. Allein die Knappheitssignale auf dem Arbeitsmarkt werden daher voraussichtlich nicht dazu führen, dass die Beschäftigten in der Langzeitpflege eine Vergütung erhalten, die eine Aufnahme des Berufs bzw. die Rückkehr in den Beruf attraktiv macht. Zudem sind die Beschäftigten der Branche in nur geringem Ausmaß gewerkschaftlich organisiert. Auch die Arbeitgeber verfolgen keine einheitliche Position. Politische Interventionen – wie von der Bundesregierung geplant – müssen diese Ausgangssituation berücksichtigen. Eine Erklärung der Allgemeinverbindlichkeit von Tarifverträgen ist wegen der starken Veto-Position der Arbeitgeber nach den bisherigen Erfahrungen zum Scheitern verurteilt. Bessere Umsetzungschancen hat die Erstreckung von Tarifverträgen auf der Grundlage des Arbeitnehmer-Entsendegesetzes. Hier kann die Bundesregierung – den politischen Willen vorausgesetzt – eine Blockade in den Tarifausschüssen durch einen Kabinettsbeschluss überwinden.

Salaries in long-term care have risen in recent years, partly due to the high demand for nursing staff. However, the gap to the level of remuneration in nursing care could not be noticeably closed. The shortage signals on the labour market alone are therefore unlikely to lead to a situation in which employees in long-term care receive salaries that make it attractive to take up the profession or return to it. In addition, workers in this sector are only to a limited extent organised in a trade union. Employers do not pursue a uniform position either. Political interventions – as planned by the German federal government – must take this initial situation into account. Experience to date has shown that expecting a generally binding nature of collective agreements is doomed to failure because of the strong veto position of the employers. The extension of collective agreements based on the Employee Secondment Act has better chances of implementation. Here, the federal government – assuming the political will to do so – can overcome a blockade in the collective bargaining committees by a cabinet resolution.

12.1 Einleitung

In der öffentlichen Debatte um die Attraktivität des Pflegeberufs spielt mittlerweile auch die Vergütung der Pflegekräfte in der Langzeitpflege eine prominente Rolle. Forderungen nach einer verbesserten Vergütung finden sich auch im Koalitionsvertrag wieder. Demnach soll die Bezahlung nach Tarif in der Altenpflege gestärkt werden. Die Bundesregierung will dazu gemeinsam mit den Tarifparteien dafür sorgen, dass Tarifverträge flächendeckend zur Anwendung kommen. Für angemessene Löhne sollen die gesetzlichen Voraussetzungen geschaffen werden. Darüber hinaus soll die Pflegemindestlohn-Kommission „gebeten" werden, sich zeitnah mit der Angleichung des Pflegemindestlohns in Ost und West zu befassen (CDU et al. 2018, S. 96). In diesem Beitrag stellen wir zunächst den Hintergrund für die Forderungen nach einer deutlich verbesserten Vergütung für Pflegekräfte in der Langzeitpflege dar, bewerten politische Handlungsoptionen zur Erreichung dieses Ziels und diskutieren abschließend die entstehenden finanziellen Wirkungen.

12.2 Vergütung von Pflegekräften in der Langzeitpflege

Der Hintergrund der Vereinbarungen im Koalitionsvertrag ist in Form aktueller Zahlen des Instituts für Arbeitsmarkt- und Berufsforschung der Bundesanstalt für Arbeit (IAB) gut dokumentiert (◘ Tab. 12.1). Fachkräfte in der Altenpflege verdienten demnach im Jahr 2017 mit 2.621 € brutto 14,5 % weniger als der Durchschnitt aller Beschäftigten in Deutschland. Die Bruttoentgelte in der Altenpflege sind zwischen 2012 und 2017 stärker gestiegen als

▫ **Tabelle 12.1** Monatliche Bruttoentgelte von Pflegekräften in Euro. Sozialversicherungspflichtige Beschäftigte (in Vollzeit, ohne Auszubildende) im Jahresdurchschnitt. Medianwerte

Berufsgruppe	2012	2017	Veränderung von 2012 auf 2017
Fachkräfte Krankenpflege	2.958	3.337	+12,8 %
Fachkräfte Altenpflege	2.373	2.744	+15,6 %
Differenz in Euro	*585*	*593*	*+1,4*
Helfer Krankenpflege	2.284	2.502	+9,5 %
Helfer Altenpflege	1.682	1.944	+15,5 %
Differenz in Euro	*602*	*558*	*−7,3 %*
Alle Beschäftigten	2.876	3.209	+11,6 %

(Quelle: Seibert et al. 2018a)
Pflege-Report 2019

in der Krankenpflege sowie bei den Beschäftigten insgesamt. Die Differenz der Entlohnung zwischen Alten- und Krankenpflege hat sich dadurch aber nur geringfügig verringert. Hinzu kommen erhebliche regionale Unterschiede – nicht nur zwischen West- und Ostdeutschland. Bei den Fachkräften in der Altenpflege reicht demnach die Spannweite zwischen 2.136 € in Sachsen-Anhalt und 3.036 € in Baden-Württemberg. Bei den Hilfskräften liegen die Extremwerte bei 1.680 € in Sachsen-Anhalt und 2.215 € in Nordrhein-Westfalen. Die Autoren des IAB schlussfolgern, dass der Lohn als „Instrument zur Motivation und längerfristigen Mitarbeiterbindung von erheblicher Bedeutung" sei. Gerade im Bereich der Altenpflege bestehe hier „nach wie vor Verbesserungspotenzial" (Seibert et al. 2018b, S. 8).

Die Zahlen des IAB – insbesondere in der Entwicklung der Jahre 2012 bis 2017 – deuten darauf hin, dass die Vergütung in der Langzeitpflege stärker als im Rahmen der allgemeinen Entwicklung der Löhne und Gehälter ansteigt. Insbesondere im Jahr 2017 konnten Fachkräfte im Durchschnitt einen Zuwachs von 4,7 % verbuchen, bei Hilfskräften lag der Anstieg mit 4 % etwas niedriger. Der absolute Abstand zwischen Kranken- und Altenpflege ist allerdings bei Fachkräften nahezu konstant geblieben. Bei Hilfskräften konnte die Lücke zumindest zu ei-

nem Teil geschlossen werden. Dies ist als Erfolg für die Beschäftigten zu beurteilen, weil der gewerkschaftliche Organisationsgrad als Voraussetzung für kollektives Handeln in der Altenpflege außerordentlich gering ist (Schroeder 2017). Insofern kann diese Entwicklung als erstes Indiz für die zunehmende Knappheit an Pflegekräften interpretiert werden.

Diese Entwicklung hat der Bundesarbeitgeberverband Privater Pflegeanbieter (BPA) als Beleg dafür bewertet, dass der Arbeitsmarkt auch ohne Lohnvorgaben der Politik funktioniere und hat sich gegen politische Interventionen zur Erhöhung des Vergütungsniveaus ausgesprochen.[1] Letzteres ist nicht überraschend, da private Pflegeheimbetreiber einen geringeren Anteil der Einnahmen für Personal ausgeben und gleichzeitig eine höhere Gesamtkapitalrendite erzielen als öffentlich-rechtliche und frei-gemeinnützige Träger (▫ Tab. 12.2). Steigende Personalkosten als Konsequenz einer Tarifbindung schmälern daher die Profitabilität der Einrichtungen.

Nichtsdestoweniger ist davon auszugehen, dass es nicht allein durch das individuelle Verhandlungsgeschick von Pflegekräften bzw.

---

[1]   Vgl. Frankfurter Allgemeine Zeitung vom 11.08.2018, S. 17: „Gehälter von Altenpflegern steigen deutlich an."

□ Tabelle 12.2 Personalkosten und Gesamtkapitalrendite nach Träger

Träger	Öffentlich-rechtliche	Frei-gemeinnützige	Private
Personalkosten	62,0 %	61,7 %	50,0 %
Sachkosten	21,3 %	16,9 %	17,4 %
Jahresüberschuss nach Steuern	1,5 %	2,2 %	4,7 %

Quelle: Heger et al. 2017. Der Anteil der Personalkosten bei den privaten Trägern ist nach Angaben der Autoren zumindest zum Teil auch deswegen so niedrig, weil ein Teil der Personalkosten (Küche, Wäscherei) extern vergeben und daher als Sachkosten verbucht wird
Pflege-Report 2019

durch Vereinbarungen der Tarifparteien zu einer nachhaltigen und flächendeckenden Verbesserung der Vergütung in der Langzeitpflege kommen wird. Die Handlungsfähigkeit der Tarifparteien ist nicht nur dadurch geschwächt, dass der Organisationsgrad auf Seite der Beschäftigten sehr niedrig ist. Der gewerkschaftliche Organisationsgrad liegt bei maximal 12 % aller in der Altenpflege Beschäftigten (Schroeder 2017, S. 103). Auch auf Seiten der Arbeitgeber gibt es keinen handlungsfähigen Verbund. Die privaten, gemeinnützigen und kirchlichen Träger verfolgen jeweils eigenständige Interessen und weisen darüber hinaus auch sehr unterschiedliche Vergütungsstrukturen auf. Schroeder charakterisiert die Arbeitgeberseite dann auch wegen der unterschiedlichen Interessenlagen als „gespalten und nichtverpflichtungsfähig" (Schroeder 2017, S. 31).

12.3 Politische Handlungsoptionen

Zur politisch erwünschten Verbesserung der Vergütung in der Langzeitpflege werden aktuell vor allem drei Maßnahmen diskutiert – die politisch erklärte Allgemeinverbindlichkeit von Tarifverträgen, eine Rechtsverordnung im Rahmen des Arbeitnehmer-Entsendegesetzes (AEntG) und die Erhöhung des Mindestlohns in der Pflege. Diese drei Maßnahmen werden

im Hinblick auf ihre Praktikabilität und Durchsetzbarkeit geprüft.

Die politische Erklärung der Allgemeinverbindlichkeit von Tarifverträgen ist nicht voraussetzungslos. Die Allgemeinverbindlicherklärung ist nach § 5 Tarifvertragsgesetz in der Regel im öffentlichen Interesse geboten, wenn der Tarifvertrag in seinem Geltungsbereich für die Gestaltung der Arbeitsbedingungen überwiegende Bedeutung erlangt hat oder die Absicherung der Wirksamkeit der tarifvertraglichen Normsetzung gegen die Folgen wirtschaftlicher Fehlentwicklung eine Allgemeinverbindlicherklärung verlangt. Zudem müssen beide Tarifvertragsparteien eine Allgemeinverbindlichkeit beantragen.

Wesentliche Voraussetzung ist also erstens, dass es eine kritische Masse von Tarifverträgen gibt, die im öffentlichen Interesse für allgemeinverbindlich erklärt werden könnten. Hier besteht zunächst das Problem, einen entsprechenden Tarifvertrag in der Langzeitpflege zu identifizieren. Die zweite zentrale Voraussetzung besteht darin, dass auch auf Arbeitgeberseite die Bereitschaft erkennbar sein muss, die Allgemeinverbindlichkeit erstens zu beantragen und zweitens im zuständigen Tarifausschuss zuzustimmen. Der Tarifausschuss ist paritätisch aus Arbeitgeber- und Gewerkschaftsvertretern zusammengesetzt. Bei den Arbeitgebervertretern handelt es sich im Regelfall um branchenfremde Repräsentanten.

Zumindest bei den kirchlichen Organisationen und den freien Wohlfahrtsverbänden scheint es zumindest für die Beantragung der

Allgemeinverbindlichkeit eine gewisse Bereitschaft zu geben.[2] Diese Bereitschaft ist jedoch bislang beim Arbeitgeberverband der privaten Einrichtungsträger nicht zu erkennen. Selbst wenn dieser – etwa aufgrund des politischen Drucks[3] – seine Auffassung ändert, verhindert mit hoher Wahrscheinlichkeit die Interessenlage der branchenfremden Arbeitgebervertreter im zuständigen Tarifausschuss eine Zustimmung zur Allgemeinverbindlichkeit von Tarifverträgen. Dies legen zumindest bisherige Erfahrungen nahe.

So ist etwa eine Allgemeinverbindlichkeitserklärung eines Ausbildungstarifvertrags zwischen der Tarifgemeinschaft Pflege Bremen und der Gewerkschaft ver.di trotz politischer Unterstützung auf Landes- und Bundesebene am Widerstand der Arbeitgeber im Tarifausschuss gescheitert. In dem sechsköpfigen Tarifausschuss hatte es eine Pattsituation gegeben. In diesem Fall darf das Bundesministerium für Arbeit und Sozialordnung (BMAS) – das die Zuständigkeit an den Bremer Arbeitssenator delegiert hatte – aus rechtlichen Gründen eine Allgemeinverbindlichkeit nicht erklären.[4] Eine ähnliche Initiative auf Antrag der Gewerkschaft ver.di, der Diakonie, der Arbeiterwohlfahrt, des Paritätischen Wohlfahrtsverbandes und des Deutschen Roten Kreuzes ist einen Monat später in Niedersachsen ebenfalls gescheitert – auch hier hatte es keine Mehrheit im zuständigen Tarifausschuss gegeben. Damit stammen bundesweit immerhin zwei von sieben seit 2015 gescheiterte Anträge auf Allgemeinverbindlichkeit aus dem Bereich der Langzeitpflege. Andere betroffene Branchen waren Sicherheitsdienste, das Gast- und das Friseurgewerbe (Schulten 2018, S. 85).

Hintergrund der ablehnenden Haltung der Arbeitgeber in den Tarifausschüssen sind nicht nur ideologische Vorbehalte oder der Druck der privaten Pflegeheimbetreiber wie in Bremen und Niedersachsen. Die branchenfremden Arbeitgeber in den Tarifausschüssen sind zudem primär an einer Begrenzung des Anstiegs der Sozialversicherungsbeiträge interessiert. Aus Sicht der Arbeitgeber besteht vor allem die nicht von der Hand zu weisende Gefahr, dass steigende Tariflöhne mittels steigender Beitragssätze in der sozialen Pflegeversicherung – oder wie im Pflegepersonal-Stärkungsgesetz – durch die Beitragzahler in der gesetzlichen Krankenversicherung finanziert werden müssten. In beiden Fällen müssten die Arbeitgeber im Rahmen der paritätischen Finanzierung die Hälfte des Ausgabenanstiegs finanzieren.

Voraussetzung für eine Überwindung der Pattsituation in den Tarifausschüssen ist eine Änderung des Tarifvertragsgesetzes. In diesem Zusammenhang wird etwa gefordert, die Anforderungen an einen Mehrheitsbeschluss im Tarifausschuss umzukehren. Eine Ablehnung der beantragten Allgemeinverbindlichkeit wäre dann nur noch mit einer Mehrheitsentscheidung im Tarifausschuss möglich (Schulten 2018).

Etwas weniger voraussetzungsvoll als die politische Erklärung der Allgemeinverbindlichkeit von Tarifverträgen ist eine Rechtsverordnung des BMAS nach § 7a des Arbeitnehmer-Entsendegesetzes (AentG) auf Antrag der Parteien eines Tarifvertrags. Dieses Gesetz soll grundsätzlich dazu dienen, Lohndumping durch nach Deutschland entsandte ausländische Arbeitskräfte zu verhindern. Eine solche Rechtsverordnung kann das BMAS nach § 4 Abs. 2 AEntG erlassen, wenn die Erstreckung der Rechtsnormen des Tarifvertrages im öffentlichen Interesse geboten erscheint. Mit der Erstreckung der Inhalte eines Tarifvertrags soll insbesondere einem

---

2 Vgl. Frankfurter Rundschau von 28.02.2018, S. 14: „In der Pflege tut sich etwas."

3 Vgl. dazu etwa die Äußerungen des Vorsitzenden der Christlich-Demokratischen-Arbeitnehmerschaft (CDA) Karl-Josef Laumann in der Frankfurter Allgemeinen Zeitung vom 19.06.2018, S. 20: „Woran höhere Löhne in der Pflege bisher scheitern."

4 Vgl. Pressemitteilung der Tarifgemeinschaft Pflege und ver.di vom 1.12.2015. Download unter https://www.dw-ol.de/meta_downloads/67473/tarifgemeinschaft-pflege-bremen.pdf am 19. September 2018.

Verdrängungswettbewerb durch ausländische Arbeitskräfte entgegengewirkt werden.

Nach § 7a Abs. 4 AEntG muss sich vor dem Erlass der entsprechenden Rechtsverordnung auch hier der Tarifausschuss mit dem Inhalt der Verordnung befassen. Es ist allerdings nicht zwingend die Zustimmung beider Tarifvertragsparteien notwendig. Die Verordnung kann durch das BMAS erlassen werden, wenn mindestens vier von sechs Mitgliedern dem Verordnungstext zustimmen. Im Unterschied zur Allgemeinverbindlichkeit ist der Antrag der Tarifparteien jedoch nicht endgültig gescheitert, wenn es zu einem Patt im Tarifausschuss kommt. Stimmen nur zwei oder drei Mitglieder zu, so kann die Verordnung dennoch durch die Bundesregierung erfolgen. Die Erstreckung eines Tarifvertrags gemäß AEntG benötigt somit auf der Arbeitgeberseite lediglich die Bereitschaft, ein entsprechendes Verfahren durch die Antragstellung beim BMAS zu initiieren. Die branchenfremden Arbeitgeber im Tarifausschuss können im Anschluss durch einen Kabinettsbeschluss der Bundesregierung überstimmt werden. Der zentrale Vorteil der Anwendung des § 7a Abs. 4 AEntG liegt demzufolge darin, dass – den politischen Willen vorausgesetzt – ein Patt im Tarifausschuss durch einen Kabinettsbeschluss überwunden werden könnte. Unklar ist allerdings, ob das Arbeitnehmer-Entsendegesetz auf die vorliegende Situation überhaupt anwendbar ist. Im Zweifel bedarf es hierfür einer entsprechenden Klarstellung des Gesetzgebers.

Die Untergrenze für die Vergütung in der Langzeitpflege wird durch den Pflegemindestlohn gesetzt, dieser beträgt im Jahr 2019 in Westdeutschland 11,05 € und in Ostdeutschland 10,55 €. Für das Jahr 2020 ist bereits eine weitere Erhöhung um jeweils 30 Cent beschlossen. Eine substanzielle Erhöhung des Pflegemindestlohns wäre zumindest ein weiteres Instrument, um die Vergütung von Pflegehilfskräften deutlich zu verbessern – sie wäre aber ebenso auf die Zustimmung beider Tarifparteien in der paritätisch besetzten Pflegekommission angewiesen. Zwar wäre erheblicher, vor allem ideologisch motivierter Widerstand gegen diese staatliche Intervention in den Markt für Pflegedienstleistungen zu erwarten (Hages et al. 2017). Allerdings könnte der Repräsentant der privaten Pflegeheimbetreiber von den drei Arbeitgebervertretern der kommunalen und kirchlichen Arbeitgeberverbände überstimmt werden. Vor diesem Hintergrund haben die privaten Pflegeheimbetreiber bereits einen zusätzlichen Sitz in der Kommission gefordert und einen weiteren Anpassungsbedarf in der Zukunft ausgeschlossen.

12.4 Handlungsbedarf für die Konzertierte Aktion Pflege

Aus den bisherigen Ausführungen ist deutlich geworden, dass die politischen Handlungsoptionen zur angekündigten Verbesserung der Vergütung in der Langzeitpflege begrenzt sind. Um den Widerstand insbesondere der branchenfremden Arbeitgeber zu überwinden, kann der Gesetzgeber erstens das Tarifvertragsgesetz ändern. Diese Maßnahme kann das Patt in den Tarifausschüssen überwinden, ist allerdings von verfassungsrechtlichen Unwägbarkeiten begleitet. Zweitens kann die Bundesregierung den Weg über das Arbeitnehmer-Entsendegesetz wählen und damit die Zustimmung der Arbeitgeber im Tarifausschuss ersetzen. Auch hier haben insbesondere die Träger der privaten Einrichtungen bereits politischen und rechtlichen Widerstand angekündigt. Weitere Voraussetzungen – etwa die Beantragung der Erstreckung eines Tarifvertrags – müssen ohnehin durch beide Tarifvertragsparteien geschaffen werden. Insofern ist es auch nicht überraschend, dass die Bundesregierung in dieser Frage bisher keine Lösungen präsentieren konnte, die über die unverbindlichen Absichtserklärungen im Koalitionsvertrag hinausgehen. Die Sozialpartner sind allerdings Bestandteil der Konzertierten Aktion Pflege. Insofern wäre es möglich, dass Arbeitgeberverbände und Gewerkschaften unter der Federführung der Bundesregierung Maßnahmen vereinbaren, um die Erklärung der Allgemeinverbindlichkeit bzw. die Erstreckung von Tarifverträgen in der Langzeitpflege erleichtern.

Eine verbesserte Vergütung für Pflegekräfte wird in der derzeitigen Systematik der Finanzierung von Pflegeleistungen sowohl in der ambulanten als auch in der stationären Langzeitpflege ausschließlich von den Pflegebedürftigen, deren Angehörigen bzw. den Sozialhilfeträgern im Rahmen der Hilfe zur Pflege finanziert werden müssen. Schon aktuell sorgen rapide steigende einrichtungsabhängige Eigenanteile für Aufmerksamkeit (Rothgang und Müller 2018). Eine Belastung der Pflegebedürftigen durch steigende Eigenanteile hat der Gesetzgeber bei der Finanzierung der zusätzlichen 13.000 Stellen im Pflegepersonal-Stärkungsgesetz verhindert, indem er die Finanzierung der zusätzlichen Stellen durch die Krankenversicherung vorgesehen hat. Diese Finanzierungsoption dürfte für einen weiteren Stellenausbau bzw. Verbesserungen in der Vergütung nicht zur Verfügung stehen.

Perspektivisch wird die Anhebung des Vergütungsniveaus der Langzeitpflege auf das Niveau der Krankenpflege diskutiert. Dieser Maßstab ergibt sich auch daraus, dass nach Implementierung des neuen Pflegeberufegesetzes die Ausbildung in den Pflegeberufen weitgehend angeglichen wird. Bei weiterbestehenden Vergütungsdifferenzen zwischen Kranken- und Langzeitpflege besteht verstärkt die Gefahr, dass die ausgebildeten Fachkräfte sich für die deutlich besser vergütete Krankenpflege entscheiden und somit eine Sogwirkung zu Lasten der Altenpflege entsteht. Zudem wird sich der Druck auf die Gehälter in der Krankenpflege und der von den Krankenhäusern finanzierbare Personalbedarf als Konsequenz der Maßnahmen im Pflegepersonal-Stärkungsgesetz weiter verschärfen. Schließlich werden Krankenhäuser ab 2019 durch die Herausnahme der Pflegepersonalkosten aus der DRG-Systematik über deutliche bessere Refinanzierungsmöglichkeiten für Pflegekräfte verfügen als in der Vergangenheit. Eine Angleichung der Gehälter in der Langzeitpflege auf das Niveau der Krankenpflege ist wegen der hohen bestehenden Ver-

gütungsdifferenz und der Vielzahl der betroffenen Beschäftigten nicht preiswert. Der resultierende zusätzliche Finanzierungsbedarf liegt bei knapp 6 Mrd. € (Greß und Jacobs 2016).

Es ist mehr als fraglich, ob die Pflegebedürftigen steigende Eigenanteile als Konsequenz einer verbesserten Vergütung für die Beschäftigten dauerhaft akzeptieren würden. Insofern sind Adjustierungen an der Finanzierungssystematik in der sozialen Pflegeversicherung dringend notwendig, wenn das Vergütungsniveau in der Langzeitpflege ohne übermäßige zusätzliche Belastungen der Pflegebedürftigen angehoben werden soll. Vor diesem Hintergrund wird die Diskussion um Maßnahmen zur besseren Vergütung von Pflegekräften in der Langzeitpflege zwingend von einer Debatte um einen Paradigmenwechsel in der Finanzierung der sozialen Pflegeversicherung begleitet werden müssen (vgl. dazu den Beitrag von Jacobs/Greß/Haun, ▶ Kap. 19 in diesem Band).

Literatur

CDU, CSU, SPD (2018) Ein neuer Aufbruch für Europa. Eine neue Dynamik für Deutschland. Ein neuer Zusammenhalt für unser Land. Koalitionsvertrag zwischen CDU, CSU und SPD. Berlin, 7. Februar 2018

Greß S, Jacobs K (2016) Kosten und Finanzierung von Maßnahmen gegen den Fachkräftemangel in der Pflege. In: Jacobs K, Kuhlmey A, Greß S, Klauber J, Schwinger A (Hrsg) Pflege-Report 2016: Die Pflegenden im Fokus. Schattauer, Stuttgart, S 263–274

Hages L, Rehm R, Roth SJ (2017) Helfen höhere Mindestlöhne in der Pflege? Otto Wolff Institut für Wirtschaftsforschung, Köln

Heger D et al (2017) Pflegeheim Rating Report 2017. Medhochzwei, Heidelberg

Rothgang H, Müller R (2018) Pflegereport 2018. Barmer, Berlin

Schroeder W (2017) Kollektives Beschäftigtenhandeln in der Altenpflege. Hans-Böckler-Stiftung, Düsseldorf

Schulten T (2018) The role of extension in German collective bargaining. In: Hayter S, Visser J (Hrsg) Collective agreements: extending labour protection. International Labour Organization, Geneva, S 65–92

Seibert H, Carstensen J, Wiethölter D (2018a) Entgelte von Pflegekräften – große Unterschiede zwischen Berufen, Bundesländern und Pflegeeinrichtungen. Institut für Arbeitsmarkt- und Berufsforschung.

http://doku.iab.de/arbeitsmarktdaten/Entgelte_
von_Pflegekraeften.pdf. Zugegriffen: 11. Dez. 2018
Seibert H, Carstensen J, Wiethölter D (2018b) „Entgelte von Pflegekräften – weiterhin große
Unterschiede zwischen Berufen und Regionen." IAB-
Forum. https://www.iab-forum.de/entgelte-von-
pflegekraeften-weiterhin-grosse-unterschiede-
zwischen-berufen-und-regionen. Zugegriffen: 26.
Febr. 2018

Hochschulisch qualifizierte Pflegende in der Langzeitversorgung?!

Michael Ewers und Yvonne Lehmann

© Der/die Autor(en) 2020
K. Jacobs et al. (Hrsg.), *Pflege-Report 2019*, https://doi.org/10.1007/978-3-662-58935-9_13

▪▪ Zusammenfassung

Ausgehend vom Anforderungswandel in der Langzeitversorgung plädieren die Autoren dafür, in diesem Aufgabenbereich auch in Deutschland nicht nur deutlich mehr, sondern auch besser und dabei insbesondere hochschulisch qualifizierte Pflegende einzusetzen. Dazu skizzieren sie zunächst den Entwicklungsstand der Akademisierung der Pflege hierzulande und die Situation in ausgewählten Ländern mit Erfahrungsvorsprung. Die Effekte, die von einem Einsatz hochschulisch qualifizierter Pflegender in der Langzeitversorgung zu erwarten sind, werden umrissen und Schlussfolgerungen aus den präsentierten Erkenntnissen für Deutschland gezogen.

Based on changed demands in long-term care, the authors plead for employing not only significantly more, but also better qualified and, in particular, more graduated nurses in this area in Germany. To this end, they first describe the state of development of academicisation of nurses in Germany and the situation in selected countries with more experience with graduated nurses. Finally, they outline the effects to be expected from highly qualified nursing staff in long-term care and draws conclusions from the findings for Germany.

13.1 Wandel der (pflegerischen) Langzeitversorgung

Spätestens seit Einführung der gesetzlichen Pflegeversicherung wird der Begriff „Pflege" in Deutschland oft pauschal mit der Langzeitversorgung (engl. long-term care) gleichgesetzt. Diese ist dadurch charakterisiert, dass sie über längere Zeiträume, oft sogar dauerhaft erbracht werden muss, was sie von der episodischen Akutversorgung unterscheidet. In Anspruch genommen wird die Langzeitversorgung noch überwiegend von Menschen, die aufgrund alters- oder krankheitsbedingter Funktionseinschränkungen auf mehr oder weniger umfangreiche alltagsnahe Hilfen bei den Verrichtungen des täglichen Lebens und auf hauswirtschaftliche Unterstützung angewiesen sind. Deren wachsende Zahl und der damit einhergehend steigende Bedarf an Fremdhilfe unterstützt Forderungen danach, *zahlenmäßig mehr Personal* für die Langzeitversorgung zu gewinnen, darunter auch solches mit geringer Qualifikation.

Die ambulant oder (teil-)stationär erbrachte (pflegerische) Langzeitversorgung hat in den letzten Jahrzehnten aber einen Wandel durchlaufen. Zum einen sind neben den überwiegend älteren Nutzern auch (Klein-)Kinder, Jugendliche und (junge) Erwachsene aufgrund von Behinderungen, anhaltenden krankheitsbedingten Beeinträchtigungen und technischer Abhängigkeit zu berücksichtigen. Zum anderen sind die Versorgungsprobleme komplexer geworden: Psycho-emotionale Einschränkungen (z. B. Depressionen), neurodegenerative Erkrankungen und kognitive Beeinträchtigungen (z. B. Demenzen), soziale Problemlagen (z. B. Vereinsamung) oder sozial herausforderndes Verhalten (z. B. Aggression/Gewalt) machen selbst einfache, alltägliche Unterstützungsmaßnahmen deutlich interaktionsintensiver. Daneben gibt es mehr schwer kranke und multimorbide Nutzer, deren Gesundheitszustand mehr oder weniger instabil ist, weshalb sie periodisch oder dauerhaft ein qualifiziertes Monitoring und flexibel angepasste medizinisch-pflegerische Leistungen benötigen. Komplexe Behandlungs- und Medikamentenregime, Beatmung, Dialyse, Infusionstherapien oder ernährungsunterstützende Maßnahmen sind keine Seltenheit mehr. Einerseits sollen präventive und rehabilitative Potenziale auch bei Pflegebedürftigkeit ausgeschöpft, andererseits im Bedarfsfall palliative Unterstützung angeboten werden. Der Wunsch von Patienten sowie An- und Zugehörigen nach Autonomiewahrung und Einbindung in ihre Versorgung ist zu respektieren, ethnische und kulturelle Besonderheiten sollen berücksichtigt und nach Möglichkeit (lokale) Dienste und Einrichtungen sowie bürgerschaftlich Engagierte beteiligt werden. Schließlich birgt auch der Einsatz von Digitalisierung und Technik spezifische Herausforderungen für die in der Langzeitversorgung tätigen Personen (Büscher 2014; Kuhlmann et al. 2016).

Diesem Anforderungswandel allein mit wenig zeitgemäßen Pflegequalifikationen und einer großen Zahl an Hilfs- und Assistenzkräften begegnen zu wollen, erscheint problematisch. Daraus resultierende Qualitätsdefizite und Sicherheitsrisiken sind vielfältig und geeignet, das Vertrauen in die Langzeitversorgung zu erschüttern. Um dem zu begegnen, werden hierzulande u. a. mehr „Heimärzte" gefordert (Kleina et al. 2017) und auch die Kooperation von niedergelassenen Ärzten und ambulanten Pflegediensten soll verbessert werden (Gibis und Tophoven 2017). Eine solche interprofessionelle Zusammenarbeit ist grundsätzlich zu begrüßen. Erstaunlich ist aber, dass in Deutschland – im Unterschied zu vielen anderen Ländern – kaum über den *Einsatz graduierter Pflegender* in diesem Versorgungsbereich nachgedacht wird.

13.2 Situation in Deutschland

In Deutschland wurden hochschulische Bildungsangebote für die Pflege vergleichsweise spät, in nennenswertem Umfang erst seit den 1990er-Jahren und vornehmlich für Funktionen im Bereich Management, Pädagogik und Wissenschaft eingerichtet. Das direkte Pflegehandeln blieb lange Zeit außen vor, ebenso die Notwendigkeit zur Herausbildung von klinischen Expertenrollen. Angeregt durch die Bologna-Reformen und auf Grundlage der Hochschulpakte hat sich das Angebot inzwischen erweitert. Laut einer Datenbankabfrage beim deutschen Akkreditierungsrat gibt es aktuell 74 grundständige und 19 weiterführende akkreditierte Pflegestudiengänge, darunter wenige mit klinischer Orientierung. Laut dem Hochschulkompass finden sich an fünf Universitäten Promotionsmöglichkeiten der Fachrichtung Pflegewissenschaft. Noch immer besteht damit im internationalen Vergleich erheblicher Nachholbedarf bei der Akademisierung der Pflege, womit sowohl die Verlagerung der Aus- und Weiterbildung von Pflegenden von der sekundären auf die tertiäre Ebene des Bildungssystems gemeint ist wie auch die Etablierung von Pflegewissenschaft durch Wissenschafts- und Theorieentwicklung, Forschung und Förderung des akademischen Nachwuchses (Schaeffer und Wingenfeld 2014).

Probleme zeigen sich in Deutschland vor allem, wenn es um die hochschulische Primärqualifizierung der Pflege geht. Zwar gibt es aufgrund von Modellklauseln im Altenpflege- sowie im Krankenpflegegesetz seit 2004 die Möglichkeit, eine traditionelle Pflegeausbildung mit einem Studium zu kombinieren („Duales Pflegestudium"). Zudem wurden in wenigen Bundesländern modellhaft grundständige, berufszulassende Pflegestudiengänge eingerichtet. Erst ab 2020 mit Einführung des Pflegeberufegesetzes wird es hierzulande aber möglich sein, die *Berufszulassung regelhaft auf Grundlage eines primärqualifizierenden Pflegestudiums* mit generalistischer Ausrichtung zu erwerben. Einige Bundesländer unterstützen die Etablierung primärqualifizierender Pflegestudiengänge und schaffen entsprechende Kapazitäten im tertiären Bildungssektor. Die traditionelle vollzeitschulische Ausbildung in Sonderstrukturen des sekundären Bildungssystems soll hierzulande aber auf lange Sicht der Regelfall bleiben.

Zwar hatte der Wissenschaftsrat bereits 2012 empfohlen, künftig 10 bis 20 % der Auszubildenden eines Jahrgangs grundständig hochschulisch zu qualifizieren (WR 2012). 2016 befanden sich laut Berufsbildungsbericht (BMBF 2018) ca. 37.000 Personen im ersten Jahr ihrer Pflegeausbildung (Gesundheits- und Kinder-/ Krankenpflege, Altenpflege); demnach hätten 3.700 bis 7.400 Personen in diesem Jahr ein primärqualifizierendes Pflegestudium aufnehmen sollen; die realen Zahlen sind deutlich niedriger. Wie viele Plätze es für die hochschulische Ausbildung von Pflegenden künftig geben wird, ist unklar. Die Zahl graduierter Pflegender in Deutschland dürfte aber auch in den kommenden Jahren nur langsam steigen. Noch geringer ist die Zahl derjenigen, die heute bereits in der Versorgungspraxis anzutreffen sind.

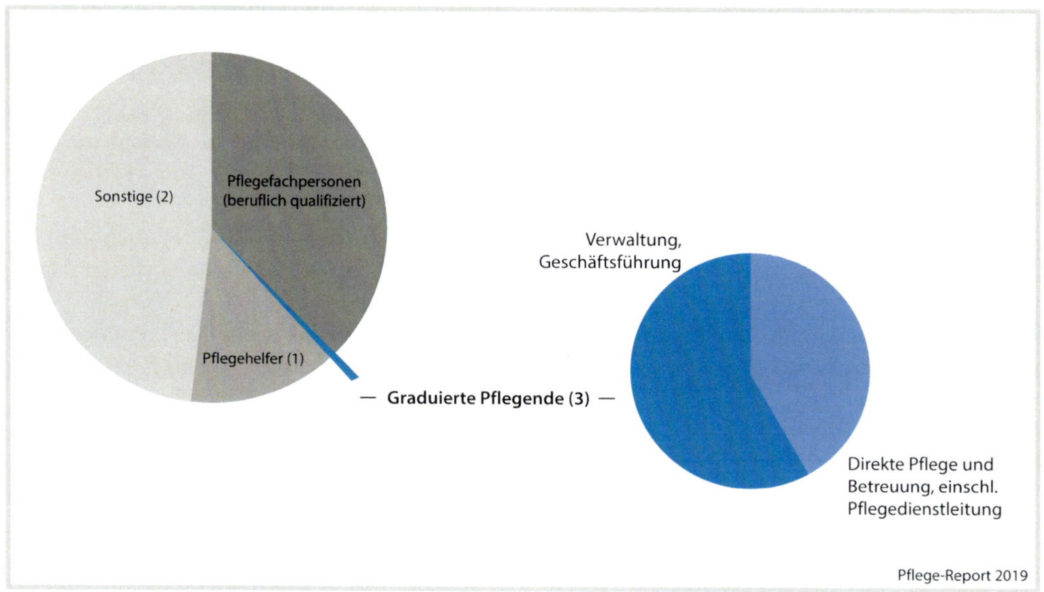

Abb. 13.1   Mitarbeiter in Pflegeheimen und ambulanten Pflegediensten. *1)* Pflegehelfer: Altenpflegehelfer, Gesundheits- und Kinder-/Krankenpflegehelfer, Krankenpflegehelfer, Heilerziehungspflegehelfer; *2)* Sonstige: Ergotherapeut, Physiotherapeut/Krankengymnast, sonstiger Abschluss im Bereich der nichtärztlichen Heilberufe, sonstiger pflegerischer Beruf, Sozialpädagogischer/sozialarbeiterischer Berufsabschluss, Familienpfleger, Dorfhelfer, Fachhauswirtschafter für ältere Menschen, sonstiger hauswirtschaftlicher Abschluss, sonstiger Berufsabschluss; *3)* Um welchen Studienabschluss es sich handelt (z. B. dual/primärqualifizierend; konsekutiv/weiterbildend), ist nicht erfasst. Unklar bleibt auch der Anteil der Pflegenden aus Ländern, in denen die hochschulische Ausbildung Regelfall ist (Hastedt 2018). (Zum 15.12.2015) (Statistisches Bundesamt 2017 und eigene Berechnungen)

Für 2014 wurde geschätzt, dass ca. 7.000 bis 8.000 Personen mit abgeschlossenem pflegebezogenem Studium in Einrichtungen des deutschen Gesundheitssystems arbeiteten (Simon 2017). Ende 2015 waren dabei laut Pflegestatistik 3.727 Vollzeitäquivalente in dem hier interessierenden Versorgungsbereich tätig (Statistisches Bundesamt 2017). Insgesamt beläuft sich der Anteil graduierter Pflegender in der Langzeitversorgung damit auf eine gleichsam „homöopathische Dosis" von 0,1 % (ambulant) bzw. 0,2 % (stationär) des Gesamtpersonals. Werden nur Mitarbeiter mit Berufszulassung in einem Pflegeberuf betrachtet, waren es 0,8 % (ambulant) bzw. 1,4 % (stationär). Hinzu kommt, dass Hochschulabsolventen nur zu etwa einem Drittel in der direkten Pflege und Betreuung oder Pflegedienstleitung eingesetzt waren. Überwiegend sind sie im Management oder in der Geschäftsführung tätig (Abb. 13.1).

Die Gründe für die geringe Präsenz graduierter Pflegender in der deutschen Langzeitversorgung sind vielfältig: Zum einen dürfte der in den letzten Jahren gewachsene Bedarf an wissenschaftlichem Nachwuchs in Forschung und Lehre einige motiviert haben, eine wissenschaftliche Laufbahn einzuschlagen. Zum anderen haben Anstellungsträger oft vage oder unrealistische Vorstellungen zu den Einsatzmöglichkeiten graduierter Pflegender. Es fehlen Konzepte für die Personaleinsatzplanung und die Berufseinmündung (Heyelmann 2015; Reiber und Winter 2016). Dieser Bedarf wird zwar allmählich mit Initiativen beantwortet (z. B. DPR/DGP 2014; VPU 2015; RBS 2018), meist aber sind sie auf die Akutpflege im Krankenhaus begrenzt. Schließlich gibt es Vorbehalte und Unsicherheiten auf Seiten traditionell ausgebildeter Pflegender. Sie befürchten eine Beschneidung ihrer ohnehin begrenzten Kompetenzbereiche und eine schleichende Abwertung ihrer beruflichen Qualifikation, was durch den forcierten Einsatz von Assistenz- und Hilfskräften noch verstärkt wird (ex. Sander 2017). Erfahrungen in der Zusammenarbeit mit graduierten Pflegenden fehlen, weshalb sich Vorbehalte gegenüber der Akademisierung der Pflege auf Seiten der Anstellungsträger, der Beschäftigten und womöglich auch der Nutzer der Langzeitversorgung hartnäckig halten (Darmann-Finck et al. 2016).

13.3 Situation im Ausland

Vor diesem Hintergrund stellt sich die Frage, welcher Stellenwert graduierten Pflegenden in anderen Ländern beigemessen wird und wie sie mit den umrissenen Herausforderungen in der Langzeitversorgung umgehen. Dieser Frage ist eine Arbeitsgruppe am Institut für Gesundheits- und Pflegewissenschaft der Charité – Universitätsmedizin Berlin nachgegangen, und zwar im Rahmen eines von der Stiftung Münch beauftragten Projekts „Pflege in anderen Ländern – Vom Ausland lernen?" (PinaL). Einbezogen wurden Großbritannien (GB), die Niederlande (NL), Schweden (SE) und Kanada (CA). Einige Beobachtungen aus dem 2018 realisierten Projekt werden hier mit wenigen Strichen skizziert (ausführlich Lehmann et al. 2019).

Auch die untersuchten Länder haben aufgrund des demografischen Wandels und dessen Auswirkungen auf Nutzer- wie auf Anbieterseite in allen Versorgungsbereichen Probleme, den *wachsenden quantitativen Bedarf an Pflege- und Betreuungspersonal* zu decken – insbesondere in der Langzeitversorgung (ex. für GB: Ettelt 2018; SE: SCB 2017). Eine der deutschen Altenpflegeausbildung entsprechende dreijährige Qualifizierung i. S. eines Heilberufs gibt es international nicht, stattdessen wird ein breites Spektrum an meist gering(er) qualifizierten Personen, oft mit sozialpflegerischem Profil, sowie von Assistenten und Helfern eingesetzt. Allerdings gibt es in anderen Ländern zugleich in allen Versorgungsbereichen eine mehr oder weniger große Zahl an hoch-

schulisch qualifizierten Pflegenden (Harrington et al. 2012). Denn international ist der Abschluss eines primärqualifizierenden Studiums auf Bachelor-Niveau der übliche und oft auch einzige Weg zur Berufszulassung und zur beruflichen Registrierung in der Pflege. In Großbritannien gibt es das berufszulassende Pflegestudium schon seit Anfang der 1970er-Jahre, in den Niederlanden und in Schweden seit Ende der 1970er bzw. Anfang der 1980er-Jahre (Diepeveen-Speekenbrink 1992). Die Niederlande haben zwar eine Ausbildung im sekundären Bildungssystem beibehalten, allerdings waren auch dort 2015/16 bereits 44 % der Absolventen dieses Jahrgangs hochschulisch qualifiziert. Rund 28 % davon waren ein halbes Jahr nach Abschluss ihres Studiums in der Langzeitversorgung beschäftigt (CBS 2018).

Zu den Aufgaben der graduierten Pflegenden zählen die Pflegeprozessgestaltung einschließlich Assessment, Planung, Steuerung und Evaluation der Pflege und Betreuung, eine Reihe diagnostischer und therapeutisch-technischer Interventionen (z. B. Medikamentengabe, Schmerzmanagement, Wundversorgung; Monitoring), die Kooperation und Abstimmung mit betreuenden Ärzten und Therapeuten, die Edukation (Information, Beratung, Anleitung) von Patienten, An- und Zugehörigen sowie die Förderung ihres Selbstmanagements (ex. für GB: NMC 2018). Insbesondere aber sind graduierte Pflegende für die Patientensicherheit und Versorgungsqualität sowie für die *Supervision und Begleitung der umfassend eingesetzten Assistenz- und Hilfskräfte* verantwortlich (ex. für GB: Jackson et al. 2016; SE: Andersson et al. 2018). Wie anspruchsvoll, fordernd und notwendig diese Aufgabe ist, zeigt sich an immer wieder zu lesenden Medienberichten, in denen Vernachlässigung und Gewalt in Pflegeheimen oder der häuslichen Versorgung durch unzureichend qualifiziertes und supervidiertes Assistenz- und Hilfspersonal angeprangert wird (ex. für GB: Beer 2013). Um derartigen Risiken begegnen zu können, wird in vielen Ländern inzwischen ein *anforderungsgerechter Qualifikationsmix* gefordert, bei dem neben gering qualifizierten Mitarbeitern grundsätzlich auch mehr graduierte Pflegende eingesetzt werden sollen (länderübergreifend Hickman et al. 2016; ex. für GB: Cooper et al. 2017).

Dabei ist zu bedenken, dass der erste akademische Grad (Bachelor) in der Regel eine breit angelegte Sockelqualifikation für den Einsatz in verschiedenen Versorgungsbereichen und für den Umgang mit diversen Patientengruppen und Problemlagen vermittelt. Durch systematische Einarbeitungsprogramme und die Verpflichtung zur kontinuierlichen Fortbildung, die in einigen Ländern (z. B. GB, NL, CA) an die berufliche Registrierung gekoppelt ist, wird eine passgenaue Qualifizierung zur Bewältigung der Anforderungen in den diversen Versorgungskontexten gewährleistet. Für die Langzeitversorgung relevante gerontologisch-geriatrische Pflegekompetenzen und/oder solche für die Gemeindepflege/Häusliche Pflege werden dann auf Grundlage klinischer Praxiserfahrungen in Form hochschulischer Fachweiterbildungen (meist auf Master-Niveau) erworben. Zuweilen schließt sich auch eine einschlägige Promotion an. Pflegende in Expertenrollen – so genannte „(Advanced) Nurse Practitioners", „Clinical Nurse Specialists" oder „Clinical Nurse Consultants" – sind in den betrachteten Ländern (GB, NL, SE, CA) für die kontinuierliche Praxis- und Qualitätsentwicklung sowie die Evidenzbasierung des Pflegehandelns zuständig. Zudem bauen sie Brücken zwischen der Praxis und der pflegewissenschaftlichen Forschung und Lehre. Damit wird insgesamt ein *schlüssiges, konsekutives und durchlässiges Bildungsangebot* vorgehalten, das für die Praxis *ineinandergreifende Qualifikationsprofile auf unterschiedlichen Ebenen für diverse Aufgabenbereiche* und für die Pflegenden attraktive Spezialisierungs- und Entwicklungsoptionen bereithält – auch in der Langzeitversorgung (ex. für CA: Kozier 2014).

Zwar sind klischeebehaftete Vorbehalte gegenüber graduierten Pflegenden auch in anderen Ländern nicht gänzlich ausgeräumt („Too posh to wash"; Beer 2013), die Notwendigkeit eines primärqualifizierenden Pflegestudiums wird aber – anders als hierzulande noch vielfach – nicht grundsätzlich in Frage gestellt. Im Gegenteil: Neben graduierten Pflegenden (Bachelor) wird oftmals auch der Einsatz von *Pflegeexperten mit erweiterten Kompetenzen* (Master) gefordert und gefördert (länderübergreifend: McGilton et al. 2016; ex. für SE: Kaasalainen et al. 2015). In den untersuchten (und vielen anderen) Ländern dürfen sie (je nach Weiterqualifikation) mehr oder weniger umfangreiche diagnostische Leistungen veranlassen (etwa Röntgenaufnahmen, Laboruntersuchungen) und eigenständig eine Reihe von Medikamenten sowie Heil- und Hilfsmittel verordnen, was zur Autonomie und Attraktivität des Pflegeberufs beiträgt (Maier 2017). Die Rollen und Funktionen, in denen graduierte Pflegende in der Versorgungspraxis tätig sind, hängen vom jeweils erreichten akademischen Grad ab, wobei der Aufgaben- und Verantwortungsrahmen („Scope of Practice") von Land zu Land variiert (Schubert et al. 2018). In jedem Fall aber ist er deutlich breiter und anspruchsvoller angelegt als bei denjenigen, die derzeit ein grundständiges oder weiterführendes Pflegestudium in Deutschland absolvieren.

Einzuräumen ist allerdings, dass hochschulisch qualifizierte Pflegende noch immer überproportional häufig vom Krankenhaussektor angezogen werden (Koh 2012). Dem wird beispielsweise in den Niederlanden aktuell mit einer Werbemaßnahme von Gesundheitsministerium, Pflegeberufsverband und Arbeitgeberorganisationen begegnet. Sie soll Studierende und graduierte Pflegende für die Arbeit in der stationären Langzeitversorgung begeistern (z. B. über soziale Medien). Dabei werden auch Lehrende als Multiplikatoren angesprochen: Sie sollen vertiefte Einblicke in diesen Sektor erhalten, Vorurteile abbauen und die Studierenden für dieses Arbeitsfeld interessieren. Diesem Ziel dienen auch klinische Studienphasen in der Langzeitversorgung sowie die Einbindung der Lernenden in eine auf diesen Bereich ausgerichtete Praxisforschung und Praxisentwicklung (ex. für NL: Huls et al. 2015; SE: Carlson und Bengtsson 2014; CA: Potter et al. 2013). Die gezielte Anbahnung gerontologisch-geriatrischer Pflegekompetenzen im Rahmen des primärqualifizierenden generalistischen Pflegestudiums soll den Einstieg in die Berufstätigkeit erleichtern, vor Überforderung schützen und so dazu beitragen, graduierte Pflegende langfristig an die Langzeitversorgung zu binden (ex. für SE: Hammar et al. 2017; CA: O'Connell et al. 2018).

Innerhalb der Langzeitversorgung streben graduierte Pflegende oftmals eine Tätigkeit im hierarchiearmen ambulanten Sektor an (ex. für NL: Maurits et al. 2018; SE: Carlson et al. 2014; CA: Chachula et al. 2015), wo sie eigenverantwortlicher und zuweilen auch anstelle von Ärzten tätig sein können (van Iersel et al. 2016). Beispielsweise sind graduierte Gemeindepflegende (Community Nurses) in den Niederlanden u. a. für die Ermittlung und Festlegung des individuellen (sozialrechtlich abgesicherten) Pflege- und Versorgungsbedarfs zuständig. Eine externe Pflegebegutachtung durch den Medizinischen Dienst der Krankenkassen – wie sie in Deutschland durchgeführt wird – gibt es dort nicht mehr. Die ambulante Pflege profitiert zudem von populären Konzepten, die graduierten Pflegenden ein selbstverantwortliches und abwechslungsreiches Arbeiten in kleinen Teams (oft mit mehreren Assistenz- und Hilfskräften) sowie die Verwirklichung professioneller Vorstellungen ermöglicht (z. B. Buurtzorg-Konzept; de Groot et al. 2018). Inzwischen wird vielerorts versucht, erfolgreiche Konzepte aus der ambulanten Pflege und anderen Bereichen auf die stationäre Langzeitversorgung zu übertragen, um sie für graduierte Pflegende attraktiver zu machen (ex. für NL: Maurits et al. 2018). Zuweilen wird das Magnetkrankenhaus-Konzept adaptiert oder ein so genanntes „Care Home Innovation Centre" (CHIC) eingerichtet. Das Konzept der Lehrkrankenhäuser wird dabei auf Pflegeheime übertragen, die dann als lernende und (sich) entwickelnde Institutionen interessante Möglichkeiten für (angehende) Pflegende bieten, sich einzubringen und professionelle Pflege mitzugestalten. Dies eröffnet besonders graduierten (weiterqualifizierten) Pflegenden neue Karriereoptionen (ex. Hockley et al. 2017).

13.4 Effekte hochschulisch qualifizierter Pflege (in der Langzeitversorgung)

Vorliegende Studien zu den Effekten, die durch verschiedene Personalzusammensetzungen (Qualifikationsmix) und den Einsatz graduierter Pflegender zu erzielen sind, beziehen sich meist auf den Krankenhaussektor. In (trans-)nationalen Beobachtungsstudien konnte dabei u. a. robust nachgewiesen werden, dass eine größere Zahl an graduierten Pflegenden die Versorgung sicherer und effektiver macht (ex. Aiken et al. 2013). Geringere Qualifikationsniveaus der Pflegenden sowie Unterbesetzung korrelieren dagegen mit schlechte(re)r Versorgungsqualität (inkl. höherer Mortalität) (ex. Cho et al. 2015; Aiken et al. 2017). Allerdings sind erhebliche Varianzen in den Outcomes der verschiedenen Versorgungseinrichtungen innerhalb der einzelnen Länder erkennbar. Demnach werden die Ergebnisse nicht allein durch die Anzahl graduierter Personen bestimmt, sondern auch durch die Art und Weise, wie sie in den Institutionen verortet sind und wie die Pflege- und Versorgungsteams im Qualifikationsmix letztlich zusammenwirken (Aiken et al. 2014, 2017).

Ein systematisches Mapping-Review zum Zusammenhang von Personalausstattung und Pflegequalität in Pflegeheimen konnte wegen erheblicher methodischer Defizite und der Heterogenität der Einzelstudien keine belastbaren Detailaussagen treffen (Spilsbury et al. 2011). Einige Befunde deuten jedoch darauf hin, dass mehr Personal sowie eine höhere Anzahl an qualifizierten Pflegenden einen positiven Einfluss auf bewohnerbezogene Outcomes hat, darunter gesundheitsbezogene Lebensqualität, Druckgeschwüre, Ernährungs- und ADL-Status, freiheitseinschränkende Maßnahmen, Krankenhauseinweisungen (ebd.; ähnlich auch: Shin 2013; Donald et al. 2014). Wenngleich weiterer Forschungsbedarf besteht und bei länderübergreifenden Studien stets die Besonderheiten der jeweiligen Gesundheitssysteme berücksichtigt werden müssen, lässt der Einsatz graduierter Pflegender durchaus eine Verbesserung der Patienten- und Bewohnerversorgung erwarten (Darmann-Finck und Reuschenbach 2018).

Darüber hinaus gibt es diverse Reviews guter Qualität zum Einsatz von Pflegeexperten (Master/Promotion), die in der Primär-, Akut- oder Langzeitversorgung eingesetzt sind. Sie zeigen, dass sie mindestens gleich gute Ergebnisse bei der Übernahme definierter Aufgaben erzielen, die vormals allein Ärzten zugeordnet waren. Dokumentiert sind u. a. eine bessere Patientenadhärenz bei chronischen Erkrankungen wie Diabetes mellitus oder COPD, verkürzte Krankenhausverweildauern, verringerte Wiedereinweisungsraten durch Sicherstellung der häuslichen Versorgung sowie positiv empfundene Lebensqualität ambulant versorgter geriatrischer Patienten und ihrer Angehörigen. Die Studien zeigen zudem, dass die Patientensicherheit gewährleistet und die Qualität erhalten wird. Die Patientenzufriedenheit ist häufig sogar höher als bei einer Versorgung ohne Pflegeexperten, was für verschiedene Diagnosegruppen, Indikatoren, Versorgungsformen und Länder belegt ist (ex. Martin-Misener et al. 2015; Maier et al. 2017).

Dokumentiert ist schließlich auch, dass Pflegende mit hohem Bildungsabschluss eine höhere Berufs- und Arbeitsplatzzufriedenheit zeigen, was wiederum eine längere Berufsverweildauer erwarten lässt (Adams und Miller 2001). Diese Effekte treten in allen Versorgungsbereichen und Ländern aber nur dann ein, wenn die graduierten Pflegenden (Bachelor/Master) auch ihrer Qualifikation entsprechende Verantwortungsbereiche ausfüllen, selbständig arbeiten dürfen und sich in ihrer pflegerischen Tätigkeit gefordert fühlen (ebd.; auch Aiken et al. 2013).

13.5 Schlussfolgerungen

In anderen Ländern sind keine Patentrezepte dafür zu finden, wie die Pflege attraktiver gestaltet werden kann und wie die drängenden Probleme in den verschiedenen Versorgungsbereichen zu lösen sind. Allerdings zeigt sich, dass andere Länder bei tendenziell vergleichbaren Herausforderungen in der Langzeitversorgung nahezu übereinstimmend andere Wege beschreiten, als dies hierzulande derzeit der Fall ist:

Sie betrachten die *Akademisierung der Pflege als Chance bei der Beantwortung anstehender Versorgungsherausforderungen* – auch und gerade in der Langzeitversorgung. Sie haben gelernt, dass die Beantwortung quantitativer Anforderungen durch eine intensive Nutzung gering qualifizierter Assistenz- und Hilfskräfte ohne Einbußen bei der Patientensicherheit und Qualität der Versorgung nur gelingen kann, wenn zugleich die qualitativen Anforderungen beantwortet werden. Graduierte Pflegende übernehmen einerseits Anleitungs-, Supervisions- und Steuerungsaufgaben, andererseits sind sie für anspruchsvolle klinische Aufgaben verantwortlich. Dabei werden auch Pflegeexperten mit Master-Abschluss oder Promotion und einem erweiterten Aufgaben- und Verantwortungsrahmen („Scope of Practice") eingesetzt, um die Bedarfsgerechtigkeit und Evidenzbasierung der Langzeitversorgung zu fördern. Ausgeprägte analytische, reflexive und kommunikative Kompetenzen ermöglichen ihnen, Zusammenhänge besser verstehen, vermitteln und begründet Prioritäten setzen zu können. Sie können Innovationen vorantreiben und die notwendige Praxis- und Qualitätsentwicklung fördern. Zudem können sie selbst eigenverantwortlich Versorgungsaufgaben wahrnehmen, die vormals dem ärztlichen Aufgabenbereich zugeschrieben wurden. Dies ermöglicht es u. a. auch, die knappen ärztlichen Ressourcen in allen Versorgungsbereichen gezielter einzusetzen.

Es kommt – so die Lehren aus anderen Ländern – also vor allem auf den *richtigen Qualifikationsmix* an, der möglichst orientiert an (pflege-)wissenschaftlichen Erkenntnissen anforderungsgerecht und nutzerzentriert gestaltet sein sollte. Dies könnte auch eine Strategie sein, um aktuellen Über- oder Unterforderungserscheinungen in der deutschen (beruflichen) Pflege zu begegnen und mehr graduierte Pflegende für die zunehmend wichtige Langzeitversorgung zu gewinnen, zu qualifizieren und zu binden. Die gelingende Integration graduierter Pflegender im Qualifikationsmix der Langzeitversorgung wird jedoch nicht dem Zufall überlassen bleiben dürfen. Sie erfordert Entwicklungsmaßnahmen im Beschäftigungssektor sowie im Rahmen der Aus- und Weiterbildung von Pflegenden. Zudem wird sie durch pflegerische Versorgungs- und Bildungsforschung unterstützt und flankiert werden müssen.

Literatur

Adams D, Miller BK (2001) Professionalism in nursing behaviors of nurse practitioners. J Prof Nurs 17(4):203–210

Aiken LH, Sloane DM, Bruyneel L, Van den Heede K, Sermeus W for the RN4CAST Consortium (2013) Nurses' reports of working conditions and hospital quality of care in 12 countries in Europe. Int J Nurs Stud 50(2):143–153

Aiken LH, Sloane DM, Bruyneel L, Van den Heede K, Griffiths P, Busse R, Diomidous M, Kinnunen J, Kózka M, Lesaffre E, McHugh MD, Moreno-Casbas MT, Rafferty AM, Schwendimann R, Scott PA, Tishelman C, van Achterberg T, Sermeus W (2014) Nurse staffing and educational and hospital mortality in nine European countries: a retrospective observational study. Lancet 383(9931):1824–1830

Aiken LH, Sloane D, Griffiths P, Rafferty AM, Bruyneel L, McHugh M, Maier CB, Moreno-Casbas T, Ball JE, Ausserhofer D, Sermeus W, RN4Cast-Consortium (2017) Nursing skill mix in European hospitals: cross-sectional study of the association with mortality, patient ratings, and quality of care. Bmf Qual Saf 26(7):559–568

Andersson Å, Frank C, Willman AML, Sandman P-O, Hansebo G (2018) Factors contributing to serious adverse events in nursing homes. J Clin Nurs 27:e354–e362

Beer G (Hrsg) (2013) Too Posh to Wash? Reflections on the Future of Nursing. London: 2020health.org. http://www.2020health.org/2020health/Publications/Publications-2013/Too-posh-to-wash.html. Zugegriffen: 12. Dez. 2018

BMBF – Bundesministerium für Bildung und Forschung (2018) Berufsbildungsbericht 2018. https://www.bmbf.de/pub/Berufsbildungsbericht_2018.pdf. Zugegriffen: 12. Dez. 2018

Büscher A (2014) Ambulante Pflege. In: Schaeffer D, Wingenfeld K (Hrsg) Handbuch Pflegewissenschaft. (Studienausgabe). Beltz Juventa, München, Basel, S 491–512

Carlson E, Bengtsson M (2014) The uniqueness of elderly care: registered nurses' experience as preceptors during clinical practice in nursing homes and home-based care. Nurse Educ Today 34(4):569–573

Carlson E, Rämgård M, Bolmsjö I, Bengtsson M (2014) Registered nurses' perceptions of their professional work in nursing homes and home-based care. Int J Nurs Stud 51(5):761–767

CBS – Centraal Bureau voor de Statistiek (2018) Meer verpleegkundigen afgestudeerd. https://www.cbs.nl/nl-nl/nieuws/2018/19/meer-verpleegkundigen-afgestudeerd. Zugegriffen: 24. Okt. 2018

Chachula KM, Myrick F, Young O (2015) Letting go: How newly graduated registered nurses in Western Canada decide to exit the nursing profession. Nurse Educ Today 35(7):912–918

Cho E, Sloane DM, Kim EY, Kim S, Choi M, Yoo IY, Lee HS, Aiken LH (2015) Effects of nurse staffing, work environments, and education on patient mortality: an observational study. Int J Nurs Stud 52(2):535–542

Cooper E, Spilsbury K, McCuaghan D, Thompson C, Butterworth T, Hanratty B (2017) Priorities for the professional development of registered nurses in nursing homes: a Delphi study. Age Ageing 46(1):39–45

Darmann-Finck I, Reuschenbach B (2018) Qualität und Qualifikation: Schwerpunkt Akademisierung der Pflege. In: Jacobs K, Kuhlmey A, Greß, Klauber J, Schwinger A (Hrsg) Pflege-Report 2018. Qualität in der Pflege. Springer, Berlin, S 163–170

Darmann-Finck I, Baumeister A, Greiner AD (2016) Qualifikationsmix in der stationären Versorgung im Krankenhaus. Projektbericht. http://www.publichealth.uni-bremen.de/mitglieder/ingrid-darmann-finck/publikationen/. Zugegriffen: 13. Dez. 2018

Diepeveen-Speekenbrink JCMH (1992) Nursing science in The Netherlands: the Utrecht contri-bution. J Adv Nurs 17(12):1361–1368

Donald F, Kilpatrick K, Reid K et al (2014) A systematic review of the cost-effectiveness of nurse practitioners and clinical nurse specialists: what is the quality of the evidence? Nurs Res Pract 2014:896587. https://doi.org/10.1155/2014/896587

DPR/DGP – Deutscher Pflegerat/Deutsche Gesellschaft für Pflegewissenschaft (2014) Arbeitsfelder akademisch ausgebildeter Pflegefachpersonen. https://deutscher-pflegerat.de/Fachinformationen/2015-04-17-DGP-Papier_final.pdf. Zugegriffen: 13. Dez. 2018

Ettelt S (2018) Großbritannien vor dem Austritt aus der EU – Brexit und seine Folgen für das Gesundheitswesen. G+s – Gesundheits- Sozialpolitik 72(3):13–18

Gibis B, Tophoven C (2017) Reformbedarf in der ambulanten Versorgung. In: Brandhorst A, Hildebrandt

H, Luthe E-W (Hrsg) Kooperation und Integration – das unvollendete Projekt des Gesundheitssystems. Springer VS, Wiesbaden, S 191–213

de Groot K, Maurits EEM, Francke AL (2018) Attractiveness of working in home care: an online focus group study among nurses. Health Soc Care Community 26(1):e94–e101

Hammar LM, Holmström IK, Skoglund K, Meranius MS, Sundler AJ (2017) The care of and communication with older people from the perspective of student nurses. Nurse Educ Today 52(1):1–6

Harrington C, Choiniere J, Goldmann M, Jacobsen FF, Lloyd L, McGegror M, Stamatopoulos V, Szebehely M (2012) Nursing home staffing standards and staffing levels in six countries. J Nurs Scholarsh 44(1):88–98

Hastedt I (2018) Qualifikationsanforderungen in der Altenpflege aus Sicht der betrieblichen Praxis. In: Simon A (Hrsg) Akademisch ausgebildetes Pflegefachpersonal. Springer, Wiesbaden, S 181–195

Heyelmann L (2015) Nach dem Pflege-Studium in die Altenpflege? Die Erwartungen der Arbeitgeber. Mabuse, Frankfurt a. M.

Hickman LD, Neville S, Fischer T, Davidson PM, Phillips JL (2016) Call to action: greater investment in the registered nurse role is required to improve care outcomes for dementia patients living in residential aged care and their families. Contemp Nurse 52(2–3):137–139

Hockley J, Harrison JK, Watson J, Randall M, Murray S (2017) Fixing the broken image of care homes, could a 'care home innovation centre' be the answer? Age Ageing 46(2):175–178

Huls M, de Rooij SE, Diepstraten A, Koopmans R, Helmich E (2015) Learning to care for older patients: hospitals and nursing homes as learning environments. Med Educ 49(3):332–339

van Iersel M, Latour CHM, de Vos R, Kirschner PA, Scholte OP, Reimer WJM (2016) Nursing students' perceptions of community care and other areas of nursing practice – a review of the literature. Int J Nurs Stud 61(1):1–19

Jackson C, Wright T, Martin A (2016) Safe caseloads for adult community nursing services – an updated review of the evidence. Canterbury Christ church university – england center for practice development. https://improvement.nhs.uk/documents/817/Final_Version_Managing_Safe_Caseloads.pdf. Zugegriffen: 24. Okt. 2018

Kaasalainen S, Ploeg J, Donald F, Coker E, Brazil K, Martin-Misener R, Dicenso A, Hadjistavropoulos T (2015) Positioning clinical nurse specialists and nurse practitioners as change champions to implement a pain protocol in long-term care. Pain Manag Nurs 16(2):78–88

Kleina T, Horn A, Suhr R, Schaeffer D (2017) Zur Entwicklung der ärztlichen Versorgung in stationären Pflegeeinrichtungen – Ergebnisse einer empirischen Untersuchung. Das Gesundheitswes 79(5):382–387

Koh LC (2012) Student attitudes and educational support in caring for older people – A review of literature. Nurse Educ Pract 12(1):16–20

Kozier BJ (2014) Nursing education in Canada. In: Kozier BJ, Erb G, Berman AT, Snyder S, Buck M, Yiu L, Leeseberg Stamler L (Hrsg) Fundamentals of Canadian nursing: concepts, process, and practice. Pearson Education, London, S 27–39

Kuhlmann A, Franke A, Naegele G (2016) Akademische Fachkräfte in Altenhilfe und -pflege: Bedarf aus Expertensicht. In: Naegele G, Olbermann E, Kuhlmann A (Hrsg) Teilhabe im Alter gestalten. Aktuelle Themen der Sozialen Gerontologie. Springer, Wiesbaden, S 197–216

Lehmann Y, Schaepe C, Wulf I, Ewers M (2019) Pflege in anderen Ländern: Vom Ausland lernen? Herausgeber: Stiftung Münch. Medhochzwei, Heidelberg

Maier C, Aiken L, Busse R (2017) Nurses in advanced roles in primary care: policy levers for implementation. OECD Publishing, Paris https://doi.org/10.1787/a8756593-en

Martin-Misener R, Harbman P, Donald F, Reid K, Kilpatrick K, Carter N, Bryant-Lukosius D, Kaasalainen S, Marshall DA, Charbonneau-Smith R, DiCenso A (2015) Cost-effectiveness of nurse practitioner in primary and specialisted ambulatory care: systematic review. BMJ Open. https://doi.org/10.1136/bmjopen-2014-007167

Maurits EEM, de Veer AJE, Groenewegen PP, Francke AL (2018) Attractiveness of people-centred and integrated Dutch Home Care: a nationwide survey among nurses. Health Soc Care Community 26:e523–e531

McGilton KS, Bowers BJ, Heath H, Shannon K, Dellefield ME, Prentice D, Siegel EO, Meyer J, Chu CH, Ploeg J, Boscart VM, Corazzini KN, Anderson RA, Mueller CA (2016) Recommendations from the international Consortium on professional nursing practice in long-term care homes. J Am Med Dir Assoc 17(2):99–103

NMC – Nursing & Midwifery Council (2018) Future nurse. Standards of proficiency for registered nurses. https://www.nmc.org.uk/globalassets/sitedocuments/education-standards/future-nurse-proficiencies.pdf. Zugegriffen: 12. Dez. 2018

O'Connell B, Guse L, Greenslade L (2018) Does restructuring theory and clinical courses better prepare nursing students to manage residents with challenging behaviors in long-term care setting? Gerontol Geriatr Educ. https://doi.org/10.1080/02701960.2018.1428573

Potter G, Clarke T, Hackett S, Little M (2013) Nursing students and geriatric care: the influence of specific knowledge on evolving values, attitudes, and actions. Nurs Educ Pract 13(5):449–453

RBS – Robert Bosch Stiftung (2018) 360° Pflege – Qualifikationsmix für den Patienten. https://www.

bosch-stiftung.de/sites/default/files/documents/2018-02/485_17-2018-02-07_RBS_Broschuere_360°_Pflege_A4_WEB_ES.pdf. Zugegriffen: 13. Dez. 2018

Reiber K, Winter M (2016) Pflegerische Versorgung in Baden-Württemberg von Morgen: Sicher, flächendeckend, kompetent!? Analyse der neuen Pflegeausbildungsstrukturen. Baden-Württemberg Stiftung (Hrsg). https://www.hs-esslin-gen.de/fileadmin/media/Fakultaeten/sp/Forschung/Analyse_der_neuen_Pflegeausbildungsstrukturen.pdf. Zugegriffen: 3. Dez. 2018

Sander T (2017) Wer „pflegt" wen? Akademisierung und Professionalisierung in der Pflege. In: Sander T, Dangendorf S (Hrsg) Akademisierung der Pflege. Berufliche Identitäten und Professionalisierungspotenziale im Vergleich der Sozial- und Gesundheitsberufe. Beltz Juventa, Weinheim/Basel, S 10–26

SCB – Statistiska centralbyrån (2017) Trender och Prognoser 2017. befolkningen, utbildningen, arbetsmarknaden med sikte på 2035. Statistiska centralbyrån, Stockholm

Schaeffer D, Wingenfeld K (2014) Die Entwicklung von Pflegewissenschaft in Deutschland. In: Schaeffer D, Wingenfeld K (Hrsg) Handbuch Pflegewissenschaft (Studienausgabe). Beltz Juventa, München, Basel, S 9–15

Schubert M, Herrmann L, Spichiger E (2018) Akademisierung der Pflege – Evidenz und Wirksamkeitsforschung. In: Simon A (Hrsg) Akademisch ausgebildetes Pflegefachpersonal. Entwicklung und Chancen. Springer, Berlin, S 85–100

Shin JH (2013) Relationship between nursing staffing and quality of life in nursing homes. Contemp Nurse 44(2):133–143

Simon M (2017) Das Gesundheitssystem in Deutschland, 6. Aufl. Hogrefe, Bern

Spilsbury K, Hewitt C, Stirk L, Bowman C (2011) The relationship between nurse staffing and quality of care in nursing homes: a systematic review. Int J Nurs Stud 48(6):732–750

StatBA – Statistisches Bundesamt (2017) Pflegestatistik 2015. Pflege im Rahmen der Pflegeversicherung – Deutschlandergebnisse. https://www.destatis.de/DE/Publikationen/Thematisch/Gesundheit/Pflege/PflegeDeutschlandergebnisse5224001159004.pdf?__blob=publicationFile. Zugegriffen: 13. Dez. 2018

VPU – Verband der Pflegedirektorinnen und Pflegedirektoren der Universitätskliniken und Medizinischen Hochschulen Deutschlands e.V. (2015) Einsatz akademisch ausgebildeter Pflegefachpersonen in der Praxis. http://www.vpu-online.de/de/pdf/presse/2015-05-29_abschlussbericht.pdf. Zugegriffen: 14. Dez. 2018

WR – Wissenschaftsrat (2012) Empfehlungen zu hochschulischen Qualifikationen für das Gesundheitswesen. Drucksache 2411-12, Berlin, 13.07.2012. https://www.wissenschaftsrat.de/download/archiv/2411-12.pdf. Zugegriffen: 12. Dez. 2018

Selbstständige Ausübung von Heilkunde durch Pflegekräfte

Gertrud Ayerle, Gero Langer und Gabriele Meyer

© Der/die Autor(en) 2020

K. Jacobs et al. (Hrsg.), *Pflege-Report 2019*, https://doi.org/10.1007/978-3-662-58935-9_14

▪▪ Zusammenfassung

In Europa und international unterliegt die Aufgabenverteilung im Gesundheitswesen einschlägigen Transformationsprozessen. Die Kompetenzen Pflegender werden erweitert und Pflegende übernehmen definierte Tätigkeiten, die vormals Ärztinnen und Ärzten vorbehalten waren. Auch in Deutschland ist mit § 63 Abs. 3c SGB V seit zehn Jahren die Möglichkeit eröffnet, in Modellprojekten die selbstständige Ausübung von Heilkunde durch Berufsangehörige der Kranken- und Altenpflege zu erproben. Bislang gibt es jedoch erst an einem Standort in Deutschland ein Modellprojekt, das zwei Bereiche (Diabetes Typ 2 und chronische Wunden) aus den Richtlinien des Gemeinsamen Bundesausschusses auf Pflegende im Modellstudiengang „Evidenzbasierte Pflege" überträgt. Die Herausforderung besteht nun darin, die Absolventinnen und Absolventen mit entsprechenden beruflichen Rollen in die stationäre und ambulante Pflegepraxis zu integrieren und regulatorische Barrieren zu beseitigen.

In Europe and internationally, the allocation of tasks in the health care system is subject to transformation processes. Nurses' competencies are expanded and nurses substitute certain tasks that were previously carried out by physicians only. In Germany, a law was passed ten years ago that allows members of the nursing and elderly care profession to substitute physicians' tasks within the framework of pilot projects. Up to now, however, only one pilot project has been initiated. The Bachelor degree programme „Evidence-based Nursing" prepares nurses to provide – apart from nursing care – comprehensive treatment for patients with diabetes type 2 and chronic wounds. The challenge now is to integrate graduates with appropriate professional roles into inpatient and outpatient nursing practice and to remove regulatory barriers.

14.1 Hintergrund

Die Rollen, die Pflegende einnehmen, sind soziokulturell, sozioökonomisch und durch die Arbeitsteilung im Gesundheitssystem bedingt.

Diese Arbeitsteilung sieht in anderen Ländern ganz anders aus: Beispielsweise praktizieren in den USA 40,5 *Nurse Practitioners* (NPs) pro 100.000 Einwohner, was ca. einem Fünftel der tätigen Ärztinnen und Ärzten entspricht. Auch in den Niederlanden, Kanada, Australien, Neuseeland und Irland praktizieren NPs (Maier et al. 2016); sie übernehmen dort breite Aufgaben im Gesundheitswesen und können die niedergelassenen Ärzte mit allen Kompetenzen ersetzen.

Auch in Deutschland ist mit § 63 Abs. 3c SGB V seit zehn Jahren die Möglichkeit eröffnet, in Modellprojekten die selbstständige Ausübung von Heilkunde durch Berufsangehörige der Kranken- und Altenpflege zu erproben. Bislang gibt es jedoch erst an einem Standort in Deutschland ein Modellprojekt, das zwei Bereiche aus den Richtlinien des Gemeinsamen Bundesausschusses (Bundesministerium für Gesundheit 2012) auf Pflegende im Modellstudiengang „Evidenzbasierte Pflege" überträgt (Meyer 2018).

14.1.1 Empfehlungen aus Gremien der Politikberatung

Seit mehr als zehn Jahren fordert der Sachverständigenrat zur Begutachtung der Entwicklung im Gesundheitswesen die Entwicklung neuer Formen der Kooperation und Aufgabenteilung zwischen den Gesundheitsberufen (Sachverständigenrat (SVR) 2007, 2014). Angesichts der zunehmenden Bedarfe von Menschen ab 65 Jahren, die häufig an mehreren Erkrankungen und Einschränkungen leiden (Multimorbidität), ist die „adäquate Qualifizierung und Vorbereitung auf die veränderten Nutzerrealitäten eine der wesentlichen Anforderungen an alle Gesundheitsberufe" (SVR 2007). Dabei ist die „Notwendigkeit, die Arbeitsverteilung zwischen den Berufen im Gesundheitswesen anzupassen" (SVR 2007), eine der zentralen Anforderungen an das Case Management sowohl in den Bereichen der ambulanten, stationären und rehabilitativen Versorgung als auch transsektoral, deren Schnittstellen übergreifend.

Der Wissenschaftsrat schlug vor, Pflegende künftig auch an Universitäten bzw. deren Medizinischen Fakultäten auszubilden und ihnen sowohl die Berufszulassung als auch einen Bachelorabschluss zur unmittelbaren Tätigkeit an Patientinnen und Patienten zu ermöglichen (primärqualifizierender Studiengang). Vom Setting der Ausbildung abgesehen muss das maßgebliche Ziel angestrebt werden, die Auszubildenden mit erweiterten Fach-, Methoden-, Kommunikations-, Sozial-, Selbst- und (Fall-)Management-Kompetenzen auszustatten, um sie als *Reflective Practitioner* zur Pflege von Patienten mit komplexem Krankheitsgeschehen zu befähigen (Wissenschaftsrat 2012).

Die Deutsche Hochschulmedizin e. V., die mehrere universitäre und universitär-klinische Verbände vertritt, forderte 2014 insbesondere akademisch qualifiziertes Pflegepersonal für die berufsgruppenübergreifenden Teams in den Universitätsklinika. Dabei verwies sie auf die dort vorhandene Expertise und die Möglichkeit, Synergien zwischen dem Medizin- und dem Pflegestudiengang sowie weiteren Gesundheitsberufen zu nutzen. Eine gezielte und ausreichende finanzielle Förderung sei dafür jedoch unverzichtbar (Deutsche Hochschulmedizin e. V. 2014).

14.1.2 Definition der Heilkunde

Im einschlägigen § 28 SGB V findet der Begriff Heilkunde keine Verwendung; es wird die ärztliche Behandlung beschrieben als „die Tätigkeit des Arztes, die zur Verhütung, Früherkennung und Behandlung von Krankheiten nach den Regeln der ärztlichen Kunst ausreichend und zweckmäßig ist. Zur ärztlichen Behandlung gehört auch die Hilfeleistung anderer Personen, die von dem Arzt angeordnet und von ihm zu verantworten ist."[1]

Wenn Pflegende heilkundliche Tätigkeiten ausführen, übernehmen sie im Sinne der *Substitution* definierte Verantwortungsbereiche sowie die fachliche, wirtschaftliche und rechtliche Verantwortung dafür (Igl 2010). In letzterem Punkt unterscheidet sich die Substitution vom Prinzip der *Delegation*, bei dem die Pflegenden im Auftrag einer Ärztin oder eines Arztes zwar heilkundliche Tätigkeiten übertragen bekommen, die Ärztin oder der Arzt jedoch in der ärztlichen und juristischen Verantwortung bleibt (Igl 2010).

Die Diagnostik, Differenzialdiagnostik und Therapie(-festlegung), die Kernbereiche des Arztberufes darstellen, sind von einer Übertragung auf nicht-ärztliches Personal ausgeschlossen. Wenn jedoch die ärztliche Diagnose und Indikation feststehen, die die zwingende Voraussetzung für die *Substitution* sind, übernimmt die bzw. der Pflegende – neben der Verantwortung für die Ausübung von Maßnahmen – auch die Entscheidungsbefugnis, ob und in welchem Umfang die selbstständige Ausübung der Heilkunde medizinisch geboten ist.

14.1.3 Gesetzliche Grundlagen und Richtlinie

Im Jahr 2008 wurde infolge des Pflegeweiterentwicklungsgesetzes (2008) sowohl eine Erweiterung des § 63 SGB V als auch des § 4 Abs. 7 KfPflG (2003) vorgenommen. Letztere ermöglicht seither Modellvorhaben nach § 63 Abs. 3c SGB V, die die Vermittlung von Kompetenzen zur Ausübung heilkundlicher Tätigkeiten zum Ziel haben. Damit können so qualifizierte Pflegende im Sinne der Substitution heilkundliche Tätigkeiten übernehmen. Neben dem Gebot einer entsprechenden Qualifizierung ist darin vorgesehen, dass der Gemeinsame Bundesausschuss in einer Richtlinie Vorgaben macht, in welchen fachlichen Bereichen eine Übertragung von heilkundlichen

---

[1] Die Ausübung der Heilkunde, worunter im Gesetz die „Feststellung, Heilung oder Linderung von Krankheiten, Leiden oder Körperschäden bei Menschen" verstanden wird, ist auch Heilpraktikerinnen und Heilpraktikern erlaubt (HeilprG. 1939).

Tätigkeiten erfolgen kann. Die Richtlinie, die 2012 veröffentlicht wurde, nimmt eine doppelte Perspektive auf heilkundliche Tätigkeiten ein, und zwar „diagnosebezogen" und „prozedurenbezogen". Festgelegt wurden die Diagnosen Diabetes mellitus Typ 1, Diabetes mellitus Typ 2, Chronische Wunden (z. B. Ulcus cruris), (Verdacht auf) Demenz (nicht palliativ) sowie (Verdacht auf) Hypertonus (ohne Schwangerschaft). Bei den Prozeduren wurden übertragbare ärztliche Tätigkeiten wie Infusionstherapie und Injektionen, Stomatherapie, Tracheostoma-Management, Anlage und Versorgung einer Magensonde, Versorgung und Wechsel eines suprapubischen Blasenkatheters, Schmerztherapie und -management, Patienten-, Case-, Überleitungsmanagement und psychosoziale Versorgung definiert (Gemeinsamer Bundesausschuss (G-BA) 2012).

Bislang hat die Medizinische Fakultät der Martin-Luther-Universität Halle-Wittenberg (MLU) das Alleinstellungsmerkmal, ein Modellvorhaben nach § 63 Abs. 3c SGB V im Rahmen eines primärqualifizierenden Pflegestudiengangs umzusetzen. Gründe für die Zurückhaltung anderer Universitäten und Ausbildungszentren könnten in den Anforderungen des KrPflG (2003) liegen, erstens die Vereinbarkeit der Ausbildung mit der Richtlinie 2005/36/EG zu gewährleisten (entsprechend der KrPflAPrV 2003), zweitens das Curriculum vom Bundesministerium für Gesundheit im Einvernehmen mit dem Bundesministerium für Familie, Senioren, Frauen und Jugend genehmigen zu lassen, drittens ein auf die Vermittlung von heilkundlichen Tätigkeiten bezogenes Modellvorhaben nach § 63 Abs. 3c SGB V zu vereinbaren und viertens eine zusätzliche (staatliche) Prüfung der erweiterten Kompetenzen vorzusehen (KfPflG 2003).

14.1.4 Forschungsstand zur Substitution heilkundlicher Tätigkeiten

Die Übertragbarkeit von Modellen der Substitution heilkundlicher Tätigkeiten aus anderen Ländern ist schwierig, denn zu speziell sind oft die Ausbildungen, Kompetenzen, Versorgungsstrukturen, Vergütungsregelungen und gesetzlichen Vorgaben.

In einem kürzlich aktualisierten Cochrane-Review (Laurant et al. 2018) wurden die Auswirkungen der Substitution ärztlicher Tätigkeiten durch Pflegende untersucht. Von insgesamt 18 eingeschlossenen randomisierten kontrollierten Studien wurde eine Studie in einem Land mit mittlerem Einkommen durchgeführt, alle anderen Studien in Ländern mit hohem Einkommen. Die Aufgaben und Kompetenzen der Pflegenden waren häufig unklar oder variierten zwischen und teilweise sogar innerhalb der Einzelstudien. In den Studien wurden vor allem Pflegende untersucht, die an der Erstversorgung (einschließlich der Notfallversorgung), der laufenden Betreuung bei körperlichen Beschwerden und der Nachsorge von Patientinnen und Patienten mit besonderen chronischen Erkrankungen wie Diabetes mellitus beteiligt waren.

In vielen Studien konnten die Pflegenden bei Bedarf zusätzliche Unterstützung oder Beratung durch Ärztinnen oder Ärzte erhalten. Insgesamt ist die Substitution im Bereich der Prävention und der Gesundheitserziehung in der Grundversorgung weniger gut untersucht.

Die Studienergebnisse legen nahe, dass eine pflegerische Versorgung im Vergleich zur ärztlichen Versorgung bei zahlreichen Erkrankungen wahrscheinlich ähnliche oder bessere Ergebnisse erzielt (vgl. ◘ Tab. 14.1).

Die Auswirkungen der pflegerischen Betreuung auf die Inanspruchnahme von Leistungen sind gemischt: Durchschnittlich dauerten Konsultationen in der von Pflegenden geleiteten Primärversorgung 39 % länger als bei Ärztinnen oder Ärzten und die Zahl der erneuten Konsultationen war bei Pflegenden 1,2-mal

◻ **Tabelle 14.1** Studienlage zur Substitution ärztlicher Tätigkeiten durch Pflegende

Quelle	Studien und Teilnehmer	Effekte	Evidence-Level (GRADE)	Interpretation
Laurant et al. (2018)	8 Studien 36.529 Teilnehmer	Mortalität: Relatives Risiko 0,77 mit $CI_{95\%}$ von 0,57 bis 1,03	Niedrig	Die pflegerische Grundversorgung bedingt bei bestimmten Patientengruppen im Vergleich zur ärztlichen Versorgung einen Trend zu weniger Todesfällen.
	8 Studien 36.529 Teilnehmer	Blutdruck systolisch: Mittelwertdifferenz −3,73 mmHg mit $CI_{95\%}$ −6,02 bis −1,44 Blutdruck diastolisch: Mittelwertdifferenz −2,54 mmHg mit $CI_{95\%}$ −4,57 bis −0,52 HbA1c-Spiegel: Mittelwertdifferenz 0,08 mit $CI_{95\%}$ −0,25 bis 0,41	Mittel	Der Blutdruck war in der von Pflegenden geleiteten Primärversorgung leicht verbessert, ebenso wie Schmerzen bei Patienten mit Rheuma, Körperfunktionen und Cholesterol-Spiegel.
	7 Studien 16.993 Teilnehmer	Patientenzufriedenheit: Standardisierte Mittelwertdifferenz 0,08 mit $CI_{95\%}$ 0,01 bis 0,15;	Mittel	Die Patientenzufriedenheit ist ebenso wie die Lebensqualität in der pflegerisch geführten Primärversorgung wahrscheinlich etwas höher.
	6 Studien, 16.002 Teilnehmer	Lebensqualität: Standardisierte Mittelwertdifferenz 0,16 mit $CI_{95\%}$ 0,00 bis 0,31	Niedrig	
Martinez-Gonzalez et al. (2014)		Patientenzufriedenheit: Standardisierte Mittelwertdifferenz 0,18 mit $CI_{95\%}$ 0,13 bis 0,23		Insgesamt fanden sich höhere Werte für die Zufriedenheit der Patienten mit der pflegerischen Versorgung in RCTs mit einmaligem Kontakt oder in der Notfallversorgung, bei kurzem Follow-up (weniger als 6 Monate) und in kleinen Studien ($N \leq 200$).
		Krankenhausaufnahme: Relatives Risiko 0,76 mit $CI_{95\%}$ 0,64 bis 0,91 Mortalität: Relatives Risiko 0,89 mit $CI_{95\%}$ 0,84 bis 0,96		Bei pflegerischer Betreuung konnte das Risiko einer Krankenhausaufnahme sowie die Mortalität bei RCTs mit laufender oder nicht-dringender Versorgung, bei längerem Follow-up (mindestens 12 Monate) und bei größeren RCTs ($N > 200$) reduziert werden.

höher als bei Ärzten. Es gab nur einen geringen oder gar keinen Unterschied zwischen Pflegenden und Ärzten hinsichtlich der Anzahl der ausgestellten Rezepte, dem Besuch von Unfall- und Notfallstationen, der Anzahl von Tests und Untersuchungen sowie bei Krankenhauseinweisungen.

Die Autoren kommen zu dem Schluss, dass ausgebildete Pflegekräfte (wie z. B. *Nurse Practitioners*, *Practice Nurses* und *Registered Nur-*

ses) bei einigen anhaltenden und dringenden körperlichen Beschwerden und bei chronischen Erkrankungen wahrscheinlich eine gleiche oder möglicherweise sogar bessere Versorgungsqualität im Vergleich zu Ärztinnen oder Ärzten bieten und wahrscheinlich gleiche oder bessere Gesundheitsergebnisse für die Patientinnen und Patienten erzielen.

In einer anderen systematischen Übersichtsarbeit mit Meta-Analyse (Martinez-Gonzalez et al. 2014), in die 24 randomisierte kontrollierte Studien mit insgesamt 38.974 Teilnehmerinnen und Teilnehmern sowie zwei ökonomische Analysen eingeschlossen wurden, konnten ähnliche Ergebnisse gezeigt werden (◘ Tab. 14.1). Die Ergebnisse schienen bei *Nurse Practitioners* einheitlicher zu sein als bei *Registered Nurses* oder *Licensed Nurses*.

14.2 Studiengang Evidenzbasierte Pflege

14.2.1 Entwicklung und Umsetzung

Kurz nach Erscheinen der Richtlinie des Gemeinsamen Bundesausschusses (G-BA 2012) plante die Medizinische Fakultät der Martin-Luther-Universität Halle-Wittenberg (MLU) ein Modellvorhaben nach § 63 Abs. 3c SGB V und die Qualifizierung von Pflegestudierenden in der Ausübung heilkundlicher Tätigkeiten. So sollte zum einen das Berufsprofil von Pflegenden im Zuge der Akademisierung ausdifferenziert und zum anderen die interdisziplinäre Ausbildung und zukünftige Zusammenarbeit in der gesundheitlichen Versorgung von Patientinnen und Patienten gestärkt werden. Die schriftliche Genehmigung zur Umsetzung des Modellvorhabens nach § 63 Abs. 3c SGB V erteilte das Bundesministerium für Gesundheit im Mai 2016.

Der im Wintersemester 2016 gestartete primärqualifizierende Studiengang Evidenzbasierte Pflege an der Medizinischen Fakultät der Martin-Luther-Universität Halle-Wittenberg

(MLU) hat zum Ziel, Kenntnisse und Kompetenzen zu vermitteln, um in der Pflege und heilkundlichen Tätigkeit wissenschaftlich fundiert und methodisch reflektiert zu handeln. Die Studierenden sollen die Kompetenz erlangen, die Pflege verantwortungsvoll, bedarfsgerecht und ausgerichtet an der Komplexität des Versorgungsauftrags differenziert zu planen, effektiv mit Patientinnen und Patienten und ihren Angehörigen zu kommunizieren sowie in der interdisziplinären Zusammenarbeit mit anderen relevanten Berufsgruppen des Gesundheits- und Sozialsystems zielorientiert zu interagieren. Darüber hinaus sollen die Studierenden befähigt werden, pflegerelevante Problemstellungen zu identifizieren, sich kritisch-analytisch mit sozial-, gesundheits- und pflegewissenschaftlichen Theorien und aktuellen Forschungserkenntnissen auseinanderzusetzen sowie wissenschaftlich begründete Lösungsansätze unter Berücksichtigung ethischer Prinzipien zu entwickeln.

Die Absolventinnen und Absolventen des Studiengangs werden über die Anforderungen des KrPflG 2003 hinaus in der Lage sein, die verschiedenen Rollenprofile (Expert/in, Informationsvermittler/in, Berater/in, Coach, Case-Manager/in und Innovator/in) ihres zukünftigen Berufs qualifiziert auszufüllen. Die Eckdaten des primärqualifizierenden Bachelorstudiengangs „Evidenzbasierte Pflege" sind in ◘ Tab. 14.2 angeführt.

Im Studiengang werden aus den fünf diagnosebezogenen Bereichen der heilkundlichen Tätigkeiten (G-BA 2012) Kompetenzen zu Diabetes mellitus Typ 2 und chronischen Wunden bzw. Stoma im Umfang von jeweils 250 h theoretisch und praktisch vermittelt. Die Lehre bestreiten fachlich einschlägig qualifizierte Ärztinnen und Ärzte, die auch die praktische Ausbildung in Zusammenarbeit mit erfahrenen Praxisanleiterinnen, die als Diabetes- und Wundschwestern weitergebildet sind, übernehmen. Die Studierenden lernen Methoden des Assessments, die Planung einzuleitender Interventionen, die Umsetzung des Therapieplans integriert in das Patienten-, Case- und Überleitungsmanagement (einschließlich der psycho-

◘ Tabelle 14.2 Eckdaten des primärqualifizierenden Bachelorstudiengangs „Evidenzbasierte Pflege"

Merkmale	
Zugangsvoraussetzung	Hochschulzugangsberechtigung
Aufnahmekapazität	48 Studienplätze
Studiendauer	8 Semester in Vollzeit
Leistungspunkte (ECTS)	180 LP
Theoretischer und praktischer Unterricht gemäß KrPflAPrV	2.100 h
Praktische Ausbildung gemäß KrPflAPrV	2.500 h
Abschlüsse	Bachelor of Science Erlaubnis zur Führung der Berufsbezeichnung „Gesundheits- und Krankenpfleger/-in" Erlaubnis, heilkundliche Tätigkeiten auszuüben
Besonderheiten	Starke wissenschaftliche Fundierung Interprofessionelle Lehre in vielen Modulen Skills Lab und Simulationszentrum für theoretische Anleitungen und praktische Übungen Theoretische Lehre und praktische Anleitung in den Heilkundemodulen im Umfang von 500 h Eigene schriftliche, mündliche und praktische Prüfungen in den Bereichen der heilkundlichen Tätigkeiten

Pflege-Report 2019

sozialen Versorgung) sowie die Evaluation des Therapieplans.

14.2.2 Qualitätssicherung

Der Studiengang wird routinemäßig kontinuierlich evaluiert: Neben den Rückmeldungen der Studierenden (jedes Modul in jedem Semester) werden zu Beginn jedes Semesters Modul- und Lehrkonferenzen abgehalten, um einerseits die Inhalte innerhalb der Module und andererseits die Lehre zwischen den Modulen abzustimmen. Zur fachlichen und organisatorischen Planung wurde eine Steuergruppe gegründet, die aus Vertreterinnen und Vertretern des Instituts, des Studiendekanats, des Ausbildungszentrums und des Klinikums besteht und sich in engen Abständen trifft.

Wegen seines Modellcharakters hinsichtlich der heilkundlichen Tätigkeiten wird der Studiengang von einem externen, unabhängigen Institut intermittierend evaluiert, wobei es geplant ist, die Studierenden auch nach Studienabschluss zu ihrem Verbleib zu befragen. Eine Evaluationskommission und ein externer Fachbeirat begleiten seit Beginn die Umsetzung des Modellstudiengangs.

14.3 Einmündung in die Gesundheitsversorgung

Die Universitätsmedizin Halle hat wie jede andere ausbildende Institution im Gesundheitswesen das Bestreben, die Absolventinnen und Absolventen des Studiengangs für eine zukünftige Tätigkeit in der eigenen Einrichtung zu gewinnen. Daher wurde ein Konzeptpapier über die Einmündung in spezifische berufliche Rollen im Klinikum erstellt und es wurden Gehaltsstufen definiert. Die außerklinischen Rollen sind jedoch weit weniger prädefiniert. Hier melden niedergelassene Ärztinnen und Ärzte bereits Interesse an, die Studierenden im Rahmen von Praktika kennenzulernen und zukünftige Beschäftigungsmöglichkeiten zu eröffnen.

Denkbar wäre zukünftig auch eine selbstständige Tätigkeit im Rahmen eines Medizinischen Versorgungszentrums (MVZ) oder einer Berufsausführungsgemeinschaft (BAG). Bisher eröffnet das SGB V allerdings nicht die Möglichkeit für Pflegende, als gleichberechtigte Partner in einem MVZ oder einer BAG tätig zu sein; gegen eine Anstellung unter ärztlicher Leitung hingegen spricht sicher nichts.

Diabetes Typ 2 und chronische Wunden sind häufige Gesundheitsbeeinträchtigungen in Pflegeheimen. Gut vorstellbar ist daher auch eine Tätigkeit der Absolventinnen und Absolventen im Kontext des § 119b zur Erfüllung der ambulanten Behandlung in stationären Pflegeeinrichtungen – hier ist eine Position in ambulanten Pflegediensten als Team-Mitglied mit erweiterten Kompetenzen denkbar. Heilkundliche Kompetenz in diesem Bereich, die von Pflegenden ausgeübt wird, könnte eine verbesserte Versorgungssituation der Langzeitpflegebedürftigen in Aussicht stellen. Um einen solchen Effekt zu belegen, wäre es geboten, die klinischen Auswirkungen zu evaluieren. International gibt es vergleichbare berufliche Rollen für Pflegende, etwa die aufsuchend tätige Gerontology Nurse, die ihre erweiterte Kompetenz in der Langzeitpflege zum Einsatz bringt. Ziel ist es, Versorgungsbrüche zu vermeiden, Fehlversorgung von Menschen mit komplexer Multimorbidität zu begegnen und vor allem auch vermeidbare Krankenhauseinweisungen abzuwenden (Boyd et al. 2014; King et al. 2018).

Andere Konzepte wie die pflegegestützte Niederlassung mit temporärer und/oder telemedizinischer ärztlicher Konsultation wären aussichtsreiche Modelle, um die Versorgung in entlegenen Bereichen sicherzustellen. Selbstverständlich muss ein solches Modell auf Wirksamkeit, Sicherheit und gesundheitsökonomische Auswirkungen evaluiert werden.

In vielen Ländern ist die Implementierung des neuen *Skill Mix*, also die Mischung aus Gesundheitsberufen sowie die Mischung ihrer Fähigkeiten und Rollen, bereits weit fortgeschritten (Freund et al. 2015; Maier et al. 2018a; Maier et al. 2018b); dies zeigt sich unter anderem daran, dass Pflegende teilweise die erste Anlaufstelle für Patientinnen und Patienten (mit speziellen Erkrankungen) sind (Grant et al. 2017; Maier und Aiken 2016), selbstständig behandeln und überweisen dürfen (Maier und Aiken 2016) oder beispielsweise als *Doctor of Nursing Practice* noch weiterreichende Kompetenzen erwerben (Walker und Polancich 2015). Deutschland kann hier von den Erfahrungen anderer europäischer Länder wie den Niederlanden, Großbritannien, Irland und Finnland bei der Entwicklung entsprechender Versorgungsmodelle sehr profitieren.

In Deutschland bleiben insbesondere regulatorische Barrieren zu beseitigen: ein „Allgemeines Heilberufegesetz" (Robert-Bosch-Stiftung 2013) könnte a) die erforderliche gesetzliche Grundlage für die unterschiedlich zugeteilten Aufgaben und Tätigkeitsbereiche von *Pflegenden* und *Pflegenden mit heilkundlicher Kompetenz* schaffen; b) eine eigenständige Leistungserbringung festschreiben, für die eine entsprechende Vergütung geregelt ist; und c) die Kooperation zwischen Pflegenden und anderen Gesundheitsberufen – auch haftungsrechtlich – regeln.

Erweiterte Kompetenzen in der Heilkunde könnten darüber hinaus für die Tätigkeitsbereiche der Rehabilitation und Palliation (Robert-Bosch-Stiftung 2013) definiert werden und so ermöglichen, dass mehrere Berufsgruppen „entsprechend dem Gedanken von Poolkompetenz" (SVR 2007) situationsabhängig und flexibel die heilkundliche Versorgung sicherstellen können.

Auch wenn die Substitution zu einem verbesserten Einsatz personeller und finanzieller Ressourcen führen kann, fehlen bundesweit bisher weitere Modellvorhaben, in denen qualifikationsentsprechende Regelungen zur Vergütung berücksichtigt werden.

Erweiterte berufliche Rollenprofile können die Attraktivität des Pflegeberufs steigern, eröffnen Karriereoptionen und könnten in der Summe den Pflegepersonalmangel reduzieren (Robert-Bosch-Stiftung 2018). Bisher sind selbst die Vorteile eines Pflegestudiums, das für die pflegerische Praxis qualifiziert, potenziellen Bewerberinnen und Bewerbern und anderen Berufsgruppen schwer zu vermitteln, da weder eine kritische Anzahl Pflegender mit Bachelorabschluss klinisch tätig ist (Tannen et al. 2017) noch die beruflichen Rollen in den Einrichtungen verbindlich definiert sind. Neue Rollenzuschreibungen für Pflegende mit erweiterten Kompetenzen müssen zukünftig noch unter Berücksichtigung der Versorgungsschnittstellen formuliert werden.

Das neue Pflegeberufegesetz sieht zwar das Studium als regelhafte Option vor – auch für die Vermittlung von erweiterten bzw. heilkundlichen Kompetenzen –, eine Lösung zur Finanzierung der Studiengänge ist jedoch nicht vorgesehen. Darüber hinaus fehlt die Förderung akademischer Praxisanleitung, die ein Praxisumfeld für Studierende zur Sicherung der Ausbildungsqualität vorhalten muss. Somit ist es wahrscheinlich und zugleich bedauerlich, dass die hochschulische Ausbildung von Pflegefachfrauen und -männern in absehbarer Zeit nicht das Nischendasein verlassen wird, das sie bisher zwangsläufig führt.

Literatur

Boyd M, Armstrong D, Parker J, Pilcher C, Zhou L, McKenzie-Green B et al (2014) Do gerontology nurse specialists make a difference in hospitalization of long-term care residents? Results of a randomized comparison trial. J Am Geriatr Soc 62(10):1962–1967

Bundesministerium für Gesundheit (2012) Bekanntmachung eines Beschlusses des Gemeinsamen Bundesausschusses über eine Richtlinie über die Festlegung ärztlicher Tätigkeiten zur Übertragung auf Berufsangehörige der Alten- und Krankenpflege zur selbständigen Ausübung von Heilkunde im Rahmen von Modellvorhaben nach § 63 Absatz 3c des Fünften Buches Sozialgesetzbuch (SGB V) (Richtlinie nach § 63 Absatz 3c SGB V). BAnz(46):1128

Deutsche Hochschulmedizin e. V. (2014) Universitätsmedizin braucht Finanzierung für Aufbau akademischer Ausbildungen in der Pflege und anderen nicht-ärztlichen Gesundheitsberufen. Stellungnahme des Verbands der Universitätsklinika (VUD), des Verbands der PflegedirektorInnen und Pflegedirektoren der Universitätskliniken und Medizinischen Hochschulen Deutschlands (VPU) und des MFT Medizinischen Fakultätentages

Freund T, Everett C, Griffiths P, Hudon C, Naccarella L, Laurant M (2015) Skill mix, roles and remuneration in the primary care workforce: who are the healthcare professionals in the primary care teams across the world? Int J Nurs Stud 52(3):727–743

Gemeinsamer Bundesausschuss (G-BA) (2012) Richtlinie des Gemeinsamen Bundesauschusses über die Festlegung ärztlicher Tätigkeiten zur Übertragung auf Berufsangehörige der Alten- und Krankenpflege zur selbständigen Ausübung von Heilkunde im Rahmen von Modellvorhaben nach § 63 Abs. 3c SGB V (Richtlinie nach § 63 Abs. 3c SGB V) in der Fassung vom 20. Oktober 2011, veröffentlicht im Bundesanzeiger Nr. 46 (S 1.128) vom 21. März 2012 und Nr. 50 (S 1.228) vom 28. März 2012, in Kraft getreten am 22. März 2012

Grant J, Lines L, Darbyshire P, Parry Y (2017) How do nurse practitioners work in primary health care settings? A scoping review. Int J Nurs Stud 75:51–57

HeilprG (1939) Gesetz über die berufsmäßige Ausübung der Heilkunde ohne Bestallung (Heilpraktikergesetz)

Igl G (2010) Welche rechtlichen Möglichkeiten und Grenzen bestehen in Bezug auf interdisziplinäre Kooperation und Aufgabenverschiebung unter den Gesundheitsberufen? Gutachten erstellt im Auftrag der Robert-Bosch-Stiftung

KfPflG (2003) Krankenpflegegesetz vom 16. Juli 2003 (BGBl I S 1.442), das zuletzt durch Artikel 35 des Gesetzes vom 6. Dezember 2011 (BGBl I S 2.515) geändert worden ist

King AIl, Boyd ML, Dagley L, Raphael DL (2018) Implementation of a gerontology nurse specialist role in primary health care: Health professional and older adult perspectives. J Clin Nurs 27(3-4):807–818

KrPflAPrV (2003) Ausbildungs- und Prüfungsverordnung für die Berufe in der Krankenpflege

Laurant M, van der Biezen M, Wijers N, Watananirun K, Kontopantelis E, van Vught AJ (2018) Nurses as substitutes for doctors in primary care. Cochrane Database Syst Rev. https://doi.org/10.1002/14651858.CD001271.pub3

Maier CB, Aiken LH (2016) Task shifting from physicians to nurses in primary care in 39 countries: a cross-country comparative study. Eur J Public Health 26(6):927–934

Maier CB, Barnes H, Aiken LH, Busse R (2016) Descriptive, cross-country analysis of the nurse practitioner workforce in six countries: size, growth, physician substitution potential. BMJ Open 6(9):e11901

Maier CB, Batenburg R, Birch S, Zander B, Elliott R, Busse R (2018a) Health workforce planning: which countries include nurse practitioners and physician assistants and to what effect? Health Policy (New York) 122(10):1085–1092

Maier CB, Budde H, Buchan J (2018b) Nurses in expanded roles to strengthen community-based health promotion and chronic care: policy implications from an international perspective; A commentary. Isr J Health Policy Res 7(1):64

Martinez-Gonzalez NA, Djalali S, Tandjung R, Huber-Geismann F, Markun S, Wensing MT et al (2014) Substitution of physicians by nurses in primary care: a systematic review and meta-analysis. BMC Health Serv Res 14:214

Meyer G (2018) Gut abgestimmt – Interdisziplinäre Teams in der Versorgung. „Wir arbeiten konsequent wissensbasiert" Interview mit Gabriele Meyer. G & G Spezial(3):7

Robert-Bosch-Stiftung (2013) Gesundheitsberufe neu denken, Gesundheitsberufe neu regeln. Grundsätze und Perspektiven – Eine Denkschrift der Robert-Bosch-Stiftung. Robert-Bosch-Stiftung, Stuttgart

Robert-Bosch-Stiftung (2018) Mit Eliten pflegen. Für eine exzellente, zukunftsfähige Gesundheitsversorgung in Deutschland. Robert-Bosch-Stiftung, Stuttgart

Sachverständigenrat (SVR) (2007) Gutachten des Sachverständigenrates zur Begutachtung des Gesundheitswesens. Kooperation und Verantwortung – Voraussetzungen einer zielorientierten Gesundheitsversorgung. Deutscher Bundestag, Drucksache 16/6339

Sachverständigenrat (SVR) (2014) Gutachten des Sachverständigenrates zur Begutachtung des Gesundheitswesens. Bedarfsgerechte Versorgung – Perspektiven für ländliche Regionen und ausgewählte Leistungsbereiche

Tannen A, Feuchtinger J, Strohbucker B, Kocks A (2017) Survey zur Einbindung von Pflegefachpersonen mit Hochschulabschlüssen an deutschen Universitätskliniken – Stand 2015. Z Evid Fortbild Qual Gesundhwes 120:39–46

Walker DK, Polancich S (2015) Doctor of nursing practice: the role of the advanced practice nurse. Semin Oncol Nurs 31(4):263–272

Wissenschaftsrat (2012) Empfehlungen zu hochschulischen Qualifikationen für das Gesundheitswesen. Drucksache 2411–12. Wissenschaftsrat, Berlin

14

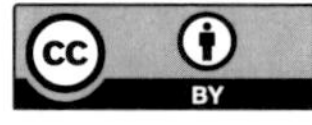

„Active Ageing" braucht mehr konzeptionelle Umsetzung und eine darauf bezogene berufliche Aus-, Fort- und Weiterbildung

Josef Hilbert, Sebastian Merkel und Gerhard Naegele

© Der/die Autor(en) 2020
K. Jacobs et al. (Hrsg.), *Pflege-Report 2019*, https://doi.org/10.1007/978-3-662-58935-9_15

15

▪▪ Zusammenfassung

In der Altenpolitik und -arbeit – nicht nur in Deutschland, sondern auch auf EU Ebene – gibt es das Leitbild des aktiven Alter(n)s („Active Ageing"). Darunter versteht man, einer WHO-Definition von 2002 folgend, „den Prozess der Optimierung der Möglichkeiten von Menschen, im zunehmenden Alter ihre Gesundheit zu wahren, am Leben ihrer sozialen Umgebung teilzunehmen und ihre persönliche Sicherheit zu gewährleisten, und derart ihre Lebensqualität zu verbessern". Der Beitrag stellt dieses Leitbild vor und gibt einen Überblick über praktische Umsetzungs- und Anwendungsmöglichkeiten und -barrieren sowie über damit verbundene Herausforderungen. Dabei wird auf zentrale Ergebnisse des zwischen 2013 und 2017 europaweit durchgeführten Forschungsvorhabens MoPAcT („Mobilising the potential of active ageing in Europe") rekurriert. Welche Anforderungen ergeben sich vor dem Hintergrund einer weiteren Verbreiterung des Konzepts für die berufliche Aus-, Fort- und Weiterbildung und welche Qualifikationsbedarfe gibt es? Dabei wird ein Fokus auf den Bereich der Gesundheits- und Pflegewirtschaft gelegt, wo das Konzept bislang erst wenig verbreitet ist. Allerdings ergeben sich im Zusammenhang mit der neuen Debatte über „gleichwerte Lebensverhältnisse" konkrete Anknüpfungspunkte für konzeptionelle Vorarbeiten, auf die abschließend eingegangen wird.

In the policy and care for the elderly – not only in Germany, but also at EU level – there is a guiding principle: that of active ageing. According to a 2002 WHO definition, active ageing means "the process of optimising people's ability to preserve their health in old age, to participate in the life of their social environment and to ensure their personal security, and thus to improve their quality of life". The article presents this guiding principle and provides an overview of chances and barriers to practical implementation and application as well as associated challenges. The paper refers to key results of the research project MoPAcT ("Mobilising the potential of active ageing in Europe"), which was carried out between 2013 and 2017. Which requirements arise against the background of a further broadening of the concept for initial and continuing vocational training and which qualifications are necessary? The focus will be on the health and care sector, where the concept has not been widely used to date. However, in connection with the new debate on "equal living conditions" there are concrete starting points for conceptual preparatory work, which will be dealt with in the conclusion to this article.

15.1   „Active Ageing" – ein Leitbild und seine Ambitionen

Dieser Beitrag greift die Debatte um zukünftige Qualifikationsherausforderungen im Bereich der Altenhilfe und Altenpflege auf. Im Mittelpunkt stehen die Diskussionen und Forschungen zur Zukunft der alternden Gesellschaft oder – präziser – einer Gesellschaft des langen Lebens, den damit verbundenen Herausforderungen sowie den jeweiligen Anforderungen an berufliche Aus-, Fort- und Weiterbildung. Dabei klammern wir explizit die altersmedizinische, also geriatrische Versorgung aus, da dies den hier gebotenen Rahmen sprengen würde, und konzentrieren uns mehr auf die lebensweltlichen Herausforderungen jenseits der geriatrischen Versorgung. Dies hat zur Konsequenz, dass es uns auch nicht nur um die Zukunft von Altenhilfe und -pflege im engeren Sinne geht, sondern auch um absehbare Qualifikationsbedarfe in den übrigen sozialpolitisch relevanten Gestaltungsbereichen einer alternden Gesellschaft bzw. einer Gesellschaft des langen Lebens, neben und jenseits von Altenhilfe und -pflege. Den folgenden Analysen liegt das Leitbild des „aktiven Alterns" („Active Ageing") zugrunde, das etwa seit der Jahrtausendwende u. a. von der Weltgesundheitsorganisation (WHO), den Vereinten Nationen oder auch der Europäischen Union propagiert wird:

> *Unter aktiv Altern versteht man den Prozess der Optimierung der Möglichkeiten von Menschen, im zunehmenden Alter ihre*

Gesundheit zu wahren, am Leben ihrer sozialen Umgebung teilzunehmen und ihre persönliche Sicherheit zu gewährleisten, und derart ihre Lebensqualität zu verbessern (WHO 2002, S. 12).

In diesem Leitbild[1] steckt nicht mehr und nicht weniger als der Anspruch, aus dem Altern der Gesellschaft mehr zu machen als einen intergenerationellen Versorgungsauftrag mit auskömmlichen Alterseinkommen, einer sichereren (Wohn-)Unterbringung und einer gesundheitlich und pflegerisch ausreichenden Unterstützung. Angestrebt wird darüber hinaus die praktisch-politische Umsetzung einer Chance der alternden Gesellschaft: die wachsende Langlebigkeit und den daraus resultierenden Anteil älterer Menschen für einen signifikanten Entwicklungsschub für mehr Lebensqualität und eine reichere Entfaltung der gesellschaftlichen Entwicklungsmöglichkeiten des Alters zu nutzen. Active Ageing zu fördern gilt heute als die wichtigste Botschaft, wenn es darum geht, politisch und gesellschaftlich sicherzustellen, „that the future of ageing in Europe is transformed into a highly beneficial one for both citizens and societies" (Walker 2019).

Ein Teil der Autoren dieses Beitrags hatte die Chance, zwischen 2012 und 2017 unter dem Dach des Europäischen Forschungsförderungsprogramms an dem europaweit ausgelegten Forschungsverbundprojekt „Mobilising the Potential of Active Ageing in Europe (MoPAcT)"[2] mitzuwirken, an dem insgesamt 100 Wissenschaftlerinnen und Wissenschaftler aus 32 Forschungseinrichtungen in 13 Ländern beteiligt waren. Die Erkenntnisse aus diesem außergewöhnlich großen und ambitionierten Forschungsprojekt liegen mittlerweile im Detail im Netz[2] wie auch in Buchform kondensiert vor (Walker 2019). Sie bilden den Erkenntnisrahmen für einen vertiefenden Blick

in zentrale Gestaltungsbereiche und dabei auch in ihre jeweiligen Gestaltungsanforderungen und -möglichkeiten. Auf dieser Basis können dann Orientierungen und Anforderungen im Bereich der beruflichen Aus- und Weiterbildung von zukünftiger Beschäftigung in altersbezogenen, d. h. gerontologienahen, beruflich-professionellen Einsatzfeldern erörtert werden.

15.2 „Active Ageing": Ein zukunftstaugliches Leitbild in der Bewährungsherausforderung

Active Ageing ist eine „konkrete Utopie" (im Sinne des Philosophen Ernst Bloch (1985)), womit ein „guter" und (weitgehend) konsensfähiger Zukunftsentwurf gemeint ist, der keine Träumerei, sondern machbar ist, allerdings nicht ohne massive Anstrengungen auf vielen Ebenen, individuell, gesellschaftlich und politisch. Eine Grundlage für einen solch optimistischen Zugang zur Zukunft von Gesellschaften des langen Lebens liefert die moderne Biogerontologie (Walker 2019; Giefing-Kröll und Grubeck-Löwenstein 2019). Dennoch gilt: Im lebenslangen Prozess des Alterns entscheidet nicht nur die Natur, sondern vor allem die Gesellschaft, ob ein „gutes" Altern gelingen kann. Es gilt als hinreichend belegt, dass verhältnis- und verhaltensbezogene Faktoren einen deutlich stärker ausgeprägten Einfluss auf die Entwicklungsmöglichkeiten im Alter haben als genetisch-biologische Dispositionen. Letztere bestimmen nur circa 20 bis 25 % der Entwicklungspotenziale im Alter(n) (Giefing-Kröll und Grubeck-Löwenstein 2019, S. 202). Die große Mehrheit hingegen wird durch gesellschaftliche, wirtschaftliche und sozial-kommunikative Faktoren geprägt und kann somit auch durch Politik, Wirtschaft, Gesellschaft und Gemeinschaft beeinflusst werden.

Über die Grundbedingungen und Orientierungen einer „guten Gestaltung" des Lebens in alternden Gesellschaften bzw. in Gesellschaften des langen Lebens nach dem Leitbild des ak-

---

1 In Deutschland wird das Leitbild des aktiven Alterns ähnlich interpretiert, jedoch in den meisten politischen und wissenschaftlichen Diskursen auf Erwerbsarbeit und dabei auf die Verlängerung der Lebensarbeitszeit verkürzt.

2 http://mopact.group.shef.ac.uk

tiven Alterns ist viel bekannt, so u. a. auch die Erkenntnisse aus dem MoPAcT-Projekt. Hervorzuheben sind vor allem folgende Aspekte:

- Es genügt nicht, dem Leben lediglich mehr Jahre zu geben – diese zusätzlichen Jahre sollen auch mehr (Er-)Leben bekommen und möglichst gesund sein. Dies gelingt in den verschiedenen Ländern Europas unterschiedlich. Die sozialen wie regionalen Unterschiede in den Dimensionen „Live Expectancy" und „Healthy Life Expectancy" sind beachtlich und insbesondere in der Slowakei, in Estland, in Italien und in Deutschland (!) besonders ausgeprägt (Walker und Zaidi 2019; Giefing-Kröll und Grubeck-Löwenstein 2019). Nicht nur, aber insbesondere in diesen Ländern sind deshalb zusätzliche Anstrengungen zur Gesundheitsförderung erforderlich. Im Fokus sollten dabei vor allem Gesundheitsförderung und -management in der Arbeit, die Vermeidung chronischer Erkrankungen sowie Maßnahmen zur Verhinderung bzw. zur Reduzierung von Langzeitpflegebedarf stehen.
- Der Auf- und Ausbau einer „alter(n)sgerechten" Infrastruktur – von Wohnen über Wohnumfeld, Mobilität bis hin zu Informations- und Kommunikationsservices – kann in erheblichem Maße mit dazu beitragen, die Selbstverwirklichungs- und Teilhabemöglichkeiten, aber auch Produktivpotenziale Älterer zu aktivieren und zu stärken (Merkel et al. 2019).
- Die wirtschaftliche Nachhaltigkeit alternder Gesellschaften zu erhalten ist möglich, hängt aber ganz wesentlich davon ab, ob und wie es gelingt, die Arbeitsgesellschaft auf eine steigende Lebenserwartung hin auszurichten und dies idealerweise mit einer sozial vertretbaren Verlängerung der Lebensarbeitszeit zu konzertieren sowie durch eine erfolgreiche Qualifikations- (im Sinne von „lebenslangem Lernen") und Gesundheitsförderung (im Sinne von „Healthy Ageing") in der Arbeit zu fundieren, d. h. die „Beschäftigungsfähigkeit" einer ebenfalls alternden Erwerbsbevölkerung möglichst für viele so lange wie möglich sicherzustellen (Naegele und Bauknecht 2019).
- Trotz großer Arbeitslosigkeit in weiten Teilen Europas wächst die Sorge, dass der für alternde Gesellschaften bzw. für Gesellschaften des langen Lebens typische steigende Unterstützungsbedarf bei Alltagsverrichtungen und im Gesundheits- und Pflegebereich aufgrund von Personalengpässen nicht mehr angemessen bedient werden kann. Gründe dafür sind keineswegs nur gesunkene Kopfzahlen in den jüngeren Jahrgängen, sondern auch die schlechten Einkommens- und Arbeitsbedingungen vor allem bei der Langzeitpflege (Schulmann et al. 2019; Mäcken et al. 2018). Ein mehrdimensionales „Upgrading" der Arbeit in den altersrelevanten Berufs- und Einsatzfeldern gilt als unerlässlich und zugleich als Schlüsselherausforderung für die Zukunft alternder Gesellschaften.
- In Europa lassen sich zahllose Programme, Projekte und Initiativen finden, die belegen, dass „aktives Altern" auf individueller, gemeinschaftlicher und gesellschaftlicher Ebene möglich ist. Viele der wegweisenden Zukunftsprojekte haben sich auch dem mühevollen Lackmustest einer Evidenzbasierung, sprich eines Wirksamkeitsnachweises, gestellt. Sogar die sonst eher technologieorientierte wirtschaftswissenschaftliche Forschung und Beratung sieht in Gesundheit und Lebensqualität im Alter in einer „Silver Economy" eine zentrale Determinante für diese Zukunftsbranche. So kam eine breit angelegte Studie der EU (Technopolis Group & Oxford Economics 2018 S. 9) zu den ökonomischen Perspektiven alternder Gesellschaften jüngst zu folgendem Ergebnis: „In summary, the needs and demands of older people to live healthier, longer active and independent lives and their willingness to expend on new market solutions will underpin, together with adequate policy support, a growing European Silver Economy and provide new jobs and growth in future."

— Gleichwohl konstatiert MoPAcT – ähnlich wie auch die gerade erwähnte Studie – für Active Ageing ein riesiges Umsetzungsproblem. Die vorliegenden Erkenntnisse aus Forschung, Entwicklung und Erprobung sind zwar vielversprechend und wegweisend, werden aber nur sehr zögerlich – wenn überhaupt – in Politik und Wirtschaft aufgegriffen und umgesetzt. Dem entspricht, dass man einen „demografischen time-lag" zwischen Erkenntnis und konzertierter Reaktion von zwischen zehn und 15 Jahren annimmt.

— Für breitenwirksame und nachhaltige Schritte zur Umsetzung von Active Ageing sind grundlegende politische Weichenstellungen auf supranationaler wie europäischer Ebene genauso unerlässlich wie auf der Ebene der Nationalstaaten. Dabei steigen auch Einsicht und Erkenntnis, dass für eine wirklich nachhaltige Unterfütterung die aktive Beteiligung der dezentralen Ebene unerlässlich ist. Gemeint sind v. a. Kommunen und ihre Stadtteile bzw. Nachbarschaften („Neighbourhoods"), Betriebe und Verwaltungen, (Berufs-)Verbände und Gewerkschaften, Vereine sowie weitere zivilgesellschaftliche Initiativen. Eine Veränderungsdynamik kann vermutlich nur dann realistisch erwartet werden, wenn die notwendigen Erneuerungen nicht nur aus ihrer jeweiligen fachlichen Perspektive isoliert betrachtet, sondern als integrierte „soziale Innovationen" konzipiert und vorangetrieben werden (Heinze und Naegele 2013; Pelka und Terstriep 2016). Dass dabei die aktive Beteiligung von Menschen, deren Engagement und vor allem Qualifikationen unerlässlich ist, liegt auf der Hand.

— Aktivierungs- und Unterstützungsstrukturen für „aktives Altern" sind umso wirksamer, je mehr sie auf die unterschiedlichen Aspekte von sozialer Ungleichheit und Diversität angemessen und je spezifisch eingehen – vom sozialen Status über körperliche und geistige Beeinträchtigungen bis hin zu Geschlecht, Hautfarbe und Ethnizität.

15.3 Active Ageing und seine Wissens- und Qualifikationsbedarfe

Auch wenn sich – wie postuliert – eine Gesellschaft insgesamt am Leitbild des Active Ageing orientieren würde, bleibt Altern immer beides: zum einen und (voraussichtlich auch künftig) für die Minderheit (vor allem im hohen/sehr hohen Alter) eine Lebensphase mit wachsendem und sich weiter ausdifferenzierendem Hilfe- und Unterstützungsbedarf; zum anderen für die Mehrheit (vor allem der jüngeren Altersgruppen; und dies voraussichtlich auch künftig) eine Lebensphase mit wachsenden Chancen für aktiveres, bunteres, erlebnisorientierteres und gesünderes Älterwerden. Wie sich die Quantitäten zwischen den beiden Dimensionen, die zudem fließend sind, verteilen, ob überhaupt und wenn ja in welche Richtung sich Dimensionen verschieben werden und welches politische Gewicht ihnen dabei jeweils zukommt, ist eher offen.

Es spricht allerdings vieles gegen eine „Entwarnung" bei den sozialpolitischen Handlungserfordernissen und viel mehr für die weitere Gestaltungszuweisung an die Politik: Erstens wird insbesondere vor dem Hintergrund eines immer längeren Lebens das hilfe- und unterstützungsbedürftige Alter nicht zurückgehen, sich allenfalls differenzierter und in Teilen anders präsentieren (z. B. Leben mit Demenz, ältere Menschen mit Migrationshintergrund als wachsende Zielgruppe). Zweitens werden zumindest für Deutschland soziale Differenzierungen vor allem in Form sozialer Ungleichheiten eher mehr als weniger das Altern von morgen kennzeichnen (Mahne et al. 2017), dabei nicht selten im Sinne der „Cumulative-Disadvantage-These" (Dannefer 2003) Lebenslauf-vorgeprägt sein. Die jeweiligen Dienstleistungs- und Berufswelten, die sich professionell mit beiden Dimensionen des Älterwerdens/Alter(n)s befassen, müssen auf beide gleichermaßen reagieren. Dabei ist eine doppelte Orientierung erforderlich: Für das hilfe- und unterstützungsbedürftige Alter werden auch weiterhin berufliche Kenntnisse und Fertigkeiten im Bereich Altenhilfe und -pflege mit Schwerpunkten bei diagnostischen, therapeutischen, pflegenden und lindernden Tätigkeiten einerseits sowie präventive sowie soziale Exklusion vermeidende, sozial-integrierende Tätigkeiten andererseits eine wichtige Rolle spielen. Letztere dürften auch – trotz günstigerer Ausgangsbedingungen – von großen Gruppen des „positiven" anderen Alterns zunehmend nachgefragt werden.

Insgesamt und vor allem ist von folgenden notwendigen tätigkeitsbezogenen und entsprechend aufqualifizierten „Anreicherungen" in „gerontologienahen" Handlungs- und Gestaltungsfeldern auszugehen, die neben die klassischen, auf das hilfe- und pflegebedürftige Alter bezogenen Handlungsfelder (Kuhlmann et al. 2013) treten:

- Wachsende Vielfalt und Diversität des Alterns
- Die besonderen Gender-Aspekte des Alters und Alterns
- Aspekte der ethnisch-kulturellen Differenzierung des Alterns
- Teilhabeunterstützung für besonders benachteiligte Teile der älteren und alternden Bevölkerung
- Gestaltung von (beruflichen und ehrenamtlichen) Arbeitsmöglichkeiten für alternde Menschen und für solche mit Beeinträchtigungen
- Körperliches und geistiges Fitbleiben anregen und unterstützen, gerade auch bei Bewegung und Ernährung
- Befähigung zu und Unterstützung von Gemeinschaftsaktivitäten und sozialem Engagement
- Erlebnis und Genuss im und trotz Alter und geistiger und körperlicher Beeinträchtigungen
- Gestaltung von alternsgerechten, sicheren aber dennoch aktivierenden Lebenswelten in der Wohnung und im Wohnumfeld (Quartier und Nachbarschaft)
- Auswirkungen und Gestaltungsmöglichkeiten der Digitalisierung in der Welt des Alterns und bei der Unterstützung Älterer

- Gestaltungs-, Durchsetzungs- und Behauptungsfähigkeit, sowohl mit Blick auf die fachlichen Gestaltungsmöglichkeiten bei der Projektarbeit und im operativen Geschäft als auch bei der Wahrnehmung beruflicher (Eigen-)Interessen
- Fähigkeiten zur sozial-integrativen Beteiligung und politischen Interessenvertretung
- Fähigkeiten zur interdisziplinären und multiprofessionellen, gestaltungsorientierten Zusammenarbeit mit einer Fülle von weiteren „gerontologienahen" Disziplinen, v. a. mit Stadtentwicklern, Raum- und Regionalplanern, Architekten, Medizinern, nicht-ärztlichen Gesundheitsberufen (v. a. Logopädie, Ergotherapie, Physiotherapie)

Die Digitalisierung der Arbeits- und Lebenswelten ist derzeit in der Öffentlichkeit, den Medien und auch in Wirtschaft, Wissenschaft und Politik ein herausragendes Thema. Oft wird dabei der Pflegeroboter als Kronzeuge für zu erwartende weitreichende Veränderungen aufgeführt. Pflegeexperten wie auch in zunehmendem Maße Zukunftsforscher weisen jedoch mit Nachdruck darauf hin, dass Digitalisierung ihre Zukunftsbedeutung am besten dann bekommen kann, wenn sie Teil eines integrierten sozio-technischen Gestaltungsansatzes wird: „Computer und Roboter können weder die Pflege regeln, noch Armut mildern, noch den Verkehr entstauen. Dazu brauchen wir intelligentere soziale, humane Systeme" (Horx 2018). In diesem Sinne sind interdisziplinär fundierte und anschlussfähige Gestaltungskompetenzen auch und gerade in den alternsrelevanten Berufsausbildungen und Studiengängen zu verankern.

Gestaltungskompetenz ist aber nicht nur bezüglich der Nutzung digitaler Technik(en) bedeutsam. Gefordert ist sie ebenfalls mit Blick auf die Entwicklung, Erprobung und Umsetzung sicherer, gesundheitsfördernder Wohn- und Lebenswelten zu Hause, im Quartier und unterwegs. Gerontologen und Pflegeexperten sind hier nicht nur gefordert, Defizite und Herausforderungen herauszuarbeiten, sondern ihre Expertise auch bei der

Suche nach und Pilotierung, Wirkungsanalyse und Umsetzung von Antworten einzubringen. Um sich in diesem Sinne engagieren zu können, sind interdisziplinäre, kommunikativ-moderierende, wirkungsanalytische sowie politisch-organisierende Kenntnisse und Zugänge unerlässlich.

Gestaltungskompetenz im Sinne von Mitgestaltung und Mitbestimmung ist eine weitere zentrale Kompetenzanforderung mit Blick auf die internen Arbeitswelten der Dienstleister für die Welt des Active Ageing. Die heute noch in fast allen Ländern, auch in Deutschland, schlechten Arbeitsbedingungen vor allem in den sozial-pflegerischen Alter(n)sarbeitsfeldern, kürzlich erst wieder für die Langzeitpflege eindrucksvoll u. a. von den Autoren dieses Artikels im Rahmen des EXTEND-Projektes analysiert und beschrieben (Mäcken et al. 2018; Heß und Naegele 2018), sind zentrale Herausforderungen wie Zukunftshemmnis zugleich, wenn es darum geht, in einer Gesellschaft des langen Lebens die Weichen für eine fachlich angemessene und qualitativ hochwertige gesundheitliche wie pflegerische Versorgung zu stellen. Für Deutschland gilt: Ursachen dafür sind zum einen die schlechten „materiellen" Rahmenbedingungen, also vor allem eine schlechte Bezahlung, die weite Verbreitung sachgrundloser Befristungen, schwer planbare Arbeitszeiten. Zum anderen spielt im „Immateriellen" eine Rolle, dass der Arbeitsalltag den ethisch-sozialen Anliegen nicht gerecht wird, die Menschen häufig motivieren, sich in Berufen rund um das Altern zu engagieren. Im zunehmenden Maße nach rein betriebswirtschaftlichen Kriterien aufgestellten, hoch arbeitsteiligen, durchgetakteten, aber dennoch zumeist turbulenten Arbeitsalltag dominieren Arbeitshetze und Improvisation; Zeit für persönlich-emotionale Zuwendung und dialogischen Austausch und Zusammenarbeit mit Patienten bzw. Kunden und Klienten bleibt kaum. Und selbst dort, wo Beschäftigte Anregungen für Verbesserungen haben und entsprechende Gestaltungsspielräume ausmachen, wird ihnen zumeist wenig Gehör geschenkt. Unter dem Strich wirken die derzeitigen Arbeitsverhältnisse als wenig wertschätzend für die Motivationen und die Anliegen von Beschäftigten. Nicht zu übersehen ist allerdings auch, dass speziell im Gesundheits- und Pflegesektor massive unproduktive Potenziale für Effizienzsteigerungen liegen, deren Ausnutzung auch für eine Qualitätssteigerung in der eigentlichen Diensteerbringung nutzbar gemacht werden können.

Eine wichtige Antwort auf diese arbeitspolitischen Probleme (vor allem in den gesundheits- und pflegebezogenen Berufsfeldern des Alterns) ist sicherlich eine materielle Aufwertung, sprich: eine Verbesserung der Bezahlung, wie sie derzeit gerade im (Alten-)Pflegebereich von der Bundesregierung und von etlichen Wohlfahrtsverbänden in ersten Schritten angegangen wird (Stichwort: Einheitlicher Tarifvertrag Pflege). Darüber hinaus könnte aber auch eine auf Mitbestimmung und Arbeitnehmerwissen setzende Strategie der Arbeitsgestaltung vor Ort nicht nur zu einer wirkungsvolleren Arbeit, sondern auch zu mehr Wertschätzung und Motivation beitragen.[3] Sicherlich sind die Kenntnisse und Fertigkeiten für solche Wege der Partizipation im Alltag zu entwickeln und zu schärfen. Außerdem hängen sie auch von der Unterstützung durch Gewerkschaften, Kammern und Berufsverbänden ab. Gleichwohl sind die Grundlagen dafür auch bereits in der Berufsausbildung und im Studium zu legen. Auch in diesen Feldern fängt Deutschland nicht bei null an, unstrittig ist jedoch, dass noch Entwicklungspotenzial besteht.

---

[3] Das überwältigend hohe Interesse, das dem niederländischen Konzept Buurtzorg in den letzten Monaten aus der deutschen Pflegewelt entgegenschlug (Hilbert et al. 2019), ist ein starker Beleg dafür, dass eine innere Modernisierung im Sinne einer dezentralen, von Mitarbeitern (mit-)getragenen Arbeitsgestaltung ein starker Schub nicht nur für mehr Qualität, sondern auch für mehr Attraktivität der Arbeit sein kann.

▪▪ Exkurs: Das MoPAcT-Projekt und zukünftige Handlungs- und Gestaltungserfordernisse

Im Rahmen des bereits erwähnten MoPAcT-Projektes (Walker 2019) wurden folgende zentrale Handlungsfelder eines Active Ageing eingehend untersucht:

1. Schaffung ökonomischer Nachhaltigkeit für alternde Gesellschaften
2. Ausgestaltung nachhaltiger Alterssicherung
3. Verlängerung des Erwerbslebens
4. Gesundes Älterwerden und soziales Engagement im Alter
5. Gesundheit und Wohlbefinden im Alter im Rahmen eines Lebenslauf-Ansatzes
6. Technologienutzung in einer alternden Gesellschaft
7. Soziale Unterstützung (social support) und Langzeitpflege als Herausforderungen in einer Gesellschaft des langen Lebens und
8. Politische und soziale Partizipation und Inklusion im Alter.

Es würde den Rahmen dieses Beitrags sprengen, die im MoPAcT-Projekt gefundenen Ergebnisse und formulierten Politikempfehlungen darstellen zu wollen. Von daher seien an dieser Stelle nur einige wenige Hinweise auf Handlungsfelder und Handlungsbedarfe und auf darauf bezogene Qualifikationsbedarfe erwähnt, die die bereits weiter oben berichteten ergänzen sollen; wie oben auch hier mit Blick auf „Anreicherungen" für ein modernes Qualifikations- und Kompetenzprofil „gerontologienaher" Tätigkeiten bzw. für moderne, angewandt arbeitende „Gerontologen" in folgenden Handlungsfeldern:

- Bewältigung der ökonomischen Herausforderungen alternder Gesellschaften erfordern makro- und mikroökonomisches Wissen rund um das Altern der Bevölkerung, vor allem im Kontext des „großen" Generationenvertrages
- Finanzwirtschaftliche Kompetenzen und financial literacy zur gruppenbezogenen wie individuellen Beratung bei der/für die Gestaltung von Alterssicherung
- Betriebliche Beschäftigungs- und Personalpolitik mit und für alternden Belegschaften
- Förderung und Erhalt ihrer Beschäftigungsfähigkeit, idealerweise eingebettet in einen Life-Course-Approach, auf unterschiedlichen Handlungsebenen (Makro, Meso, Mikro)
- Wissen um/Gestaltung von Healthy Ageing im Kontext von sozialer Engagement-Förderung;
- Herstellung und Sicherung von Wohlbefinden vor allem bei kritischen Lebensereignissen im Alter
- Hilfestellung bei der Herstellung und Gestaltung von gesundheitsfördernden Lebensläufen – mit Fokus auf ungünstige Ausgangsbedingungen
- Möglichkeiten und Grenzen technologieassistiver Wohn- und Versorgungskonzepte – mit besonderem Fokus auf digitale Kompetenzen und Überwindung von altersgruppentypischer und/oder sozialselektiver „digital gaps"
- Vorpflegerische und pflegerische Hilfe- und Unterstützungssysteme in unterschiedlichen Settings (familial, sozial, regional etc.)
- Beteiligung des Alters bei der Planung und Herstellung der auf sie bezogenen lebensweltnahen Politikansätze insbesondere auf der kommunalen Ebene

15.4 Mehr und bessere Qualifizierung für Active Ageing braucht Gestaltung

Die Bedingungen, Berufsbildung und Studium im Sinne der Gesellschaft des „Active Ageing" weiterzuentwickeln, waren selten so gut wie heute, aus mehreren Gründen: Erstens liegen konkrete und belastbare Gestaltungsperspektiven im Sinne von konkreten Utopien vor. Zweitens sind (in Deutschland) insbesondere die Wohlfahrtsverbände dabei, sich konzeptionell und auch organisatorisch auf modernisierte Leistungspaletten in und jenseits der Pflege einzustellen (Opielka 2018; Bräutigam et al.

2017; Heinze et al. 2019; DPWV 2014). Drittens hat die einschlägige Forschung bereits Konzepte für neue und erneuerte Ausbildungen und Studiengänge vorgelegt, in einigen Fällen schon pilotiert (Kuhlmann et al. 2013) und – im Bereich der akademischen Qualifizierung – sogar als Standardangebote auf den Weg gebracht[4]. Viertens ist es im Kontext des Bundestagswahlkampfes 2017 und der Etablierung der großen Koalition im Jahre 2018 erstmals gelungen, für das Thema der Aufwertung der Arbeit, allerdings begrenzt auf die pflegerischen Berufs- und Handlungsfelder, massive Aufmerksamkeit und einen klaren politischen Gestaltungswillen zu erhalten.

Gleichwohl fehlt aber sowohl auf der europäischen Ebene wie in Deutschland bislang eine systematische Diskussion und Forschung darüber, wie sich das Leitbild des Active Ageing bei der (beruflichen und akademischen) Aus-, Fort- und Weiterbildung in einschlägigen gerontologienahen Berufsbildern niederschlagen sollte. Zwar sind – gerade auch in Deutschland – eine Fülle von Qualifikationsangeboten (sowohl in der Weiterbildung als auch im akademischen Bereich) entstanden, jedoch liegt diesen weder eine wissenschaftlich-analytische noch eine sozialpartnerschaftlich-dialogische Fundierung zugrunde, wie es ansonsten in der Berufsbildung in Deutschland erfolgreich praktiziert wird (Euler 2013; Streeck et al. 1987).

Gleichwohl wurde bereits themenbezogen debattiert und auch entschieden. Der Schwerpunkt der einschlägigen Diskurse liegt zum einen auf der Einbeziehung der Altenpflege in eine einheitliche, generalistische Pflegeausbildung sowie zum anderen darin, bei verschiedenen, untereinander kaum koordinier-

ten Aktivitäten geriatrisch-gerontologisch fundierte akademische Ausbildungen jenseits der Altenpflege im engeren Sinne zu etablieren – von einem Bachelor in Gesundheitstechnologie an der Apollon Hochschule in Bremen über einen Masterstudiengang Community and Family Health Nursing an der Universität Bremen bis hin zu einem stark auf Makrosoziologie und entsprechende Methodenkompetenzen fokussierten Masterstudiengang Alternde Gesellschaften an der TU Dortmund. Ausbildung für Active Ageing scheint mithin eine aktive, aber wenig strukturierte Landschaft zu sein, bei der – wie vor einiger Zeit bereits mit Blick auf die Entwicklung in den Gesundheitsberufen konstatiert werden musste – mehr von einem eher kakophonischen „Berufsbasteln" (Bräutigam et al. 2013) als von einer strategischen Berufsbildungspolitik gesprochen werden muss.

Eine solche lässt sich zwar weder herbeiwünschen noch verordnen, kann allerdings vielleicht helfen, im forschenden und praxisgestaltenden Alltag sich stärker an zukunftsfähigen „konkreten Utopien" und an wechselseitiger Anschlussfähigkeit, an mehr Integration im Kaleidoskop des „Berufebastelns" (Bräutigam et al. 2013) zu orientieren. Die folgenden Überlegungen verstehen sich vor diesem Hintergrund als Orientierungs- und Organisationsanregungen für den Ausbau einer „strategischen Berufsbildungspolitik light" und sollen Anregungen für die weitere anwendungsorientierte Forschung und für den interdisziplinären und sozialpartnerschaftlich angelegten gestaltungsorientierten Austausch in den alternsrelevanten und/oder gerontologienahen Dienstleistungsbranchen und Berufsfeldern geben. Drei Aspekte und Chancen scheinen sich u. E. dabei besonders aufzudrängen:

Die politische Debatte über „Gleichwertige Lebensverhältnisse" bringt Schubkraft für Active Ageing und die damit verbundenen Fragen der Berufsbildung: Die Bundesregierung hat im Herbst 2018 eine Kommission „Gleichwertige Lebensverhältnisse" eingesetzt. Diese soll in verschiedenen Bereichen – von den kommunalen Altschulden über die technische Infra-

---

[4] Große Aufmerksamkeit erzielte v. a. die (öffentliche) Hochschule für Gesundheit (HSG) in Bochum mit der Errichtung eines „Department of Community Health" mit Studiengängen zu den Themen „Gender und Diversity", „Sozialraum und Gesundheit" sowie „Gesundheit und Diversity in der Arbeit". Ganz aktiv beim Entwickeln einschlägiger innovativer Studienangebote waren auch private Fachhochschulen wie Apollon oder die FOM Hochschule.

struktur bis hin zur soziale Daseinsvorsorge und Teilhabe und dem Zusammenhalt der Gesellschaft – Vorschläge erarbeiten, wie strukturschwache ländliche und städtische Regionen zum einen Versorgungssicherheit garantieren, zum anderen möglichst auch noch aufgewertet werden können. Bei der Arbeit dieser Kommission wird sich mit an Sicherheit grenzender Wahrscheinlichkeit ergeben, dass die zukunftsfähige Versorgung der alternden Bevölkerung nicht ohne integrierende und aktivierende Strategien im Sinne des „Active Aging" vorstellbar ist. Erste Forschungen und Entwicklungsaktivitäten in diesem Sinne sind bereits angelaufen oder starten gerade.[5] Die Debatten in der Kommission sowie die entsprechenden Forschungsprojekte bieten eine weitere gute Gelegenheit, auf die Möglichkeiten von Berufsbildern im Sinne des Active Ageing aufmerksam zu machen und damit auch zu ihrer Aufwertung beizutragen.

Fachkommission Pflegeausbildung als Chance für eine Aufwertung der Altenhilfe im Sinne des Active Ageing: Die Reform der Pflegeausbildung im Sinne einer vereinheitlichten Ausbildung für Krankenpflege, Kinderkrankenpflege und Altenpflege zog sich schier unendliche lange hin und endete dennoch mit einer „halbfertigen" Lösung – die Altenpflege bekommt weiterhin einen Sonderstatus, der von vielen Kommentatoren als eine „Pflege zweiter Klasse" beurteilt wird. Ende 2018 setzten das Bundesministerium für Gesundheit und das Bundesministerium für Familien, Senioren, Frauen und Jugend gemeinsam ei-

ne Fachkommission mit der Aufgabe ein, Rahmenlehrpläne und Rahmenausbildungspläne für die Pflegeberufe zu erarbeiten. Organisatorisch und inhaltlich wird diese Fachkommission durch eine beim Bundesinstitut für Berufsbildung (BiBB) angesiedelte Geschäftsstelle unterstützt. Wenn es gelingt, die Rahmen für die Ausbildung im Altenpflegebereich so zu öffnen, dass Einsatzfelder im Sinne des Active Ageing auch jenseits der Pflege im engeren Sinne geöffnet werden (etwa bei der präventionsorientierten Gemeindearbeit bzw. bei der alter(n)sgerechten Quartiersentwicklung), könnte dies dafür sorgen, dass die Altenpflege kein Pflegeberuf zweiter Wahl wird, sondern an Attraktivität gewinnt.

Plattformen für Orientierung und Integration bei altersrelevanten Qualifikationen sind da, müssen aber handeln: Ob es gelingt, die angesprochenen Chancen für die Entwicklung, Erprobung und Umsetzung von Handlungs- und Qualifizierungskonzepten im Sinne des Active Ageing zu realisieren, ist keineswegs ausgemacht. Als Problem könnte sich erweisen, dass diese „konkrete Utopie" keine einheitliche Stimme hat, sondern nur von einem unkoordinierten Schwarm von unverbundenen Einzelinitiativen getragen wird. Dies könnte dazu führen, dass die politische und wirtschaftliche Durchsetzungskraft leidet und die Schritte in Richtung Active Ageing sehr zaghaft ausfallen – zum Nachteil der betroffenen Menschen, aber vermutlich auch von Gesellschaft und Wirtschaft insgesamt. Aus diesem Grunde wäre es wünschenswert, dass sich eine strategische Initiative bildet, die beim Thema Active Ageing die Rolle einer orientierenden und integrierenden Plattform für strategische Berufsbildungspolitik wahrnimmt. Für den Bereich der Altenpflege ist zu hoffen, dass die Unterstützung der neuen Fachkommission durch das BiBB in diesem Sinne wirkt, denn dieses hat langjährige einschlägige Erfahrungen. Eine orientierende und integrierende Plattform für die eher akademischen Berufsbilder bei gesundheits- und medizinbezogenen Themen könnte eine Zukunftsaufgabe für den „Runden Tisch Medizin und Gesundheitswissenschaften" sein, der un-

---

[5]   In den sozial benachteiligten Hamburger Stadtteilen Billstedt und Horn wurde Anfang 2018 ein einschlägiges Projekt des Innovationsfonds gestartet: „Die Schwerpunkte in den kommenden Jahren sind: Stärkung und Vernetzung der wohnortnahen Versorgung und Entlastung der Ärzte, Gesundheitsförderung und Prävention sowie Aufbau eines sektorenübergreifenden, innovativen Versorgungsmanagements." (https://optimedis.de/netzwerke/gesundheit-fuer-billstedt-horn). Ebenfalls gefördert vom Innovationsfond startet in der Grafschaft Bentheim/Nordhorn gerade ein weiteres Großprojekt, das ähnliche Ziele in einer ländlichen Region erreichen will.

ter dem Dach der Hochschulrektorenkonferenz arbeitet. Völlig offen ist, welche Institutionen sich um die weiteren, nicht-medizinischen und nicht-pflegerischen, aber dennoch altersrelevanten Berufsfelder und Qualifikationen kümmern könnten. Vielleicht wäre dies eine Chance für den „Verein zur Förderung eines Nationalen Gesundheitsberuferates" (NGBR e. V.), der dabei sicherlich auch von einer Zusammenarbeit mit dem „Netzwerk deutsche Gesundheitsregionen e. V." (NDGR e. V.) profitieren könnte. Wünschenswert wäre, wenn sich das BIBB um den Aufbau eines Dialogs zwischen den genannten Plattformen kümmern könnte. Sollte dies allerdings ausbleiben, wäre naheliegend, dass NGBR und NDGR in diesem Sinne aktiv werden.

15.5 Schlussfolgernde Zusammenfassung

Die Zukunft des Alterns, der alternden Gesellschaft bzw. der Gesellschaft eines langen Lebens braucht nicht nur eine Weiterentwicklung in Altenhilfe und -pflege, sondern auch einen Ausbau alter(n)sgerechter Infrastrukturen, Produkte und (vor allem) Dienstleistungen. Das Leitbild für diesen Entwicklungsprozess heißt „Active Aging" und hat sich in vielen Projekten und Initiativen bereits als praxistauglich erwiesen; allerdings noch weit von einer breitflächigen Umsetzung entfernt. Während es bei der Pflegeberufsausbildung einen strategisch angelegten Erneuerungsprozess gab und gibt, fehlt ein solcher für andere altersrelevante und gerontologienahe Handlungs- und Berufsbildungsbereiche jenseits der Pflege. Zwar existieren Plattformen für die wünschenswerten strategischen Austausch- und Entwicklungsarbeiten, jedoch sind dort die nötigen Initiativen noch nicht ergriffen worden. Es ist zu hoffen, dass dieser Beitrag im Sinne eines kleinen Anstoßes wirkt, Gestaltungsinteresse für eine strategische Berufsbildungspolitik für „Active Ageing" zu wecken.

Literatur

Bloch E (1985) Das Prinzip Hoffnung Bd. 5. Suhrkamp, Frankfurt am Main

Bräutigam C, Evans M, Hilbert J (2013) Berufsbilder im Gesundheitssektor – Vom „Berufebasteln" zur strategischen Berufsbildungspolitik. WISO-Diskurs. Friedrich-Ebert Stiftung, Bonn

Bräutigam C, Evans M, Hilbert J, Schneider J, Weigel R (2017) Den Wert sozialer Arbeit neu vermessen – Argumente für eine Aufwertung sozialer Dienstleistungen. Expertise für den AWO-Bundesverband. Berlin/Gelsenkirchen, unveröffentlichtes Manuskript

Dannefer D (2003) Cumulative advantage/disadvantage and the life course: cross-fertilizing age and social science theory. J Gerontol Ser B 58(6):327–337

Deutscher Paritätischer Wohlfahrtsverband (DPWV) (2014) Strategiepapier Altenhilfe und Pflege 2025. DPWV, Berlin

Euler D (2013) Das duale System in Deutschland – Vorbild für einen Transfer ins Ausland? Bertelsmann Stiftung, Gütersloh

Giefing-Kröll C, Grubeck-Löwenstein B (2019) Improving health in later life: how a life course approach could improve health and well-being in old Age. In: Walker A (Hrsg) The future of ageing in Europe – making an asset of longevity. Palgrave Macmillan, Singapore, S 177–215

Heinze RG, Naegele G (2013) Social innovations in ageing societies. In: Franz H, Hochgerner J, Howald J (Hrsg) Challenge social innovation – potentials for business, social entrepreneurship, welfare and civil society. Springer, New York, S 153–169

Heinze R, Kurtenbach S, Üblacker J (2019) Digitalisierung und Nachbarschaft: Erosion des Zusammenlebens oder neue Vergemeinschaftung? In: Heinze R, Kurtenbach S, Üblacker J (Hrsg) Digitalisierung und Nachbarschaft: Erosion des Zusammenlebens oder neue Vergemeinschaftung? Nomos, Baden-Baden, S 11–32

Heß M, Naegele G (2018) Extending working lives of an ageing workforce – Zusammenfassung und wichtigste Ergebnisse. Bericht für das Bundesministerium für Bildung und Forschung. Forschungsgesellschaft für Gerontologie e. V., Dortmund

Hilbert J, Merkel S, Technau J (2019) Transformation der Pflegewirtschaft. Buurtzorg und der Nutzen digitaler Technik – Erkenntnisse aus den Niederlanden, Gestaltungsperspektiven für Deutschland. In: Heinze RG, Kurtenbach S, Üblacker J (Hrsg) Digitalisierung und Nachbarschaft. Nomos, Baden-Baden

Horx M (2018) Trendforscher Horx: Künstliche Intelligenz wird überschätzt. https://www.welt.de/newsticker/dpa_nt/infoline_nt/netzwelt/article186272980/Trendforscher-Horx-Kuenstliche-Intelligenz-wird-ueberschaetzt.html. Zugegriffen: 28. Dez. 2018

Kuhlmann A, Lüders S, Franke A, Hampel S, Naegele G, Patzelt C, Pfefferkorn C, Schmidt W, Walter U (2013) Personalbedarf in der Altenhilfe und Altenpflege in Baden-Württemberg – Expertise. Im Auftrag des Kommunalverbandes Jugend und Soziales Baden-Württemberg

Mäcken J, Merkel S, Hess M, Hilbert J, Naegele G (2018) Transition to retirement in the healthcare sector. Z Gerontol Geriatr Onlinefirst 52(1):25–31

Mahne K, Wolff JK, Simonson J, Tesch-Römer C (2017) Altern im Wandel: Zwei Jahrzehnte Deutscher Alterssurvey. In: Dieselben (Hrsg) Altern im Wandel. Springer VS, Wiesbaden, S 11–28

Merkel S, Heinze RG, Hilbert J, Naegele G (2019) Technology for all. In: Walker A (Hrsg) The future of ageing in Europe – making an asset of longevity. Palgrave Macmillan, Singapore, S 217–253

Naegele G, Bauknecht J (2019) Extending working lives. In: Walker A (Hrsg) The future of ageing in Europe – making an asset of longevity. Palgrave Macmillan, Singapore, S 107–142

Opielka M, Peter S (2018) Zukunftsszenario Altenhilfe Schleswig-Holstein 2030/2045. Ergebnisbericht. ISÖ-Text 2018-1. Siegburg

Pelka B, Terstriep J (2016) Mapping social innovation maps: the state of research practice across europe. Eur Public Soc Innov Rev Nr 1:3–16

Schulmann K, Reichert M, Leichsenring K (2019) Social support and long-term care for older people: the potential for social innovation and active ageing. In: Walker A (Hrsg) The future of ageing in Europe – making an asset of longevity. Palgrave Macmillan, Singapore, S 255–286

Streeck W, Hilbert J, van Kevelaer KH, Maier F, Weber H (1987) Steuerung und Regulierung der beruflichen Bildung: Die Rolle der Sozialparteien in der beruflichen Ausbildung und Weiterbildung. sigma, Berlin

Technopolis Group, Economics O (2018) The silver economy. Europäische Kommissions (Executive Summary), Brüssel

Walker A (2019) The future of ageing in Europe – making an asset of longevity. Palgrave Macmillan, Singapore

Walker A, Zaidi A (2019) Strategies of active ageing in Europe. In: Walker A (Hrsg) The future of ageing in Europe – making an asset of longevity. Palgrave Macmillan, Singapore, S 29–52

World Health Organization (WHO) (2002) Aktiv Altern – Rahmenbedingungen und Vorschläge für politisches Handeln. WHO, Genf

15

Interprofessionelle Teams in der Versorgung

Ronja Behrend, Asja Maaz, Maria Sepke und Harm Peters

© Der/die Autor(en) 2020
K. Jacobs et al. (Hrsg.), *Pflege-Report 2019*, https://doi.org/10.1007/978-3-662-58935-9_16

■■ Zusammenfassung

Der Beitrag beschreibt die Herausforderungen einer patientenorientierten Versorgung und den daraus resultierenden Bedarf an Kooperation und Teamarbeit zwischen verschiedenen Gesundheitsberufen. Experten empfehlen, interprofessionelle Kompetenzen durch interprofessionelles Lernen zu vermitteln, um die Teamarbeit im Arbeitsalltag zu verbessern (WR 2012; BMBF/ BMG 2017). In den Settings Ausbildung, Weiterbildung und Arbeitsalltag wird interprofessionelles Lernen der Gesundheitsberufe exemplarisch vorgestellt. Bedeutungen und Chancen, die sich für die Pflegeberufe durch eine verbesserte interprofessionelle Zusammenarbeit der verschiedenen Gesundheitsberufe ergeben, werden aufgezeigt.

This article describes the challenges of patient-oriented care and the evolving need for cooperation and teamwork between various health professionals. Experts recommend strengthening interprofessional competencies through interprofessional training in order to improve teamwork in the workplace. Interprofessional learning of the health professions is presented exemplarily in the settings of under- and graduate education and in the workplace. The authors highlight the importance and the opportunities that arise for the nursing profession by improving interprofessional cooperation between various health professions.

16.1 Einleitung

Der Fortschritt der modernen Medizin führt zu einem enormen Wissenszuwachs und einer zunehmenden Spezialisierung in allen Disziplinen des Gesundheitswesens (Densen 2011; Weisz 2006). Dies ermöglicht zwar einerseits eine immer hochwertigere und spezialisiertere Versorgung, führt aber andererseits zu einem vermehrten Abstimmungsbedarf zwischen den verschiedenen Leistungserbringern im Gesundheitssystem (SVR 2007; RBS 2011).

Die zukünftige Gesundheitsversorgung sieht sich mit zahlreichen Herausforderungen konfrontiert (WR 2012; RKI 2015; RBS 2011). Dazu gehört das sich insbesondere in der westlichen Welt wandelnde Krankheitsspektrum: weg von akutem hin zu komplexem, chronischem Krankheitsgeschehen. Durch die zunehmende Lebenserwartung der Bevölkerung steigt das Risiko, an verschiedenen Zivilisationskrankheiten zu erkranken, die eine lange und aufwändige Versorgung durch verschiedene, miteinander kooperierende Gesundheitsberufe (u. a. Medizin, Pflege- und Therapieberufe) erfordern (RKI 2015; RBS 2011). Die Patientinnen und Patienten von morgen, die durch die zunehmende Digitalisierung einen verbesserten Zugang zu umfangreichen Informationen zu ihren jeweiligen Krankheitsbildern haben (werden), werden als Experten ihrer eigenen Erkrankung andersartige Rollenerwartungen an die jeweiligen Gesundheitsprofessionen richten. Dadurch wird der Wunsch nach partizipativer Einbeziehung in den Gesundheitsprozess zunehmen, was die traditionelle Rolle zwischen Patienten und Versorgenden verändern wird (Longtin et al. 2010). Hierbei ist zum Beispiel eine patientengerechte Kommunikation wichtig. So sollten Informationen in verständlicher Sprache übermittelt werden und Fachsprache vermieden werden (Kulbe 2009). Dabei gilt es, die Diversität der Patientinnen und Patienten z. B. durch unterschiedliches Wissen, kulturelle Hintergründe und Bedürfnisse zu berücksichtigen (KBV 2017). Die Digitalisierung der Arbeitswelt führt zudem zu einer drastischen Veränderung der Anforderungen an die jeweiligen Gesundheitsprofessionen und ihrer Kooperation (Bräutigam et al. 2017; BGW 2017).

Nur durch die Bewältigung der oben beschriebenen Herausforderungen und eine verstärkt kooperative Zusammenarbeit der Gesundheitsberufe kann eine effektive patientenorientierte Versorgung gewährleistet werden (WR 2012). Die Pflege ist die Berufsgruppe, die die meiste Zeit mit den Patienten verbringt und ist somit eine wichtige Ansprechpartnerin für sie. Dadurch ist sie als Wissens- und Informationspool für andere Berufsgruppen besonders bedeutsam (Hoefert und Härter 2010). Durch den engen Patientenkontakt kann die Pflege vielen Professionen wichtige Informationen liefern, zum Beispiel, welche Folgen medizinische Behandlungen auf das tägliche Leben des Patienten haben oder welche Ressourcen des Patienten für die Behandlung gefördert werden können. In einer Untersuchung von Meyer-Kühling und Kollegen wurden Pflegende und Ärzte zu ihren Erwartungen bezüglich der Kommunikation und Kooperation miteinander befragt. 92 % der Ärztinnen und Ärzte benannten dabei die Pflegekräfte als die wichtigsten Kooperationspartner in der Versorgung demenziell erkrankter Pflegeheimbewohner (Meyer-Kühling et al. 2015).

Die kooperative Zusammenarbeit der verschiedenen Gesundheitsprofessionen wird demnach zur Grundvoraussetzung für eine patientenorientierte Versorgung (WR 2012). Um die Gesundheitsberufe auf die Arbeit in interprofessionellen Teams bestmöglich vorzubereiten, ist eine Anpassung der Aus- und Weiterbildungen notwendig, die den Berufsangehörigen die notwendigen Kompetenzen zum Umgang mit diesen Herausforderungen vermittelt (WR 2012; SVR 2007; HRK 2017).

16.2 Hintergrund

16.2.1 Begriff: interprofessionelle Zusammenarbeit

Unter dem Begriff interprofessionelle Zusammenarbeit versteht man die Zusammenarbeit verschiedener Professionen, Patienten, Klienten, Angehörigen, aber auch Gesellschaften, um interprofessionelles Arbeiten zu ermöglichen und so optimale Gesundheitsversorgung zu gewährleisten (WHO 2010)[1].

[1] Interprofessional collaboration (IPC) occurs when learners/practitioners, patients/clients/families and communities develop and maintain interprofessional working relationships that enable optimal health outcomes.

16.2.2 Expertenempfehlungen

Zahlreiche Versorgungs- und Bildungsexperten empfehlen die kooperative Zusammenarbeit der verschiedenen Gesundheitsberufe, um den Versorgungsanforderungen gerecht zu werden (WR 2012, SVR 2007; RBS 2011). Bereits 1991 betonte die Bundesärztekammer, dass die Kooperation aller Gesundheitsberufe für eine patientenorientierte Versorgung notwendig sei (vgl. Bundesärztekammer 1991). Die flächendeckende Umsetzung lässt jedoch auf sich warten, sodass die Forderung nach wie vor Bestand hat. Der Sachverständigenrat zur Begutachtung der Entwicklung im Gesundheitswesen benennt den „Mangel an interdisziplinären und flexiblen Versorgungsangeboten" als Problem und empfiehlt, an intakter Kommunikation und flachen Teamstrukturen zu arbeiten (SVR 2007). Die ziel- und teamorientierte Zusammenarbeit der Gesundheitsberufe soll dabei die Effizienz und Effektivität der Gesundheitsversorgung verbessern (SVR 2009). Die Forderungen der Expertinnen und Experten beziehen sich einerseits auf die strukturellen Bedingungen, die Zusammenarbeit ermöglichen oder erleichtern. In diesem Kontext werden häufig innovative Versorgungsmodelle wie die Integrierte Versorgung oder Disease-Management-Programme genannt, die auf koordinierte und schnittstellenübergreifende Versorgung ausgerichtet sind (vgl. Simon 2013). Andererseits steht die Kompetenz der einzelnen Gesundheitsberufe, im Team arbeiten zu können, im Fokus. Daraus folgend wird eine sogenannte „interprofessionelle Kompetenz", bzw. die Fähigkeit, im interprofessionellen Team zu agieren, als essentielle Kernkompetenz der Gesundheitsprofessionen bewertet (Frank 2005; ZVK 2011; ICN 2008). Entsprechende Qualifizierungsmöglichkeiten in Aus- und Weiterbildung werden vermehrt gefordert (WR 2012; RBS 2011; Walkenhorst et al. 2015).

16.3 Interprofessionelle Kompetenzen

Damit die Patientenversorgung im interprofessionellen Team gelingt, bedarf es einer positiven Einstellung zur Teamarbeit und verschiedener Kompetenzen auf Seiten der Gesundheitsprofessionen. Dazu zählen, neben einer im Vordergrund stehenden patientenorientierten Versorgung, die Rollenklarheit der eigenen und der anderen beruflichen Rollen, die Fähigkeit zur Zusammenarbeit im Team, die gemeinsame Führung, die Fähigkeit zur interprofessionellen Kommunikation und der professionelle Umgang mit Konflikten (CIHC 2010). Um diese Kompetenzen an die Angehörigen der Gesundheitsberufe zu vermitteln, wird das gemeinsame Lernen verschiedener Professionen von-, mit- und übereinander empfohlen (HRK 2017; WR 2012; SVR 2007; Walkenhorst et al. 2015). Durch den persönlichen Kontakt beim gemeinsamen Lernen sollen u. a. Vorurteile abgebaut, die Anerkennung der Expertise der anderen Professionen erhöht und das gemeinsame übergeordnete Ziel, die Patientenorientierung, gestärkt werden.

16.3.1 Vermittlung interprofessioneller Kompetenzen

Interprofessionelle Kompetenzen können in Aus- und Weiterbildung sowie im täglichen Arbeitsumfeld erworben werden. Um diese Fähigkeiten gezielt zu fördern, bedarf es entsprechender Strukturen und didaktischer Konzepte zur Vermittlung. Jedoch sind die Aus- und Weiterbildungen im Gesundheitsbereich bislang monoprofessionell in sogenannten „Professionssilos" organisiert (Sottas et al. 2013). Schnittstellen sind in den bestehenden Strukturen nicht vorgesehen, sodass gemeinsames Lernen schwer zu realisieren ist. Zu den Schwierigkeiten im Ausbildungsbereich gehört, dass die Gesundheitsberufe an unterschiedlichen Orten und unter unterschiedlichen Rahmenbedingungen ausgebildet werden. Während die überwiegende Anzahl Pflegender eine dreijährige Ausbildung absolviert, studieren angehende Ärztinnen und Ärzte an Universitäten und die Therapieberufe absolvieren eine Ausbildung an einer Berufsfachschule. Die Akademisierung der Gesundheitsfachberufe ermöglicht die Berufszulassung für angehende Pflegende sowie Therapeutinnen und Therapeuten alternativ auch durch entsprechende Bachelorstudiengänge. Diese heterogenen Ausbildungen mit verschiedenen Studien- und Prüfungsordnungen sehen keinen Raum für gemeinsamen Unterricht vor. Dennoch wurde die Notwendigkeit für Reformen erkannt und die Forderung nach interprofessioneller Ausbildung wird auch von politischer Seite lauter. In dem 2017 veröffentlichten „Masterplan Medizinstudium 2020" des Bundesministeriums für Bildung und Forschung sowie des Bundesministeriums für Gesundheit wird folgende Maßnahme formuliert: „Wir erwarten, dass die Hochschulen aufbauend auf den gemachten Erfahrungen gemeinsame Lehrveranstaltungen mit Auszubildenden bzw. Studierenden anderer Gesundheitsfachberufe verstärkt in ihre Curricula aufnehmen" (BMBF/BMG 2017). Dies ist eine klare Aufforderung an die medizinischen Fakultäten, sich dieses Themas anzunehmen und an angehende Pflegende sowie Therapeuten adressierte Angebote zu schaffen. Die Maßnahme knüpft an ein Gutachten des Wissenschaftsrats an, das bereits 2012 die Komplexität der Aufgaben für Pflegekräfte und Therapeuten betont und die Fähigkeit zur interprofessionellen Zusammenarbeit für alle Gesundheitsberufe fordert. Der Wissenschaftsrat schlägt vor, dass sich die Medizinischen Fakultäten öffnen und Pflege- sowie Therapiestudiengänge unter universitärem Dach schaffen, um interprofessionelle Ausbildung zu ermöglichen (vgl. WR 2012).

In verschiedenen Pilotprojekten wurden in den vergangenen Jahren interprofessionelle Lehr- und Lernformate entwickelt, umgesetzt und in den bestehenden Rahmenbedingungen erprobt. Dabei wurden Erfahrungen bezüglich der inhaltlich-didaktischen Gestaltung der Lehre gesammelt und Chancen, aber auch Hindernisse bei der Umsetzung identifiziert (Nock 2016a). Das 2013 initiierte Förderprogramm „Operation Team" der Robert Bosch Stiftung (RBS) war impulsgebend und hat in den letzten Jahren insgesamt 17 interprofessionelle Ausbildungsprojekte an medizinischen Fakultäten ermöglicht (RBS 2018). Ein Beispiel für eine erfolgreiche Umsetzung interprofessioneller Lehre in Curricula ist das Projekt „INTER-M-E-P-P – Interprofessionelles Lehren und Lernen in Medizin, Ergotherapie, Physiotherapie und Pflege" (Bohrer et al. 2016). In einer professions-, institutions- und statusgruppenübergreifenden Planungsgruppe wurde u. a. die Veranstaltung „Interprofessionelle Zusammenarbeit" entwickelt und in die Curricula eines Pflege-, eines Medizin- und eines Physiotherapie/Ergotherapie-Curriculums integriert. Die Studierenden lernen in dieser Lehrveranstaltung die Rollen und Aufgaben verschiedener Gesundheitsprofessionen kennen, diskutieren die unterschiedlichen Blickwinkel der Professionen in der Patientenversorgung und erstellen gemeinsam einen Behandlungsplan.

Ein weiteres Beispiel ist die Einrichtung einer interprofessionellen Ausbildungsstation in Mannheim (MIA). Unter der Supervision mehrerer Anleitender aus verschiedenen Berufsgruppen lernen angehende Pflegende, Mediziner sowie Physiotherapeuten die Versorgung von Patientinnen und Patienten im Stationsalltag. Bei der möglichst selbstbestimmten Versorgung von zwölf Patienten auf der Ausbildungsstation lernen die Studierenden, Auszubildenden und Schüler die interprofessionelle Patientenversorgung in einem realen Setting. In regelmäßigen gemeinsamen Visiten und Besprechungen lernen die angehenden Fachkräfte u. a. die verschiedenen Tätigkeiten und Perspektiven der Berufe kennen (Mette 2018).

Immer mehr Zuspruch findet die Entwicklung interprofessioneller Simulationstrainings in der Ausbildung in speziellen Settings, wie in der präklinischen und klinischen Notfall-

versorgung (Eisenmann et al. 2018) oder im Kreißsaal (Tauscher et al. 2017).

16.3.1.1 Interprofessionelles Lernen in Fort- und Weiterbildung

Auch der Fort- und Weiterbildungsbereich der Gesundheitsberufe eignet sich zur Vermittlung interprofessioneller Kompetenzen. So werden vermehrt Fortbildungen zu diesem Thema angeboten (Fragemann et al. 2012; Schmenger et al. 2018). Gemeinsame Fortbildungen für verschiedene Berufe sind eine Möglichkeit, gemeinsames Lernen verschiedener Professionen zu ermöglichen. Themen wie Demenz, Rehabilitation, Palliativmedizin oder auch Herausforderungen in der interkulturellen Versorgung sind geeignete Themen, die in interprofessionellen Fortbildungen behandelt werden können. Einzelne Beispiele zeigen eine hohe Zufriedenheit der Teilnehmenden bei thematischen Fortbildungen, die mehrere Berufsgruppen einbeziehen (Egidi et al. 2011). Der geschützte Rahmen einer Fort- oder Weiterbildung bietet die Möglichkeit, die verschiedenen beruflichen Perspektiven zu thematisieren. Ein Beispiel für eine interprofessionelle Fortbildung ist die webbasierte Weiterbildung für kompetenzorientierte Bewegungstherapie aus dem Department für Sportwissenschaften und Sport der Friedrich-Alexander-Universität Erlangen-Nürnberg. Hier wurde eine „webbasierte Lernplattform entwickelt und erprobt, die aktuelle Inhalte, Methoden und Materialien zum Thema der Bewegungsförderung bereithält" (Streber und Pfeifer 2018). Neben der Handlungskompetenz der einzelnen Therapeutinnen und Therapeuten standen gut organisierte Abstimmungsprozesse und interprofessionelle Zusammenarbeit sowie der Austausch zwischen den Professionen Medizin, Psychologie und Bewegungstherapie im Fokus.

Neben den vorgestellten Projekten gibt es zahlreiche weitere Aktivitäten, um Interprofessionalität stärker in den Ausbildungen und Studiengängen der Gesundheitsberufe zu verankern. Insgesamt lässt sich jedoch schlussfolgern, dass das Verstetigen von interprofessioneller Lehre in bestehende Strukturen viele

Herausforderungen birgt (Nock 2016b). Daher werden interprofessionelle Angebote in der Aus- und Weiterbildung bislang nur punktuell angeboten.

16.3.1.2 Interprofessionelles Lernen am Arbeitsplatz

Die innovativen Bildungsprogramme und -projekte zur Stärkung der interprofessionellen Ausbildung sind nur dann gänzlich erfolgreich, wenn die Arbeitsplatzkultur diesen Ansatz unterstützt und das in der Ausbildung erlernte Wissen und die gewonnenen Fähigkeiten am Arbeitsplatz übernommen und ausgebaut werden können.

So kann von positiven Beispielen oder Rollenvorbildern gelernt und Erkenntnisse können ins eigene Arbeitsumfeld übertragen werden. Vorteilhaft für das Erlernen erfolgreicher Teamarbeit am eigenen Arbeitsplatz ist, dass der Effekt sofort im eigenen Arbeitsumfeld sichtbar wird. Zudem bieten bestehende Teams die Möglichkeit, die Stärken und Schwächen der Kolleginnen und Kollegen zu erkennen und Routinen in der Zusammenarbeit zu etablieren. Häufige Personalwechsel, z. B. durch den Einsatz von Leasing-Kräften oder Ad-hoc-Team-Building, stellen größere Herausforderungen für die erfolgreiche Teamarbeit dar (Mosser und Begun 2014).

Den Bedarf an strukturierter und gelernter interprofessioneller Zusammenarbeit zeigt u. a. eine Untersuchung aus den USA von Arnett et al. (2017), die 118 Mitarbeiterinnen und Mitarbeiter aus Gesundheitsteams verschiedener Versorgungseinrichtungen online zur Pflegevorbereitung (advanced care planning) befragten, um eine Bewertung von klinischen Routinen, Arbeitsabläufen und Richtlinien vorzunehmen. Es zeigte sich, dass mehrere Teammitglieder bei der Pflegevorbereitung beteiligt sind und diese Tätigkeit als wichtig erachten. Dennoch fehle es in der klinischen Umgebung an systematischen Routinen bei der interprofessionellen Ausübung der Pflegevorbereitung.

Im Rahmen einer US-amerikanischen Studie wurden mehrere Berufe des Gesundheitssystems (Mitarbeitende aus der Medizin, Pflege, Pharmazie und Sozialen Arbeit) in interaktivem Lernen und klinisch relevanten Problemlösungen gefördert, um eine qualitativ hochwertige patientenorientierte Versorgung zu erreichen. Es wurden interprofessionelle Workshops von allen genannten Berufsgruppen gemeinsam konzipiert und diese im Anschluss von Mitarbeitenden für Mitarbeitende durchgeführt. Die Intervention ermöglichte einen Anstieg des Wissens, des Vertrauens in die Qualifikationsleistung und des Engagements des Teams, die Praxismuster zu ändern, um die Gesundheit und Sicherheit älterer Erwachsener zu unterstützen. Die Ergebnisse deuten darauf hin, dass gemeinsames Lernen die Zusammenarbeit interprofessioneller Teams unterstützen kann und dass entsprechende Trainings zu verbesserten Pflegeprozessen und -ergebnissen für ältere Erwachsene führen können (McKenzie et al. 2017).

Weitere Untersuchungen zeigen auf, dass die erfolgreiche Kommunikation und Zusammenarbeit zwischen Pflegenden, Ärzten und weiteren Gesundheitsberufen die Patientensicherheit verbessern kann (Leonard et al. 2004).

Kliniken oder auch Gesetzgeber könnten förderliche Strukturen für Teamarbeit schaffen, indem z. B. Anreize und auch Rahmenbedingungen für die Zusammenarbeit geschaffen werden. Dies kann durch strukturelle Maßnahmen wie die Einführung einer regelmäßigen gemeinsamen Dienstbesprechung oder gemeinsamer Visiten erreicht werden. Gemeinsame Aufenthaltsräume fördern die Begegnungen und den persönlichen Kontakt, was sich positiv auf die Teamarbeit auswirken kann. Zudem ist eine offene Fehlerkultur, aber auch das allgemeine Arbeitsklima wesentlich und kann zum Beispiel durch Team-Building verbessert werden (St. Pierre et al. 2011).

16.4 Bedeutung für die Pflege

In Hinblick auf die skizzierten Versorgungsbedarfe und den Fachkräftemangel in der Pflege sind einerseits angemessene Rahmenbedingungen für die Berufsausübung und andererseits die bedarfsgerechte Qualifikation der Pflegenden notwendig. Die Anforderungen für die Pflege gehen schon lange über die reine Ausführung angeordneter Tätigkeiten hinaus, aber dennoch wird vielerorts an tradierten Strukturen in der Versorgung festgehalten. Der Ansatz einer interprofessionellen Versorgung stellt die Bedürfnisse der Patientinnen und Patienten in den Mittelpunkt. Um die beste Versorgung zu gewährleisten, arbeiten die verschiedenen Gesundheitsexperten zusammen und vereinen die jeweiligen beruflichen Perspektiven und Expertisen. Dieser Ansatz stärkt die Position der Pflege und Gesundheitsfachberufe als Partner in der Versorgung.

Eine verstärkt interprofessionell ausgerichtete Versorgung bietet demnach die Chance, dass Pflegende deutlicher als Partner in der Versorgung in Erscheinung treten, um mit ihrer Expertise einen Beitrag für die Versorgung zu leisten (Fragemann 2017). Dies kann das Ansehen und die Attraktivität des Berufs vergrößern und die persönliche Zufriedenheit der Pflegenden im Beruf steigern (Chang et al. 2009). Chancen und Risiken einer interprofessionellen Zusammenarbeit in (teil-)stationären Kliniken in Deutschland hat Lüdeking (2016) mittels Fragebogen erfasst. Befragt wurden 115 Ärzte, Psychologen, Pflegepersonal, Ergo- und Physiotherapeuten, Logopäden sowie Sozialarbeiter, die an verschiedenen deutschen Kliniken arbeiteten. Sie gaben Auskunft zu ihren Erfahrungen in der Zusammenarbeit. Sie bewerteten ihr eigenes Verhalten im interprofessionellen Team bezüglich Hilfsbereitschaft, Gewissenhaftigkeit, Unkompliziertheit, Eigeninitiative und gefordertem Arbeitsverhalten. Außerdem wurden Daten über den Gesundheitszustand der Teilnehmenden und ihre Fehltage erhoben und wie sie Effektivität und Produktivität der Teamarbeit einschätzten. Bei positiv bewerteter Zusammenarbeit ließ sich eine erhöhte Hilfsbereitschaft und Gewissenhaftigkeit sowie eine erhöhte Eigeninitiative nachweisen. Bewerteten die Befragten die Zusammenarbeit negativ, hatten sie mehr Fehltage. Dies lässt auf einen insgesamt schlechteren Gesundheitszu-

stand schließen. Das heißt, je besser die Zusammenarbeit im interprofessionellen Team funktioniert und wahrgenommen wird, umso positiver ist der Effekt auf den Gesundheitszustand und auf das Arbeitsverhalten. Die Forscherin empfiehlt, die Zusammenarbeit zwischen den Berufsgruppen gut zu strukturieren und eine gemeinsame Kommunikationsbasis zu schaffen, zum Beispiel auf Grundlage der „International Classification of Functioning, Disability and Health" (ICF) der WHO (Lüdeking 2016).

16.5 Fazit

Die Versorgungsbedarfe sind in den letzten Jahren gestiegen und deutlich komplexer geworden. Die Herausforderungen für die Gesundheitsversorgung lassen sich nur in Zusammenarbeit der verschiedenen Berufsgruppen meistern. Um dem Anspruch einer patientenzentrierten Gesundheitsversorgung zu genügen, muss daher die Kooperation der verschiedenen Gesundheitsprofessionen verbessert werden. Dafür müssen einerseits Rahmenbedingungen verändert werden und andererseits sollte das Thema Kooperation der Gesundheitsberufe in Aus- und Weiterbildung eine stärkere Bedeutung erfahren. Dies kann durch die Integration von interprofessioneller Lehre für Pflegende, Ärztinnen und Ärzte und weitere Gesundheitsberufe in die Aus- und Weiterbildungen erfolgen. Für die erfolgreiche Zusammenarbeit im beruflichen Alltag sollten Versorgungseinrichtungen Wert auf kooperationsfördernde Strukturen legen, wie zum Beispiel professionsübergreifende Dienst- oder Fallbesprechungen. Neben den strukturellen Maßnahmen sind auch der persönliche Kontakt und die gegenseitige Wertschätzung der verschiedenen Professionen wesentlich für gelungene Kooperation, was zum Beispiel durch Team-Building zu erreichen ist. Insbesondere die Anerkennung von Expertise und die kollegiale Zusammenarbeit führt zu einer höheren Arbeitszufriedenheit im Beruf, was in Zeiten des Fachkräftemangels von großer Bedeutung ist. Da die Pflege eine zentrale Berufsgruppe ist und den häufigsten und engsten Kontakt zu den Patientinnen und Patienten hat, kommt der Zusammenarbeit zwischen der Pflege und den anderen Professionen eine Schlüsselrolle für eine erfolgreiche und patientenorientierte Versorgung zu.

Literatur

Arnett K, Sudore RL, Nowels D, Feng CX, Levy CR, Lum HD (2017) Advance care planning: understanding clinical routines and experiences of interprofessional team members in diverse health care settings. Am J Hospice Palliat Med 34(10):946–953

Berufsgenossenschaft für Gesundheitsdienst und Wohlfahrtspflege (BGW) (2017) Pflege 4.0 – Einsatz moderner Technologien aus Sicht professionell Pflegender. BGW, Hamburg

Bohrer A, Heinze C, Höppner H, Behrend R, Czakert J, Hitzblech T, Kaufmann I, Maaz A, Räbiger J, Peters H (2016) Berlin bewegt sich: Interprofessionelles Lehren und Lernen von Studierenden der Medizin, Ergotherapie, Physiotherapie und Pflege (INTER-M-E-P-P). GMS J Med Educ 33(2):Doc34. https://doi.org/10.3205/zma001033

Bräutigam C, Ernste P, Evans M, Hilbert J, Merkel S, Fikret Ö (2017) Digitalisierung im Krankenhaus. Mehr Technik – Bessere Arbeit? Hans Böckler Stiftung, Düsseldorf

Bundesärztekammer (1991) Thesen zur Kooperation der Berufe im Gesundheitswesen. Konferenz der Fachberufe im Gesundheitswesen bei der Bundesärztekammer. Bundesärztekammer, Berlin

Bundesministerium für Bildung und Forschung (BMBF), Bundesministerium für Gesundheit (BMG) (2017) Beschlusstext zum Masterplan Medizinstudium 2020. https://www.bmbf.de/files/2017-03-31_Masterplan%20Beschlusstext.pdf. Zugegriffen: 7. Nov. 2018

Canadian Interprofessional Health Collaborative (CIHC) (2010) A national interprofessional competency framework. CIHC, Vancouver

Chang W-Y, Ma J-C, Chiu H-T, Lin K-C, Lee P-H (2009) Job satisfaction and perceptions of quality of patient care, collaboration and teamwork in acute care hospitals. J Adv Nurs 65(9):1946–1955

Densen P (2011) Challenges and opportunities facing medical education. Trans. Am Clin Climatol Assoc 122:48–58

Egidi G, Biesewig-Siebenmorgen J, Schmiemann G (2011) 5 Jahre Akademie für hausärztliche Fortbildung Bremen – Rückblick und Perspektiven. Z Allg Med 87(11):459–467

Eisenmann D, Stroben F, Gerken JD, Exadaktylos AK, Machner M, Hautz WE (2018) Interprofessional emergency training leads to changes in the workplace. West J Emerg Med 19(1):185–192. https://doi.org/10.5811/westjem.2017.11.35275

Fragemann K (2017) Duale Leitung einer Intensivstation – Interprofessionell Führen und Gestalten. In: Bechtel P, Smerdka-Arhelger I, Lipp K (Hrsg) Pflege im Wandel gestalten – Eine Führungsaufgabe – Lösungsansätze, Strategien, Chancen, 2. Aufl. Springer, Berlin Heidelberg, S 115–124

Fragemann K, Meyer N, Graf BM, Wiese CHR (2012) Interprofessionelle Lehre in der Schmerzmedizin. Möglichkeiten und Strategien für die Entwicklung eines professionsübergreifenden Curriculums im deutschsprachigen Raum. Schmerz 26:329–382

Frank JR (Hrsg) (2005) The CanMEDS 2005. physician competency framework. Better standards. Better physicians. Better care. The Royal College of Physicians and Surgeons of Canada, Ottawa

Hochschulrektorenkonferenz (HRK) (2017) Handreichung. Interprofessionelles Lehren und Lernen in hochschulisch qualifizierten Gesundheitsfachberufen und der Medizin. Impulspapier des Runden Tisches Medizin und Gesundheitswissenschaften des Projekt nexus der HRK. HRK, Bonn

Hoefert H-W, Härter M (Hrsg) (2010) Patientenorientierung im Krankenhaus. Hogrefe, Göttingen

International Council of Nurses/ICN (2008) Nursing care continuum framework and competencies. ICN regulation series. International Council of Nurses, Genf

Kassenärztliche Bundesvereinigung (KBV) (2017) Vielfalt in der Praxis. Patienten mit Migrationshintergrund: Infos zur Gesundheitskompetenz und Tipps für die Kommunikation. Praxis Wissen. KBV, Berlin

Kulbe A (2009) Grundwissen Psychologie, Soziologie und Pädagogik. Lehrbuch für Pflegeberufe. Kohlhammer, Stuttgart

Leonard M, Graham S, Bonacum D (2004) The human factor: the critical importance of effective teamwork and communication in providing safe care. Qual Saf Health Care 1:i85–i90

Longtin Y, Sax H, Leape LL, Sheridan SE, Donaldson L, Pittet D (2010) Patient participation: current knowledge and applicability to patient safety. Maya Clin Proc 85(1):53–62

Lüdeking C (2016) Interdisziplinäres Arbeiten in Kliniken – Chance oder Risiko? Positive und negative Effekte von Teamarbeit auf Ergotherapeuten und andere Teammitglieder. ergoscience 11(2):46–56

McKenzie G, Lasater K, Delander GE, Neal MB, Morgove M, Eckstrum E (2017) Falls prevention education: Interprofessional training to enhance collaborative practice. Gerontol Geriatrics Educ 38(2):232–243

Mette M (2018) Interprofessionelles Lernen und Zusammenarbeiten üben. MIA – Die Mannheimer Interprofessionelle Ausbildungsstation. Ein Beispiel aus dem klinischen Kontext. Ku Gesundheitsmagagement 2018(5):24–26

Meyer-Kühling I, Frankenberg C, Schröder J (2015) Erwartungshaltungen, Kommunikation und Kooperation von Pflegenden und Ärzten in der stationären Altenpflege. HBScience 6:70–75

Mosser G, Begun JW (2014) Understanding teamwork in Health Care. Vs. 1.0. McGraw-Hill, New York

Nock L (2016a) Handlungshilfe zur Entwicklung von interprofessionellen Lehrveranstaltungen in den Gesundheitsberufen. Robert Bosch Stiftung, Stuttgart

Nock L (2016b) Interprofessional teaching and learning in the health care professions: A qualitative evaluation of the Robert Bosch Foundation's grant program „Operation Team". GMS J Med Educ 33(2):Doc16

Robert Bosch Stiftung (RBS) (2011) Memorandum. Kooperation der Gesundheitsberufe – Qualität und Sicherstellung der zukünftigen Versorgung. https://www.bosch-stiftung.de/sites/default/files/publications/pdf_import/Memorandum_Kooperation_der_Gesundheitsberufe.pdf. Zugegriffen: 6. Nov. 2018

Robert Bosch Stiftung (RBS) (2018) Qualifizierung in den Gesundheitsberufen. Operation Team – Interprofessionelles Lernen. https://www.bosch-stiftung.de/de/projekt/operation-team-interprofessionelles-lernen. Zugegriffen: 7. Nov. 2018

Robert Koch Institut (RKI) (2015) Gesundheitsberichterstattung des Bundes. Gesundheit in Deutschland. Robert Koch Institut, Berlin

Sachverständigenrat zur Begutachtung der Entwicklung im Gesundheitswesen (SVR) (2007) Gutachten 2007 des Sachverständigenrates zur Begutachtung der Entwicklung im Gesundheitswesen. Kooperation und Verantwortung – Voraussetzungen einer zielorientierten Gesundheitsversorgung. http://dipbt.bundestag.de/dip21/btd/16/063/1606339.pdf. Zugegriffen: 6. Nov. 2018

Sachverständigenrat zur Begutachtung der Entwicklung im Gesundheitswesen (SVR) (2009) Koordination und Integration – Gesundheitsversorgung in einer Gesellschaft des längeren Lebens. Sondergutachten 2009. Kurzfassung. https://www.svr-gesundheit.de/fileadmin/user_upload/Gutachten/2009/Kurzfassung-2009.pdf. Zugegriffen: 13. Nov. 2018

Schmenger K, Cichon I, Klapper B (2018) Interprofessionelle Fortbildungsangebote für eine bessere kultursensible Gesundheitsversorgung. Public Health Forum 26(1):58–60

Simon M (2013) Das Gesundheitssystem in Deutschland. Eine Einführung in Struktur und Funktionsweise, 4. Aufl. Huber, Bern

Sottas B, Höppner H, Kickbusch I, Pelikan J, Probst J (2013) Umrisse einer neuen Gesundheitsbildungspolitik. Careum Working Paper 7. Careum, Zürich

St Pierre M, Hofinger D, Buerschaper C (2011) Notfallmanagement. Human Factors und Patientensicherheit in der Akutmedizin, 2. Aufl. Springer, Berlin Heidelberg

Streber R, Pfeifer K (2018) Bewegungsförderung in der Bewegungstherapie – Konzept eines berufsbegleitenden E-Learning Angebots. Bewegungsther Gesundheitssport 34(03):136–143

Tauscher A, Löser C, Todorow H, Stepan H, Rotzoll D (2017) Simulationstraining im Kreißsaal: Vorstellung des Projektes „INTERTEAM PERINAT – Interprofessionelle Team-Zusammenarbeit im Kreißsaal". Z Geburtshilfe Neonatol 221(S 01):E1–E113

Walkenhorst U, Mahler C, Aistlethner R, Hahn E, Kaap-Fröhlich S, Karstens S, Reiber K, Stock-Schröer B, Sottas B (2015) Positionspapier GMA-Ausschuss – „Interprofessionelle Ausbildung in den Gesundheitsberufen". GMS Z Med Ausbild 32:2

Weisz G (2006) Devine and conquer. A comparative history of medical specialization. Oxford University Press, Oxford New York

Wissenschaftsrat (WR) (2012) Empfehlungen zu hochschulischen Qualifikationen für das Gesundheitswesen. Wissenschaftsrat, Berlin

World Health Organisation/WHO (2010) Framework for action on interprofessional education & collaborative practice. Health professions networks nursing & midwifery human resources for health. WHO, Genf

ZVK (2011) Weiterführende Beschreibung der Kompetenzen deutscher Physiotherapeuten. ZVK e. V., Köln

Akzeptanz von Technikeinsatz in der Pflege

Zwischenergebnisse einer Befragung unter professionell Pflegenden

Jan C. Zöllick, Adelheid Kuhlmey, Ralf Suhr, Simon Eggert, Johanna Nordheim und Stefan Blüher

© Der/die Autor(en) 2020
K. Jacobs et al. (Hrsg.), *Pflege-Report 2019*, https://doi.org/10.1007/978-3-662-58935-9_17

■■ Zusammenfassung

Der Einsatz von Technik in der Pflege wird im Spannungsfeld von zunehmendem Pflegebedarf einerseits und fehlenden Fachkräften andererseits diskutiert. Eine Befragung von professionellen Pflegekräften (n = 127) ergab, dass technische Assistenzsysteme zur körperlichen Unterstützung der Pflegearbeit geschätzt und akzeptiert sind; solche, die soziale und emotionale Zuwendung bieten sollen, jedoch als weniger hilfreich, entlastend oder nützlich gesehen werden. Ein solcher Technikeinsatz führe laut den Befragten eher zum Verlust menschlicher Wärme und stehe im Kontrast zum beruflichen Selbstbild der Pflege. Ein auffälliges Forschungsergebnis ist, dass die fehlende Bereitstellung von Technik am Arbeitsplatz als ein wesentliches Hemmnis für ihre Nutzung in der Pflege gesehen wird. Wenn Technik vorhanden ist, wird sie hingegen von den meisten der befragten professionellen Pflegekräfte genutzt.

Many see technology in care as a remedy for tensions between an increasingly ageing population that is in need of care and the shortage of skilled personnel to fulfill these tasks. A survey of professional nurses (n = 127) suggests that technologies for physical support are appreciated and accepted, whereas technologies for social and emotional support are seen as less helpful, exonerating, and useful. This second application of technology would lead to the loss of interpersonal warmth and stands in contrast to the professional ethics of care. A bottleneck preventing wide-ranging use of technology in care seems to be their missing provision at the workplace. When technology is provided, most nursing staff uses it regularly.

17.1 Einführung: Technikeinsatz, Digitalisierung und Automatisierung in der Pflege

Der Einsatz von Technik in der Pflege ist ein hochaktuelles Thema, das einerseits Potenziale für die Entlastung von Pflegenden, Aufrechterhaltung der Selbständigkeit sowie Schutz der Würde von (potenziell) Pflegebedürftigen aufzeigt. Andererseits weckt es Bedenken hinsichtlich des Berufsbildes der Pflege, der Arbeitsplatzsicherheit von Pflegekräften sowie der sozialen und emotionalen Unterstützung der Pflegebedürftigen.

Im Pflege-Report 2017 systematisierte Uwe Fachinger technische Assistenzsysteme anhand ihrer Interaktion und Vernetzung in drei Generationen (Fachinger 2017). Die erste Generation beinhaltet etablierte Systeme zur Pflegeunterstützung ohne Informationsaustausch, bspw. Hebehilfen. Zur zweiten Generation zählt Fachinger (2017) solche mit Informationsaustausch, bspw. Telemedizinsysteme oder Serviceroboter. Die dritte Generation umfasst vernetzte Systeme, die (vermeintlich) eigenständig Aufgaben erledigen, bspw. soziale Roboter zur Interaktion mit pflegebedürftigen Menschen oder eigenständig (re-)agierende Wohnsysteme.

Seit dem Erscheinen des Pflege-Reports 2017 hat besonders die dritte Generation an Pflegeassistenzsystemen größere Aufmerksamkeit erhalten. So initiierte beispielsweise das Bundesministerium für Bildung und Forschung das Programm „Bedarfsgerechte Pflege", wodurch Deutschland zum Leitanbieter für Pflegetechnologien und Medizintechnik avancieren solle (BMBF 2018). Zudem legten im deutschsprachigen Raum gleich zwei wichtige politische Akteure Berichte zu Robotik in der Pflege vor. Die Bioethikkommission beim österreichischen Bundeskanzleramt sieht die Bedürfnisse alter Menschen als zentral und ihre Privatsphäre als besonders schützenswert in dieser sehr intimen Interaktion mit der neuen Technik (Bioethikkommission 2018). Der Ausschuss für Bildung, Forschung und Technikfolgenabschätzung des deutschen Bundestages (Rossmann et al. 2018) diskutiert Roboter zur physischen und sozialen Unterstützung als mögliche Lösungsansätze des demografiebedingt steigenden Pflegebedarfs bei gleichzeitigem Fachkräftemangel. Ganzheitliche technische Systeme hätten jedoch momentan nur in geringem Ausmaß Marktreife erlangt. Daher besteht für den Ausschuss „in Bezug auf regulative Fragen der Technikanwendung derzeit kein vordringlicher Handlungsbedarf" (Rossmann et al. 2018, S. 24). Demgegenüber zeichnet die Stiftung Münch in ihrer Publikation „Robotik in der Gesundheitswirtschaft" ein deutlich optimistischeres Bild (Klein et al. 2018). Dort finden sich Beispiele zahlreicher existierender Systeme in 16 Anwendungsfeldern und Ergebnisse von 17 Experteninterviews über die Zukunft von Technik in der Pflege. Nahezu alle diskutierten Szenarien mit Zeithorizonten bis 2020 oder 2030 – bspw. Exoskelette, emotional und sozial agierende Roboter für therapeutische Zwecke oder Reinigungs- und Desinfektionsroboter – wurden von den Expertinnen und Experten inhaltlich positiv bewertet. Trotz vereinzelter Skepsis zu den Einsatzszenarien und Zeithorizonten wird davon ausgegangen, dass der Einsatz von Technik der dritten Generation in der Pflege schon in naher Zukunft deutlich zunehmen wird.

Die Bevölkerung steht dieser Entwicklung tendenziell zustimmend gegenüber, wie aus einer repräsentativen Befragung des Zentrums für Qualität in der Pflege hervorgeht (Eggert et al. 2018). Hier sahen etwa zwei Drittel der 1.000 Befragten eher Chancen und ein Viertel eher Probleme. Speziell der Einsatz von Pflege-Apps, Sensorik und Detektoren sowie Telepflege werden überwiegend befürwortet. Bei Pflegerobotern sank die Befürwortung mit steigender Intimität der Aufgabe – als Erinnerungshilfe für Medikamente begrüßten 76 % diese Technologie, als Begleitung beim Toilettengang 51 %.

Vor diesem Hintergrund der breiten Diskussion des Themas Pflege und Technik lassen sich verschiedene Interessens- und Betroffenengruppen identifizieren, die jeweils eine eigene Perspektive auf das Thema einbringen: Pflegebedürftige und ihre Angehörigen, professionelle Pflegekräfte sowie politische Akteure und Kostenträger. Die nachfolgenden Ausführungen befassen sich mit der Sicht professionell Pflegender auf den Einsatz von Technik in der Pflege. Die Ergebnisse sind Teil der ersten Befragungswelle und stellen eine Zwischenauswertung zum Thema dar.

17.2 Forschung zu technischen Assistenzsystemen im Gesundheitsbereich

Technische Assistenzsysteme im Gesundheitswesen können unterschiedliche Formen annehmen und verschiedene Funktionen erfüllen. In ihrem systematischen Review identifizierten Khosravi und Ghapanchi (2016) sechs Kategorien technischer Systeme (Informations- und Kommunikationstechnologien, Robotik, Telemedizin, Sensoren, Videospiele und Medikationsausgaben) zur Unterstützung von insgesamt acht klinisch relevanten Bereichen (chronische Erkrankungen, Sturzrisiko, soziale Isolation, schlechter allgemeiner Gesundheitszustand, Demenz, Unselbständigkeit, Depression und nachlässiges Medikamentenmanagement). Nach Funktionsbereichen können Pflegetechnologien zur physischen Assistenz und Mobilisierung, sozialen Begleitung und emotionalen Stütze sowie zur Kontrolle des Gesundheitszustands eingesetzt werden (Broadbent et al. 2009). Beispiele für diese Kategorien sind Fraunhofers „Care-O-bot" oder die Streichelrobbe „Paro", die vollautomatisiert ihren Aufgaben nachgehen.

Die Akzeptanz technischer Systeme wurde bei Pflegebedürftigen bereits in mehreren Studien untersucht. In Reviews mit jeweils mehr als 30 Studien wurden Faktoren wie Alter, kognitive Fähigkeiten, Bildungsstand oder bisherige Technikerfahrungen der Betroffenen, sowie Aussehen, Größe, Vertrauenswürdigkeit oder Sicherheit der Systeme identifiziert, die die Technikakzeptanz beeinflussten (Broadbent et al. 2009; Frennert und Östlund 2014; Yusif et al. 2016).

Die Akzeptanz seitens professionell Pflegender wurde hingegen bislang vergleichsweise wenig untersucht. In ihrem Review über 16 Studien zeigen Savela et al.(2017), dass Pflegende unterschiedliche Einstellungen etwa gegenüber Pflegerobotern haben. Als Ersatz für menschliche Arbeitskräfte werden sie abgelehnt und ihr Nutzen für soziale Aufgaben infrage gestellt. Hier schwingt oftmals die Angst vor dem eigenen Arbeitsplatzverlust mit. Als automatisiertes Equipment oder Transportmechanismen werden Pflegeroboter von Pflegenden jedoch positiv bewertet. Geräte zur medizinischen Kontrolle werden höher wertgeschätzt als solche zur emotionalen Unterstützung. In der ambulanten Pflege werden vor allem Telemedizin-Geräte sehr positiv bewertet, da sie bspw. Anfahrtswege von Pflegenden reduzieren konnten.

Alle Reviews sprechen sich für eine Perspektive aus, die die Sichtweisen unterschiedlicher Gruppen (Pflegende, Pflegebedürftige und ihre Angehörigen) einschließt und allen Beteiligten ein Mitspracherecht bei der Gestaltung und dem Einsatz von technischen Assistenzsystemen in der Pflege zugesteht (Bemelmans et al. 2012; Broadbent et al. 2009; Frennert und Östlund 2014). Zudem wird ein systematisches, standardisiertes Vorgehen in der Erforschung von Technikakzeptanz gefordert, um die Vergleichbarkeit von Befunden zu verbessern (Broadbent et al. 2009). Diese Aspekte werden in der vorliegenden Befragung berücksichtigt, indem die Perspektive professionell Pflegender mit validierten Instrumenten erfasst wird.

17.3 Befragung zur Akzeptanz von Technikeinsatz in der Pflege

■ ■ Studiendesign und Methodik

Das Institut für Medizinische Soziologie und Rehabilitationswissenschaft der Charité – Universitätsmedizin Berlin führte in Zusammenarbeit mit dem Zentrum für Qualität in der Pflege (ZQP) und unterstützt durch den Deutschen Pflegeverband (DPV) die Befragung unter professionell Pflegenden durch. Zum Einsatz kam ein Online-Fragebogen mit 130

Fragen zu allgemeinen Technikeinstellungen, Kenntnis von technischen Pflegeassistenzsystemen und der Einschätzung von Technikeinsatz in den Bereichen körperlicher, sozialer und emotionaler Unterstützung, Monitoring und Dokumentation.

Die Stichprobe der hier zugrundeliegenden ersten Befragungswelle umfasste $n = 127$ Probandinnen (73 %) und Probanden (26 %) zwischen 19 und 71 Jahren. Die meisten verfügten über die mittlere Reife (45 %) oder ein Abitur (29 %) als höchste schulisch sowie eine Ausbildung (60 %) oder einen Fachhochschulabschluss (24 %) als höchste berufsbildende Abschlüsse. Die am häufigsten ausgeübten Berufe waren Krankenschwester/-pfleger (45 %) und Altenpfleger/in (22 %) in den Einrichtungen Krankenhaus (43 %), Pflegeheim (23 %) und Sozialstation (16 %). 36 % der Befragten hatten eine Leitungsposition inne. Der Großteil (77 %) verfügte über mehr als fünf Jahre Berufserfahrung.

Neben den soziodemografischen Faktoren erfasste der Fragebogen Kenntnisse über, Zugang zu und Nutzung von neun beispielhaften Technologien wie Hebehilfen, Kuschelroboter (die Streichelrobbe Paro) oder Tablets zur Pflegedokumentation. Zudem gaben die Teilnehmerinnen und Teilnehmer allgemeine Selbsteinschätzungen über Technikkompetenz und -begeisterung, positive und negative Folgen von Technik an (Karrer et al. 2009). Darauf folgten Einschätzungen zum Einsatz von Technik in der Pflege allgemein und spezifisch in den vier Pflegefunktionsbereichen (1) körperliche Unterstützung, (2) soziale und emotionale Unterstützung, (3) Monitoring und (4) Dokumentation.

■ ■ Ausgewählte Ergebnisse:
   Technikkenntnisse, -zugang und -nutzung

❑ Abb. 17.1 zeigt, wie Kenntnisse über ausgewählte technische Systeme in der Pflege bei Professionellen differieren. Während der Großteil der Teilnehmerinnen und Teilnehmer Hebehilfen (99 %) und Smartphones bzw. Tablets zur Dokumentation (86 %) kennt, sind automatische Medikamentenverteiler (23 %)

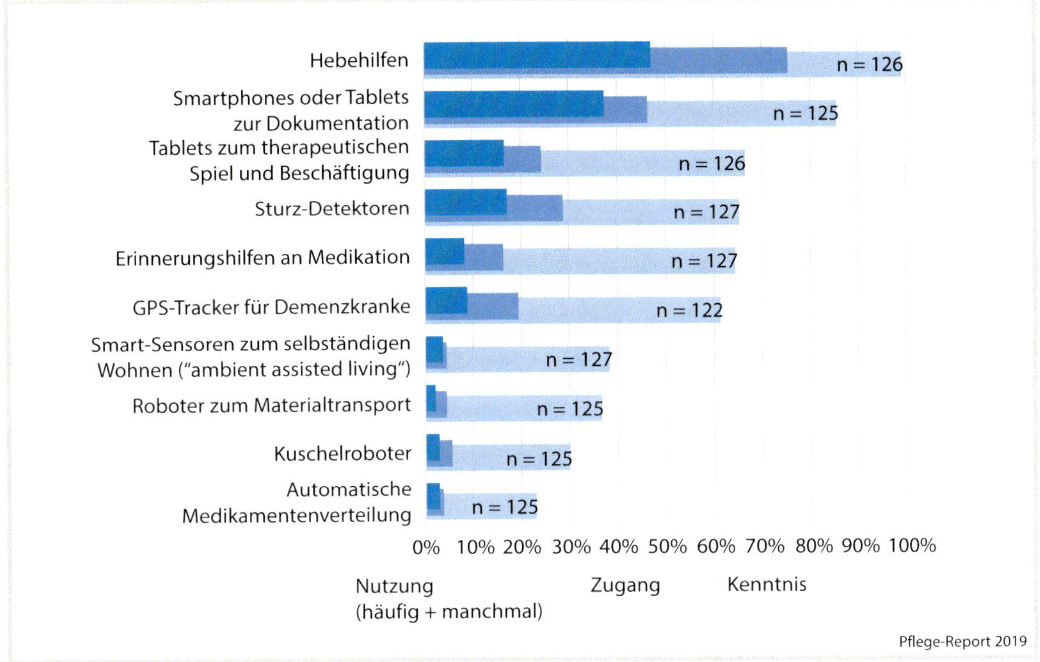

Abb. 17.1 Kenntnisse über, Zugang zu und Nutzung von ausgewählten Assistenzsystemen

und Kuschelroboter (30 %) nur wenigen geläufig. Über alle Systeme gemittelt ist auffällig, dass trotz Kenntnis der Technik die überwiegende Mehrheit der 127 befragten Pflegekräfte (67 % im Durchschnitt) am Arbeitsplatz *keinen* Zugang zu ihr hat. Die Ausnahme bilden die beiden bekanntesten Systeme (Hebehilfen und Dokumentationssysteme), zu denen mehr als die Hälfte derjenigen, die sie kennen, auch einen Zugang hat. Sofern der Zugang besteht, nutzen knapp zwei Drittel der Pflegekräfte die Systeme manchmal bis häufig. Insgesamt scheint also die mangelnde Verbreitung der Technik an den Arbeitsplätzen der Pflegekräfte die entscheidende Tatsache zu sein, die den Einsatz von Technik in der pflegerischen Arbeit limitiert. Kenntnisse und Nutzung bei Bereitstellung sind über alle Systeme gesehen relativ hoch ausgeprägt.

■ ■ Ausgewählte Ergebnisse: Allgemeine Technikeinstellungen und Akzeptanz in den vier Funktionsbereichen

Ganz allgemein zeigt sich bei den befragten Pflegekräften eine durchaus hohe Technikaffinität – ausgedrückt durch eine hohe Technikkompetenz und Begeisterung sowie eine eher positive Einschätzung der Technikfolgen (■ Abb. 17.2).

Beim Blick auf die Akzeptanz in den vier Pflegefunktionsbereichen körperliche Unterstützung, soziale und emotionale Zuwendung, Monitoring sowie Dokumentation zeigen sich zwei Tendenzen. Erstens korrelieren die Akzeptanzwerte der vier Bereiche signifikant ($.25 \leq r \leq .54$): Die Pflegekräfte mit niedriger Akzeptanz in einem Bereich zeigen auch niedrigere Technikakzeptanz in den anderen Bereichen. Zweitens nimmt darüber hinaus der Funktionsbereich „soziale und emotionale Unterstützung" eine Sonderrolle ein. In diesem Bereich wird der Technikeinsatz immer signifikant geringer akzeptiert als in den anderen drei Pflegefunktionsbereichen.

Dies deckt sich auch mit den Ergebnissen der Befragung zur Einstellung gegenüber Technik in der Pflege. In 12 von 13 Einstellungsfragen zeigt sich diese sehr kritische Sichtweise auf den Technikeinsatz im Bereich der emotio-

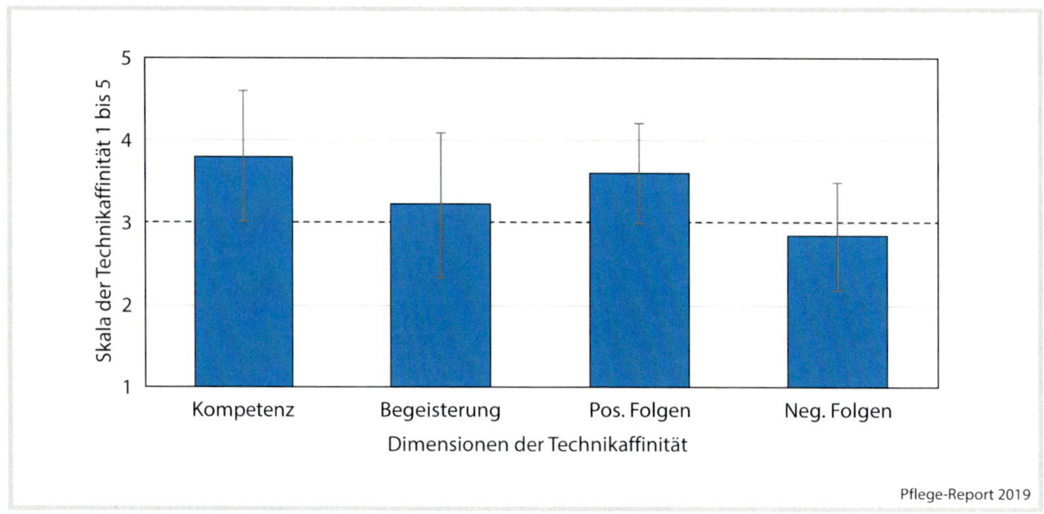

Abb. 17.2   Mittelwerte und Standardabweichungen der Technikaffinität

nalen und sozialen Unterstützung signifikant. Dieser Einsatz wird im Vergleich zu den drei anderen Funktionsbereichen als weniger hilfreich, nicht entlastend und nicht nützlich gesehen. Soziale und emotionale Zuwendung durch Technikeinsatz gefährdet nach Ansicht der 127 Befragten zudem eher den eigenen Arbeitsplatz, birgt mehr Risiken für die Gepflegten und ist stärker durch wirtschaftliche Interessen motiviert. Letztlich führe Technikeinsatz zur sozialen und emotionalen Unterstützung zum Verlust von menschlicher Wärme und stehe im Kontrast zum Berufsbild der Pflege.

Abb. 17.3 zeigt exemplarisch die Antworten zu vier Fragen zur Technikeinstellungen und vergleicht die vier pflegerischen Funktionsbereiche körperliche Unterstützung, soziale und emotionale Unterstützung, Monitoring sowie Dokumentation.

17.4   Fazit

Unter den befragten 127 professionell Pflegenden zeigt sich insgesamt ein relativ hoher Kenntnisstand zu heute bereits verfügbaren technischen Assistenzsystemen. Trotz dieser Kenntnisse hat nur ein geringer Teil der Pflegekräfte breiten Zugang zu den Systemen.

Die mangelnde Verbreitung von Technik in Versorgungs- und Pflegeeinrichtungen stellt den vorliegenden Zwischenergebnissen zufolge ein wesentliches Hemmnis für die Nutzung von Technik in der Pflege dar. Wenn Technik vorhanden ist, wird sie von den meisten professionellen Pflegekräften in unserer Befragung genutzt.

Die Forschungsbefunde zeigen, dass die befragten professionellen Pflegekräfte den Einsatz von Technik zur *körperlichen Unterstützung* ihrer eigenen Tätigkeit zu schätzen wissen und sie als Entlastung der pflegerischen Arbeit sehen. Im Gegensatz hierzu haben sie starke Vorbehalte gegenüber Technikeinsatz zur *sozialen und emotionalen Zuwendung*. Damit wird deutlich, dass eine Technisierung zwischenmenschlicher Interaktionen dem professionellen Selbstverständnis der Pflegenden widerspricht. Diese Ergebnisse bestätigen damit für den deutschsprachigen Raum internationale Befunde (Alaiad und Zhou 2014; Kristoffersson et al. 2011; Savela et al. 2017).

Der Einsatz von Technik in der Pflege ist ein hochaktuelles Thema, das Potenziale und Risiken für Pflegekräfte, Pflegebedürftige und ihre Angehörigen birgt. Aus ethischer Perspektive werden bereits dringende Empfehlungen zum Umgang mit den Risiken formuliert (Bioethik-

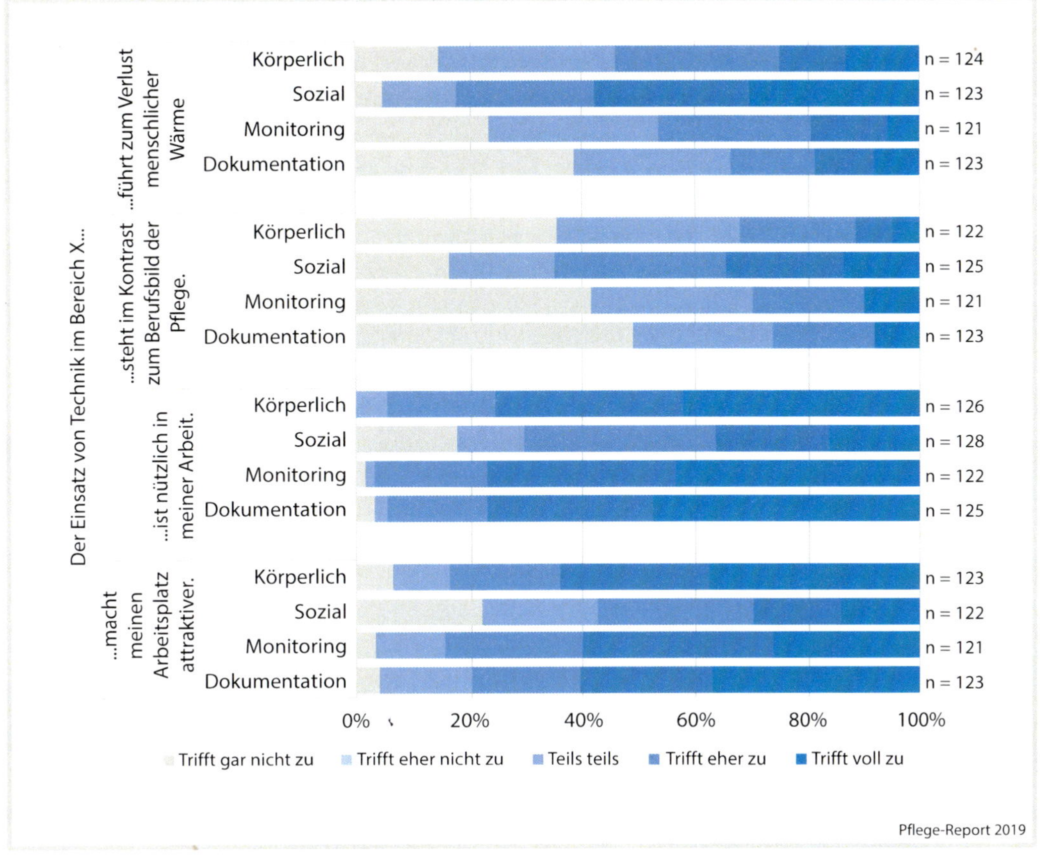

Abb. 17.3 Antworthäufigkeit zu Fragen der Technikeinstellung

kommission 2018), während die Industrie die Potenziale betont und technisierte Szenarien entwickelt (Klein et al. 2018). Die Politik ist aufgefordert, in der Gesetzgebung Handlungs- und Regulierungsrahmen zu definieren.

Literatur

Alaiad A, Zhou L (2014) The determinants of home healthcare robots adoption: an empirical investigation. Med Inf (Lond) 83(11):825–840. https://doi.org/10.1016/j.ijmedinf.2014.07.003

Bemelmans R, Gelderblom GJ, Jonker P, De Witte L (2012) Socially assistive robots in elderly care: a systematic review into effects and effectiveness. J Am Med Dir Assoc 13(2):114–120

Bioethikkommission (2018) Roboter in der Betreuung alter Menschen. Bioethikkommission beim Bundeskanzleramt, Wien

BMBF (2018) Bedarfsgerechte Pflege. Menschlich und selbstbestimmt: Innovationen für eine bedarfsgerechte Pflege (https://www.technik-zum-menschen-bringen.de/themen/gesundes-leben/bedarfsgerechte-pflege)

Broadbent E, Stafford R, MacDonald B (2009) Acceptance of healthcare robots for the older population: review and future directions. Int J Soc Robot 1(4):319–330. https://doi.org/10.1007/s12369-009-0030-6

Eggert S, Sulmann D, Teubner C (2018) Einstellung der Bevölkerung zu digitaler Unterstützung in der Pflege. Zentrum für Qualität in der Pflege (ZQP), Berlin

Fachinger U (2017) Technikeinsatz bei Pflegebedürftigkeit. In: Jacobs K, Kuhlmey A, Greß S, Klauber J, Schwinger A (Hrsg) Pflege-Report 2017. Schwerpunkt: Die Versorgung von Pflegebedürftigen. Schattauer, Stuttgart

Frennert S, Östlund B (2014) Review: seven matters of concern of social robots and older people. Int J Soc Robot 6(2):299–310. https://doi.org/10.1007/s12369-013-0225-8

Karrer K, Glaser C, Clemens C, Bruder C (2009) Technik-affinität erfassen–der Fragebogen TA-EG. Mensch Im Mittelpkt Tech Syst 8:196–201

Khosravi P, Ghapanchi AH (2016) Investigating the effectiveness of technologies applied to assist seniors: a systematic literature review. Med Inf (Lond) 85(1):17–26. https://doi.org/10.1016/j.ijmedinf.2015.05.014

Klein B, Graf B, Schlömer IF, Roßberg H, Röhricht K, Baumgarten S (2018) Robotik in der Gesundheitswirtschaft. Einsatzfelder und Potentiale. medhochzwei, Heidelberg

Kristoffersson A, Coradeschi S, Loutfi A, Severinson-Eklundh K (2011) An exploratory study of health professionals' attitudes about robotic telepresence technology. J Technol Hum Serv 29(4):263–283. https://doi.org/10.1080/15228835.2011.639509

Rossmann ED, Albani S, Röspel R, Espendiller M, Brandenburg M, Lenkert R, Christmann A (2018) Robotik und assistive Neurotechnologien in der Pflege – gesellschaftliche Herausforderungen. Ausschuss für Bildung, Forschung und Technikfolgenabschätzung, Berlin

Savela N, Turja T, Oksanen A (2017) Social acceptance of robots in different occupational fields: a systematic literature review. Int J Soc Robot 10(4):493–502. https://doi.org/10.1007/s12369-017-0452-5

Yusif S, Soar J, Hafeez-Baig A (2016) Older people, assistive technologies, and the barriers to adoption: a systematic review. Med Inf (Lond) 94:112–116

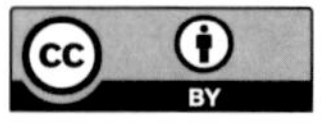

Die Rolle der Kommunen: Ziele, Handlungsfelder und Gestaltungsmöglichkeiten kommunaler Pflegepolitik

Antonio Brettschneider

© Der/die Autor(en) 2020
K. Jacobs et al. (Hrsg.), *Pflege-Report 2019*, https://doi.org/10.1007/978-3-662-58935-9_18

■ ■ **Zusammenfassung**
In den letzten Jahren mehren sich die politischen Bestrebungen, die Rolle der Kommunen in der Pflege durch stärkere eigene Steuerungsmöglichkeiten sowie eine verbesserte Einbindung in die Pflegestrukturen zu stärken. Der vorliegende Beitrag gibt einen Überblick über die verschiedenen Handlungs- und Gestaltungsfelder kommunaler Pflegepolitik und diskutiert die tatsächlichen Einfluss- und Gestaltungsmöglichkeiten der Kommunen auf die Ausgestaltung der lokalen pflegerischen Versorgungstruktur. Hierbei wird auf die bundesgesetzlichen Rahmenbedingungen vor dem Hintergrund der vielfältigen Änderungen im Zusammenhang mit den Pflegestärkungsgesetzen (PSG I–III) eingegangen; die Bedeutung der landesrechtlichen Rahmenbedingungen wird am Beispiel des Bundeslandes Nordrhein-Westfalen und der hier 2014 reformierten Landesgesetzgebung dargestellt.

In recent years, there have been several political efforts in Germany to strengthen the role of municipalities in long-term care by means of stronger control options and improved involvement in the nursing care structures. The article gives an overview of the various fields of action of municipal long-term care policy and discusses the actual options of the municipalities to take influence on the local care infrastructure. In this context, the author discusses the federal legal framework against the background of the manifold changes laid down in the nursing care strengthening acts (PSG I–III) and illustrates the importance of the framework conditions under state law using the example of the federal state of North Rhine-Westphalia and the state legislation reformed in 2014.

18.1 Einleitung

Die Einführung der gesetzlichen Pflegeversicherung Mitte der 1990er Jahre hat seinerzeit zu einer deutlichen finanziellen Entlastung der Sozialhilfe und damit auch der kommunalen Haushalte geführt. Im Gegenzug hat die kommunale Ebene im Bereich der Pflege jedoch stark an Bedeutung und an Gestaltungsmacht verloren, da mit der Einführung der Pflegeversicherung die Steuerungskompetenzen im Pflegesystem auf Bundes- und Landesebene zentralisiert wurden. Durch die Einführung der Pflegeversicherung ist zudem ein Pflegemarkt entstanden, der die Versorgung der Betroffenen innerhalb der detaillierten Regulierungen des SGB IX weitgehend durch das Zusammenspiel von Angebot und Nachfrage regelt. In der Konsequenz ist es im Zeitverlauf zu einer „Entpflichtung und Selbstentpflichtung der Kommunen" (FES/KDA 2013: 11) und zu einem allgemeinen „Rückzug der Kommunen aus der pflegerischen Versorgungsverantwortung" (Naegele 2014, S. 34) gekommen.

Vor dem Hintergrund vielfältiger Defizite und komplexer Herausforderungen des Pflegesystems wird seitens der Fachwelt indes schon seit Jahren eine „Wiederentdeckung der Rolle der Kommunen" (FES/KDA 2013, S. 6) bzw. eine „pflegepolitische Revitalisierung der Kommunen" (Naegele 2014, S. 43) gefordert. Die Kommunen, so der Tenor vieler Beiträge, seien aufgrund ihrer Kenntnisse der jeweiligen örtlichen Strukturen und Bedarfe, ihrer lokalen Vernetzung und ihrer grundsätzlichen Nähe zu den Bürgerinnen und Bürgern besonders gut geeignet, die Entwicklung tragfähiger Altenhilfe- und Pflegestrukturen voranzutreiben und zu steuern (Deutscher Verein für öffentliche und private Fürsorge 2010; Deutscher Städtetag 2015). Die empfohlene Stärkung der Gestaltungsmacht der Kommunen in der Pflege bezieht sich im Kern auf zwei eng miteinander verknüpfte Handlungs- bzw. Steuerungsebenen, nämlich die Planung und Steuerung der lokalen Pflegestruktur (strukturelle Ebene) sowie die Beratung von Pflegebedürftigen und ihren Angehörigen (individuelle Ebene).

Die Politik hat diese Empfehlungen in der vergangenen Legislaturperiode in Teilen aufgenommen. So wurde im Koalitionsvertrag der Regierungsparteien von 2013 das Ziel formuliert, die Steuerungs- und Planungskompetenz der Kommunen für die regionale Pflegestruktur zu stärken und die kommunale Ebene insgesamt stärker in die Pflegepolitik „vor Ort" einzubinden. Die 2015 veröffentlichten Empfehlungen der hierfür eingesetzten Bund-Länder-Arbeitsgruppe zur Stärkung der Rolle der Kommunen in der Pflege haben Eingang in das Ende 2016 verabschiedete dritte Pflegestärkungsgesetz (PSG III) gefunden, das zumindest dem eigenen Anspruch nach auf eine Stärkung der Rolle der Kommunen bei der Ausgestaltung der örtlichen Versorgungsstrukturen abzielt.

Auch auf der Ebene der Pflegegesetzgebung der Länder hat es in den letzten Jahren explizite Bestrebungen gegeben, die Rolle der Kommunen in der Pflege zu stärken; dies gilt u. a. für das 2014 in Nordrhein-Westfalen neu gefasste Alten- und Pflegegesetz (APG NRW), das den Kommunen an verschiedenen Stellen zusätzliche Kompetenzen zuweist.

Vor diesem Hintergrund beschäftigt sich der vorliegende Beitrag mit der Frage, ob und inwiefern es in den letzten Jahren tatsächlich zu einer substanziellen Stärkung der Kommunen in der Pflege gekommen ist und ob die Kommunen der ihnen zugedachten, aktiv gestaltenden Rolle im lokalen Pflegegeschehen auch gerecht werden können. Im Folgenden werden hierfür zunächst die gesetzlichen Grundlagen, die wichtigsten Ziele und die Herausforderungen der kommunalen Pflegepolitik skizziert (▶ Abschn. 18.2), bevor die verschiedenen Bausteine der lokalen pflegerischen Versorgungsstruktur und damit auch die zentralen Handlungsfelder der kommunalen Pflegepolitik systematisch in den Blick genommen werden (▶ Abschn. 18.3). Abschließend werden einige Schlussfolgerungen im Hinblick auf die Gestaltungspotenziale der Kommunen im Pflegebereich abgeleitet (▶ Abschn. 18.4).

18.2 Grundlagen, Ziele und Herausforderungen kommunaler Pflegepolitik

18.2.1 Gesetzliche Grundlagen

Die Aufteilung der Kompetenzen und Verantwortlichkeiten zwischen Bund, Ländern, Kommunen und Sozialverwaltungsträgern im Bereich der Pflege ist historisch gewachsen und äußerst komplex (Waldhoff 2012). Die pflegerische Versorgung der Bevölkerung, so der oft zitierte § 8 Abs. 1 SGB XI, ist dem Grundsatz nach eine gesamtgesellschaftliche Aufgabe; es liegt demnach in der gemeinsamen Verantwortung der Länder, der Kommunen, der Pflegeeinrichtungen und der Pflegekassen, eine „leistungsfähige, regional gegliederte, ortsnahe und aufeinander abgestimmte ambulante und stationäre pflegerische Versorgung der Bevölkerung" zu gewährleisten (§ 8 Abs. 2 SGB XI).

Die **Pflegekassen** sind im Rahmen ihres Sicherstellungsauftrags nach § 69 SGB XI dazu verpflichtet, eine „bedarfsgerechte und gleichmäßige, dem allgemein anerkannten Stand medizinisch-pflegerischer Erkenntnisse entsprechende pflegerische Versorgung der Versicherten" zu gewährleisten; zur Erfüllung ihres Sicherstellungsauftrags sollen sie nach § 12 SGB XI mit „allen an der pflegerischen, gesundheitlichen und sozialen Versorgung Beteiligten" eng zusammenarbeiten und auf eine „Vernetzung der regionalen und kommunalen Versorgungsstrukturen" hinwirken, um eine „Verbesserung der wohnortnahen Versorgung pflege- und betreuungsbedürftiger Menschen" zu ermöglichen.

Die **Bundesländer** sind nach § 9 SGB XI für die „Vorhaltung einer leistungsfähigen, zahlenmäßig ausreichenden und wirtschaftlichen pflegerischen Versorgungsstruktur" verantwortlich; viele Bundesländer haben ihre Infrastrukturverantwortung im Rahmen ihrer jeweiligen Landespflegegesetze jedoch weitgehend an die Kommunen weitergegeben. So ist beispielsweise im 2014 neu gefassten Alten-

und Pflegegesetz Nordrhein-Westfalens (APG NRW) die „Sicherstellung und Koordinierung der Angebotsstruktur" explizit den Kreisen und kreisfreien Städten als Pflichtaufgabe zugewiesen; diese sind „verpflichtet, eine den örtlichen Bedarfen entsprechende pflegerische Angebotsstruktur […] sicherzustellen" [§ 4 APG NRW].

Die **Kommunen** sind darüber hinaus als örtliche Sozialhilfeträger in vielen (jedoch nicht in allen) Bundesländern für die Hilfe zur Pflege nach dem 6. Kapitel des SGB XII zuständig; generell haben sie im Sinne der Daseinsvorsorge die Letztverantwortung für die Versorgung der örtlichen Bevölkerung.

Die hier in groben Zügen skizzierte Verantwortungsverteilung durch den Bundesbzw. die Landesgesetzgeber hat größtenteils programmatisch-deklamatorischen Charakter; von einer rechtlich klar definierten und inhaltlich konsistenten Aufgaben- und Rollenverteilung insbesondere zwischen den Pflegekassen und den Ländern bzw. Kommunen kann hier nur bedingt gesprochen werden. In der Literatur wird üblicherweise zwischen der Aufgaben- und Finanzierungsverantwortung für die Pflege*leistungen* (als Leistungsverpflichtung der Pflegekassen gegenüber ihren Versicherten) und der Aufgaben- und Finanzierungsverantwortung für die Pflege*infrastruktur* (als Aufgabe der Länder bzw. nachgeordnet der Kommunen innerhalb ihres jeweiligen räumlichen Zuständigkeitsbereiches) unterschieden, wobei diese grobe Einteilung an vielen Stellen konkretisierungsbedürftig bleibt (Waldhoff 2012). In den politischen und wissenschaftlichen Auscinandersetzungen um das PSG III hat sich erneut gezeigt, dass zwischen den verschiedenen Akteuren der Pflegepolitik im Hinblick auf die konkrete Verantwortungs- und Kompetenzabgrenzung im Mehrebenensystem der Pflege weiterhin erhebliche Interpretations- und Interessengegensätze bestehen.

18.2.2 Ziele

Dessen ungeachtet lassen sich aus den einschlägigen Regelungen des SGB XI bzw. ergänzend des SGB XII für die kommunale Pflegepolitik im Wesentlichen drei übergreifende Ziele ableiten:

- Sicherstellung, Ausbau und Weiterentwicklung einer bedarfsgerechten örtlichen pflegerischen Versorgungsstruktur,
- Umsetzung des Grundsatzes „ambulant vor stationär",
- Entwicklung und Förderung einer (lokalen) Sorgekultur.

Sicherstellung, Ausbau und Weiterentwicklung einer bedarfsgerechten örtlichen pflegerischen Versorgungsstruktur

Oberstes Ziel der Pflegepolitik auf allen Ebenen ist es, pflegebedürftigen Menschen bis zum Lebensende ein möglichst selbstständiges und selbstbestimmtes Leben mit einer hohen Versorgungssicherheit zu ermöglichen (§ 2 Abs. 1 SGB XI). Grundvoraussetzung hierfür ist ein umfassendes lokales Unterstützungs- und Versorgungsangebot, das den Betroffenen in der höchstmöglichen Qualität, Transparenz und Erreichbarkeit zur Verfügung steht. Zur Gewährleistung von lokaler Versorgungssicherheit gehören in diesem Sinne auch die möglichst weitgehende Verwirklichung der Wunsch- und Wahlrechte der Pflegebedürftigen (§ 2 SGB XI), die Berücksichtigung spezifischer Bedürfnisse aufgrund von Geschlecht, Religionszugehörigkeit, sexueller Identität und ethnisch-kulturellem Hintergrund (§ 1 Abs. 5 und § 2 Abs. 2 und Abs. 3 SGB XI) sowie die Wahrung der Trägervielfalt (§ 11 Abs. 2 SGB XI).

Umsetzung des Grundsatzes „ambulant vor stationär"

Der Vorrang der häuslichen bzw. ambulanten Pflege vor den Leistungen der vollstationären Pflege ist sowohl im Pflegeversicherungsrecht (§ 3 SGB XI) als auch im sozialhilferechtlichen Bereich der Hilfe zur Pflege explizit festgeschrieben (§ 64 SGB XII). Der Grundsatz „ambulant vor stationär" ist dabei sowohl durch normative Selbstbestimmungs- als auch durch pragmatische Kostenaspekte begründet: Zum einen entspricht es den Wünschen der Betroffenen, ihren Lebensabend auch im Fall körperlicher Beeinträchtigungen möglichst lange in ihrer gewohnten Lebensumgebung verbringen zu können; zum anderen kann die Vermeidung bzw. Hinauszögerung einer vollstationären Unterbringung dazu beitragen, die Kosten sowohl für die Pflegeversicherung als auch für die (in der Regel kommunal getragene) Hilfe zur Pflege nach dem SGB XII zu begrenzen.

Nicht nur auf Bundesebene (PSG I–III), sondern auch in vielen Bundesländern und Kommunen lässt sich in den letzten Jahren ein eindeutiger Trend weg von der Finanzierung traditioneller stationärer Großeinrichtungen und hin zur Stärkung von ambulanten Versorgungsstrukturen und quartiersbezogenen Wohn- und Pflegearrangements beobachten.

Der Grundsatz „ambulant vor stationär" sollte dabei allerdings nicht im Sinne einer einfachen Dichotomie oder gar im Sinne eines „Nullsummenspiels" verstanden werden. Im Sinne der individuellen Selbstbestimmung sollte es vielmehr darum gehen, ein graduell abgestuftes und aufeinander abgestimmtes Versorgungssystem aus niederschwelligen, ambulanten, komplementären, teilstationären und stationären Versorgungsformen aufzubauen, das individuell zugeschnittene Kombinationen und passgenaue Pflegesettings ermöglicht.

■■ **Entwicklung und Förderung einer lokalen Sorgekultur**

Eine dritte, stärker gesellschaftspolitisch fundierte Zielsetzung bezieht sich auf die Aktivierung bzw. Revitalisierung zivilgesellschaftlicher Ressourcen im Sinne einer gesamtgesellschaftlichen Verantwortung für die Pflege. Länder, Kommunen, Pflegeeinrichtungen und Pflegekassen sind nach § 8 Abs. 2 SGB XI dazu aufgefordert, „die Bereitschaft zu einer humanen Pflege und Betreuung durch hauptberufliche und ehrenamtliche Pflegekräfte sowie durch Angehörige, Nachbarn und Selbsthilfegruppen" zu unterstützen und zu fördern und so auf eine „neue Kultur des Helfens und der mitmenschlichen Zuwendung" hinzuwirken.

Der Aufbau und die Wiederbelebung von lokalen Unterstützungsnetzwerken und Verantwortungsgemeinschaften wird im Pflegebereich schon seit Jahren unter dem Begriff „Caring Communities" bzw. „Sorgende Gemeinschaften" diskutiert (Klie 2010); die Bedeutung lokaler Strukturen für die Entwicklung einer diesbezüglichen „Sorgekultur" (Deutscher Bundestag 2016, S. 23) ist insbesondere im siebten Altenbericht der Bundesregierung von 2016 explizit angesprochen worden.

18.2.3 Strukturelle Herausforderungen

Die (kommunale) Pflegepolitik steht vor einer Reihe von übergreifenden Veränderungen und Herausforderungen, auf die in den nächsten Jahren überzeugende Antworten gefunden werden müssen:

■ Aufgrund des demografischen Wandels steigt nicht nur der Anteil älterer, sondern insbesondere auch der Anteil hochaltriger und mit hohem Pflegerisiko behafteter Menschen; in den nächsten zwei Jahrzehnten ist daher mit einem deutlichen Anstieg der Pflegefallzahlen zu rechnen (Kochskämper 2018b).

■ Dem demografisch bedingten zunehmenden Pflegebedarf steht ein tendenziell abnehmendes familiäres Pflegepotenzial gegenüber. Soziostrukturelle und kulturelle gesellschaftliche Entwicklungen (u. a. veränderte Familienformen, zunehmende Zahl der Einpersonenhaushalte, steigende Frauenerwerbsquoten, zunehmende berufliche und räumliche Mobilität) lassen einen Rückgang an Möglichkeiten der Pflege in den Familien und einen verstärkten Bedarf an professionellen Dienstleistungen erwarten.

■ Der zunehmende Fachkräftemangel in den Pflegeberufen ist jedoch bereits heute vi-

rulent und wird sich in den kommenden Jahren zuspitzen. Wenn es nicht gelingt, der absehbar steigenden Nachfrage eine ausreichende Kapazität von Pflege- und Pflegefachpersonal gegenüberzustellen, werden die bereits heute punktuell zu beobachtenden Situationen der Mangelversorgung besonders in ländlichen, überalterten und strukturschwachen Räumen deutlich zunehmen.
- Von besonderer Bedeutung für die Kommunen ist der Trend zur wachsenden sozialen Ungleichheit und zur zunehmenden Altersarmut, der sich mittelfristig auch in einer steigenden Inanspruchnahme der Hilfe zur Pflege nach dem SGB XII und einer dementsprechend stärkeren Belastung der ohnehin oftmals stark angespannten kommunalen Haushalte niederschlagen dürfte.[1]

Vor dem Hintergrund dieser komplexen Problemkonstellation ist es für die kommunale Pflegepolitik umso wichtiger, die Ziele der Weiterentwicklung einer bedarfsgerechten Versorgungsstruktur, der Umsetzung des Grundsatzes „ambulant vor stationär" und der Förderung einer lokalen Sorgekultur konsequent zu verfolgen. Eine ganzheitliche kommunale Pflegepolitik hat in diesem Kontext ein weites Spektrum verschiedener Handlungs- und Gestaltungsfelder zu bearbeiten, die im folgenden Abschnitt näher beschrieben werden.

18.3 Handlungs- und Gestaltungsfelder kommunaler Pflegepolitik

Wenn es um die in einer Kommune vorhandene und politisch zu gestaltende Unterstützungs- und Versorgungsstruktur für pflegebedürftige Personen (und ihre Angehörigen) geht, ist der Blick weit über den Bereich der pflegerischen Versorgung im engeren Sinne hinaus zu richten. Im Rahmen einer ganzheitlichen Perspektive umfasst die lokale Versorgungsstruktur eine Vielzahl von Feldern und Bereichen, die zugleich auch Ansatzpunkte für kommunale Gestaltungsbemühungen darstellen (◘ Tab. 18.1).

Die verschiedenen Bausteine der örtlichen pflegerischen Versorgungslandschaft und die jeweiligen Handlungs- und Gestaltungsmöglichkeiten der Kommunen werden im Folgenden überblicksartig (und ohne Anspruch auf Vollständigkeit) dargestellt.

18.3.1 Pflegerische Versorgung

Die Versorgung mit vollstationären, teilstationären und ambulanten Pflegeeinrichtungen und -diensten bildet den Kern der kommunalen pflegerischen Versorgungstruktur.

Im Hinblick auf **vollstationäre Pflegeeinrichtungen** lassen sich in den letzten Jahren auf Landes- wie auch auf kommunaler Ebene verstärkte Bestrebungen beobachten, den quantitativen Anstieg des stationären Angebots nach dem Motto „so wenig wie möglich – so viel wie nötig" zu begrenzen und insbesondere ein über dem lokalen Bedarf liegendes Angebot an stationären Plätzen nach Möglichkeit zu verhindern. Dahinter steckt die Befürchtung, dass ein quantitatives Überangebot an stationären Plätzen die Nachfrage im stationären Bereich übermäßig anregt und eine „Sogwirkung" zulasten häuslicher bzw. ambulanter Versorgungsformen entfaltet (Naegele 2014, S. 35).

Die Kommunen haben indes keine rechtliche Handhabe, den über den lokalen Bedarf hinausgehenden Neubau bzw. die Erweiterung von stationären Einrichtungen in ihrem räumlichen Gebiet zu verhindern, sofern die gesetzlichen Auflagen erfüllt sind. In einzelnen Bundesländern können die Kommunen allerdings begrenzten Einfluss auf die Investitions-

[1] Der Anteil der Empfänger von Hilfe zur Pflege an den Pflegebedürftigen insgesamt lag 2015 bundesweit bei 12,2 % (Kochskämper 2018a); auf kommunaler Ebene variierte er indes zwischen 29 % in Lübeck und 4 % in einzelnen Landkreisen in Thüringen. Insbesondere in größeren Städten sowie in stationären Einrichtungen beziehen überproportional viele Pflegebedürftige die Hilfe zur Pflege.

Tabelle 18.1   Bausteine der örtlichen Versorgungsstruktur für ältere und pflegebedürftige Menschen

Pflegerische Versorgung	Gesundheitsversorgung
– Ambulante Pflegedienste – Tagespflege, Kurzzeitpflege, Nachtpflege – Stationäre Pflege	– Ambulante Gesundheitsversorgung (Ärzte, Apotheken) – Stationäre Gesundheitsversorgung (Krankenhäuser)
Palliativversorgung	**Komplementäre Unterstützungsangebote**
– Palliativmedizinische Betreuung durch niedergelassene Ärzte und Kliniken – Palliativpflege durch ambulante Pflegedienste und ambulante Hospizdienste – Stationäre Hospize	– Haushaltsnahe Dienstleistungen (Mahlzeitenservice, Fahrdienste, Haushaltsdienste, Hausnotruf, persönliche Assistenz)
Alternative Pflegewohnformen	**Wohnraumversorgung und Quartiersgestaltung**
– Ambulant betreute Wohngemeinschaften (selbst- vs. anbieterverantwortet) – Betreutes Wohnen, „Servicewohnen"	– Barrierefreier/barrierearmer Wohnraum – Sozialraum: altengerechte Quartiersstrukturen – Sonstige wohnortnahe Angebote, u. a. Seniorenbegegnungsstätten
Angebote zur Unterstützung und Entlastung pflegender Angehöriger	**Förderung ehrenamtlichen Engagements**
– Beratungs-, Unterstützungs- und Entlastungsangebote für pflegende Angehörige, insbesondere für Angehörige von Demenzkranken	– Förderung, Ermöglichung, Unterstützung, Koordinierung von Zivilgesellschaft, bürgerliches Engagement, Ehrenamt, Nachbarschaftshilfe
Information, Beratung und Fallmanagement	**Planung, Vernetzung und Koordination**
– Öffentlichkeitarbeit, Informationsbroschüren/Onlineportale – Trägerunabhängige Beratung – Individuelles Fallmanagement	– Regelmäßiges kleinräumiges Monitoring (Pflegeplanung) – Aufbau kommunaler Vernetzungsgremien

Pflege-Report 2019

bedingungen für stationäre Einrichtungen nehmen. So haben beispielsweise die Kommunen in NRW seit 2014 die Option, ihre örtliche Pflegeplanung in Form einer sog. „verbindlichen Bedarfsplanung" auszugestalten, um ein Überangebot von stationären Pflegeplätzen zu vermeiden (§ 7 Abs. 6 APG NRW). Im Rahmen der verbindlichen Bedarfsplanung bestimmt der örtliche Träger der Sozialhilfe, dass teil- oder vollstationäre Pflegeeinrichtungen, die innerhalb seines örtlichen Zuständigkeitsbereiches neu entstehen und zusätzliche Pflegeplätze schaffen sollen, nur dann eine Investitionskostenförderung in Form des Pflegewohngeldes erhalten, wenn für diese Einrichtungen auf der Grundlage der örtlichen Bedarfsplanung ein bestehender Bedarf bestätigt wird. Anbieter,

denen aufgrund der fehlenden Bedarfsbestätigung die Investitionskostenförderung versagt wird, sind zwar *formal* nicht vom Marktzugang ausgeschlossen, haben aber *de facto* einen erheblichen Wettbewerbsnachteil.

Einfluss auf das lokale Angebot an vollstationären Plätzen können im Übrigen auch die jeweiligen Pflegeheimgesetze der Bundesländer haben. Die Einführung verbindlicher Einzelzimmerquoten (75 % in Bayern seit 2016, 80 % in NRW seit August 2018, 100 % in Baden-Württemberg ab September 2019) kann zu einer spürbaren Verknappung des Platzangebots führen; hier liegt es zum Teil auch im Ermessen der örtlichen Heimaufsicht, wie die jeweiligen landesrechtlichen Übergangs- und Ausnahmeregelungen ausgelegt und angewendet werden.

Anders als bei der vollstationären Dauerpflege wird bei der **Kurzzeitpflege** keine Begrenzung, sondern vielmehr ein substanzieller Ausbau angestrebt, da die Möglichkeit der vorübergehenden Pflege und Betreuung einer pflegebedürftigen Person in einer vollstationären Einrichtung auch dazu beitragen kann, pflegende Angehörige zu entlasten und häusliche Pflegearrangements zu stabilisieren.

Der steigenden Nachfrage nach Kurzzeitpflegeplätzen[2] steht in vielen Kommunen jedoch bislang kein ausreichendes und verlässliches Angebot gegenüber; so sehen über die Hälfte der Kreise und kreisfreien Städte in NRW den aktuellen Bedarf an Kurzzeitpflegeplätzen nicht gedeckt (Braeseke et al. 2017). Zudem verschlechtert sich im Zeitverlauf das Verhältnis von „fixen" und „eingestreuten" Kurzzeitpflegeplätzen mit dem Ergebnis, dass ein Teil der in den Einrichtungen eingestreuten Kurzzeitpflegeplätze mit Dauergepflegten belegt sind und daher faktisch für die Kurzzeitpflege nicht zur Verfügung stehen.

Die Einflussmöglichkeiten der Kommunen sind hier sehr begrenzt. Nach wie vor rentiert es sich für stationäre Pflegeeinrichtungen aufgrund der schwierigen Refinanzierungsbedingungen kaum, ein substanzielles Maß an „fixen" Pflegeplätzen vorzuhalten; solitäre Einrichtungen der Kurztagespflege können oftmals nicht wirtschaftlich arbeiten. Einzelne Bundesländer sind daher dazu übergegangen, finanzielle Anreize für die Umwandlung von eingestreuten Kurzzeitpflegeplätzen in fixe Plätze zu setzen, so beispielsweise in NRW mit der sogenannten „Fix/Flex-Regelung" (Tillmann und Sloane 2018).

Ebenso wie die Kurzzeitpflege kann auch die **Tagespflege** dazu beitragen, pflegende Angehörige zu entlasten und insbesondere auch demenzkranken Seniorinnen und Senioren einen längeren Verbleib in ihrer gewohnten Umgebung zu ermöglichen. Es zeigen sich Hinweise, dass die mit dem PSG I eingeführten leistungsrechtlichen Verbesserungen bei den teilstationären Leistungen der Tages- und Nachtpflege[3] zumindest in einzelnen Kommunen zu einer spürbaren Ausweitung sowohl der Nachfrage als auch des Angebots an Tagespflegeplätzen geführt haben. Aus Sicht der kommunalen Pflegeplanung ist nicht nur eine Erhöhung der allgemeinen Versorgungsdichte, sondern auch eine möglichst bedarfsgerechte geografische Verteilung der Angebote anzustreben; potenzielle Investoren oder Betreiber können dahingehend beraten werden, dass sie zusätzliche Plätze möglichst in denjenigen Sozialräumen einrichten, in denen ein Bedarf festgestellt wurde.

Besonders heterogen stellt sich die Versorgungssituation im **ambulanten** Sektor dar: Hier mehren sich die Hinweise aus verschiedenen Kommunen sowie seitens der Anbieterverbände, dass sich der Fachkräftemangel zuspitzt und zunehmend zu lokalen Versorgungsproblemen führt. Viele ambulante Pflegedienste nehmen aufgrund mangelnder Personalkapazitäten derzeit keine neuen Patienten mehr an und sehen sich zum Teil sogar dazu gezwungen, bestehende Versorgungsverträge zu kündigen.

Auch hier sind die Einflussmöglichkeiten der Kommune sehr begrenzt: Als eigener Träger von ambulanten Pflegediensten sind Kommunen völlig unbedeutend,[4] und die kommunale Pflegeplanung kann lediglich unver-

---

[2] Zur Nachfragesteigerung könnte auch das am 01.01.2016 in Kraft getretene Krankenhausstrukturgesetz (KHSG) beitragen, das als neue Leistung der gesetzlichen Krankenkassen Patienten, die nach einem längeren Krankenhausaufenthalt oder einer ambulanten Operation außerhalb eines Krankenhauses vorübergehend weiter versorgt werden müssen, auch bei fehlender Pflegebedürftigkeit die Möglichkeit der Inanspruchnahme von Kurzzeitpflege einräumt (§ 39c SGB V „Kurzzeitpflege bei fehlender Pflegebedürftigkeit").

[3] Pflegebedürftige Personen können seit 2015 teilstationäre Tages- und Nachtpflege zusätzlich zu ambulanten Pflegesachleistungen, Pflegegeld oder der Kombinationsleistung in Anspruch nehmen, ohne dass eine Anrechnung auf diese Ansprüche erfolgt.

[4] Nach den Daten der Pflegestatistik des Statistischen Bundesamtes gab es 2017 rund 14.000 ambulante Pflegedienste; davon waren gerade einmal 192 Pflegedienste (1,4 %) in öffentlicher (kommunaler) Trägerschaft.

bindliche Empfehlungen formulieren. Sicherlich können Kommunen im Rahmen der kommunalen Investoren- und Trägerberatung private und wohlfahrtsverbandliche Träger gezielt auf ermittelte Bedarfe bzw. auf ungedeckte Nachfrage hinweisen, um auf diese Weise Neugründungen bzw. Angebotsausweitungen anzuregen (Plazek und Schnitger 2016); ein Großteil der Grundsatzprobleme, vor denen die ambulante Pflege steht, lässt sich aber nicht unmittelbar durch die Kommunen beeinflussen, sondern nur durch den Bundesgesetzgeber bzw. die Pflegekassen.

18.3.2 Gesundheitsversorgung

Neben der pflegerischen Versorgung im engeren Sinne ist für Seniorinnen und Senioren auch die allgemeine Gesundheitsversorgung sehr relevant. Dies betrifft zunächst einmal die Verfügbarkeit und wohnortnahe Erreichbarkeit von Ärzten und Apotheken sowie von Krankenhäusern; gerade in ländlichen Regionen kann die Sicherstellung der hausärztlichen Versorgung eine ernsthafte Herausforderung darstellen.

Kommunen können insbesondere dort, wo als Gesellschafter von kommunalen Krankenhäusern fungieren, gezielt Einfluss auf die Schnittstellen zwischen medizinischer und pflegerischer Versorgung nehmen. Hierzu gehört u. a. die Entwicklung eines Pflegeüberleitungsmanagements, um in Zusammenarbeit mit den jeweiligen Sozialdiensten eine möglichst reibungsfreie Überleitung hilfe- und pflegebedürftiger Menschen vom Krankenhaus in die eigene Häuslichkeit bzw. in einen Kurzzeitpflegeplatz zu unterstützen.

Zur allgemeinen Gesundheitsversorgung zählen schließlich auch Angebote und Maßnahmen der Gesundheitsförderung und Prävention. Der Ausbau Individueller Gesundheitsberatung sowie zielgruppenspezifischer Angebote der Gesundheitsförderung und Prävention für Senioren durch den Öffentlichen Gesundheitsdienst (ÖGD) kann dazu beitragen, den Eintritt von Pflegebedürftigkeit zu verhindern oder hinauszuzögern.[5]

18.3.3 Palliativversorgung

Neben der pflegerischen Versorgung und der allgemeinen Gesundheitsversorgung ist die Palliativversorgung ein weiterer wesentlicher Bestandteil der kommunalen Versorgungsstruktur für ältere und pflegebedürftige Menschen. Mit dem 2015 verabschiedeten Hospiz- und Palliativgesetz (HPG) ist die Palliativversorgung ausdrücklich Bestandteil der Regelversorgung in der GKV geworden; zu den Leistungen gehören u. a. die palliativmedizinische Betreuung durch niedergelassene Ärzte und Kliniken, die Palliativpflege durch ambulante Pflegedienste und ambulante Hospizdienste sowie stationäre Hospize.

Der lokalen Zusammenarbeit der verschiedenen Sektoren und Berufsgruppen kommt gerade auch in diesem Bereich eine besondere Bedeutung zu; in vielen Kommunen haben sich daher örtliche Palliativ- und Hospiznetze bzw. entsprechende Arbeitskreise herausgebildet, in deren Rahmen sich die ambulanten Dienste, Ärzte und Einrichtungen, die schwer kranke und sterbende Menschen ärztlich versorgen und pflegerisch, psychosozial oder seelsorgerlich betreuen, regelmäßig austauschen und miteinander abstimmen.

Ehrenamtliche Strukturen wie beispielsweise Hospizvereine und Hospizgemeinschaften, in denen ehrenamtliche Hospizhelfer/-innen unter der fachlichen Anleitung von hauptamtlichen Fachkräften tätig sind, können eine wichtige ergänzende Rolle spielen; die Förderung, Unterstützung und Einbindung solcher Initiativen und Netzwerke ist eine freiwillige Aufgabe

---

[5] Die Landesgesundheitsministerkonferenz hat im Juni 2018 ein neues Leitbild für den ÖGD verabschiedet, das einen verstärkten Fokus auf Gesundheitsförderung und Prävention und damit verbunden auch auf die koordinierende Rolle des ÖGD für das vernetzte Handeln im Gesundheitswesen vor Ort legt (GMK 2018).

der Kommunen (vgl. Deutscher Verein für öffentliche und private Fürsorge 2017).

18.3.4 Komplementäre Unterstützungsangebote

In Ergänzung zu den pflegerischen Angeboten stellen Angebote zur Unterstützung und Entlastung im Alltag nach § 45a SGB XI einen wesentlichen Baustein der kommunalen Versorgungsstruktur dar. Hierzu gehören diverse haushaltsnahe Dienstleistungen, u. a. Mahlzeitendienste wie „Essen auf Rädern", Fahrdienste, Haushaltsdienste, Hausnotruf oder persönliche Assistenz. Aufgrund der Leistungsausweitungen des PSG II ist mit einer steigenden Nachfrage nach niedrigschwelligen Unterstützungsdiensten zu rechnen.[6]

Die Anerkennungsvoraussetzungen für Angebote zur Unterstützung im Alltag werden auf Landesebene geregelt (in NRW durch die „Anerkennungs- und Förderungsverordnung" – AnFöVO); zuständig für die Anerkennungen sind die Kreise und kreisfreien Städte. Hierfür haben die Kommunen (i. d. R. im Sozialamt) entsprechende Fachstellen bzw. Kompetenzteams eingerichtet. Um den Auf- und Ausbau alltagsunterstützender Angebote zu erleichtern, ist es hilfreich, wenn die entsprechenden landesrechtlichen Regelungen möglichst niedrigschwellig ausgestaltet und die Anerkennungsverfahren auf kommunaler Ebene möglichst unbürokratisch und „serviceorientiert" gehandhabt werden.

Die Vorhaltung alltagsunterstützender Angebote, Dienstleistungen und Infrastrukturen für ältere Menschen mit und ohne Pflegebe-

darf ist im Übrigen auch Aufgabe der kommunalen Altenhilfe nach § 71 SGB XII. Die konkrete Ausgestaltung der Altenhilfe ist nicht rechtsverbindlich normiert, sondern bleibt im Wesentlichen der einzelnen Kommune überlassen; als mögliche Leistungen nennt § 71 Abs. 2 beispielhaft Leistungen zu einer Betätigung und zum gesellschaftlichen Engagement, zur Beschaffung und zur Erhaltung einer bedürfnisgerechten Wohnung, zur Beratung und Unterstützung im Vor- und Umfeld von Pflege und zur Inanspruchnahme altersgerechter Dienste sowie zur kulturellen und sozialen Teilhabe.

Angesichts der vielfältigen Überschneidungen und der möglichen Synergieeffekte wäre eine stärkere konzeptionelle und planerische Verknüpfung von kommunaler Pflege- und Altenhilfepolitik dringend zu empfehlen (VSOP 2015); der mit dem PSG III neu in § 71 SGB XII eingeführte Abs. 5 sieht ganz in diesem Sinne explizit eine Verzahnung der Leistungen der Altenhilfe mit der „kommunalen Infrastruktur zur Vermeidung sowie Verringerung der Pflegebedürftigkeit" vor. Als „freiwillige" Leistung (genauer: als Leistung ohne individuellen Rechtsanspruch) steht die Altenhilfe jedoch stets unter dem Vorbehalt ausreichender finanzieller Ressourcen (sowie ausreichender sozialpolitischer Motivation) der Kommune; im Ergebnis fristet die Altenhilfe in vielen Kommunen schon seit Jahren ein Schattendasein.

18.3.5 Alternative Pflegewohnformen

Gemeinschaftliche Wohnformen wie z. B. ambulant betreute Wohngemeinschaften können in vielen Fällen sinnvolle Alternativen zum klassischen Pflegeheim darstellen. Eine nachhaltige Ausweitung des Angebots und der Vielfalt an alternativen Wohnformen für ältere und pflegebedürftige Menschen in der Kommune ist gerade auch unter dem Aspekt der Selbstbestimmung und der Wahlfreiheit der Pflegebedürftigen erstrebenswert.

---

[6]   Seit dem 01.01.2017 haben Pflegebedürftige in häuslicher Pflege nach § 45b SGB XI Anspruch auf einen Entlastungsbetrag in Höhe von bis zu 125 € monatlich, mit dem sie u. a. auch Leistungen der nach Landesrecht anerkannten Angebote zur Unterstützung im Alltag finanzieren können. Darüber hinaus haben sie die Möglichkeit, bis zu 40 % ihres ambulanten Pflegesachleistungsanspruchs für diese Unterstützungsangebote umzuwidmen.

Das SGB XI enthält eine Reihe von sozialrechtlichen Fördertatbeständen für ambulant betreute (selbstorganisierte oder anbieterverantwortete) Wohngruppen;[7] die mindestens ebenso relevanten heimrechtlichen Rahmenbedingungen werden indes auf Länderebene festgelegt. Insbesondere für trägerverantwortete, von ambulanten Pflegediensten betriebene Wohngemeinschaften macht es dabei einen erheblichen Unterschied, ob sie hinsichtlich der heimrechtlichen Auflagen, Qualitäts- und Sicherheitsvorschriften quasi wie „kleine Pflegeheime" behandelt werden oder ob es hier erleichterte, an die Spezifika von Wohngemeinschaften angepasste Kriterien gibt. Zwischen den Bundesländern bestehen in diesem Bereich offensichtlich erhebliche Unterschiede sowohl hinsichtlich der Rechtslage als auch hinsichtlich der Rechtspraxis (Klie et al. 2017).

Kommunen können versuchen, ein investitionsfreundliches Klima für alternative Pflegewohnformen zu schaffen, indem sie gerade im Bereich neuer Wohnformen eine aktive Investoren- und Trägerberatung betreiben. Die innerhalb der landesrechtlichen Regelungen bestehenden Ermessensspielräume der kommunalen Aufsichtsbehörden (Heimaufsicht, Bauaufsicht, ggf. auch Sozialamt) können dabei im Sinne einer eher „wohlwollenden" Auslegung von Vorschriften und einer möglichst unbürokratischen Ausgestaltung der Genehmigungs- und Prüfverfahren genutzt werden. Kommunen können Pflege-Wohngemeinschaften zudem auch städtebaulich fördern, indem beispielsweise öffentliche Grundstücke für

WG-Bauvorhaben reserviert werden. Bereits bestehende Wohngruppen, insbesondere selbstverantwortete WGs, können (etwa durch kommunal finanzierte „WG-Begleiter" wie in Hamburg) gezielt bei der Selbstorganisation beraten und unterstützt werden.

18.3.6 Wohnraumversorgung und Quartiersgestaltung

Die Wohnsituation älterer und pflegebedürftiger Menschen ist ein entscheidender Faktor für die Möglichkeit, einen eigenen Haushalt und ein selbstbestimmtes Leben im vertrauten Umfeld führen zu können. Wie die Entwicklung der letzten Jahre gezeigt hat, ist der Zugang zu bezahlbarem Wohnraum mittlerweile in vielen Kommunen und Regionen zu einer zentralen sozialen Frage geworden; hierzu hat sicherlich auch beigetragen, dass die soziale Wohnraumförderung, die seit 2006 in der ausschließlichen Kompetenz der Länder liegt, über Jahrzehnte hinweg sträflich vernachlässigt worden ist. Dort, wo die Kommunen noch selbst als Gesellschafter von kommunalen Wohnungsbaugesellschaften fungieren, können sie am ehesten Einfluss auf das Angebot an barrierearmen bzw. barrierefreien Wohnungen nehmen – ggf. auch in Zusammenarbeit mit gemeinnützigen oder genossenschaftlichen Wohnungsgesellschaften.

Um das Angebot an barrierefreiem Wohnraum zu erhöhen, kommt neben der Förderung von Neubaumaßnahmen auch die Förderung des alters- und pflegegerechten Umbaus von Bestandswohnungen (Wohnanpassung) in Betracht. Nach § 40 Abs. 4 SGB XI können die Pflegekassen finanzielle Zuschüsse für Maßnahmen zur Verbesserung des individuellen Wohnumfeldes der pflegebedürftigen Person gewähren, wenn diese dazu beitragen, die häusliche Pflege und die selbstständige Lebensführung der Betroffenen zu erleichtern.

Um die damit verbundenen Potenziale auszuschöpfen, ist der Zugang der Betroffenen zu einer spezialisierten und neutralen Beratung

---

[7]   Hierzu gehören u. a. der Wohngruppenzuschuss nach § 38a SGB XI, die Anschubfinanzierung zur Gründung von ambulant betreuten Wohngruppen nach § 45e SGB XI sowie die Förderung von Maßnahmen zur Verbesserung des gemeinsamen Wohnumfeldes nach § 40 Abs. 4 SGB XI. Mit dem Pflege-Neuausrichtungs-Gesetz (PNG) ist über den § 45f SGB XI zudem ein mit 10 Mio. € dotiertes Modellprogramm zum Thema „Weiterentwicklung neuer Wohnformen für pflegebedürftige Menschen" auf den Weg gebracht worden, in dem zwischen 2015 und 2018 insgesamt 53 Einzelprojekte gefördert worden sind (vgl. GKV-Spitzenverband 2018).

durch anerkannte Wohnberatungsstellen sehr wichtig. Die Förderung von Wohnberatungsstellen obliegt den Ländern bzw. (je nach Bundesland) den Kommunen; bei der Versorgung mit Wohnberatung gibt es dementsprechend sowohl hinsichtlich des Umfangs und der Spezialisierung als auch hinsichtlich der inhaltlichen Ausrichtung erhebliche regionale Unterschiede (Hackmann et al. 2014).

Deutlich größer als bei der allgemeinen Wohnraumversorgung ist das Gestaltungspotenzial der Kommunen bei der altengerechten Weiterentwicklung von Nachbarschaften bzw. Quartieren (Bleck et al. 2018). Von zentraler Bedeutung für ältere Menschen ist dabei die Schaffung von Versorgungssicherheit durch die barrierefreie Gestaltung des öffentlichen Raumes und die Gewährleistung wohnortnaher Versorgungsstrukturen. Die barrierefreie Gestaltung des öffentlichen Raumes kann je nach Quartiersstruktur eine Vielzahl von Einzelaspekten umfassen (z. B. ausreichende Straßenbeleuchtung, öffentliche Toiletten, Ruhezonen und Bänke, abgesenkte Bordsteinkanten oder altengerechte Ampeltaktungen). Ziel ist, dass im jeweiligen Quartier möglichst viele Nahversorgungs-, Gesundheits-, Bildungs- und Freizeitangebote vorhanden und für mobilitätseingeschränkte Menschen auch tatsächlich erreichbar und nutzbar sind. Dies betrifft sowohl die unterstützende Infrastruktur des täglichen Lebens (Arzt, Apotheke, Einzelhandel, Post, Bank) als auch das Vorhandensein von seniorengerechten Sport-, Kultur-, Freizeit-, Bildungs- und Begegnungsangeboten sowie ein bedarfsgerechtes Angebot an öffentlichen Verkehrsmitteln.

Für die erfolgreiche Entwicklung eines altengerechten Quartiers ist die aktivierende Einbindung und Vernetzung unterschiedlichster Akteure im Quartier (Einzelhandel, Kirchengemeinden, Vereine, Pflegeheime etc.) unverzichtbar. Notwendig im Sinne einer integrierten Strategie sind zudem ressort- und fachbereichsübergreifende Abstimmungsprozesse innerhalb der Kommunalverwaltung, etwa zwischen der Pflege- bzw. Sozialplanung, der Stadtentwicklungsplanung, der Bauleitpla-

nung und ggf. auch der kommunalen Verkehrsplanung. Auf Bundes- wie auch auf Landesebene existieren verschiedene Förderprogramme, die bei der Implementierung integrierter Quartiers- und Sozialraumentwicklungsprozesse finanziell und/oder ideell unterstützen sollen.[8]

18.3.7 Angebote zur Unterstützung und Entlastung pflegender Angehöriger

Die zum Teil erheblichen gesundheitlichen, psychischen und ggf. auch finanziellen Belastungen (und die drohende Überforderung) pflegender Angehöriger im Rahmen der häuslichen Pflege sind in den letzten Jahren verstärkt in den Fokus der Aufmerksamkeit gerückt (Wetzstein et al. 2015; Auth et al. 2018; Rothgang und Müller 2018). Es besteht ein übergreifender Konsens, dass der Erhalt der Gesundheit, der Leistungsfähigkeit und der Pflegebereitschaft der pflegenden Angehörigen eine zentrale Aufgabe der Pflegepolitik darstellt.

Während der Schwerpunkt der spezifisch auf pflegende Angehörige ausgerichteten Angebote bislang eher auf der Beratung und Schulung liegt (etwa durch kostenlose Pflegekurse der Pflegekassen), weisen viele Studien darauf hin, dass ein verstärkter Ausbau von psychosozialen Angeboten zur Stärkung der sozialen Integration und zur emotionalen Unterstützung pflegender Angehöriger notwendig wäre.

Selbsthilfegruppen und -organisationen können hierzu einen Beitrag leisten, indem sie einen Raum schaffen, in dem sich Angehörige nicht nur informieren und austauschen, sondern auch ihre spezifischen Sorgen und Probleme miteinander teilen können. Die Pflegekassen fördern den Auf- und Ausbau von

---

[8] Als Beispiel sei hier das Handlungskonzept „Masterplan altengerechte Quartiere" in NRW genannt (MGEPA NRW 2013, www.aq-nrw.de).

lokalen Selbsthilfegruppen, -organisationen und -kontaktstellen nach § 45d SGB XI mit jährlich 15 Cent je Versicherten. Die Förderung wird als 50-prozentige Anteilsfinanzierung gewährt, wenn ein Bundesland oder eine kommunale Gebietskörperschaft Fördermittel in gleicher Höhe einbringt; der kommunale Förderanteil kann dabei auch in Form von Personal- oder Sachmitteln (z. B. die Überlassung von Räumlichkeiten) geleistet werden.

Für die Koordination und Weiterentwicklung von lokalen Selbsthilfestrukturen für pflegende Angehörige werden in einigen Bundesländern auch zusätzliche Landesmittel bereitgestellt. So wird beispielsweise in NRW die Einrichtung von kommunalen „Kontaktbüros Pflegeselbsthilfe" gefördert, die in kommunaler oder frei-gemeinnütziger Trägerschaft über bestehende Selbsthilfegruppen informieren, diese begleiten und unterstützen und ihre Einbindung in die kommunalen Netzwerke vorantreiben sollen.

Vergünstigungen für Ehrenamtliche denkbar, etwa in Form der Zahlung von Aufwandsentschädigungen, der Übernahme von Fahrkosten und der Gewährleistung von Unfallversicherungsschutz. Im Sinne der Qualitätssicherung sind drittens auch geeignete Qualifizierungs- und Fortbildungsangebote sowie eine kontinuierliche fachliche Begleitung und Unterstützung der ehrenamtlich Helfenden durch hauptamtliche Koordinatoren notwendig. Eine besondere Herausforderung liegt in der lokalen Verzahnung von ehrenamtlichen und professionellen Strukturen.

Es handelt sich hierbei um freiwillige Leistungen der Kommune, die unter dem Vorbehalt ausreichender Finanzmittel stehen; Maßnahmen und Initiativen zum Auf- und Ausbau lokaler ehrenamtlicher Strukturen und zur professionellen Unterstützung von ehrenamtlich Tätigen können allerdings auch im Rahmen des § 45c SGB XI (anteilig) durch die Pflegekassen gefördert werden.

18.3.8 Förderung des ehrenamtlichen Engagements

Neben dem Einsatz pflegender Familienangehöriger ist das ehrenamtliche Engagement eine unverzichtbare Ressource der pflegerischen und pflegeergänzenden Versorgung. Hierzu gehören nachbarschaftliche und ehrenamtliche Hilfsnetzwerke, Seniorenbesuchsdienste, Fahrdienste und viele weitere Initiativen des regionalen bürgerschaftlichen Engagements.

Um das nachbarschaftliche und ehrenamtliche Pflegepotenzial zu fördern, können Kommunen erstens eine aktive Öffentlichkeitsarbeit zu regionalen Angeboten des bürgerschaftlichen Engagements betreiben und Konzepte zur Gewinnung engagementbereiter Menschen im Pflegebereich entwickeln, etwa durch den Betrieb bzw. die Förderung von kommunalen Ehrenamtsbörsen und die gezielte Einbindung von Vereinen und Kirchengemeinden. In diesem Rahmen sind zweitens auch materielle

18.3.9 Information, Beratung und Fallmanagement

Die Information und Aufklärung der Versicherten und ihrer Angehörigen in den mit der Pflegebedürftigkeit zusammenhängenden Fragen obliegt nach § 7 SGB XI grundsätzlich den Pflegekassen. In Ergänzung zu der Auskunft und Aufklärung durch die Pflegekassen geben mittlerweile die meisten Kommunen Senioren- bzw. Pflegewegweiser in Broschürenform heraus und betreiben entsprechende Online-Portale („Angebotsfinder", „Pflegeatlas" etc.), die eine Übersicht über die örtlich vorhandenen pflegerischen und pflegeergänzenden Angebote geben.

Über diese allgemeine Information hinaus brauchen Pflegebedürftige und ihre Angehörigen jedoch in der Regel auch stärker individualisierte, auf ihren konkreten Einzelfall bezogene Beratungsleistungen. Seit dem 01.01.2009 besteht daher ein individueller Rechtsanspruch auf individuelle Pflegeberatung und individuelles Fallmanagement (§ 7a SGB XI).

Um eine möglichst flächendeckende Infrastruktur von wohnortnahen Beratungsstellen zu schaffen, sind mit dem Pflege-Weiterentwicklungsgesetz von 2008 zudem die sogenannten Pflegestützpunkte eingeführt worden; diese sollen von den Pflege- und Krankenkassen (ggf. unter Beteiligung der Kommunen bzw. des Landes) eingerichtet werden, sofern die zuständige oberste Landesbehörde dies bestimmt. Zu den Aufgaben der Pflegestützpunkte zählen nach § 7c SGB XI Abs. 2 insbesondere die Aufklärung nach § 7 SGB XI und die Pflegeberatung nach § 7a SGB XI, aber auch die „Vernetzung aufeinander abgestimmter pflegerischer und sozialer Versorgungs- und Betreuungsangebote" im Sinne eines *Care Managements* (Kirchen-Peters et al. 2016).

Das Konzept der Pflegestützpunkte ist in den einzelnen Bundesländern allerdings sehr unterschiedlich angenommen worden; die Bandbreite der (Nicht-)Umsetzung reicht dabei von Rheinland-Pfalz, wo insgesamt 135 Pflegestützpunkte eingerichtet worden sind, bis Sachsen und Sachsen-Anhalt, wo kein einziger Stützpunkt geschaffen worden ist. Im Ergebnis sind von den ursprünglich bis zu 1.200 geplanten Pflegestützpunkten bis Ende 2015 nur rund ein Drittel (416 PSP) tatsächlich geschaffen worden (BMG 2016, S. 163/164). Im Rahmen des PSG III sind vor diesem Hintergrund einige kleinere Neuregelungen eingeführt worden, die dem Anspruch nach darauf abzielen, die Rolle der Kommunen im Bereich der Pflegeberatung zu stärken:

- Erstens werden die Möglichkeiten der Kommunen verbessert, als (durch die Pflegekassen zu vergütende) Anbieter auf dem „Pflegeberatungsmarkt" aufzutreten. Zum einen werden durch § 7b Abs. 2a SGB XI nunmehr unter bestimmten Auflagen auch kommunale Gebietskörperschaften als Beratungsstellen anerkannt, bei denen die von den Pflegekassen ausgestellten Beratungsgutscheine der Versicherten für eine Pflegeberatung nach § 7a Abs. 1 SGB XI eingelöst werden können; zum anderen können kommunale Berater nunmehr auch vergütete Beratungsbesuche in der eigenen Häuslichkeit nach § 37 Abs. 3 SGB XI durchführen.

- Zweitens erhalten die Kommunen (sofern sie als örtlicher Sozialhilfeträger für die Hilfe zur Pflege zuständig sind) durch § 7c Abs. 1a SGB XI das Recht, von den Pflege- bzw. Krankenkassen den Abschluss einer Vereinbarung zur gemeinsamen Einrichtung eines Pflegestützpunktes zu verlangen. Durch die Teilnahmeverpflichtung der Pflegekassen soll der Aufbau weiterer Pflegestützpunkte insbesondere dort erleichtert werden, wo dies bislang an Kooperationsschwierigkeiten zwischen Pflegekasse und Kommune gescheitert ist. Eine Anschubfinanzierung für die Einrichtung neuer Pflegestützpunkte ist in diesem Rahmen allerdings nicht vorgesehen.

Beide Änderungen stellen aus kommunaler Sicht jedoch allenfalls geringfügige Verbesserungen dar, von denen in der Praxis keine größeren Wirkungen zu erwarten sind (Wilcken und Bastians 2017; Vorholz 2017a, 2017b).

Eine besondere politische Aufmerksamkeit bei der Verabschiedung des PSG III lag auf den sogenannten „Modellkommunen Pflege", deren Einführung bereits von der Bund-Länder-Arbeitsgruppe zur Stärkung der Rolle der Kommunen in der Pflege im Juni 2015 empfohlen worden war (vgl. BMG 2015). So sieht § 123 SGB XI vor, dass im Rahmen eines auf zunächst auf fünf Jahre befristeten Modellvorhabens in bundesweit 60 Modellkommunen neue Beratungsstrukturen unter kommunaler Federführung erprobt werden. Die Beratungsleistungen nach dem SGB XI (§ 7a–c, § 37, § 45) sollen dabei mit den Beratungsleistungen zu Sozialleistungen der anderen Gesetzbücher zu einer integrierten Gesamtberatungsleistung zusammengeführt werden, die die Kommunen wahlweise eigenverantwortlich oder in Kooperation mit anderen Einrichtungen und Organisationen erbringen können (Hoberg et al. 2016).

Die aus kommunaler Sicht eher restriktive und unattraktive Ausgestaltung des Modellprogramms ist seitens der kommunalen Spitzenverbände indes stark kritisiert worden (Wilcken und Bastians 2017; Vorholz 2017a, 2017b). Anträge zur Durchführung von Modellvorhaben können bis zum 31. Dezember 2019 gestellt werden (§ 124 Abs. 1 SGB XI). Der Prozess scheint bislang allerdings eher zäh und mühselig in Gang zu kommen; nach derzeitigem Stand ist daher zu befürchten, dass die „Modellkommunen Pflege"-Initiative, die ja im Hinblick auf die Stärkung der Kommunen gewissermaßen das Aushängeschild des PSG III darstellt, in ihrer jetzigen Form auf breiter Front scheitern könnte.

Eine Stärkung der Rolle der Kommunen bei der Pflegeberatung könnte sich indes im Zusammenhang mit der Neufassung des Pflegebedürftigkeitsbegriffs ergeben: Durch das PSG II wurde das Begutachtungsverfahren in der Pflege auch dahingehend geändert, dass der MDK im Rahmen seiner Begutachtung keine Aussage zur sogenannten „Heimnotwendigkeit" mehr trifft. Im Falle des abzusehenden Bezugs von Leistungen der Hilfe zur Pflege muss nach § 63a SGB XII nunmehr der Sozialhilfeträger im Rahmen einer pflegefachlichen Begutachtung prüfen und entscheiden, ob eine Heimpflege notwendig oder stattdessen eine häusliche bzw. teilstationäre Pflege möglich und ausreichend ist (§ 63a SGB XII). Da hierzu bislang keine bundeseinheitliche Regelung (etwa in Form von Verfahrens- oder Begutachtungsrichtlinien) existiert, wird die Heimnotwendigkeitsprüfung von den Sozialhilfeträgern regional höchst unterschiedlich gehandhabt (Richter 2017).

Die Kommunen haben im Kontext dieser Clearingfunktion die Möglichkeit, zumindest für die Teilgruppe der Empfänger/-innen der Hilfe zur Pflege (und hier insbesondere für die Betroffenen mit einem Pflegegrad von 2 oder 3) eine individuelle Fall- und Zugangssteuerung im Sinne des Grundsatzes „ambulant vor stationär" vorzunehmen. So werden die im Rahmen der Heimnotwendigkeitsüberprüfung stattfindenden Hausbesuche und Einzelfallgespräche in einigen Kommunen proaktiv dazu genutzt, ein individuel-

les Fallmanagement durch multiprofessionelle Teams (Pflegefachkräfte und Sozialarbeiter/-innen) zu etablieren. Einzelne Kommunen sind vor dem Hintergrund des hohen Beratungsbedarfs in der Gesamtbevölkerung sogar dazu übergegangen, die aufsuchende individuelle Intensivberatung als kommunales Serviceangebot auf alle Pflegebedürftigen innerhalb ihres Gebiets auszudehnen und hierfür aus eigenen Haushaltsmitteln zusätzliche Sozialarbeiter/-innen bzw. Pflegefachkräfte einzustellen (für ein kommunales Fallbeispiel aus NRW vergl. Kemna 2015; Kemna und Goldmann 2016).

18.3.10 Planung, Vernetzung und Koordination

Die Sicherstellung einer bedarfsgerechten örtlichen pflegerischen Versorgungsstruktur erfordert ein koordiniertes Zusammenwirken der lokalen bzw. lokal agierenden Akteure. Gefordert sind „regionale und lokale Planungsprozesse, die tragfähige Kooperations- und Vernetzungsstrukturen und -kulturen befördern, eine bedarfsangemessene Infrastruktur zum Gegenstand haben, einen regional und lokal angemessenen und effizienten Welfare-Mix ermöglichen sowie die Effizienz einer sektorenübergreifenden Versorgung anstreben" (Rothgang et al. 2012, S. 80).

Der Beitrag der Kommunen besteht in diesem Kontext zum einen in der Schaffung und regelmäßigen Aktualisierung von Daten- und Planungsgrundlagen in Form einer kommunalen Pflegeberichterstattung (Klie und Pfundstein 2010). Eine kommunale Pflegeplanung ist bislang nur in einigen Bundesländern gesetzlich vorgeschrieben (u. a. in NRW, Rheinland-Pfalz, Mecklenburg-Vorpommern); in anderen Bundesländern handelt es sich um eine freiwillige Aufgabe der Kommunen. Typisch für den vorgeschriebenen Aufbau kommunaler Pflegeplanungsberichte ist (analog zur Vorgehensweise der kommunalen Jugendhilfeplanung nach § 80 SGB VIII) ein planerischer Dreischritt aus Bestandsaufnahme, Bedarfs(deckungs-)analyse und Ableitung von notwendigen Maßnahmen zur Bedarfsabdeckung.[9]

Die Kommunen sind zum anderen dafür verantwortlich, eine örtliche Gremienstruktur vorzuhalten, innerhalb derer ein regelmäßiger fachlicher Austausch sowie eine organisatorische Abstimmung und Koordination der lokalen Akteure stattfinden kann. In NRW sind die Kommunen gemäß § 8 des Alten- und Pflegegesetz (APG NRW) gesetzlich dazu verpflichtet, eine sogenannte „Kommunale Konferenz Alter und Pflege" einzurichten und deren Geschäftsführung zu übernehmen.

Die Etablierung und Koordination lokaler Akteursnetzwerke, die in der Regel auf dem Prinzip der freiwilligen Teilnahme beruhen, ist eine anspruchsvolle Aufgabe. Damit alle relevanten Akteure vor Ort tatsächlich „Hand in Hand" arbeiten und die pflegerische Versorgung kontinuierlich im Interesse der betroffenen Bürgerinnen und Bürger optimiert wird, müssen die Kommunen hier eine aktive Moderations- und Koordinationsrolle übernehmen. Sie verfügen dabei über keine hierarchische Verpflichtungsmacht; nur wenn die beteiligten Akteure eine funktionierende lokale Diskurs- und Vereinbarungskultur entwickeln, kann es gelingen, „möglichst viele Akteure über innere Überzeugung zur Mitwirkung gemeinsam definierter und verfolgter Ziele zu bewegen" (Klie und McGovern 2010, S. 39).

Weder die Empfehlungen der kommunalen Pflegeplanung noch die Beschlüsse der kommunalen Pflegekonferenz haben einen rechtsverbindlichen Charakter. Nichtsdestotrotz können kollektive Selbstverpflich-

tungen, gemeinsam erarbeitete Leitbilder und Qualitätskriterien vor Ort eine wichtige Orientierungsfunktion und eine faktische Bindungswirkung entwickeln, wenn sie auf einer breiten fachlichen und demokratischen Legitimationsbasis beruhen.

18.4 Fazit

Der in den vorangegangenen Abschnitten vorgenommene Durchgang durch die verschiedenen Handlungsfelder der kommunalen Pflegepolitik ermöglicht eine Reihe von Schlussfolgerungen hinsichtlich der Gestaltungspotenziale der Kommunen in der Pflegepolitik.

Erstens ist deutlich geworden, dass die sozial- und kommunalpolitische Absicherung von Pflegebedürftigkeit deutlich mehr umfasst als die Pflegeversicherung. Zur örtlichen pflegerischen Versorgungsstruktur in einem umfassenden Sinne gehören vielmehr eine ganze Reihe von Bausteinen bzw. Teilbereichen, die im Idealfall eng miteinander verzahnt sind und sich wechselseitig ergänzen. Der Ausbau und die Weiterentwicklung der kommunalen Pflegelandschaft kann insofern unmöglich von einem einzelnen Akteur oder einer einzelnen Institution geleistet werden, sondern erfordert das koordinierte Zusammenwirken einer Vielzahl von Akteuren.

Zweitens zeigt sich, dass es auf kommunaler Ebene trotz der eingeschränkten formalen Kompetenzen durchaus Möglichkeiten gibt, (begrenzten) Einfluss auf die lokale Pflegelandschaft zu nehmen. Die Kommunen verfügen zwar über keine größeren Hebel, aber zumindest über eine Vielzahl von kleineren Stellschrauben, mit denen sie versuchen können, die lokale Versorgungsstruktur und den lokalen Pflegemarkt in ihrem Sinne zu beeinflussen. Im Hinblick auf die Ziele der Sicherstellung und Weiterentwicklung einer bedarfsgerechten Versorgungsstruktur, der Umsetzung des Grundsatzes „ambulant vor stationär" und der Förderung einer lokalen Sorgekultur sind in einzelnen engagierten Kommunen über die

---

[9]   In NRW soll die Pflegeplanung der Kreise und kreisfreien Städte gemäß § 7 APG NRW drei Elemente umfassen: die Bestandsaufnahme der Angebote, die Feststellung, ob qualitativ und quantitativ ausreichend Angebote zur Verfügung stehen und die Klärung der Frage, ob und gegebenenfalls welche Maßnahmen zur Herstellung, Sicherung oder Weiterentwicklung von Angeboten erforderlich sind. Ähnliche Vorgaben finden sich beispielsweise auch in Rheinland-Pfalz.

Jahre hinweg kumulative Fortschritte erzielt worden (Plazek und Schnitger 2016).

Drittens hat sich herausgestellt, dass neben den bundesgesetzlichen Rahmenbedingungen auch und gerade die Ausgestaltung der jeweiligen Landesgesetze einen signifikanten Einfluss auf die Handlungs- und Gestaltungsmacht der Kommunen haben kann. Die jeweiligen „Pflegetraditionen" der einzelnen Bundesländer und die konkrete pflegepolitische Ausrichtung der jeweils amtierenden Landesregierungen weisen erhebliche Unterschiede auf; wie am Beispiel Nordrhein-Westfalens aufgezeigt wurde, lassen sich in einzelnen Bundesländern substanzielle Bemühungen feststellen, die Einflussmöglichkeiten der Kommunen auf die lokale Pflegestruktur zu stärken.

Viertens ist jedoch festzuhalten, dass die Gestaltungsmöglichkeiten der kommunalen Pflegepolitik gerade in den Kernbereichen der pflegerischen Versorgung nach wie vor sehr begrenzt bleiben. Die umfassenden Pflegereformen der letzten Jahre haben viele Verbesserungen für die Versicherten gebracht; an der generellen Kompetenz- und Ressourcenverteilung im Pflegesystem und der nachrangigen Rolle der Kommunen haben sie jedoch nichts Wesentliches geändert. Insbesondere das dritte Pflegestärkungsgesetz, das ja explizit auf die Stärkung der Kommunen abzielen sollte, ist in dieser Hinsicht weit hinter den Möglichkeiten und Erwartungen zurückgeblieben, da es den Kommunen weder im Hinblick auf die Planung und Ausgestaltung der regionalen Pflegestruktur noch im Hinblick auf die Organisation der Beratung von Pflegebedürftigen und ihren Angehörigen wesentliche neue Instrumente oder Kompetenzen an die Hand gegeben hat (Vorholz 2017a, 2017b; Wilcken und Bastians 2017; Brüker et al. 2017).

Es ist somit eine durchaus paradoxe Situation, vor der die Kommunen in der Pflege stehen: Die Kreise und kreisfreien Städte sind dem Grundsatz nach dafür verantwortlich (und werden im politischen Diskus auch zunehmend dafür verantwortlich gemacht), dass in ihrem jeweiligen örtlichen Zuständigkeitsbereich eine leistungsfähige und bedarfsge-

rechte Pflegeinfrastruktur zur Verfügung steht. Sie sind aber weder mit den notwendigen finanziellen Ressourcen noch mit den gesetzgeberischen Kompetenzen und Steuerungsinstrumenten ausgestattet, um diesen sozialpolitischen Gestaltungsauftrag zufriedenstellend erfüllen zu können. Und so gilt im Pflegebereich wie in vielen anderen Bereichen der kommunalen Sozialpolitik auch: Ohne eine substanzielle Übertragung von Kompetenzen und Ressourcen werden die Kommunen auch in Zukunft nur eine mehr oder weniger hilfreiche Nebenrolle, zuweilen sogar nur eine Zuschauerrolle spielen können.

Es kann allerdings keinesfalls als ausgemacht gelten, dass eine Übertragung zusätzlicher Kompetenzen bei der Pflegestrukturplanung und der individuellen Beratung und Fallsteuerung an die Kommunen unter allen Umständen zu einer tatsächlichen Verbesserung der Selbstbestimmung, Versorgungssicherheit und Wahlfreiheit der Pflegebedürftigen führen würde. Hinsichtlich der Möglichkeiten und Grenzen einer verbindlichen kommunalen Bedarfsplanung legen die Erfahrungen der Vergangenheit jedenfalls eine eher nüchterne Einschätzung nahe (Rothgang 2000). Bezüglich der (grundsätzlich sinnvollen) Stärkung der Rolle der Kommunen bei der Pflegeberatung und dem individuellen Fallmanagement ist einschränkend anzumerken, dass natürlich nicht nur die Pflegekassen und die Pflegeanbieter, sondern auch die Kommunen als Sozialhilfeträger handfeste materielle und institutionelle Eigeninteressen haben und insofern auch eine Beratung und Fallsteuerung durch die Kommune nur bedingt „trägerneutral" wäre.

Generell wäre bei einer substanziellen Kompetenzübertragung auf die kommunale Ebene zu bedenken, dass die individuelle pflegerische Versorgungsqualität dadurch stärker als bisher von den Gegebenheiten des jeweiligen Wohnorts und der jeweiligen „Performance" der kommunalen Pflegepolitik abhängen würde. Angesichts der höchst ungleichen finanziellen, personellen und fachlichen Ressourcenausstattung der Kommunen müsste daher sichergestellt werden, dass eine stärkere Kommunalisierung der Pflege nicht zulasten der Gleichwertigkeit der Lebensverhältnisse geht und bestehende Ungleichheiten verstärkt.

Ein vielversprechender Ansatz zur Stärkung der Kommunen in der Senioren- und Pflegepolitik wäre sicherlich die Revitalisierung der Altenhilfe nach § 71 SGB XII, die aktuell in vielen Kommunen ein Schattendasein führt. Seitens verschiedener Verbände wird schon seit längerem (und zu Recht) gefordert, die Altenhilfe zu einer kommunalen Pflichtaufgabe zu machen und mit einem entsprechenden Budget auszustatten (AWO 2016). Auf diese Weise könnte es Kommunen erleichtert werden, ihre Rolle in der Daseinsvorsorge wieder aktiv zu übernehmen und gezielte soziale Dienstleistungsangebote zur Verbesserung der Teilhabe älterer Menschen auszubauen. Angesichts der vielfältigen demografischen Herausforderungen, vor der die Kommunen stehen, wäre die Stärkung der Altenhilfe als kommunale Pflichtaufgabe allerdings nur einer von vielen notwendigen Bausteinen bei der Etablierung einer ganzheitlichen und bereichsübergreifenden kommunalen *Demografiepolitik* (Bogumil et al. 2013; Kühnel et al. 2016).

Literatur

Arbeiterwohlfahrt Bundesverband (2016) AWO fordert: Altenhilfe zur Pflichtleistung machen. AWO, Berlin (Pressemitteilung vom 02.11.2016)

Auth D, Discher K, Kaiser P, Leiber S, Leitner S, Varnholt A (2018) Sorgende Angehörige als Adressat_innen einer vorbeugenden Pflegepolitik – Eine intersektionale Analyse. FGW-Studie Vorbeugende Sozialpolitik 15. Forschungsinstitut für gesellschaftliche Weiterentwicklung, Düsseldorf

Bleck C, van Rießen A, Knopp R (Hrsg) (2018) Alter und Pflege im Sozialraum. Theoretische Erwartungen und empirische Bewertungen. Springer VS, Wiesbaden

BMG – Bundesministerium für Gesundheit (2015) Empfehlungen der Bund-Länder-Arbeitsgruppe zur Stärkung der Rolle der Kommunen in der Pflege

BMG – Bundesministerium für Gesundheit (2016) Sechster Bericht der Bundesregierung über die Entwicklung der Pflegeversicherung und den Stand der pflegerischen Versorgung in der Bundesrepublik Deutschland

Bogumil J, Gerber S, Schickentanz M (2013) Handlungsmöglichkeiten kommunaler Demografiepolitik. In: Hüther M, Naegele G (Hrsg) Demografiepolitik. Herausforderungen und Handlungsfelder. Springer VS, Wiesbaden, S 259–281

Braeseke G, Nauen K, Pflug C, Meyer-Rötz SH, Pisarek P (2017) Wissenschaftliche Studie zum Stand und zu den Bedarfen der Kurzzeitpflege in NRW. Abschlussbericht für das Ministerium für Arbeit, Gesundheit und Soziales des Landes Nordrhein-Westfalen. IGES, Berlin

Brüker D, Kaiser P, Leiber S, Leitner S (2017) Die Rolle der Kommunen in der Pflegepolitik – Chancen und Grenzen einer vorbeugenden Perspektive. FGW-Studie Vorbeugende Sozialpolitik 05. Forschungsinstitut für gesellschaftliche Weiterentwicklung, Düsseldorf

Deutscher Bundestag (2016) Siebter Bericht zur Lage der älteren Generation in der Bundesrepublik Deutschland „Sorge und Mitverantwortung in der Kommune – Aufbau und Sicherung zukunftsfähiger Gemeinschaften" und Stellungnahme der Bundesregierung. BT-Drs. 18/10210

Deutscher Städtetag (2015) Für eine echte Stärkung der Kommunen in der Pflege. Positionspapier des Deutschen Städtetages

Deutscher Verein für öffentliche und private Fürsorge e. V. (2010) Selbstbestimmung und Teilhabe vor Ort sichern! Empfehlungen des Deutschen Vereins zur Gestaltung einer wohnortnahen Pflegeinfrastruktur. Deutscher Verein für öffentliche und private Fürsorge e. V., Berlin

Deutscher Verein für öffentliche und private Fürsorge e. V. (2017) Würde und Selbstbestimmung älterer Menschen in der letzten Lebensphase – Empfehlungen des Deutschen Vereins zur Stärkung der hospizlichen Begleitung und Palliativversorgung (DV 08/16). Deutscher Verein für öffentliche und private Fürsorge e. V., Berlin

FES/KDA – Friedrich-Ebert-Stiftung/Kuratorium Deutsche Altershilfe (2013) Gute Pflege vor Ort – Das Recht auf eigenständiges Leben im Alter. WISO Diskurs, September 2013. Friedrich-Ebert-Stiftung, Bonn

Gesundheitsministerkonferenz GMK (2018) Leitbild für einen modernen Öffentlichen Gesundheitsdienst (ÖGD) – „Der Öffentliche Gesundheitsdienst: Public Health vor Ort". Beschluss der 91. Gesundheitsministerkonferenz, Düsseldorf, 20.–21.06.2018

GKV-Spitzenverband (2018) Weiterentwicklung neuer Wohnformen für pflegebedürftige Menschen – Das Modellprogramm nach § 45f SGB XI – Die Projekte. GKV-Spitzenverband, Berlin

Hackmann T, Schüssler R, Schmutz S (2014) Potenzialanalyse altersgerechte Wohnungsanpassung. Bundesinstitut für Bau-, Stadt- und Raumforschung, Bonn

Hoberg R, Klie T, Künzel G (2016) Pflege in Sozialräumen – Was muss eine Strukturreform Pflege und Teilhabe leisten? WISO direkt 20/2016. Friedrich-Ebert-Stiftung, Bonn

Kemna K (2015) Kommunale Steuerungsinstrumente zur Sicherstellung der pflegerischen Versorgungsinfrastruktur – Ergebnisse einer Fallstudie. Kölner J 2:109–117

Kemna K, Goldmann M (2016) Soziale Innovationen zur Sicherstellung der kommunalen pflegerischen Versorgungsstruktur. In: Naegele G, Olbermann E, Kuhlmann A (Hrsg) Teilhabe im Alter gestalten: Aktuelle Themen der Sozialen Gerontologie. Springer VS, Wiesbaden, S 435–448

Kirchen-Peters S, Nock L, Baumeister P, Mickley B (2016) Pflegestützpunkte in Deutschland. Die Sicht der Mitarbeitenden – Der rechtliche Rahmen – Die politische Intention. Friedrich-Ebert-Stiftung, Bonn (WISO Diskurs 07/2016)

Klie T (2010) Leitbild "Caring Community" – Perspektiven für die Praxis kommunaler Pflegepolitik. In: Bischof C, Weigl B (Hrsg) Handbuch innovative Kommunalpolitik für ältere Menschen. Lambertus, Berlin, S 185–203

Klie T, McGovern K (2010) Planung, Steuerung und Finanzierung kommunaler Politik für das Leben im Alter. In: Bischof C, Weigl B (Hrsg) Handbuch innovative Kommunalpolitik für ältere Menschen. Lambertus, Berlin, S 37–55

Klie T, Pfundstein T (2010) Kommunale Pflegeplanung zwischen Wettbewerbsneutralität und Bedarfsorientierung. Z Gerontol Geriatr 43(2):91–97

Klie T, Heislbetz C, Schuhmacher B, Keilhauer A, Rischard P, Bruker C (2017) Ambulant betreute Wohngruppen. Bestandserhebung, qualitative Einordnung und Handlungsempfehlungen. Abschlussbericht. In: AGP Sozialforschung und Hans-Weinberger-Akademie (Hrsg) Studie im Auftrag des Bundesministeriums für Gesundheit. AGP Sozialforschung und Hans-Weinberger-Akademie, Berlin

Kochskämper S (2018a) Wo Pflegebedürftige häufig Sozialhilfe brauchen. Hilfe zur Pflege in den einzelnen Regionen. IW-Report 23/18. Institut der Deutschen Wirtschaft, Köln

Kochskämper S (2018b) Die Entwicklung der Pflegefallzahlen in den Bundesländern. Eine Simulation bis 2035. IW-Report 33/18. Institut der Deutschen Wirtschaft, Köln

Kühnel M, Naegele G, Strünck C (2016) Kommunale Demografiepolitik und Demografiekonzepte aus sozialgerontologischer Perspektive. In: Naegele G, Olbermann E, Kuhlmann A (Hrsg) Teilhabe im Alter gestalten. Aktuelle Themen der Sozialen Gerontologie. Springer VS, Wiesbaden, S 373–388

Ministerium für Gesundheit, Emanzipation, Pflege und Alter des Landes Nordrhein-Westfalen (2013) Masterplan altengerechte Quartiere. MGEPA NRW, Düsseldorf

Naegele G (2014) 20 Jahre Verabschiedung der Gesetzlichen Pflegeversicherung – Eine Bewertung aus sozialpolitischer Sicht. WISO Diskurs. Friedrich-Ebert-Stiftung, Bonn

Plazek M, Schnitger (2016) Demographie konkret – Pflege kommunal gestalten. Bertelsmann Stiftung, Gütersloh

Richter R (2017) Heimpflegebedürftigkeit: Wer prüft und entscheidet darüber? Altenheim 7:28–29

Rothgang H (2000) Pflegebedarfsplanung in Deutschland – Gegenstand, Bilanz und Perspektiven. Z Sozialreform 46(11):1003–1021

Rothgang H, Müller R (2018) BARMER Pflegereport 2018. Schriftenreihe zur Gesundheitsanalyse, Bd. 12. Barmer, Berlin

Rothgang H, Müller R, Unger R (2012) Themenreport „Pflege 2030". Was ist zu erwarten – was ist zu tun? Bertelsmann Stiftung, Gütersloh

Tillmann R, Sloane K (2018) Fix/Flex-Regelung für eingestreute Kurzzeitpflege in Nordrhein-Westfalen – Wann sich die Umsetzung für Heime lohnt. CAREkonkret 21/2018:6

Vorholz I (2017a) Pflegestärkungsgesetz III verfehlt Stärkung der Kommunen, S 391–396 (NDV Nachrichtendienst des Deutschen Vereins für öffentliche und private Fürsorge e. V., September 2017)

Vorholz I (2017b) Das PSG III als Herausforderung für die Kommunen? Vierteljahresschr Für Sozialr (VSSR) 4:263–280

VSOP (2015) Ein Konzept für Kommunale Pflege- und Altenhilfeplanung, Diskussionspapier herausgegeben von der Fachgruppe „Alter und Pflege" des Vereines für Sozialplanung (VSOP). https://www.vsop.de/download/dokumente_allgemeine_hinweise/alter_und_pflege/Konzept_zur_kommunalen_Altenhilfeplanung_2015.pdf. Zugegriffen: 4. Apr. 2019

Waldhoff C (2012) Kompetenzverteilung und Finanzierungsverantwortung zwischen Bund, Ländern, Kommunen und Sozialverwaltungsträgern im Bereich der Pflege. In: Henneke H-G (Hrsg) Kommunale Verantwortung für Gesundheit und Pflege. Boorberg, Stuttgart, S 69–85

Wetzstein M, Rommel A, Lange C (2015) Pflegende Angehörige – Deutschlands größter Pflegedienst. GBE kompakt 03/2015. Robert Koch-Institut, Berlin

Wilcken C, Bastians U (2017) Die Pflegereform aus kommunaler Sicht. Arch Für Wissenschaft Prax Sozialen Arb 3:30–39

Zur Stärkung der Solidarität bei der Pflegefinanzierung

Stefan Greß, Dietmar Haun und Klaus Jacobs

▪▪ Zusammenfassung

Nach wiederholten Anhebungen des Beitragssatzes zur sozialen Pflegeversicherung in kurzer Zeit steht die künftige Ausgestaltung der Pflegefinanzierung weiterhin auf der politischen Agenda. Zwei Anknüpfungspunkte für Finanzierungsreformen der Pflegeversicherung sind Gegenstand dieses Beitrags: die Einführung eines steuerfinanzierten Zuschusses zur sozialen Pflegeversicherung nach dem Vorbild der gesetzlichen Krankenversicherung sowie die Einbeziehung aller gesetzlich Pflegeversicherten, also auch der Versicherten der privaten Pflegepflichtversicherung, in die solidarische Finanzierung. Während die Beurteilung eines Bundeszuschusses im Unterschied zu vielen aktuellen Forderungen eher zurückhaltend ausfällt, wird die Einbeziehung aller Versicherten in die solidarische Finanzierung angesichts der gravierenden Strukturunterschiede zwischen sozialer Pflegeversicherung und privater Pflegepflichtversicherung als ein längst überfälliger Schritt angesehen. Unter Status-quo-Bedingungen der Beitragsgestaltung ergäbe sich hieraus ein Entlastungseffekt für die soziale Pflegeversicherung von rund 0,4 Beitragssatzpunkten.

After the contribution rate to social long-term care insurance has been raised repeatedly in a short time, the future structure of long-term care financing remains on the political agenda. The paper deals with two starting points for financing reforms in this area: the introduction of a tax-financed subsidy for social long-term care insurance along the lines of statutory health insurance and the inclusion of all persons insured under the statutory long-term care insurance system, including those insured with private compulsory long-term care insurance, in solidarity-based financing. While, in contrast to many current demands, the assessment of a federal subsidy is rather cautious, the inclusion of all insurees in solidarity-based financing is regarded as a long overdue step in view of the serious structural differences between social long-term care insurance and private compulsory long-term care insurance. In the present system of calculation, this would reduce the contribution rate of social long-term care insurance by about 0.4 percentage points.

19.1 Einleitung

Der Beitragssatz zur sozialen Pflegeversicherung (SPV) ist zum Jahresbeginn 2019 um 0,5 Prozentpunkte angehoben worden. Dies war bereits die dritte Erhöhung seit 2015 um insgesamt einen vollen Prozentpunkt. Zwar wird erwartet, dass der aktuelle Beitragssatz von 3,05 % bzw. 3,3 % für Kinderlose ausreichen dürfte, um die Ausgaben der SPV bis einschließlich 2022 zu decken. Dies gilt aber schon nicht mehr für weitere von der Bundesregierung angestrebte Maßnahmen, mit denen die Personalausstattung in der professionellen Pflege verbessert und höhere Gehälter in der Langzeitpflege gezahlt werden sollen, um die Attraktivität der Pflegeberufe zu erhöhen (Schwinger et al. 2018). Eine grundlegende Debatte zur weiteren Ausgestaltung der Finanzierung des Pflegerisikos ist somit unumgänglich.

In diesem Beitrag sollen zwei mögliche Anknüpfungspunkte dieser Debatte näher beleuchtet werden: die aktuell wiederholt geforderte Einführung eines steuerfinanzierten Bundeszuschusses zur SPV und die Auswirkungen der derzeit vergleichsweise wenig diskutierten Dualität innerhalb der vor einem Vierteljahrhundert eingeführten gesetzlichen Pflegeversicherung mit der SPV auf der einen und der privaten Pflegepflichtversicherung (PPV) auf der anderen Seite.

19.2 Finanzierungsoption Bundeszuschuss?

Vor dem Hintergrund weiterhin steigender Ausgaben in der SPV werden zunehmend Forderungen nach einem Bundeszuschuss erhoben. So hat sich die 95. Arbeits- und Sozialministerkonferenz der Bundesländer (ASMK) am 5. Dezember 2018 in Münster mehrheitlich für einen solchen Steuerzuschuss ausgesprochen.

In dem Beschluss wird die Bundesregierung gebeten, „den Wert der Leistungen, die die Pflegeversicherung vordringlich im gesamtgesellschaftlichen Interesse erbringt sowie die Höhe entsprechend entgehender Einnahmen zu ermitteln und auf dieser Basis einen finanziellen Zuschuss aus dem Bundeshaushalt an den Ausgleichsfonds der sozialen Pflegeversicherung zu etablieren" (ASMK 2018, S. 15). Im Frühjahr 2019 haben die Länder Hamburg, Berlin, Bremen und Schleswig-Holstein im Bundesrat einen Entschließungsantrag zur Weiterentwicklung der Pflegeversicherung eingebracht. Dieser sieht als eine von drei geforderten Reformmaßnahmen – neben der Übernahme der Kosten der medizinischen Behandlungspflege in Pflegeheimen durch die gesetzliche Krankenversicherung (GKV) und einer gesetzlichen Begrenzung der Eigenanteile der Pflegebedürftigen an den Pflegekosten – einen dynamischen Zuschuss aus dem Bundeshaushalt an den Ausgleichsfonds der sozialen Pflegeversicherung vor. Dessen Höhe soll sich in einem ersten Schritt „am Wert der Leistungen (orientieren), die die Pflegeversicherung derzeit vordringlich im gesamtgesellschaftlichen Interesse erbringt" (Bundesrat 2019, S. 1).

Auch der GKV-Spitzenverband spricht sich für einen Bundeszuschuss zur SPV als „systemkonforme Finanzierungsmöglichkeit" aus, die „zu einer ausgewogeneren Finanzierung der gesamtgesellschaftlichen Aufgabe Pflege beitragen und die Beitragszahlerinnen und Beitragszahler entlasten (könnte)"; er beziffert das Volumen der Ausgaben für versicherungsfremde Leistungen im Jahr 2018 auf mindestens 2,7 Mrd. € (GKV-Spitzenverband 2018a). Demgegenüber hat Bundesgesundheitsminister Spahn Forderungen nach einem Bundeszuschuss bisher abgelehnt: Das Problem der versicherungsfremden Leistungen sehe er in der Pflegeversicherung „in diesem Maße" nicht.[1]

Forderungen nach einem Bundeszuschuss zur SPV orientieren sich zumeist an dem im Jahr 2004 eingeführten Bundeszuschuss für die GKV, mit dem sich der Bund gemäß § 221 SGB V „zur pauschalen Abgeltung der Aufwendungen der Krankenkassen für versicherungsfremde Leistungen" an der GKV-Finanzierung beteiligt. Allerdings ist der Begriff der versicherungsfremden Leistungen nicht unumstritten, weil zu diesen Leistungen vor allem die beitragsfreie Mitversicherung von Kindern und Jugendlichen sowie von Ehegatten gezählt wird, die durchaus auch als Kernaufgabe einer Sozialversicherung betrachtet werden kann. Insofern wäre es sachgerechter, von gesamtgesellschaftlichen Aufgaben zu sprechen. Doch sind sowohl der Begriff der versicherungsfremden Leistungen als auch der der gesamtgesellschaftlichen Aufgaben unpräzise, weil es keinen Konsens über das Ausmaß dieses Leistungs- bzw. Aufgabenspektrums gibt. Demzufolge gibt es auch keine klare Regelbindung für die Höhe des Bundeszuschusses nach § 221 SGB V.[2] Als Konsequenz wurde die Höhe dieses Bundeszuschusses seit seiner Einführung im Jahr 2004 mehrfach erhöht und wieder abgesenkt (Greß und Bieback 2014). Derzeit finanziert der Bund 14,5 Mrd. € pro Jahr. Dieser Betrag liegt deutlich unter den Aufwendungen für die oben angesprochene beitragsfreie Mitversicherung, die der GKV-Spitzenverband für das Jahr 2011 auf 29,8 Mrd. € geschätzt hat (GKV-Spitzenverband 2013).

Vor diesem Hintergrund stellt sich die Frage, wie ein Bundeszuschuss zur SPV gerechtfertigt werden könnte. Dabei zeigt sich, dass die Analogie zur GKV rasch an Grenzen stößt, denn die beitragsfreie Mitversicherung insbesondere von Kindern und Jugendlichen kommt als Rechtfertigungsgrund keineswegs eindeutig in Betracht. Das Bundesverfassungsgericht hat in seinem wegweisenden Urteil aus dem Jahr 2001 hierzu eine außerordentlich konsistente Argumentationskette aufgebaut. Das Gericht beurteilte die bis dahin geltende Beitragsfinanzierung als verfassungswidrig, weil die Betreuung und Erziehung von Kindern bei der

---

[1] Vgl. Interview im Tagesspiegel vom 16.10.2018 (Spahn 2018).

[2] Eine Zweckbindung von Steuermitteln ist im Gegensatz zur Beitragsfinanzierung ohnehin nicht möglich.

Beitragsbemessung nicht berücksichtigt worden sei. Damit wäre die Gruppe der Versicherten mit Kindern gegenüber kinderlosen Versicherten in verfassungswidriger Art und Weise benachteiligt. Schließlich würden letztere aus der Betreuungs- und Erziehungsleistung ersterer im Falle ihrer Pflegebedürftigkeit einen Nutzen ziehen (BVerfG 2001a, Rn. 55).

Zwar würden Kinderlose mit ihren Beiträgen auch zur Finanzierung des Pflegerisikos der beitragsfrei Mitversicherten herangezogen. Das würde jedoch den Vorteil der kinderlosen Versicherten zu Lasten derjenigen nicht aufwiegen, die zur Abdeckung des Pflegerisikos aller im Alter für die zukünftigen Beitragszahler sorgen würden (BVerfG 2001a: Rn. 58). Das Gericht zog daher die Schlussfolgerung: „Die gleiche Belastung mit Versicherungsbeiträgen führt zu einem erkennbaren Ungleichgewicht zwischen dem Gesamtbeitrag, den Kindererziehende in die Versicherung einbringen, und dem Geldbeitrag von Kinderlosen. Hierin liegt eine Benachteiligung von erziehenden Versicherten, die *im Beitragsrecht* auszugleichen ist" (BVerfG 2001a, Rn. 67; Hervorhebung durch die Verf.). Dem ist der Gesetzgeber nachgekommen, indem Kinderlose seit dem 1. Januar 2005 einen um 0,25 Prozentpunkte erhöhten einkommensabhängigen Beitragssatz zur SPV aufbringen müssen, an dem der Arbeitgeber nicht beteiligt ist.

Auch die Argumentation im Hinblick auf gesamtgesellschaftliche Aufgaben der SPV in Gestalt von Leistungen zur sozialen Absicherung von nicht professionell tätigen Pflegepersonen (§ 44 SGB XI) ist kein Selbstläufer. Es ist zwar korrekt, dass die Pflegeversicherung mit der sozialen Absicherung dieser Personen aus Sicht der SPV an sich sachfremde Aufgaben finanziert, weil es sich nicht unmittelbar um Pflegeleistungen handelt. Es lässt sich aber ebenso gut argumentieren, dass die ambulante Laienpflege grundsätzlich günstiger für die Beitragszahler ist als professionell organisierte Pflege und insofern die soziale Absicherung von Pflegepersonen die Attraktivität von Laienpflege und damit auch das Potenzial zur Begrenzung der Ausgaben erhöht.

Die Rechtfertigung eines Bundeszuschusses mit der Kompensation der Pflegeversicherung für die Wahrnehmung gesamtgesellschaftlicher Aufgaben steht damit insgesamt auf einer eher schmalen argumentativen Basis. Das gilt auch für die Aussage in dem bereits zitierten Entschließungsantrag von Hamburg und drei weiteren Ländern, dass die Solidarität – wie in anderen Zweigen der Sozialversicherung – durch einen dynamisierten Zuschuss aus dem Bundeshaushalt auf eine noch breitere Basis gestellt werde (Bundesrat 2019, S. 5). Unbestritten weist die derzeitige Beitragsfinanzierung in der gesetzlichen Kranken- und der sozialen Pflegeversicherung im Vergleich zur Steuerfinanzierung erhebliche Defizite im Hinblick auf horizontale und vertikale Gerechtigkeitsprinzipien auf – angefangen damit, dass Privatversicherte überhaupt nicht an der solidarischen Finanzierung beteiligt sind (Greß und Bieback 2014). Diese Defizite ließen sich aber sukzessive beseitigen, zumal eine Verlagerung der Einkommensumverteilungsfunktion von der GKV in das Steuersystem seit dem Scheitern des Modells der Kopfpauschale bzw. Gesundheitsprämie aus guten Gründen nicht mehr auf der politischen Tagesordnung steht.

Letztlich sind die Erfahrungen mit der Finanzierungsoption Steuerfinanzierung aber auch im Kontext der SPV nicht uneingeschränkt positiv. Mit der Einführung der SPV sollten die Bundesländer bei der Sozialhilfe auf der einen Seite finanziell entlastet werden, um auf der anderen Seite die Pflegebedürftigen bei den Investitionskosten unterstützen zu können (§ 9 SGB XI). Mit Ausnahme eines vom Bund finanzierten Investitionsprogramms in den ostdeutschen Bundesländern sind die Bundesländer dieser Verantwortung jedoch nur unzureichend nachgekommen (Rothgang 2018). Als Konsequenz steigen die Eigenanteile der Pflegebedürftigen zur Finanzierung der nicht öffentlich finanzierten Investitionskosten kontinuierlich. Der bereits zitierte Entschließungsantrag lässt zudem nicht erkennen, dass die Länder in diesem Zusammenhang für sich selbst überhaupt eine Finanzierungsaufgabe sehen. Dass Pflegebedürftige die Investitionskosten „im Sinne von Kaltmiete" selbst tragen müssten, sei schließlich „breit akzeptiert" (Bundesrat 2019, S. 3).

Zusammenfassend erscheint die Finanzierungsoption Bundeszuschuss für die SPV keineswegs derart vielversprechend, wie derzeit von verschiedenen Seiten der Eindruck erweckt wird. Erstens dürfte das Finanzierungsvolumen der von der SPV erfüllten gesamtgesellschaftlichen Aufgaben im Vergleich zur GKV vergleichsweise gering ausfallen. Zweitens ist eine Beseitigung der Gerechtigkeitsdefizite in der SPV einem Auf- bzw. Ausbau der Steuerfinanzierung vorzuziehen. Dies gilt vor allem, weil drittens die Erfahrungen mit der Finanzierungsoption Steuerfinanzierung nicht nur in anderen Sozialversicherungszweigen keineswegs uneingeschränkt positiv ausfallen, sondern angesichts der mangelnden öffentlichen Finanzierung von Investitionskosten auch bereits in der SPV.

19.3 Stärkung der Solidarität innerhalb der Pflegeversicherung

Während die Forderung nach einem Bundeszuschuss zur SPV zur Flankierung der Beitragsfinanzierung in der SPV derzeit augenscheinlich Konjunktur hat, ist es im Hinblick auf eine andere Reformoption zur Stärkung der Solidarität bei der Pflegefinanzierung vergleichsweise still. Die Rede ist von einer Beteiligung aller Versicherten an der solidarischen Finanzierung der gesamten gesetzlichen Pflegeversicherung, die aus den beiden Zweigen der SPV und der PPV besteht. Als das Bundeskabinett im Herbst 2018 den Entwurf für das zwischenzeitlich zum Jahresbeginn 2019 in Kraft getretene Gesetz zur Anhebung des SPV-Beitrags um 0,5 Prozentpunkte beschloss, trug eine Pressemitteilung des Bundesgesundheitsministeriums die Überschrift: „Bundesgesundheitsminister Jens Spahn: Gute Pflege muss uns als Solidargemeinschaft etwas wert sein" (BMG 2018a). Wen meint Jens Spahn eigentlich mit „uns"? Er selbst ist wie über neun Millionen weitere Personen privat pflegeversichert und somit überhaupt nicht Teil der Solidargemeinschaft, auf die sich seine Aussage ausschließlich bezieht.

In Anlehnung an das duale Krankenversicherungssystem hatte der Gesetzgeber 1994 eine zweigeteilte Pflegepflichtversicherung eingeführt, bestehend aus der SPV als einer auf einkommensbezogenen Beiträgen basierenden Sozialversicherung nach dem Umlageverfahren und der in der Praxis überwiegend durch altersabhängige Prämien finanzierten PPV, für die das Kapitaldeckungssystem gilt. Wie das Bundesverfassungsgericht 2001 in seinem Urteil zur Verfassungsmäßigkeit der PPV ausführte, durfte „der Gesetzgeber, der eine Pflegevolksversicherung in der Gestalt zweier Versicherungszweige geschaffen hat, (…) die einzelnen Gruppen dem einen oder anderen Versicherungszweig sachgerecht und unter dem Gesichtspunkt einer ausgewogenen Lastenverteilung zuordnen" (BVerfG 2001b, Rn. 92). Inwiefern die Lastenverteilung zwischen sozialer und privater Pflegeversicherung tatsächlich ausgewogen ist, war nicht Gegenstand der richterlichen Prüfung. Allerdings lässt sich diese Frage empirisch untersuchen, was nachfolgend in Bezug auf zentrale Strukturmerkmale von SPV- und PPV-Versicherten geschieht.

19.3.1 Gravierende Strukturunterschiede zwischen den beiden Zweigen der gesetzlichen Pflegeversicherung

Die Grundlage der folgenden Analyse bilden die Mikrodaten des sozio-oekonomischen Panels (SOEP), einer seit dem Jahr 1984 jährlich durchgeführten repräsentativen Wiederholungsbefragung von Personen in privaten Haushalten in Deutschland (Goebel et al. 2018). Persönlich befragt werden im SOEP in den ausgewählten Panelhaushalten sämtliche Personen im Alter von 17 Jahren und älter. Entsprechend bildet die erwachsene Wohnbevölkerung in Deutschland die Analysepopulation.[3] Die Zugehörigkeit zur SPV bzw. PPV beruht auf der Frage zur Art der Krankenversicherung. Aufgrund der gesetzlichen Regelung, dass die Zuweisung zur Pflegeversicherung der Zugehörigkeit zur Krankenkasse (GKV oder PKV) folgt, kann der Status der Personen bis auf wenige Ausnahmen valide bestimmt werden.

Das Risiko der Pflegebedürftigkeit ist in hohem Maße vom Lebensalter abhängig und weist bei Älteren zudem deutliche Unterschiede zwischen Männern und Frauen auf. Ein direkter Vergleich der altersspezifischen Pflegerisiken zwischen SPV und PPV-Versicherten ist nicht möglich, da für die PPV keine diesbezüglichen Daten vorliegen. Daher werden die durch das Statistische Bundesamt für die deutsche Bevölkerung insgesamt ermittelten Pflegerisiken nach Altersgruppen und Geschlecht dargestellt. So weist das Statistische Bundesamt für das Jahr 2017 für alle Personen unter 60 Jahren eine Pflegequote von unter 0,9 % aus. In den Altersjahrgängen ab 60 Jahren nimmt der Anteil der Pflegebedürftigen an der Altersgruppe insgesamt von 2 % bis zum Alter von 79 Jahren auf rund 11 % zu. Unterschiede in den Pflegequoten zwischen Männern und Frauen sind bis zum 75. Lebensjahr kaum festzustellen. Vom 80. Lebensjahr an nimmt das Risiko von Pflegebedürftigkeit jedoch stark zu: Mehr als jeder Dritte im Alter von über 80 Jahren nahm 2017 Pflegeleistungen in Anspruch. Von den 3,4 Mio. Pflegebedürftigen im Jahr 2017 hatten 55 % das 80. Lebensjahr überschritten. In Verbindung mit der höheren Lebenserwartung waren von

den 1,9 Mio. Pflegebedürftigen über 80 Jahren 72 % Frauen (Statistisches Bundesamt 2018).

Vor diesem Hintergrund werden mit Hilfe der Analyse von SOEP-Daten verschiedener Erhebungswellen die Alters- und Geschlechtsstrukturen der SPV- und PPV-Versicherten in den Jahren 1995, 2005 und 2016 verglichen. Danach waren in der SPV im Vergleich zur PPV zur Zeit der Einführung der Pflegeversicherung Mitte der 1990er-Jahre die mittleren Altersgruppen in der PPV überproportional vertreten (❒ Abb. 19.1).[4] Altersjahrgänge mit hoher Pflegeprävalenz waren dagegen deutlich seltener privat pflegeversichert. So war speziell der Anteil der über 80-Jährigen in der PPV nur halb so groß wie in der SPV. An diesen strukturellen Unterschieden hat sich auch zehn Jahre später wenig geändert. Erst 2016 ist partiell eine Angleichung der Altersstruktur zwischen PPV und SPV festzustellen: Der Anteil der 60- bis 79-jährigen Privatversicherten liegt mit 34,7 % jetzt sogar über dem Anteil in der SPV. Bei der Altersgruppe mit der höchsten Pflegequote, den über 80-Jährigen, liegt der Versichertenanteil in der SPV mit 6,4 % jedoch weiterhin um fast die Hälfte über dem entsprechenden Anteil in der PPV. Hinzu kommt, dass in der PPV nur unterdurchschnittlich häufig Frauen versichert sind. 2016 lag der Frauenanteil in der PPV bei 39 %, in der SPV hingegen bei 53 %. In Verbindung mit ihrer höheren Lebenserwartung tragen Frauen ein signifikant höheres Pflegerisiko als Männer.[5]

Auch Kinder und Jugendliche sowie Personen im erwerbsfähigen Alter (bis 64 Jahren)

---

[3]   Im Auftrag des Deutschen Instituts für Wirtschaftsforschung (DIW) werden im Erhebungsprogramm des SOEP jedes Jahr in Deutschland über 25.000 Personen aus rund 16.000 Haushalten von Kantar Public befragt. Den hier dargestellten SOEP-Analysen für das Jahr 2016 liegt eine Nettostichprobe von 24.559 realisierten Befragungen von Personen im Alter von 18 Jahren und älter zugrunde.

[4]   Diese und nachfolgende Ergebnisse des SOEP werden personengewichtet und zugleich auf den Querschnitt der Bevölkerung im Erhebungsjahr hochgerechnet ausgewiesen.

[5]   Letztlich ist das Schadensrisiko der PPV noch ein ganzes Stück geringer, weil knapp die Hälfte ihrer Versicherten 2016 einen staatlichen Beihilfeanspruch hatten. Unter den beihilfeberechtigten Versicherten über 18 Jahren liegt der Frauenanteil bei 50 %, bei den nicht-beihilfeberechtigten jedoch nur bei 27 % (PKV 2017). Für den Personenkreis der beihilfeberechtigten PPV-Versicherten übernimmt die steuerfinanzierte Beihilfe in der Regel mindestens 50 % der Ausgaben für Pflegeleistungen.

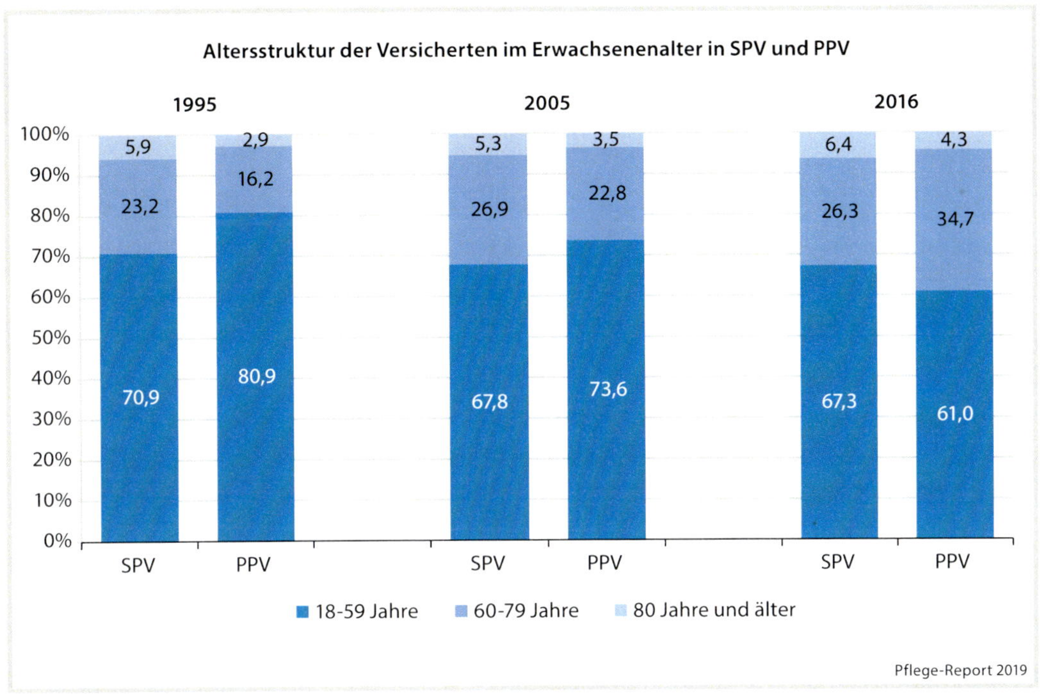

☐ **Abb. 19.1**   Altersstruktur der Versicherten im Erwachsenenalter in SPV und PPV 1995, 2005 und 2016. (Quelle: Eigene Berechnungen auf Basis des SOEP, Population: Personen in Privathaushalten 18 Jahre und älter)

sind – wenn auch in geringerem Ausmaß – vom Risiko der Pflegebedürftigkeit betroffen. Der Anteil dieser Altersgruppen an den Pflegebedürftigen lag 2017 bundesweit bei rund 19 % (Statistisches Bundesamt 2018, S. 19). Allerdings vermittelt die Alters- und Geschlechtsstruktur der SPV- und PPV-Versicherten nur einen ersten Eindruck von den beträchtlichen Unterschieden im Pflegerisiko der beiden Versicherungszweige, weil weitere Ursachen für systematische Risikounterschiede außerhalb der Betrachtung bleiben. So besteht insbesondere für Personen mit Vorerkrankungen und Behinderungen beim Zugang zur PKV aufgrund der dort üblichen Gesundheitsprüfung sowie fehlenden Kontrahierungszwangs eine vielfach unüberwindliche Hürde. Somit gibt es systembedingt gerade in den jüngeren und mittleren Altersgruppen ein deutlich geringeres altersspezifisches Pflegerisiko in der PPV, das im Altersbereich zwischen 20 und 50 Jahren teilweise nicht einmal 20 % des ent-

sprechenden Werts der SPV-Versicherten beträgt, weil sich die Selektionswirkung der Risikoprüfung hier besonders stark bemerkbar macht (DAV 2015, S. 12).[6]

Gravierende Strukturunterschiede zwischen SPV und PPV bestehen auch im Hinblick auf die ökonomische Leistungsfähigkeit der Versicherten. Nach den Analyseergebnissen des SOEP waren 2016 über 60 Mio. Menschen

---

[6]   Die Expertise der Deutschen Aktuarvereinigung e. V. ist eine der wenigen öffentlich zugänglichen Studien, in der die alters- und geschlechtsspezifischen Pflegeprävalenzen der SPV mit Hilfe von Daten des PKV-Verbandes für das Jahr 2004 direkt mit denen der PPV verglichen werden. Die geringeren Pflegeprävalenzen in der PPV bei den über 50-Jährigen fassen die Aktuare folgendermaßen zusammen: „In höheren Altern bestehen allerdings immer noch erhebliche Unterschiede zwischen privater und sozialer Pflegepflichtversicherung, die nicht allein mit der oft Jahrzehnte zurückliegenden Risikoprüfung erklärt werden können. Vielmehr scheinen auch sozioökonomische Effekte vorzuliegen" (DAV 2015, S. 12).

□ Tabelle 19.1 Stellung im Erwerbssystem und jährliches Durchschnittseinkommen von SPV- und PPV-Versicherten 2016

	Anzahl und Anteil an Versicherten			Bruttogesamteinkommen je Versicherten, in Euro	
	SPV	PPV	Gesamt	SPV	PPV
Arbeiter, einfache und mittlere Angestellte	25.688.167	454.819	26.142.986		
	42,4 %	5,6 %	38,0 %	28.050	38.167
Hochqualifizierte und leitende Angestellte	5.436.529	947.175	6.383.704		
	9,0 %	11,7 %	9,3 %	53.348	102.448
Beamte	301.910	2.222.613	2.524.523		
	0,5 %	27,5 %	3,7 %	47.248	46.953
Selbständige, Freie Berufe (mit Mitarbeitern)	629.512	698.035	1.327.547		
	1,0 %	8,6 %	1,9 %	58.572	91.281
Selbständige, Freie Berufe (ohne Mitarbeiter)	1.782.380	653.103	2.435.483		
	2,9 %	8,1 %	3,5 %	30.157	75.621
Rentner, Pensionär	16.021.718	2.400.941	18.422.659		
	26,4 %	29,7 %	26,8 %	17.660	34.825
Studierende, Auszubildende	4.198.727	370.777	4.569.504		
	6,9 %	4,6 %	6,6 %	7.849	5.247
Arbeitslose und sonstige Nichterwerbstätige	6.572.413	337.442	6.909.855		
	10,8 %	4,2 %	10,1 %	10.903	15.757
Gesamt	**60.631.356**	**8.084.905**	**68.716.261**	**24.790**	**52.287**
	88,2	**11,8**	**100,0**		

Quelle: Eigene Berechnungen auf Basis SOEPv33.1, Population: Personen in Privathaushalten 18 Jahre und älter
Pflege-Report 2019

bzw. 88,2 % der Bevölkerung im Erwachsenenalter SPV- und 11,8 % PPV-versichert (□ Tab. 19.1). Als Folge der selektiven Zugangsmodalitäten sind die PPV-Versicherten zu einem deutlich höheren Anteil voll erwerbstätig und nehmen gehobene Positionen im Erwerbssystem ein. Neben Beamten und Pensionären sind hochqualifizierte und leitende Angestellte sowie Selbständige und Freiberufler überproportional häufig privat pflegeversichert. Arbeiter und einfache Angestellte wie auch Arbeitslose und sonstige Nichterwerbstätige sind demgegenüber in der PPV unterrepräsentiert.[7] Somit ist wenig verwunderlich, dass die PPV-Versicherten über ein Brutto-Gesamteinkommen verfügen, das im Durchschnitt mit 52.287 € pro Jahr mehr als doppelt so hoch ist wie das mittlere Jahresein-

---

7   Zu Unterschieden der Erwerbs- und Einkommensstrukturen in der Krankenversicherung zwischen Versicherten der GKV und der PKV siehe Haun 2013.

◻ Tabelle 19.2 Finanzkennzahlen zu SPV und PPV 2005 und 2017

	SPV	PPV	SPV	PPV
	2005		**2017**	
Anzahl Versicherte (in Tsd.)	70.522	9.164	72.240	9.327
Beitragseinnahmen in Mrd. Euro	17,38	1,87	36,10	2,59
Beitrag/Prämie je Versicherten und Jahr in Euro	246	204	500	278
Anzahl Pflegebedürftige (in Tsd.)	1.952	116	3.302	212
Anzahl Pflegebedürftige je 100 Versicherte	2,77	1,27	4,57	2,27
Leistungsausgaben in Mrd. Euro	16,98	0,55	35,54	1,23
Leistungsausgaben je Versicherten in Euro	241	60	492	131
Leistungsausgaben je Vers. in Euro inklusive Beihilfeausgaben	241	90	492	197
Leistungsausgaben je Pflegebedürftigen in Euro	8.699	4.744	10.763	5.790
Mittelbestand/Altersrückstellungen in Mrd. Euro	3,05	15,17	6,9	34,5

Quelle: Eigene Berechnungen auf Basis von Daten des BMG 2018b, des GKV-Spitzenverbandes 2018b und der Zahlenberichte der PKV 2006; 2018

Pflege-Report 2019

kommen der SPV-Versicherten, das 24.790 € beträgt.

Die Auswirkungen der gezeigten Strukturunterschiede beim primär alters- und geschlechtsbedingten Pflegerisiko sowie beim Einkommen der SPV- und PPV-Versicherten finden ihren Niederschlag in den in ◻ Tab. 19.2 dargestellten Kennzahlen zu den beiden Versicherungszweigen, auch in ihrer zeitlichen Entwicklung.[8] Bereits 2005 überstieg die versichertenbezogene Durchschnittsprämie der PPV von 204 € ihre mittleren Leistungsausgaben von 60 € je Versicherten bei Weitem. Der überwiegende Teil der Beitragseinnahmen floss in den Aufbau der Alterungsrückstellungen: Dies waren 2005 nach Angaben des PKV-Verbands sogar 93,3 % der Beitragseinnahmen (PKV 2006). Zur Finanzierung der Leistungsausgaben von rd. 0,5 Mrd. Euro dienten wohl vor allem Kapitalerträge und Überschüsse aus den Vorjahren. Jedenfalls wurden die Beitragseinnahmen der PPV hierfür nur zu einem Bruchteil beansprucht.

Ganz anders stellt sich die Finanzsituation in der SPV dar, in der gegenüber der PPV im Jahr 2005 über 70 Mio. Menschen mit einem mehr als doppelt so hohen Anteil an Pflegebedürftigen versichert waren. Die Leistungsausgaben beliefen sich mit durchschnittlich 241 € je Versicherten sogar auf den vierfachen Betrag. Zur Finanzierung waren Beitragseinnahmen in Höhe von 246 € je Versicherten erforderlich und somit ein um 20 % höherer mittlerer Beitrag als in der PPV. Rücklagen waren zum Jahresende 2005 in der SPV mit 3 Mrd. € nur in vergleichsweise geringem Umfang vorhanden.

Zwölf Jahre später hatte sich an dieser ungleichen Finanzlage grundsätzlich wenig verändert. 2017 lag der Anteil der Pflegebedürftigen in der SPV mit 4,57 % weiterhin mehr als doppelt so hoch wie in der PPV, deren Leistungsausgaben durchschnittlich nur etwas mehr als ein Viertel des entsprechenden SPV-Werts betrugen. Während der Beitragssatz in der SPV stetig nach oben geklettert ist, stellt sich die Prämienentwicklung in der PPV dem-

---

[8] Die konzeptionelle Vorlage für ◻ Tab. 19.2 liefern Dräther et al. 2009 mit ihrer Tabelle 3.1.

gegenüber vergleichsweise entspannt dar. 2017 wurden dort je Versicherten 278 € zur Finanzierung der jährlichen Leistungsausgaben und zur weiteren Rücklagenbildung erhoben. Dabei flossen 2017 rund 74 % des Beitragsaufkommens in den Aufbau der Alterungsrückstellungen, die sich damit auf eine Gesamtsumme von 34,5 Mrd. € erhöhten (PKV 2018). Dagegen waren in der SPV 2017 durchschnittlich 500 € je Versicherten zur Deckung der Leistungsausgaben erforderlich.

Für einen validen Vergleich von SPV- und PPV-Versicherten müssen auch die Beihilfeausgaben berücksichtigt werden. Für aktive Beamte übernimmt die staatliche Beihilfe in der Regel 50 %, für Pensionäre und Angehörige 70 % und für Kinder 80 % der Leistungssätze der Pflegeversicherung. Knapp die Hälfte der privat Pflegeversicherten zählte 2017 zu den Beihilfeberechtigten und musste deshalb lediglich den nicht über die Beihilfe abgedeckten Teil der gesetzlichen Pflegeleistungen privat versichern. Da bundesweit keine Statistiken zu den Pflegeausgaben der Beihilfe vorliegen, werden die zusätzlichen Kosten der Beihilfestellen für die beiden Vergleichsjahre geschätzt.[9] Danach sind die Leistungsausgaben je PPV-Versicherten einschließlich der Beihilfeausgaben für Pflegeleistungen um rund ein Drittel höher zu veranschlagen.

19.3.2　Auswirkungen systemübergreifender Solidarität

Es stellt sich die Frage, wie es um die Finanzierung und Beitragsstabilität der Pflegeversicherung bestellt wäre, wenn die Politik anstelle des dualen Systems ein einheitliches Pflegeversi-

cherungssystem nach dem Muster der SPV etabliert hätte. Empirisch lässt sich diese Frage mit einer Simulationsanalyse auf der Grundlage der SOEP-Daten beantworten, wobei sich die im Folgenden dargestellten Ergebnisse auf das Jahr 2017 beziehen. Die Simulation berücksichtigt die erwachsene Wohnbevölkerung mit insgesamt über 69 Mio. Versicherten. Dabei gilt das primäre Interesse den Beitragseinnahmen, die zu erwarten gewesen wären, wenn für alle Versicherten, also auch für die PPV-Versicherten einschließlich der beihilfeberechtigten Beamten und Pensionäre, im Analysejahr 2017 dieselben Beitragsregelungen gegolten hätten wie für die Versicherten der SPV. Das heißt speziell in Bezug auf die Beamten, dass es in der Simulation des einheitlichen Pflegeversicherungssystems keine Beihilfe gäbe, sondern wie für alle Arbeitnehmer einen hälftigen Arbeitgeberbeitrag. Datengrundlage bilden die in der Erhebungswelle 2016 des SOEP von den erwachsenen Personen abgefragten Informationen zu ihrem Erwerbs- und Krankenversicherungsstatus sowie zu ihren Vorjahreseinkünften. Diese wurden unter Berücksichtigung der durchschnittlichen Lohn- und Gehaltssteigerungen auf die Einkommenssituation des Jahres 2017 hochgerechnet, um hieraus die beitragspflichtigen Einnahmen abzuleiten[10].

---

[9]　In der Schätzung wird von einer Verdoppelung der hälftigen Pflegeausgaben der PPV in den Jahren 2005 und 2017 ausgegangen, wenn die zusätzlichen Pflegeausgaben der staatlichen Beihilfestellen im Umfang der durch die gesetzliche Pflegeversicherung abgedeckten Leistungen berücksichtigt werden.

[10]　Die Simulationsmethode kann hier aus Platzgründen nur grob skizziert werden. In einem ersten Schritt wurden für die PPV-Versicherten Korrespondenzregeln für ihren Versichertenstatus in der einheitlichen Pflegeversicherung nach SPV-Muster festgelegt, also spezifiziert, ob eine Person als Pflicht- oder als freiwilliges Mitglied, als mitversicherter Familienangehöriger, Rentner/Pensionär, ALG-I-/ALG-II-Empfänger, Selbständiger oder als Student versichert wäre. Als empirische Hilfsvariablen für die Bestimmung des Versichertenstatus dienten u. a. die Informationen zum Versichertenstatus in der GKV bzw. PKV, der Erwerbsstatus und die Stellung im Beruf wie auch Informationen zum Familienstand bei PKV-Versicherten. In einem zweiten Schritt wurden die beitragspflichtigen Einkommen für jede Statusgruppe definiert und hierbei die 2017 geltenden Mindest- und Höchstbemessungsgrundlagen berücksichtigt, wie auch die pauschalen Beitragsregelungen z. B. für Studenten und ALG-II-Empfänger. Je nach Versichertenstatus wurden schließlich die

Tabelle 19.3 Finanzlage einer einheitlichen Pflegeversicherung nach SPV-Muster 2017 auf Grundlage der SOEP-Simulationsergebnisse für Personen 18 Jahre und älter

	Zuvor versichert in:		Gesamt
	SPV	PPV	GPV*
Anzahl Versicherte (in Tsd.)	60.860	8.129	69.134
Durchschnittliche Beitragszahlungen je Versicherter in Euro p. a.	570	943	614
Beitragseinnahmen in Mio. Euro	34.667	7.665	42.395
Leistungsausgaben in Mio. Euro	35.540	1.225	36.765
Zusätzliche Ausgaben der Beihilfe für Beamte und Pensionäre in Mio. Euro	–	613	–
Leistungsausgaben inklusive Beihilfeausgaben in Mio. Euro	35.540	1.838	37.378
Saldo (Beitragseinnahmen – Leistungsausgaben) in Mio. Euro	**−873**	**5.827**	**5.017**

* einschließlich Versicherte ohne Angabe zum SPV/PPV-Status
Quelle: Simulationsanalyse und weitere Berechnungen auf Basis SOEPv33.1; Population: Personen in Privathaushalten 18 Jahre und älter; Daten zu Leistungsausgaben: BMG 2018b und PKV 2018
Pflege-Report 2019

Die wesentlichen Ergebnisse der Simulation sind in ◘ Tab. 19.3 zusammengefasst. Wenn alle Pflegeversicherten 2017 in einem einheitlichen Versicherungssystem nach dem Muster der SPV versichert gewesen wären, hätte dies bei dem 2017 in der SPV erhobenen Beitragssatz von 2,55 % bzw. 2,8 % für Kinderlose zu Beitragseinnahmen von insgesamt 42,4 Mrd. € geführt. Die durchschnittliche Beitragszahlung je Versicherten hätte 614 € im Jahr bzw. 51,16 € im Monat betragen. Für die Teilgruppe der SPV-Versicherten weist die Simulation Beitragseinnahmen von insgesamt 34,67 Mrd. € aus, was den tatsächlichen Beitragseinnahmen der SPV im Jahr 2017 von 36,1 Mrd. € recht nahekommt. Versichertenbezogen liegt die mittlere Beitragszahlung je SPV-Versicherten bei 570 € im Jahr bzw. 47,50 € im Monat.

Für die rund 8,1 Mio. PPV-Versicherten wären nach den Beitragsregelungen der SPV im Jahr 2017 insgesamt Beiträge in Höhe von rund 7,67 Mrd. € gezahlt worden bzw. je Versicherten von durchschnittlich 943 € im Jahr bzw. 78,58 € im Monat. Dies übersteigt die 2017 tatsächlich an die PPV geleisteten Prämienzahlungen von rund 2,6 Mrd. € beträchtlich. Dafür gibt es zwei Gründe: Zum einen würden auch die bislang von der staatlichen Beihilfe geleisteten Pflegeaufwendungen von geschätzt 0,61 Mrd. € in dem simulierten einheitlichen Versicherungssystem über Beiträge finanziert. Zum anderen und vor allem würden die PPV-Versicherten entsprechend ihrer Einkommenslage an der solidarischen Finanzierung der Pflegeversicherung beteiligt. Wer etwa 2017 über beitragspflichtige Einnahmen oberhalb der Beitragsbemessungsgrenze von monatlich 4.350 € verfügte, hätte – einschließlich des Arbeitgeberbeitrags – ebenso den Höchstbeitrag von knapp 111 € bzw. für Kinderlose von 121,80 € entrichten müssen wie alle SPV-Versicherten mit gleich hohem Einkommen auch.

Der Nettoeffekt einer Einbeziehung der PPV-Versicherten in ein einheitliches Pflegeversicherungssystem nach dem Muster der SPV hätte 2017 rund 5,8 Mrd. € betragen, resultie-

---

Beiträge auf Grundlage des 2017 geltenden SPV-Beitragssatzes von 2,55 bzw. 2,8 % für Kinderlose für das Gesamtjahr berechnet.

rend aus dem Saldo zwischen den simulierten Beitragseinnahmen und den Leistungsausgaben der zuvor PPV-Versicherten sowie den bislang von den Beihilfekassen von Bund und Ländern getragenen Pflegeleistungen für Beamte und Versorgungsempfänger. Dieser Betrag entspricht rund 0,4 Beitragssatzpunkten. Dieser rechnerische Entlastungseffekt ist damit etwas höher als in einer Simulationsanalyse auf der Grundlage der Einkommens- und Verbrauchsstichprobe 2013 (Rothgang und Domhoff 2017).

19.4 Fazit

Rund ein Vierteljahrhundert nach ihrer Einführung steht die Finanzierung der gesetzlichen Pflegeversicherung erneut auf dem Prüfstand. In diesem Beitrag sind zwei wesentliche Anknüpfungspunkte für entsprechende Strukturreformen betrachtet worden: die Einführung eines steuerfinanzierten Bundeszuschusses sowie die in hohem Maße unausgewogene Lastenverteilung zwischen den beiden Versicherungszweigen der SPV und PPV.

Im Ergebnis ist die Finanzierungsoption Bundeszuschuss in diesem Beitrag deutlich skeptischer beurteilt worden, als dies in der aktuellen Debatte oftmals der Fall ist. Das betrifft zunächst die Frage, inwieweit die SPV gesamtgesellschaftliche Aufgaben („versicherungsfremde Leistungen") erfüllt, deren Ausgaben sachadäquat durch die Steuerzahler zu finanzieren wären. Dies gilt aber erst recht jenseits dieses Sachzusammenhangs. Wenn es in dem bereits zu Beginn zitierten Entschließungsantrag von Hamburg und drei weiteren Bundesländern heißt, dass sich ein steuerfinanzierter Bundeszuschuss zu SPV „in einem ersten Schritt" am Umfang der gesamtgesellschaftlichen Aufgaben orientieren sollte (Bundesrat 2019), stellt sich automatisch die Frage nach der Begründung für einen möglichen zweiten Schritt und dessen konzeptionelle Ausgestaltung.

Eine andere Frage ist die Herstellung systemübergreifender Solidarität in der gesamten gesetzlichen Pflegeversicherung – etwa im Rahmen einer Pflegebürgerversicherung. Die hier vorgestellte Simulation hatte nicht das Ziel, sämtliche Finanzwirkungen des Einbezugs aller Pflegeversicherten in die solidarische Pflegefinanzierung nach dem Muster der SPV abzuschätzen. Speziell die längerfristige Entlastung der Beihilfesysteme von Bund und Ländern bedürfte einer weiteren eigenständigen Analyse. Hier ging es in erster Linie darum, die oben zitierte Prämisse des Bundesverfassungsgerichts für die Einführung der „Pflegevolksversicherung" in Gestalt von zwei Versicherungszweigen empirisch zu überprüfen, insofern also die Ausgewogenheit der Lastenverteilung zu beurteilen. Wie die Ergebnisse belegen, kann von einer ausgewogenen Lastenverteilung nicht die Rede sein. Die SPV-Versicherten tragen ein deutlich höheres Pflegerisiko als die PPV-Versicherten, die ihrerseits im Durchschnitt über ein mehr als doppelt so hohes Bruttogesamteinkommen verfügen. Im Ergebnis dieser gravierenden Strukturunterschiede liegt der absolute Durchschnittsbeitrag, den die SPV-Versicherten zu entrichten haben, weit über der Durchschnittsprämie der im Mittel deutlich besserverdienenden PPV-Versicherten, obwohl aus deren Beitragszahlungen nicht nur die laufenden Leistungsausgaben bestritten, sondern zusätzlich noch Alterungsrückstellungen gebildet werden.

Die vom Bundesverfassungsgericht als Voraussetzung für die Dualität von SPV und PPV postulierte Ausgewogenheit in der Lastenverteilung ist damit seit Einführung der Pflegeversicherung in erheblichem Umfang verletzt worden. Hiervor im Hinblick auf nachhaltig wirksame Finanzierungsreformen die Augen zu verschließen und die bestehenden Privilegien der PPV-Versicherten unverändert fortzuschreiben könnte letztlich nicht nur das Prinzip der solidarischen Finanzierung in der SPV gefährden, sondern darüber hinausgehend den vielbeschworenen Zusammenhalt der gesamten Gesellschaft. Von der Sache her ist es unverständlich, warum dieses Thema nicht längst wieder auf der politischen Agenda steht, nachdem bereits im Koalitionsvertrag der ersten

„GroKo" von 2005 – allerdings folgenlos – angekündigt worden war, dass „zum Ausgleich der unterschiedlichen Risikostrukturen" ein Finanzausgleich zwischen SPV und PPV eingeführt werden sollte (CDU/CSU/SPD 2005, S. 91 f.).

Ergebnis einer ausgewogeneren Lastenverteilung – ob nun durch die Einführung einer Pflegebürgerversicherung (Deutscher Bundestag 2019) oder einen Finanzausgleich zwischen SPV und PPV – wäre eine spürbare finanzielle Entlastung in der sozialen Pflegeversicherung. Die vorgestellte Simulation zeigt allerdings auch, dass selbst bei einer sofortigen Einführung einer Pflegebürgerversicherung – was verfassungsrechtlich keineswegs risikolos ist – der Entlastungseffekt begrenzt ist. Wie sich der Transfer mit der fortschreitenden Alterung auch in der PPV weiterentwickelt, ist – unter Berücksichtigung der bestehenden Strukturunterschiede und Selektionseffekte – noch nicht abzusehen. Nichtsdestoweniger könnten die zusätzlichen Mittel kurz- bis mittelfristig eine wichtige Finanzierungsquelle für eine verbesserte Bezahlung von Pflegekräften und die Einstellung neuen Personals darstellen.

Literatur

ASMK (2018) Externes Ergebnisprotokoll der 95. Konferenz der Minister und Ministerinnen, Senatoren und Senatorinnen für Arbeit und Soziales der Länder. https://asmkintern.rlp.de/de/beschluesse/. Zugegriffen: 1. Apr. 2019

BMG; Bundesministerium für Gesundheit (2018a) Kabinett beschließt Anhebung des Pflegebeitrags. Bundesgesundheitsminister Spahn: Gute Pflege muss uns als Solidargemeinschaft etwas wert sein (Pressemitteilung Nr. 21 vom 10.10.2018)

BMG; Bundesministerium für Gesundheit (2018b) Zahlen und Fakten zur Pflegeversicherung. Stand 11.07.2018

Bundesrat (2019) Entschließung des Bundesrates zur Weiterentwicklung der Pflegeversicherung. Antrag der Länder Hamburg, Berlin, Bremen, Schleswig-Holstein. Drucksache 106/19 vom 01.03.2019

BVerfG; Bundesverfassungsgericht (2001a) Urteil des Ersten Senats vom 3. April 2001 – 1 BvR 1629/94

BVerfG; Bundesverfassungsgericht (2001b) Urteil des Ersten Senats vom 3. April 2001 – 1 BvR 2014/95

CDU, CSU, SPD (2005) Gemeinsam für Deutschland – mit Mut und Menschlichkeit. Koalitionsvertrag zwischen CDU, CSU und SPD vom 11.11.2005

DAV; Deutsche Aktuarvereinigung (2015) Herleitung der Rechnungsgrundlagen DAV 2008 P für die Pflegerenten(zusatz)versicherung. Richtlinie. Köln, 15.06.2015. https://aktuar.de/unsere-themen/lebensversicherung/sterbetafeln/UT_LV_16.pdf. Zugegriffen: 1. Apr. 2019

Deutscher Bundestag (2019) Pflege gerecht und stabil finanzieren – Die Pflege-Bürgerversicherung vollenden. Drucksache 19/8561 vom 20.03.2019 (Antrag der Fraktion BÜNDNIS 90/DIE GRÜNEN. Berlin)

Dräther H, Jacobs K, Rothgang H (2009) Pflege-Bürgerversicherung. In: Dräther H, Jacobs K, Rothgang H (Hrsg) Fokus Pflegeversicherung. Nach der Reform ist vor der Reform. KomPart, Berlin, S 71–92

GKV-Spitzenverband (2013) Faktenblatt. Thema: Ausgaben für versicherungsfremde Leistungen (Pressestelle GKV-SV, 04.03.2013)

GKV-Spitzenverband (2018a) Stellungnahme des GKV-Spitzenverbandes vom 22.11.2018 zum Entwurf eines Fünften Gesetzes zur Änderung des Elften Buches Sozialgesetzbuch - Beitragssatzanpassung. (Drucksache 19/5464) vom 06.11. 2018. Deutscher Bundestag. GKV-Spitzenverband, Berlin (Ausschussdrucksache 19(14)0047(8.2).)

GKV-Spitzenverband (2018b) Kennzahlen der sozialen Pflegeversicherung. https://www.gkv-spitzenverband.de/media/grafiken/pflege_kennzahlen/spv_kennzahlen_03_2018/SPV_Kennzahlen_Booklet_03-2018_300dpi_2018-03-15.pdf. Zugegriffen: 12. Dez. 2018

Goebel J, Grabka M, Liebig S, Kroh M, Richter D, Schröder C, Schupp J (2018) The German Socio-Economic Panel (SOEP). Jahrb Natl Okon Stat. https://doi.org/10.1515/jbnst-2018\T1\textendash0022

Greß S, Bieback H-J (2014) Steuerfinanzierung in der Gesetzlichen Krankenversicherung – keine Verlässlichkeit und Stetigkeit. ifo Schnelldienst 67(7):6–9

Haun D (2013) Quo vadis, GKV und PKV? Entwicklung der Erwerbs- und Einkommensstrukturen von Versicherten im dualen System. In: Jacobs K, Schulze S (Hrsg) Die Krankenversicherung der Zukunft. Anforderungen an ein leistungsfähiges System. KomPart, Berlin, S 75–105

PKV; Verband der privaten Krankenversicherung (2006) Zahlenbericht der privaten Krankenversicherung 2005/06. PKV, Köln

PKV (2017) Zahlenbericht der privaten Krankenversicherung 2016. PKV, Köln

PKV (2018) Zahlenbericht der privaten Krankenversicherung 2017. PKV, Köln

Rothgang H (2018) Stellungnahme zum Antrag der Fraktion DIE LINKE „Eigenanteile in Pflegeheimen senken – Menschen mit Pflegebedarf finanziell entlasten". BT-Drucksache 19/960 anlässlich der öffentlichen Anhörung des Ausschusses für Gesundheit des Deutschen Bundestages am 4. Juni 2018. Deutscher Bundestag, Berlin (Ausschussdrucksache 19(14)0014(15) vom 04.06.2018)

Rothgang H, Domhoff D (2017) Beitragssatzeffekte und Verteilungswirkungen der Einführung einer „Solidarischen Gesundheits- und Pflegeversicherung". Gutachten im Auftrag der Bundestagsfraktion DIE LINKE und der Rosa-Luxemburg-Stiftung, Bremen. https://www.rosalux.de/publikation/id/37468/solidarische-gesundheits-und-pflegeversicherung/. Zugegriffen: 1. Apr. 2019

Schwinger A, Rothgang H, Kalwitzki T (2018) „Die Pflegeversicherung boomt": Mehrausgaben der Pflegeversicherung – Retrospektive und Projektion. Gesundh Sozialpolit 72(6):13–22

Spahn J (2018) „Wer vor Verantwortung wegläuft, verliert". Gesundheitsminister Jens Spahn über den Zustand der Koalition, die Pflichten der Regierung und seine Pläne für die Pflege. Der Tagesspiegel vom 16.10.2018, S. 6

Statistisches Bundesamt (2018) Pflegestatistik 2017. Pflege im Rahmen der Pflegeversicherung. DeStatis, Wiesbaden

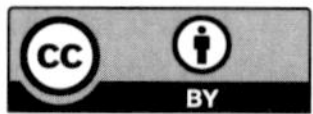

Daten und Analysen

Inhaltsverzeichnis

Pflegebedürftigkeit in Deutschland

Chrysanthi Tsiasioti, Susann Behrendt, Kathrin Jürchott und Antje Schwinger

© Der/die Autor(en) 2020
K. Jacobs et al. (Hrsg.), *Pflege-Report 2019*, https://doi.org/10.1007/978-3-662-58935-9_20

▪▪ Zusammenfassung

Der Beitrag liefert ein ausführliches Bild zum Stand der Pflegebedürftigkeit und der gesundheitlichen Versorgung der Pflegebedürftigen in Deutschland. Die Analysen basieren auf GKV-standardisierten AOK-Daten und zeigen Prävalenz, Verläufe und Versorgungsformen der Pflege. Darüber hinaus werden Kennzahlen zur gesundheitlichen Versorgung der Pflegebedürftigen ausgewiesen. Im Fokus stehen die Inanspruchnahme von ärztlichen und stationären Leistungen sowie Polymedikation, Verordnungen gemäß der PRISCUS-Liste sowie von Psychopharmaka. Die Ergebnisse werden der Versorgung der Nicht-Pflegebedürftigen gleichen Alters gegenübergestellt und nach Schwere der Pflegebedürftigkeit und Versorgungssetting unterschieden.

The article provides empirical insights on the scope and state of long-term care services in Germany, including health service provision for persons in need of care. The article lays out key figures regarding the prevalence, pathways and forms of care based on standardised AOK statutory health insurance data. An additional focus lies on the use of out- and inpatient health care services as well as on polypharmacy and prescriptions of PRISCUS medication and psychotropic drugs. The findings are contrasted with data on members of the same age group who are not in need of care, and discussed in relation to the severity of the need of care and the care provision setting.

20.1 Einführung

20.1.1 Datengrundlage und Methodik

Die Analysen basieren auf anonymisierten Abrechnungsdaten der AOK. Für die gesetzliche Pflegeversicherung steht dem Wissenschaftlichen Institut der AOK (WIdO) seit 2011 ein bundesweiter Datensatz zur Verfügung. Diese Daten können sowohl jahresübergreifend als auch in Kombination mit weiteren, im WIdO vorliegenden Abrechnungsinformationen der gesetzlichen Krankenversicherung (GKV) analysiert werden. Die Standardisierung der AOK-Routinedaten verwendet die amtliche Statistik über die Versicherten der GKV (KM 6) mit dem Erhebungsstichtag 1. Juli eines Jahres. Die Darstellung der AOK-Routinedaten erfolgt demnach so, als würden die AOK-Versicherten bezogen auf 5-Jahres-Altersklassen die gleiche Alters- und Geschlechtsstruktur wie die gesamte gesetzlich versicherte Bundesbevölkerung aufweisen. Im Hinblick auf die Übertragbarkeit der hier präsentierten Ergebnisse sind damit Verzerrungen aufgrund von Alters- und Geschlechtsunterschieden zwischen AOK- und Bundespopulation ausgeglichen. Für andere Einflussgrößen auf die Inanspruchnahme von Pflege- oder Gesundheitsleistungen gilt dies jedoch nicht.

An einigen Stellen wird auf die amtliche Statistik PG 2 „Leistungsempfänger nach Pflegegraden, Altersgruppen und Geschlecht" des Bundesministeriums für Gesundheit zurückgegriffen (bis 2016: Pflegestufen). Diese ist Teil der Geschäfts- und Rechnungsergebnisse der Sozialen Pflegeversicherung (SPV) und umfasst alle pflegebedürftigen Leistungsempfänger. Als stichtagsbezogene Statistik ist die PG 2 von allen SPV-Trägern zum 30. Juni bzw. 31. Dezember zu erstellen und zu melden.

Mit dem Inkrafttreten des neuen Pflegebedürftigkeitsbegriffs am 1. Januar 2017 wurde die bis dahin in der Sozialen Pflegeversicherung verankerte Absicherung rein somatisch bedingter dauerhafter Einschränkungen bei Aktivitäten des alltäglichen Lebens (wie z. B. der Körperpflege, der Mobilisation etc.) abgelöst. Ausgangspunkt war unter anderen die bis zu diesem Zeitpunkt ungenügende Berücksichtigung der Menschen mit eingeschränkter Alltagskompetenz, zu denen primär demenziell Erkrankte zählen. Das 2017 zeitgleich eingeführte neue Begutachtungsinstrument (NBA) schaffte eine neue und einheitliche Basis für die Bemessung der Leistungsansprüche: Die neuen fünf Pflegegrade bemessen seither die Einschränkungen der Selbstständigkeit bzw. der Fähigkeiten, ganz unabhängig davon, ob diese auf kognitive oder somatische Beeinträchtigungen zurückgehen, und lösten damit die somatisch ausgerichteten Pflegestufen (bis 2016) ab. Die Analysen dieses Beitrags unterscheiden folglich bei der Betrachtung der Schwere der Pflegebedürftigkeit ausschließlich nach den seit 2017 geltenden Pflegegraden.

20.1.2 Leistungen der Pflegeversicherung im Fokus

Das Spektrum der Pflegeversicherung umfasst ganz unterschiedliche Hilfestellungen für Pflegebedürftige und deren sogenannte Pflegepersonen. Letztere sind gemäß § 19 SGB XI pflegerisch im häuslichen Umfeld des Pflegebedürftigen tätig und zumeist Angehörige (Ehepartner/in, Tochter/Sohn) oder auch Freunde, Nachbarn und Bekannte. Es handelt sich um ein informelles Pflegearrangement, da (regelhaft) kein professioneller Pflegedienst in die Pflege eingebunden ist. Unter der Voraussetzung, dass damit die Sicherstellung der häuslichen Versorgung zu gewährleisten ist, kann der Betroffene Pflegegeld als finanzielle Unterstützung für diese sogenannte selbst beschaffte Pflegehilfe (§ 37 SGB XI) beziehen. Der Pflegebedürftige erhält in diesem Fall einen dem Pflegegrad entsprechenden monatlichen Geldbetrag. Dem Pflegebedürftigen ist es ebenso möglich, dieses informelle Arrangement durch Hilfestellungen von Pflegediensten – in Form von Pflegesachleistungen nach § 36 SGB XI – zu ergänzen. Er kann hierfür seinen gesamten Leistungsanspruch verwenden oder Geld- und Sachleistungsbezug kombinieren (§ 38 SGB XI). Für die Organisation solcher professionellen oder formellen Pflegearrangements erhält er höhere Leistungspauschalen. Ist eine ambulante Pflege nicht (mehr) ausreichend, deckt die Pflegeversicherung bis zur festgelegten Höhe der monatlichen Pflegesätze je Pflegegrad Aufwendungen für die (Grund-) und medizinische Behandlungspflege sowie für die soziale Betreuung in vollstationären Pflegeheimen (§ 43 SGB XI).

Die folgenden Analysen vergleichen ambulant und vollstationär versorgte Pflegebedürftige. Die Betrachtung der ambulant – in der Regel in der eigenen Häuslichkeit – Gepflegten unterscheidet darüber hinaus zwischen Empfängern reiner Geldleistung (d. h. ohne jegliche Sachleistung[1]) und jenen mit Sachleistung bzw. einer Kombination von Sach- und Geldleistung.

Ambulant versorgten Pflegebedürftigen stehen zusätzlich zum Pflegegeld bzw. parallel zur ergänzenden Versorgung durch einen Pflegedienst weitere Unterstützungsleistungen zur Verfügung. Die Tages- und Nachtpflege (§ 41 SGB XI) richtet sich insbesondere an demenziell erkrankte Personen: Die Pflegebedürftigen leben weiterhin im häuslichen Umfeld, können aber eine Betreuung und Pflege in teilstationären Pflegeeinrichtungen temporär am Tag oder auch nachts in Anspruch nehmen. Die Verhinderungspflege (§ 39 SGB XI) sowie die Kurzzeitpflege (§ 42 SGB XI) zielen auf die Entlastung der Pflegeperson bzw. auf die Stabilisierung der häuslichen Pflegesituation und finden ebenso im Beitrag Berücksichtigung.

20.2 Pflegeprävalenzen und Versorgungsformen bei Pflegebedürftigkeit

20.2.1 Prävalenz der Pflegebedürftigkeit

■■ **Pflegebedürftige nach Alter und Geschlecht**

Laut Sozialgesetzbuch XI gelten Personen als pflegebedürftig, wenn sie (dauerhaft) ihre körperlichen, kognitiven oder psychischen Beeinträchtigungen oder gesundheitlich bedingten Belastungen oder Anforderungen nicht selb-

---

[1] Ist im Folgenden von Pflegegeldempfängern bzw. Geldleistungsempfänger die Rede, umfasst dieser Begriff die ambulant Pflegebedürftigen mit ausschließlichem Bezug von Pflegegeld, d. h. ohne jegliche Sachleistungen.

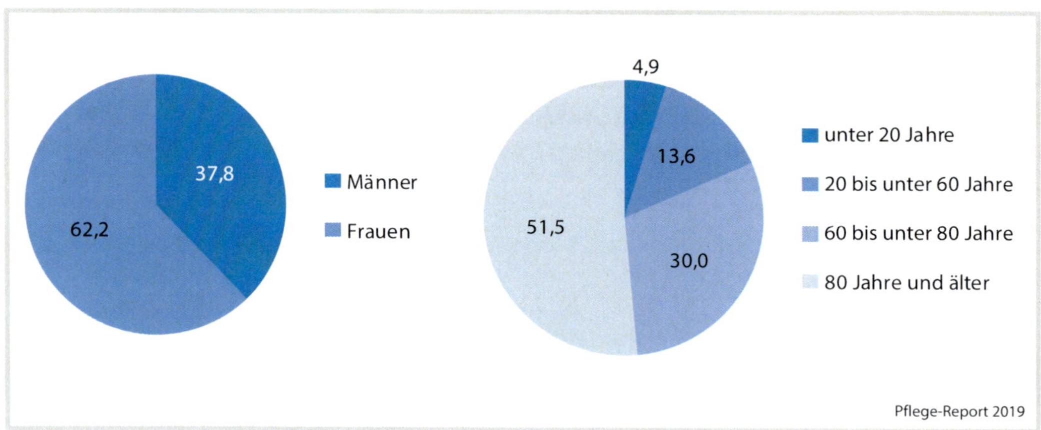

◘ Abb. 20.1 Alters- und Geschlechtsverteilung der Pflegebedürftigen, in % (2017). (Quelle: Amtliche Statistik PG 2, Amtliche Statistik KM 6)

ständig kompensieren oder bewältigen können (§ 14 SGB XI). Mit Ende des Jahres 2017 waren laut amtlicher Statistik der gesetzlichen Pflegeversicherung 3,3 Mio. Personen in diesem Sinne pflegebedürftig, davon rund zwei Drittel (62,2 %) Frauen (2,1 Mio. Pflegebedürftige). Mehr als die Hälfte der Pflegebedürftigen (51,5 %) ist 80 Jahre und älter (1,7 Mio. Pflegebedürftige). Von Pflegebedürftigkeit sind aber auch Kinder und Jugendliche bis 19 Jahre (160 Tsd. Personen bzw. 4,9 % der Pflegebedürftigen) und Personen unter 60 Jahre (620 Tsd. Personen bzw. 18,5 %) betroffen (◘ Abb. 20.1).

Mit zunehmendem Alter steigt die Wahrscheinlichkeit, pflegebedürftig zu sein (◘ Abb. 20.2). Ist bei Kindern und Jugendlichen sowie Personen im erwerbsfähigen Alter rund einer von 100 gesetzlich Krankenversicherten pflegebedürftig, ist es bei den 75- bis 79-Jährigen bereits jeder Achte (12,0 %) und bei den 80- bis 84-Jährigen knapp jeder Vierte (23,5 %). In den höchsten Alterssegmenten verdoppelt sich diese Prävalenzrate nahezu: Von den 85- bis 89-Jährigen sind rund 42 % und bei den über 90-Jährigen mit 64 % sogar die Mehrzahl der Personen pflegebedürftig. Hier unterscheidet sich zudem deutlich die Pflegeprävalenz zwischen Männern und Frauen (◘ Abb. 20.2): Während 34 % der 85- bis 90-jährigen Männern pflegebedürftig sind, gilt dies bei den gleichaltrigen Frauen für 47 %. Bei den über 90-jährigen Männern ist schließlich jeder Zweite (52,0 %) betroffen, bei den gleichaltrigen Frauen hingegen sind es zwei von drei (67,1 %).

▪▪ Pflegebedürftigkeit im Zeitverlauf

Die Zahl der Pflegebedürftigen ist innerhalb der letzten zehn Jahre deutlich angestiegen: Mitte des Jahres 2017 waren im Durchschnitt 4,6 % der gesetzlich versicherten Bundesbürger pflegebedürftig. Zehn Jahre zuvor (2007) waren dies noch 2,9 %, was einem Anstieg um 60 % entspricht. Bereinigt man die Werte um die fortschreitende Alterung der Gesellschaft und legt für alle Jahre die Alters- und Geschlechtsstruktur der GKV-Versicherten des Jahres 2017 zugrunde, dann steigt der Anteil deutlich schwächer (◘ Abb. 20.3): Bereits 2007 waren demgemäß bereits 3,4 % der gesetzlich Versicherten pflegebedürftig, der Anstieg bis zum 2017er Wert beträgt dann nur noch 38 %. Folglich lässt sich die beobachtete Zunahme der Pflegeprävalenz zwischen 2007 und 2017 zu einem großen Teil auf die Entwicklung der Alters- und Geschlechtsstruktur der Bevölkerung zurückführen.

Die Veränderungen sind zudem durch die Erweiterung des anspruchsberechtigten Personenkreises zu erklären. Seit Mitte des Jahres 2008 sind Personen, die zwar keinen Hilfebedarf im Sinne der damaligen somatisch ausge-

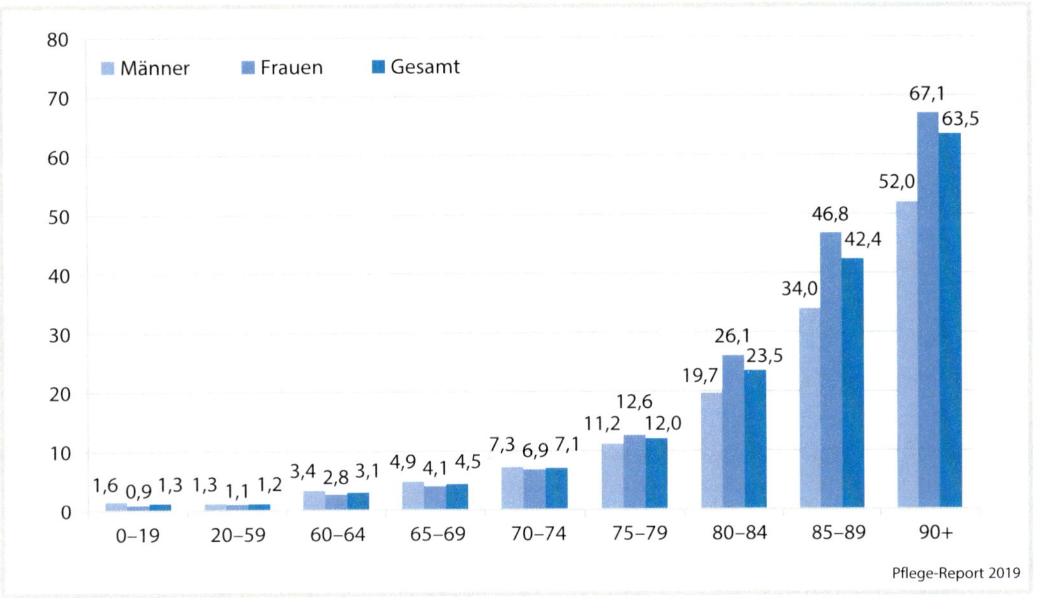

☐ **Abb. 20.2** Anteil der Pflegebedürftigen an den gesetzlich Versicherten nach Alter und Geschlecht, in % (2017). (Quelle: Amtliche Statistik PG 2, Amtliche Statistik KM 6)

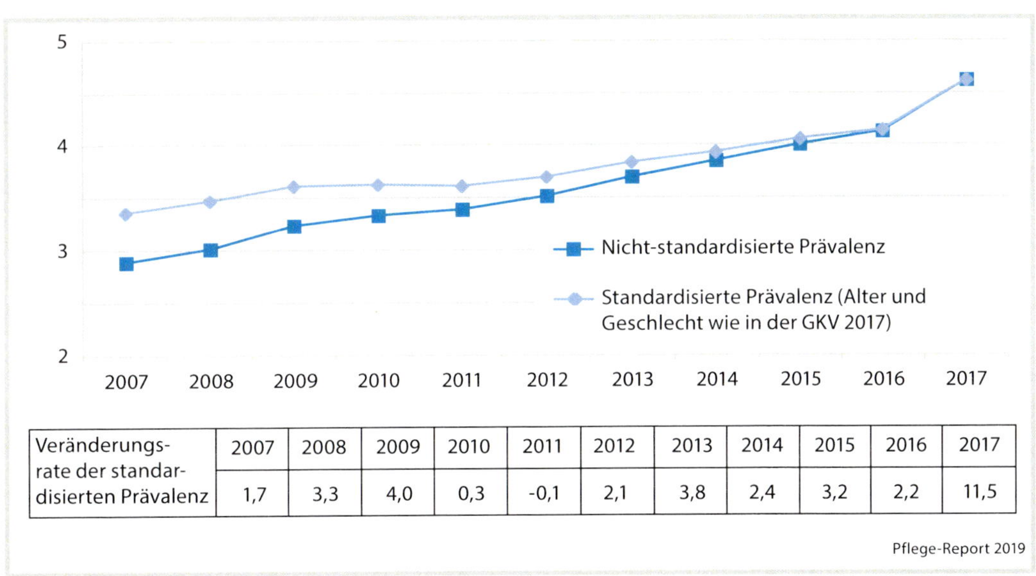

Veränderungs-rate der standar-disierten Prävalenz	2007	2008	2009	2010	2011	2012	2013	2014	2015	2016	2017
	1,7	3,3	4,0	0,3	-0,1	2,1	3,8	2,4	3,2	2,2	11,5

☐ **Abb. 20.3** Anteil der Pflegebedürftigen an den gesetzlich Versicherten im Zeitverlauf, in % (2007–2017). (Quelle: Amtliche Statistik PG 2, standardisiert mit der Amtlichen Statistik KM 6)

richteten Pflegestufen, dafür aber bei ihrer Alltagsbewältigung aufwiesen, ebenfalls leistungsberechtigt. Für diese überwiegend demenziell erkrankten Personen konnten Pflegeheime mit Inkrafttreten des Pflege-Weiterentwicklungs-gesetzes zusätzliche Betreuungspersonen einstellen. Durch das Pflege-Neuausrichtungs-Gesetz konnten ab 2013 auch ambulant versorgte demenziell erkrankte Menschen zusätzliches Pflegegeld und Pflegesachleistungen beziehen.

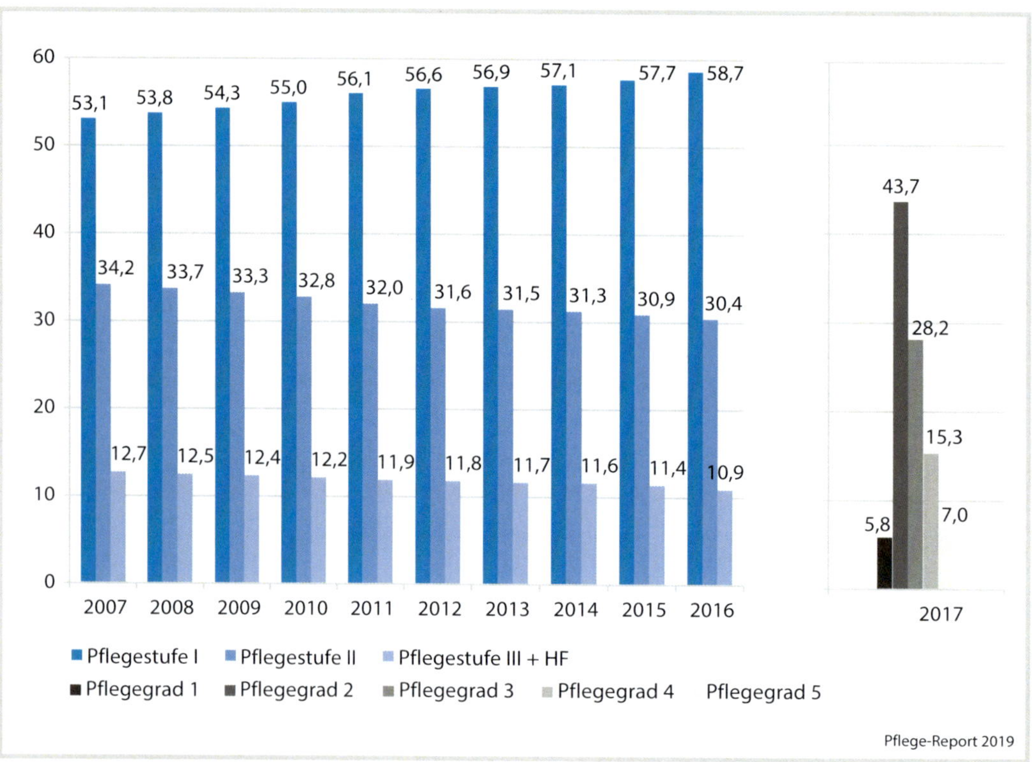

Abb. 20.4   Anteil der Pflegebedürftigen nach Schwere der Pflegebedürftigkeit im Zeitverlauf (2007–2017), in % (Personen mit ausschließlich eingeschränkter Alltagskompetenz (bis 2016 Pflegestufe 0) sind nicht berücksichtigt). (Quelle: Amtliche Statistik PG 2)

Bereits 2008 und 2013 wurde die Pflegeversicherung folglich für weitere Personenkreise geöffnet, nämlich solche, die aufgrund ihrer eher kognitiv ausgerichteten Defizite keinen Hilfebedarf im Sinne der Pflegestufe I erreichten (■ Abb. 20.3). Mit Einführung des neuen Pflegebedürftigkeitsbegriffs und damit verbunden der neuen fünf Pflegegrade im Januar 2017 war die Erwartung verbunden, dass der Zugang zu Leistungen der Pflegeversicherung sich weiter verbessert. ■ Abb. 20.3 zeigt, dass sich der Anteil an Pflegebedürftigen im Jahr 2017 im Vergleich zum Ende des Vorjahres um 12 % erhöht hat.

■■ Schwere der Pflegebedürftigkeit

Seit Einführung des neuen Pflegebedürftigkeitsbegriffs im Januar 2017 unterteilt sich die Schwere der Pflegebedürftigkeit definitorisch in fünf Pflegegrade (zuvor drei Pflegestufen).

Im Jahre 2017 wiesen laut amtlicher Statistik PG2 6 % der Pflegebedürftigen „geringe Beeinträchtigungen der Selbständigkeit oder der Fähigkeiten" (Pflegegrad 1), 44 % „erhebliche Beeinträchtigungen" (Pflegegrad 2) und 28 % „schwere Beeinträchtigungen" (Pflegegrad 3) auf. Ein weiteres Viertel (22,3 %) der Pflegebedürftigen hatte „schwerste Beeinträchtigungen" (Pflegegrad 4 und 5) (■ Abb. 20.4).

Wie ■ Abb. 20.4 darüber hinaus zeigt, lassen sich für das letzte Jahrzehnt nicht nur Veränderungen der Pflegeprävalenz feststellen, sondern ebenso im Hinblick auf die Schwere der Pflegebedürftigkeit. Bis Einführung des Pflegebedürftigkeitsbegriffs, d. h. bis einschließlich 2016, ist hier eine Abnahme zu beobachten: Der Anteil der Personen mit Pflegestufe I (erheblich Pflegebedürftige) stieg von 53 % im Jahr 2007 auf 59 % im Jahr 2016, während der Anteil mit Pflegestufe II (Schwerpflegebedürftige) und III (Schwerstpflegebedürftige) im gleichen Zeitraum sank. Es ist zu vermuten, dass die Veränderungen nicht allein auf veränderten Grunderkrankungen der Pflegebedürftigkeit beruhen. Ebenso ist bei der Interpretation zu beachten, dass einerseits die soziodemografischen Einflussfaktoren der Pflegebedürftigkeit (insbesondere die sozialen Lebenslagen) ebenso wie die Information über und Akzeptanz von Angeboten der Pflegeversicherung einer Entwicklung unterliegen. Die bis 2016 geltenden Pflegestufen wurden systematisch in die neuen Pflegegrade im Rahmen des neuen Pflegebedürftigkeitsbegriffs und des entsprechenden Bewertungsinstruments zum 1. Januar 2017 übergeleitet: Pflegebedürftige mit ausschließlich somatischer Beeinträchtigung erhielten genau *einen* Pflegegrad über der bisherigen Pflegestufe (bspw. wurde Pflegestufe 2 dann zu Pflegegrad 3). Bei somatischen Einschränkungen kombiniert mit einer sogenannten eingeschränkten Alltagskompetenz erhielten die Betroffenen einen Pflegegrad, der genau *zwei* Stufen über der bisherigen Pflegestufe lag.

20.2.2 Versorgungsformen bei Pflegebedürftigkeit

■ ■ Versorgungsformen nach Alter und Geschlecht

Im Jahr 2017 wurden rund drei von vier Pflegebedürftigen (75,7 %) in ihrer häuslichen Umgebung betreut. Die Hälfte aller Pflegebedürftigen (54,5 %) bezog ausschließlich Pflegegeld. Ein Fünftel (21,1 %) entschied sich entweder für eine Kombination aus Geld- und Sachleistung oder für den alleinigen Bezug von Sachleistungen. Nur knapp jeder vierte Pflegebedürftige (24,3 %) wurde in einem stationären Pflegeheim versorgt (■ Abb. 20.5).

Die Unterschiede zwischen den Versorgungsformen sind weniger geschlechts- als vielmehr altersabhängig: Leisten bei pflegebedürftigen Kindern und Jugendlichen nahezu immer die Angehörigen die Versorgung (Pflegegeld), trifft dies bei Personen im Alter von 20 bis 59 Jahren auf rund 73 % der Männer und 76 % der Frauen zu. Auch Pflegebedürftige zwischen 60 und 74 Jahren sind noch überwiegend reine Geldleistungsbezieher, erst ab 85 Jahre sinkt dieser Wert bei beiden Geschlechtern deutlich. Komplementär steigt der Anteil von Pflegebedürftigen in vollstationären Pflegeeinrichtungen. Während in jüngeren Jahren Männer wesentlich häufiger als Frauen vollstationär versorgt werden, kehrt sich dieses Verhältnis ab einem Alter von 80 Jahren um (■ Abb. 20.5).

Geschlechtsdifferenziert betrachtet variiert die Altersverteilung auch innerhalb der einzelnen Versorgungsformen (■ Abb. 20.6). Knapp drei Viertel der vollstationär gepflegten Frauen sind mindestens 80 Jahre alt, die Männer sind mit einem entsprechenden Anteil von 45 % hingegen im Durchschnitt deutlich jünger. Ein ähnliches Bild zeigt sich bei den ambulant gepflegten Empfängern von Pflegegeld sowie von Sach- oder Kombinationsleistungen. Der Anteil an Pflegebedürftigen in den obersten Altersdekaden ist in allen Versorgungsformen bei den Frauen deutlich höher als bei den Männern.

■ ■ Versorgungsform stationär nach Bundesland

Der Anteil der vollstationär versorgten Pflegebedürftigen variiert auch regional erheblich. ■ Abb. 20.7 zeigt die Heimquoten je Bundesland bereinigt um länderspezifische Alters- und Geschlechtsunterschiede. Bundesländer, die trotz Alters- und Geschlechtsbereinigung deutlich überproportionale Heimquoten aufweisen, sind Schleswig-Holstein (33,2 %) und Bayern (28,9 %). Die niedrigsten Anteile vollstationärer Pflege finden sich in Brandenburg (18,7 %), Hessen (20,2 %) und Bremen (20,8 %).

■ ■ Schwere der Pflegebedürftigkeit nach Versorgungsformen

Die Schwere der Pflegebedürftigkeit ist zwischen den Versorgungsformen unterschiedlich verteilt. Während im Jahr 2017 bei den reinen Pflegegeldbeziehern 56 % den Pflegegrad 2 aufwiesen, waren dies in der vollstationären Pflege

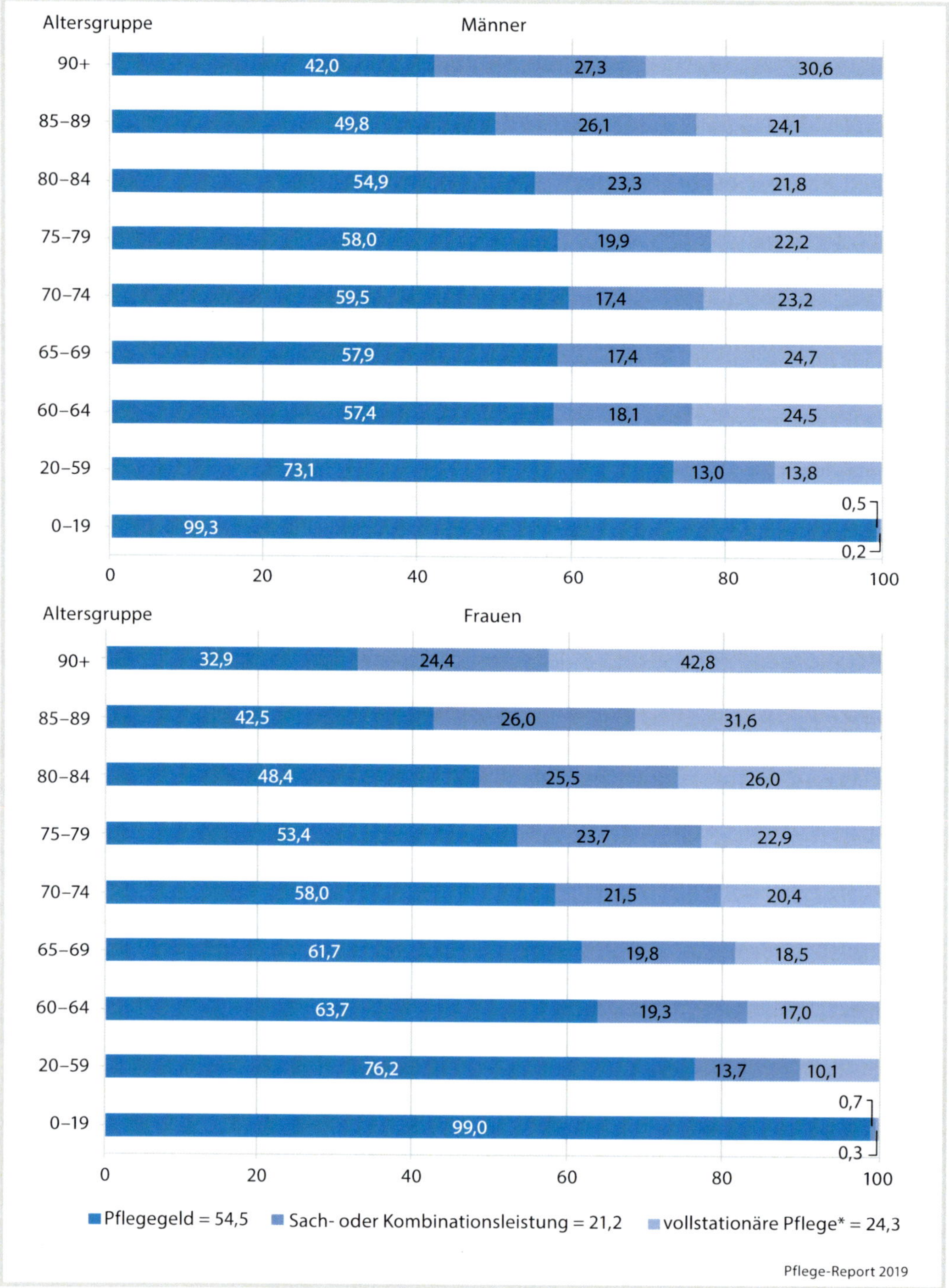

Abb. 20.5 Anteil der Pflegebedürftigen nach Versorgungsform, innerhalb der Alters- und Geschlechtsgruppen, im Durchschnitt der Monate, in % (2017) (*ohne Pflegebedürftige in Einrichtungen der Hilfe für behinderte Menschen nach § 43a SGB XI). (Quelle: AOK-Daten, standardisiert auf die gesetzlich Versicherten (Amtliche Statistik KM 6 2017))

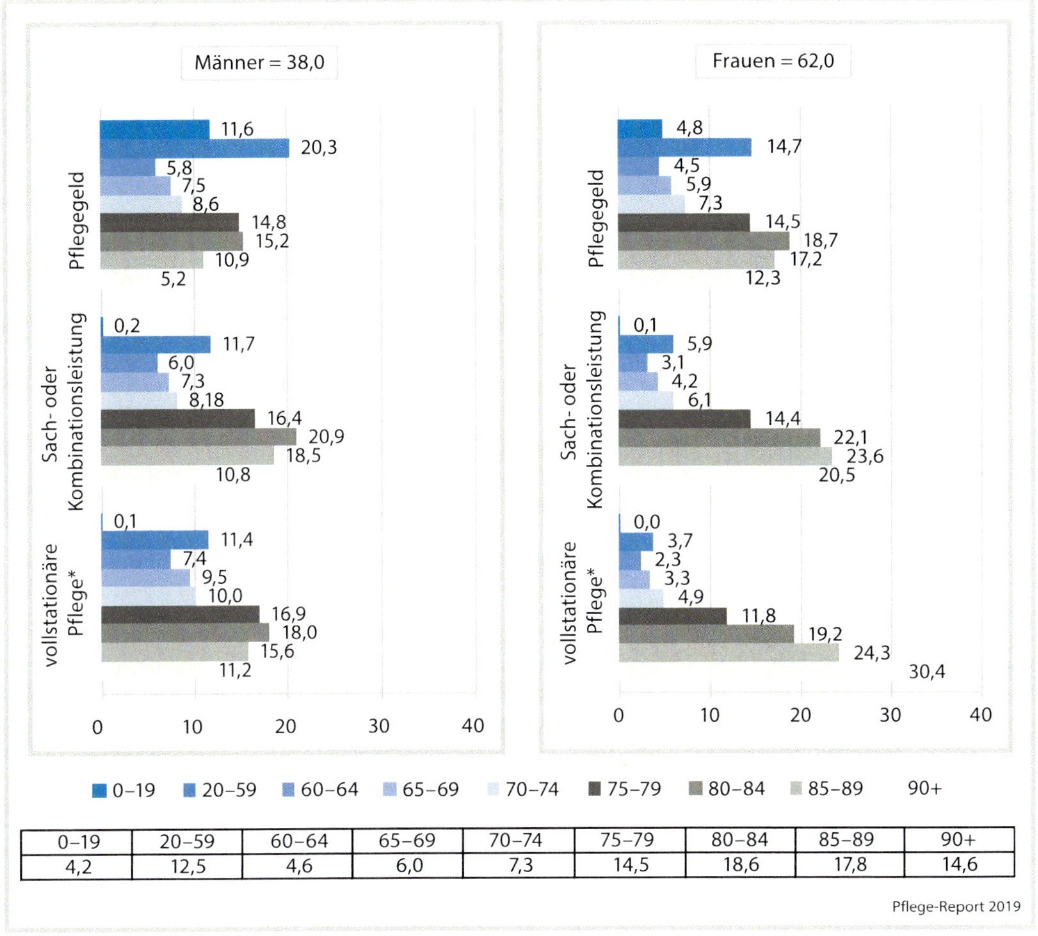

0–19	20–59	60–64	65–69	70–74	75–79	80–84	85–89	90+
4,2	12,5	4,6	6,0	7,3	14,5	18,6	17,8	14,6

Pflege-Report 2019

Abb. 20.6 Anteil der Pflegebedürftigen nach Alter, innerhalb der Versorgungsform und Geschlechtsgruppe im Durchschnitt der Monate, in % (2017) (*ohne Pflegebedürftige in Einrichtungen der Hilfe für behinderte Menschen nach § 43a SGB XI). (Quelle: AOK-Daten, standardisiert auf die gesetzlich Versicherten (Amtliche Statistik KM 6 2017))

nur 19 %. Gleichsam ist hier fast jeder Zweite (49,2 %) von schwersten Beeinträchtigungen betroffen, von den Geldleistungsempfängern lediglich 16 % (Abb. 20.8).

Die Mehrheit der Menschen mit Pflegegrad 2 (68,1 %) bezieht demnach ausschließlich Geldleistungen, nur jeder Zehnte (10,4 %) wird vollstationär versorgt. Mit Zunahme des Pflegegrads steigt der Anteil der Pflegebedürftigen im Pflegeheim (Abb. 20.9). Bei den schwerstpflegebedürftigen Personen mit Pflegegrad 4 und 5 findet nur noch für rund die Hälfte (55,7 und 45,4 %) die Pflege im häuslichen Setting statt.

20.2.3 Ambulante Unterstützungs- und Entlastungsleistungen

Ambulant versorgte Pflegebedürftige haben die Möglichkeit, zusätzlich zum Pflegegeld bzw. parallel zur ergänzenden Versorgung durch einen Pflegedienst weitere Unterstützungsleistungen für Pflegebedürftige zu beziehen. Geld- und Sachleistungen können mit einer Tages- und Nachtpflege (§ 41 SGB XI) ergänzt werden. Der Pflegebedürftige kann hierdurch für Zeiten im Tagesablauf in einer entsprechenden teilstationären Einrichtung betreut und gepflegt werden. Neben den Leistungen zur Abdeckung

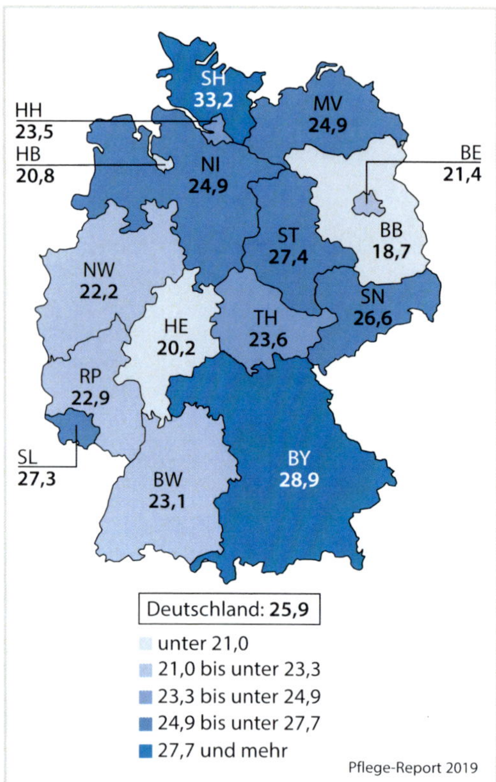

Abb. 20.7 Anteil der Pflegebedürftigen in vollstationärer Pflege* nach Bundesland im Durchschnitt der Monate, in % (2017) (*ohne Pflegebedürftige in Einrichtungen der Hilfe für behinderte Menschen nach § 43a SGB XI). (Quelle: AOK-Daten, standardisiert auf die gesetzlich Versicherten (Amtliche Statistik KM 6 2017))

des täglichen Hilfebedarfs gibt es für ambulant versorgte Pflegebedürftige Angebote der Verhinderungs- (§ 39 SGB XI) oder Kurzzeitpflege (§ 42 SGB XI), um die Hauptpflegeperson für einige Wochen im Jahr zu entlasten. Kurzzeitpflege kann darüber hinaus nach einem Krankenhausaufenthalt genutzt werden, um den Übergang in die weitere Pflege abzusichern, oder als Ersatzpflege in Krisensituation, in denen eine häusliche Pflege nicht möglich oder nicht ausreichend ist, zum Einsatz kommen. Pflegebedürftige in häuslicher Pflege haben ferner Anspruch auf einen Entlastungsbetrag (§ 45b SGB XI) in Höhe von bis zu 125 € pro Monat zur Erstattung von Aufwendungen im Rahmen der Inanspruchnahme von Tages-

oder Nachtpflege, Kurzzeitpflege, Leistungen der ambulanten Pflegedienste im Sinne des § 36 SGB XI und Leistungen der nach Landesrecht anerkannten Angebote zur Unterstützung im Alltag im Sinne des § 45a SGB XI. Pflegebedürftige, die in ambulant betreuten Wohngruppen mit mindestens zwei weiteren Pflegebedürftigen (im Sinne der §§ 14, 15) leben, können zudem unter bestimmten Voraussetzungen (u. a. im Hinblick auf die Größe der Wohngruppe) zum Zweck der gemeinschaftlich organisierten pflegerischen Versorgung einen pauschalen monatlichen Zuschlag (§ 38a SGB XI) in Höhe von 214 € beziehen.

■■ Übersicht zur Inanspruchnahme

■ Abb. 20.10 zeigt die Verteilung der Inanspruchnahme von ambulanten Unterstützungsleistungen. Einbezogen wurden die Leistungen für Tages- und Nachtpflege (§ 41 SGB XI), Kurzzeitpflege (§ 42 SGB XI), stundenweise, tageweise und stationäre Verhinderungspflege (§ 39 SGB XI) sowie die Verhinderungspflege insgesamt (mindestens eine Inanspruchnahme der stundenweisen, tageweisen oder stationären Verhinderungspflege). Ferner wurden Leistungen für Pflegebedürftige, die in ambulant betreuten Wohngruppen leben, und der Entlastungsbetrag (§ 45b SGB XI) in den Analysen berücksichtigt.

Besonders fällt in ■ Abb. 20.10 die geringe Inanspruchnahme von Unterstützungsleistungen bei Pflegegeldbeziehern (55 % der Pflegebedürftigen) auf: 73 % von ihnen nutzen *keine einzige* weitere ambulante Unterstützungs- und Entlastungsleistung (d. h. 39,9 % aller Pflegebedürftigen). Im Umkehrschluss nimmt davon lediglich einer von vier Pflegehaushalten (26,8 %) ein derartiges Angebot in Anspruch (■ Abb. 20.10). Ganz anders bei den Pflegehaushalten mit Unterstützung durch einen ambulanten Pflegedienst (Sach- oder Kombinationsleistung): Zwei Drittel (64,9 %) beziehen hier ergänzende unterstützende Leistungen. Gemessen an allen Pflegebedürftigen sind dies 14 %. Ein Viertel der Pflegebedürftigen befindet sich in vollstationärer Pflege.

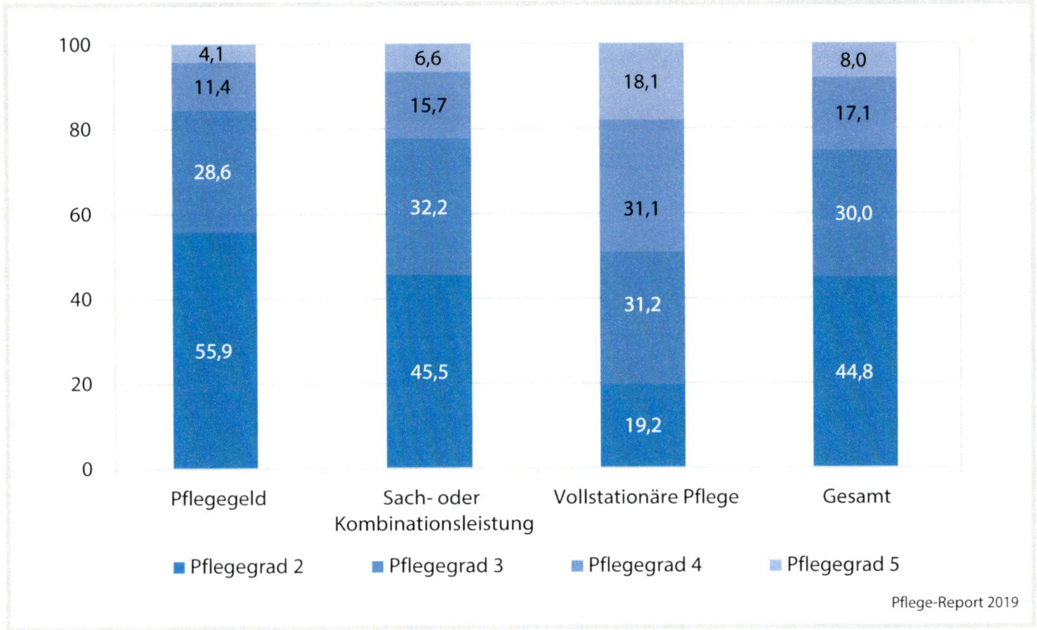

Abb. 20.8 Anteil der Pflegebedürftigen nach Schwere der Pflegebedürftigkeit innerhalb der Versorgungsform im Durchschnitt der Monate, in % (2017). (Quelle: AOK-Daten, standardisiert auf die gesetzlich Versicherten (Amtliche Statistik KM 6 2017))

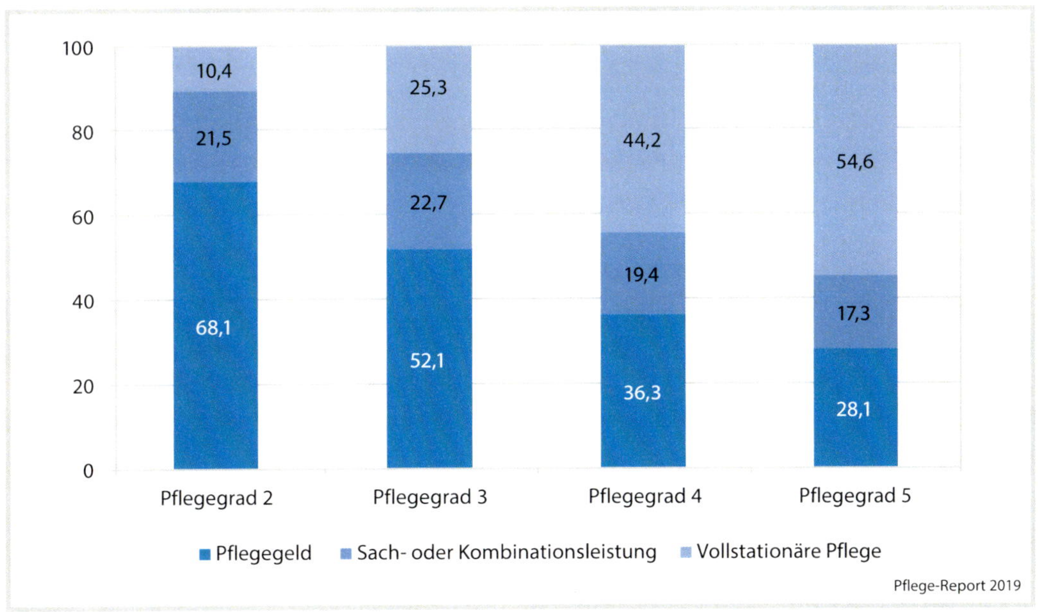

Abb. 20.9 Anteil der Pflegebedürftigen nach Versorgungsform innerhalb der Pflegegrade im Durchschnitt der Monate, in % (2017). (Quelle: AOK-Daten, standardisiert auf die gesetzlich Versicherten (Amtliche Statistik KM 6 2017))

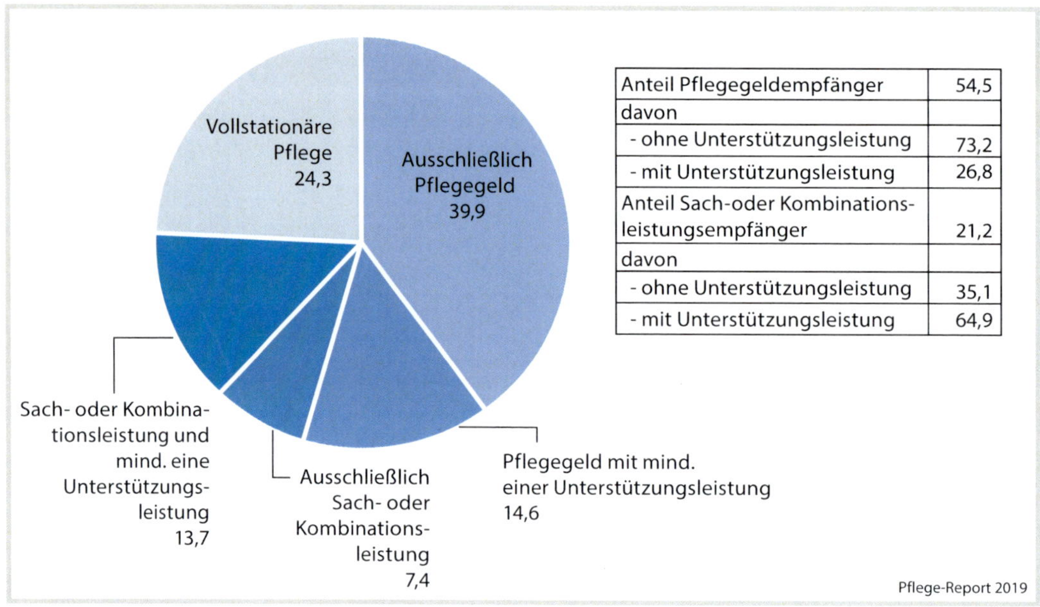

Anteil Pflegegeldempfänger	54,5
davon	
- ohne Unterstützungsleistung	73,2
- mit Unterstützungsleistung	26,8
Anteil Sach-oder Kombinations-leistungsempfänger	21,2
davon	
- ohne Unterstützungsleistung	35,1
- mit Unterstützungsleistung	64,9

Pflege-Report 2019

Abb. 20.10   Anteil der Pflegebedürftigen nach Versorgungsart, im Durchschnitt der Monate, in % (2017). (Quelle: AOK-Daten, standardisiert auf die gesetzlich Versicherten (Amtliche Statistik KM 6 2017))

Abb. 20.11 stellt die Inanspruchnahme[2] von ambulanten Unterstützungs- und Entlastungsleistungen durch ambulant versorgte Pflegebedürftige in der eigenen Häuslichkeit (mindestens in einem Monat) für das Jahr 2017 dar. Sie differenziert dabei zwischen der zeitpunktbezogenen (Durchschnitt der Monate) und der zeitraumbezogenen Betrachtung (Jahresdurchschnitt). Die Analyse berücksichtigt in jedem Monat die Pflegebedürftigen, die in mindestens einem Monat Pflegegeld- bzw. Sach- oder Kombinationsleistungsempfänger waren und gleichzeitig ambulante Unterstützungs- und Entlastungsleistungen in Anspruch nahmen. Die Jahresbetrachtung erfasst alle Pflegebedürftigen, die mindestens einmal im Gesamtzeitraum 2017 die entsprechende Unterstützung bezogen haben, jedoch nur, wenn sie im zugrunde liegenden Monat auch Pflegegeld- bzw. Sach- oder Kombinationsleistungsempfänger waren. Somit wird ein Pflegebedürfti-

ger, der in einem Monat Pflegegeld und Sach- oder Kombinationsleistungen erhielt, in beiden Gruppen mitgeführt. Ferner ermöglicht die Jahresbetrachtung eine genauere Darstellung der Inanspruchnahmeraten für die Nutzer von Kurzzeit- und Verhinderungspflege, da diese Leistungen nicht durchgehend über das ganze Jahr in Anspruch genommen werden, sodass eine Darstellung im Durchschnitt der Monate diesen Anteil unterschätzen würde. Folglich kommt die Jahresanalyse zu durchgängig höheren Inanspruchnahmen bei den in **Abb. 20.11** gelisteten Leistungen als bei der Berechnung des jeweiligen Monatsdurchschnitts.

Darüber hinaus fällt die häufige Nutzung der Verhinderungspflege, der Kurzzeitpflege sowie des Entlastungsbetrags auf. Unabhängig von der Bezugsgruppe und des Betrachtungszeitraums dominieren diese Leistungsarten die Inanspruchnahme der ambulant Pflegebedürftigen: Im Jahresverlauf 2017 nutzte fast jeder Dritte von ihnen mindestens einmal eine Leistung aus der genannten Gruppe „Verhinderungspflege und Kurzzeitpflege" (31,1 % der Empfänger von Pflegegeld und 30,3 % jener

---

2   Als Nutzer der zuvor erwähnten Leistungen gelten Versicherte, die mindestens für einen Tag die jeweilige Leistung in Anspruch genommen haben.

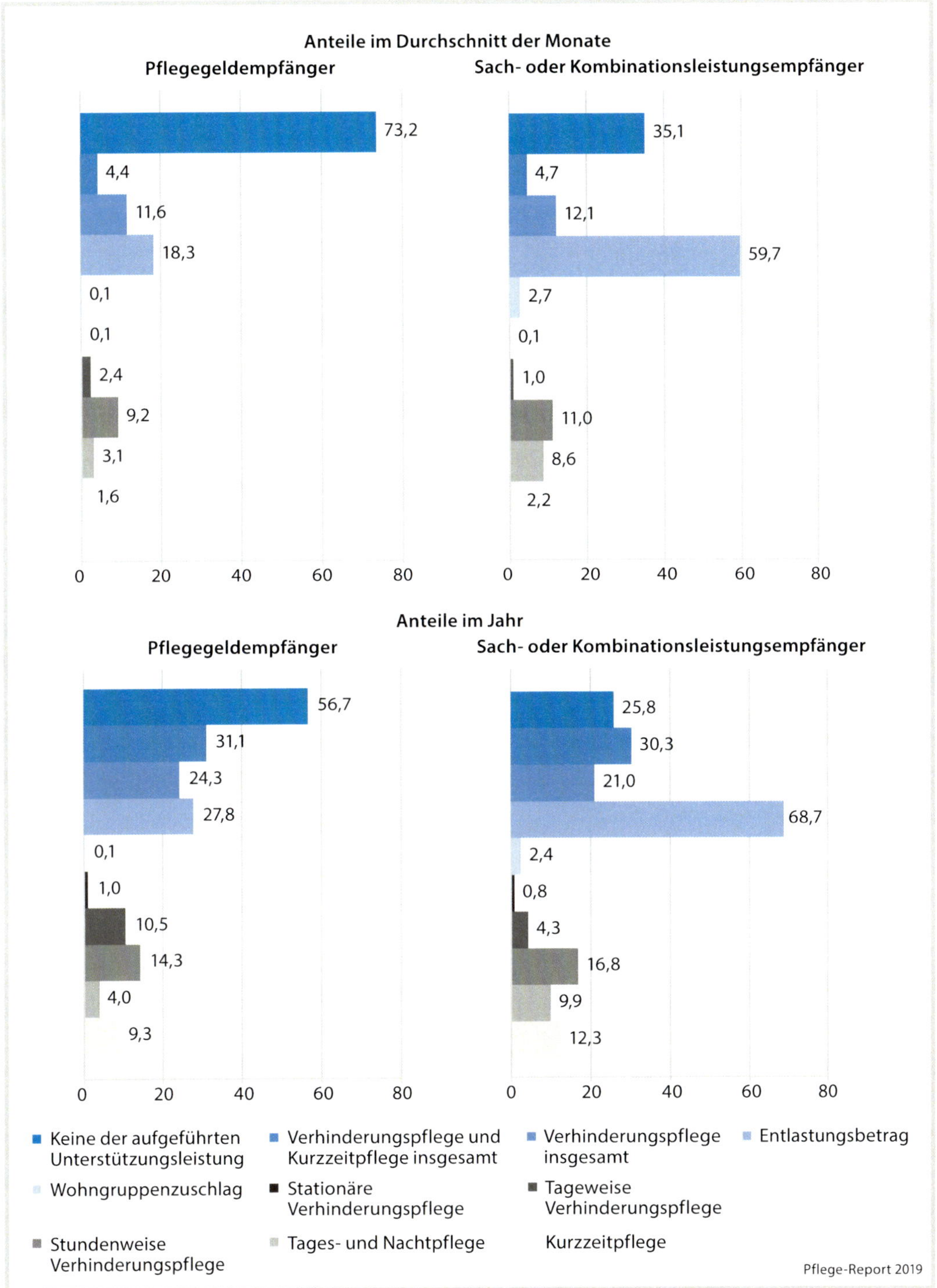

Abb. 20.11 Anteil der Empfänger von Pflegegeld bzw. von Sach- oder Kombinationsleistungen nach Unterstützungs- und Entlastungsleistungen, im Durchschnitt der Monate und im Jahr, in % (2017). (Quelle: AOK-Daten, standardisiert auf die gesetzlich Versicherten (Amtliche Statistik KM 6 2017))

von Sach- oder Kombinationsleistungen). Im Bereich der Verhinderungspflege kommt der stundenweisen Unterstützung die höchste Bedeutung zu (14,3 bzw. 16,8 %), die stationäre Verhinderungspflege ist hingegen eher selten (1,0 bzw. 0,8 %). Kurzzeitpflege erhielt jeder Zehnte (9,3 % bzw. 12,3 %) mindestens einmal im Laufe des Jahres 2017.

▪▪ Inanspruchnahme auf Kreisebene

◘ Abb. 20.12 visualisiert die Inanspruchnahme der Tages- und Nachtpflege, Kurzzeitpflege und Verhinderungspflege im Jahr noch einmal kartografisch für die Pflegegeldempfänger und Sach- oder Kombinationsleistungsempfänger. Besonders auffällig sind die regionalen Unterschiede. Vor allem bei der Kurzzeitpflege ist zu beobachten, dass die Raten in den Kreisen in Ostdeutschland weitaus niedriger ausfallen. Die höchsten Raten weisen Kreise in Baden-Württemberg, Bayern und in Niedersachsen und Nordrhein-Westfalen auf, jedoch mit einer geringen Varianz innerhalb des Bundeslandes. Bei der teilstationären Pflege zeigt sich bei den Sach- oder Kombinationsleistungsempfängern wiederum ein anderes Bild: Hier fallen besonders in den Kreisen im Norden die hohen Raten auf. In den südlicheren Kreisen tritt eine höhere Varianz der Rate innerhalb des jeweiligen Bundeslandes auf. Weitere Unterschiede zeigen sich auch bei der Verhinderungspflege bei den Pflegegeldempfängern. Innerhalb der Bundesländer sind geringe Varianzen zwischen den Kreisen zu erkennen. Die geringsten Inanspruchnahmeraten sind in den Bundesländern: Schleswig-Holstein, Bayern, Sachsen-Anhalt, Thüringen, Sachsen und Mecklenburg-Vorpommern zu beobachten.

▪▪ Kombination von Unterstützungs- bzw. Entlastungsleistungen

Pflegebedürftige können Unterstützungsleistungen auch simultan beziehen. ◘ Abb. 20.13 illustriert – differenziert nach Geld- bzw. Sach- oder Kombinationsleistungsbezug – die fünf häufigsten Kombinationsmöglichkeiten der ambulanten Unterstützungs- und Entlastungsleistungen. Die Abbildung zeigt

dabei erneut die Anteile der Pflegebedürftigen mit entsprechender Inanspruchnahme im Gesamtjahr 2017 und auch im Monatsdurchschnitt 2017. Rund 20 % der Pflegegeldbezieher und 47 % der Pflegesach- oder Kombinationsleistungsbezieher nehmen im Durchschnitt der Monate demnach zusätzlich genau *eine* Unterstützungsleistung in Anspruch. Die häufigste Kombination ist bei beiden der Entlastungsbetrag zusammen mit der stundenweisen Verhinderungspflege (3 % der Pflegegeldbezieher und 6 % der Sach- oder Kombinationsleistungsempfänger).

▪▪ Inanspruchnahme der Unterstützungsleistungen nach Altersgruppen und Geschlecht

◘ Abb. 20.14 bietet eine alters- und geschlechtsdifferenzierte Sicht auf die Unterstützungsleistungen innerhalb der Gruppe der Sach- oder Kombinationsleistungs- und der Pflegegeldempfänger. Demnach steigt bei nahezu allen gelisteten Unterstützungsleistungen die Inanspruchnahme mit Zunahme des Alters; Ausnahme ist hier die Verhinderungspflege. Für diese als eine der beiden zahlenmäßig bedeutendsten Unterstützungsleistungen ergab die Analyse einen diskontinuierlichen Anstieg: Während die Verhinderungspflege am häufigsten in der Altersgruppe der unter 20-Jährigen genutzt wird (Pflegesach- oder Kombinationsleistungsempfänger: Männer: 34,2 %, Frauen: 38,6 %), pendelt sich dann der Anteil auf einem niedrigeren Niveau ein und steigt bei den hochbetagten ambulant Pflegebedürftigen wieder leicht an. Dabei finden sich kaum Unterschiede zwischen Geld- und Sach- oder Kombinationsleistungsbezug: 22 bis 23 % der männlichen ambulant Pflegebedürftigen im Mindestalter von 90 Jahren bezogen folglich diese Leistungen. Bei den Frauen beläuft sich dieser Wert auf 25 % in beiden Bezugsgruppen.

Die Bezugsraten der Entlastungsbeträge variieren hingegen erheblich nicht nur altersgruppenspezifisch, sondern auch zwischen den Bezugsgruppen der Analyse. Bereits in der jüngeren Altersgruppe der unter 20-Jährigen Empfänger von Sach- oder Kombinationsleistung

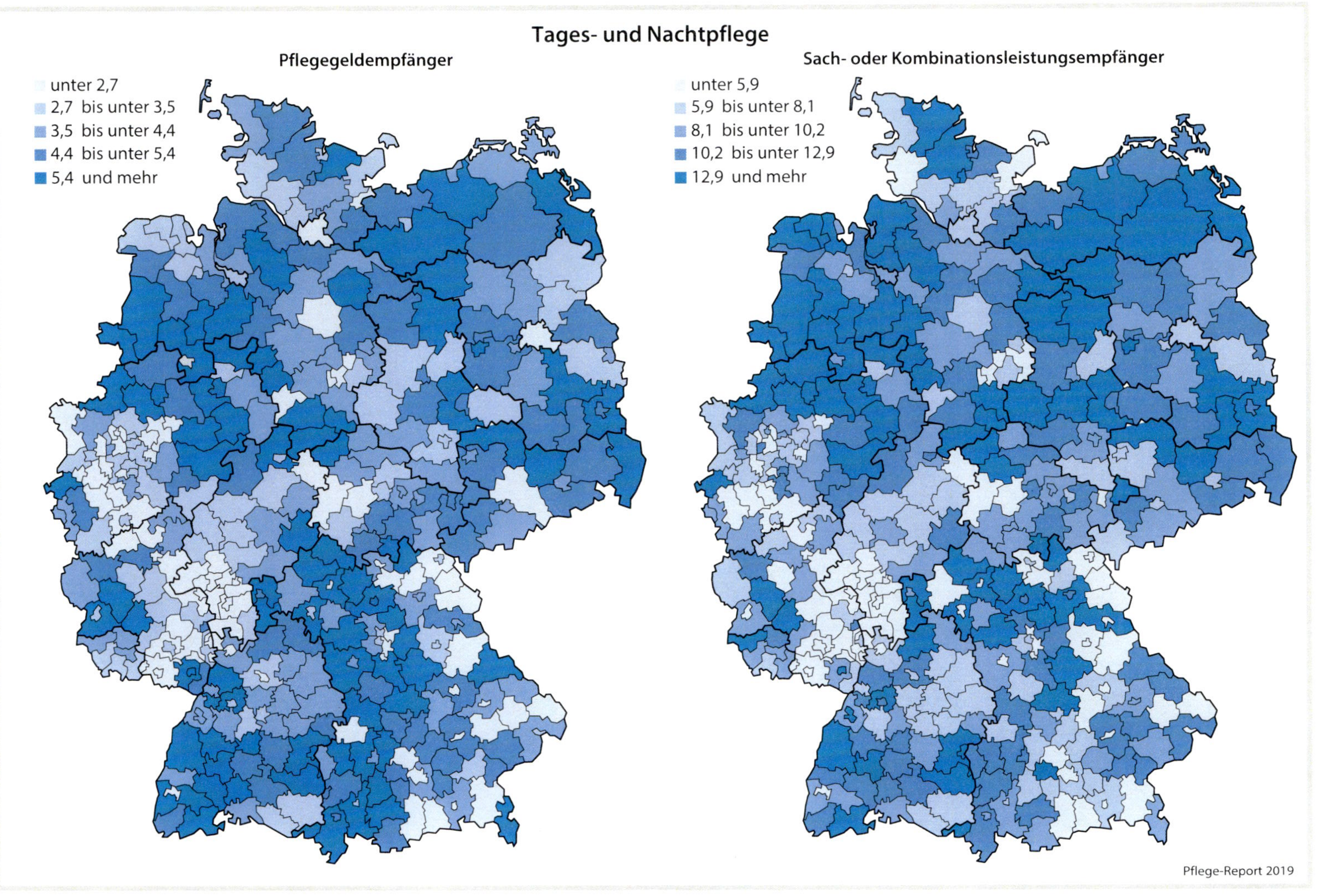

Abb. 20.12 Anteil der Pflegebedürftigen mit Tages- und Nachtpflege, Kurzzeit- oder Verhinderungspflege nach Geld- sowie Sach- oder Kombinationsleistungsempfänger und Kreisen, im Jahr, in % (2017). (Quelle: AOK-Daten, standardisiert auf die gesetzlich Versicherten (Amtliche Statistik KM 6 2017))

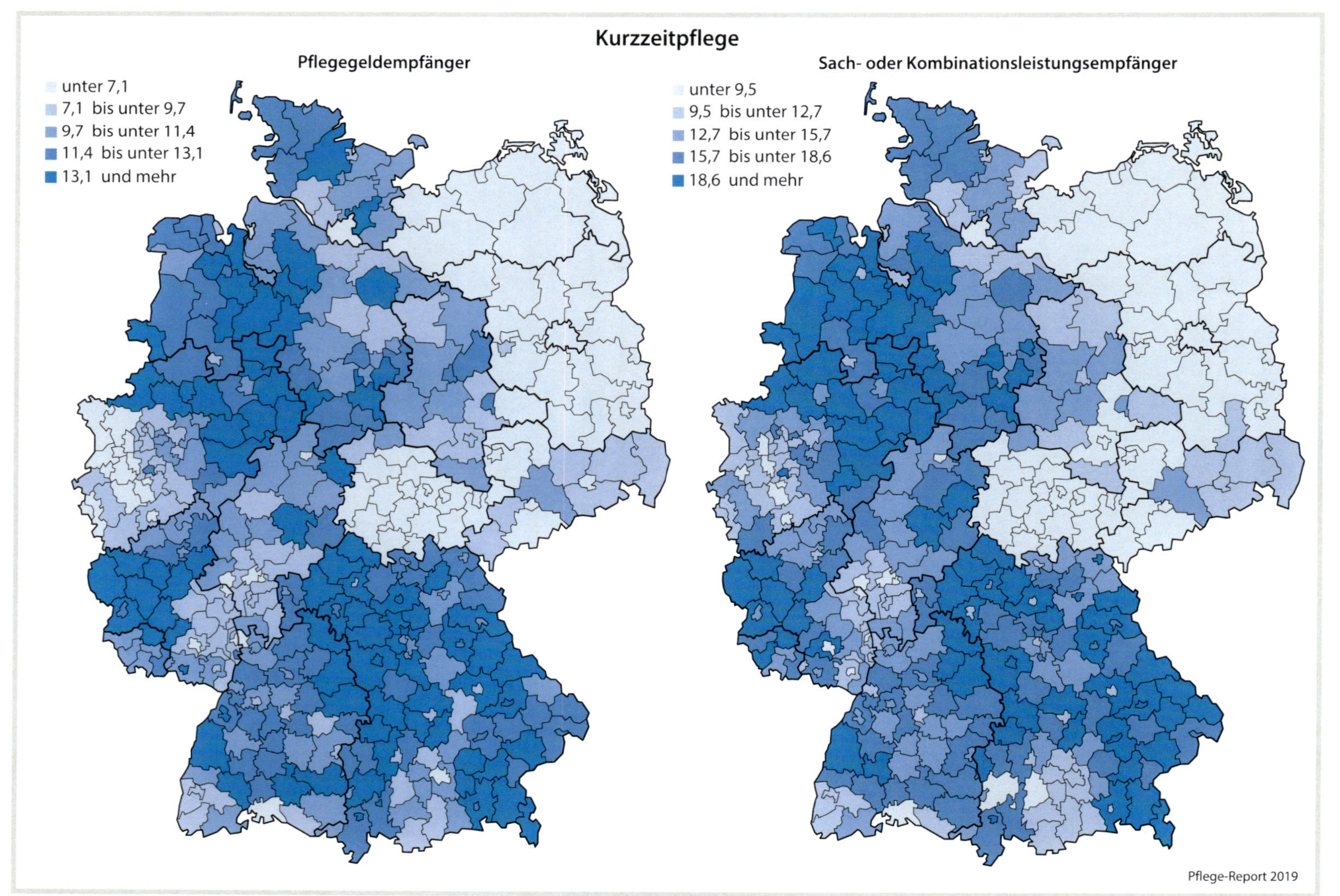

Abb. 20.12 (Fortsetzung)

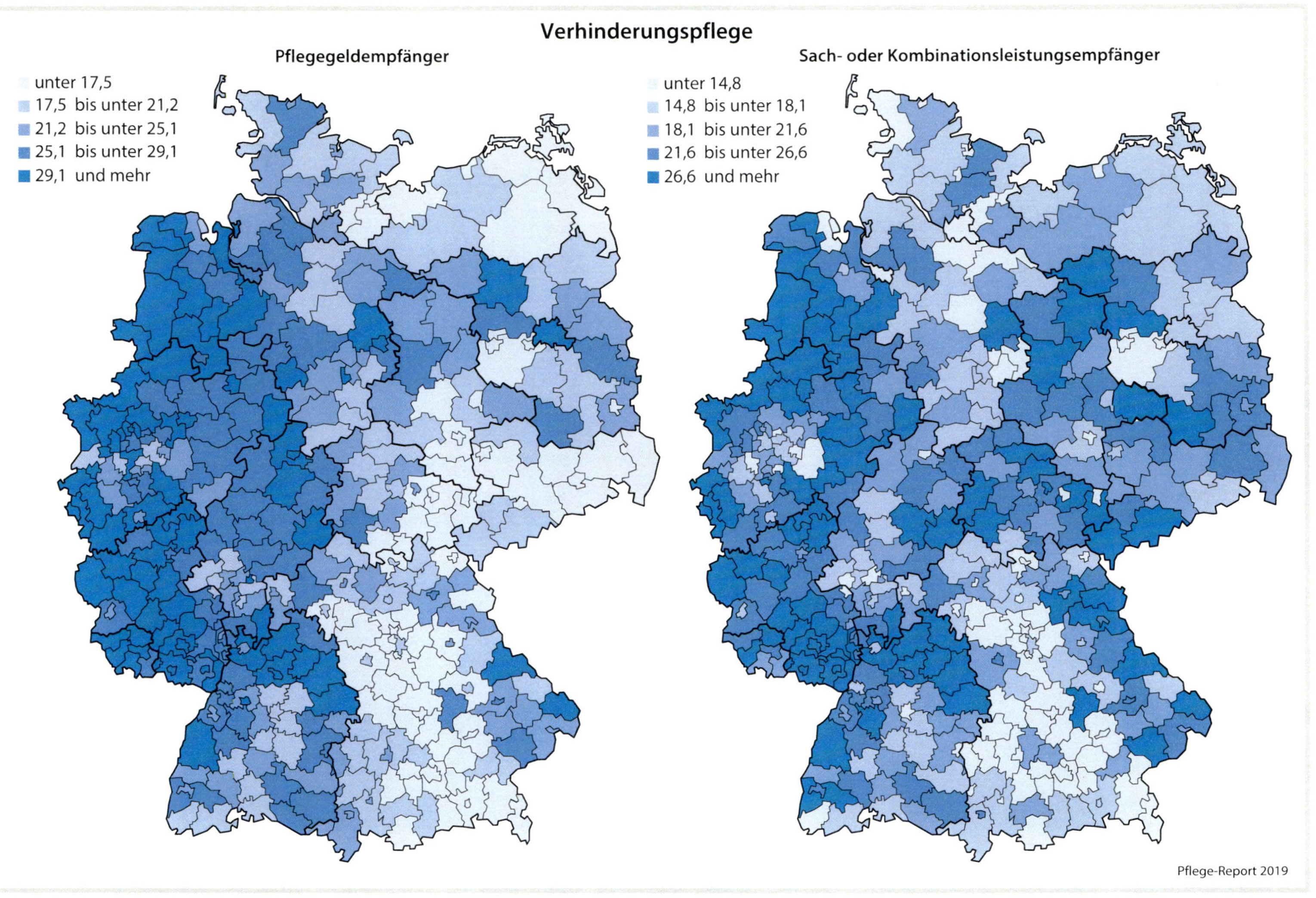

Abb. 20.12 (Fortsetzung)

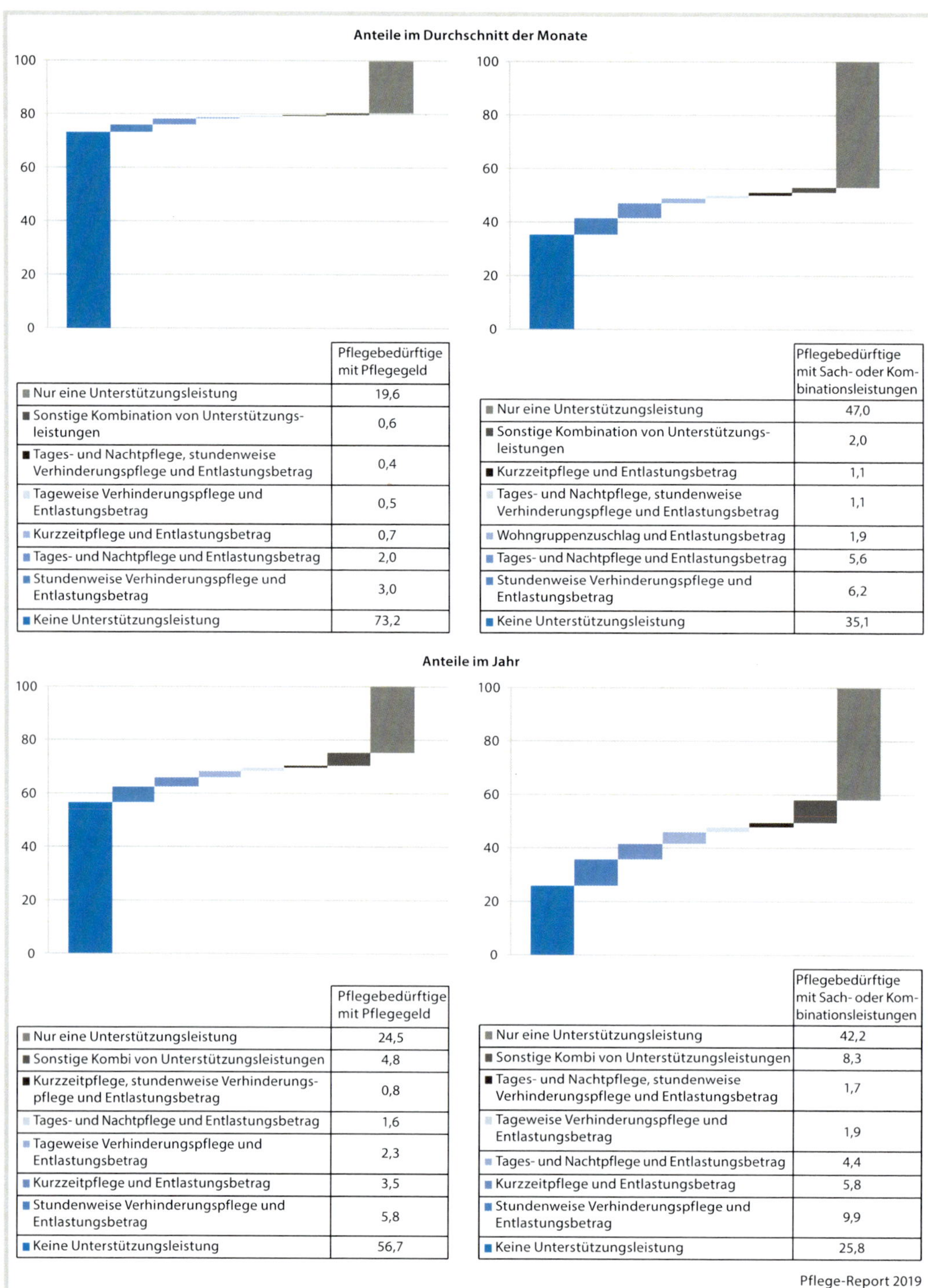

	Pflegebedürftige mit Pflegegeld
Nur eine Unterstützungsleistung	19,6
Sonstige Kombination von Unterstützungsleistungen	0,6
Tages- und Nachtpflege, stundenweise Verhinderungspflege und Entlastungsbetrag	0,4
Tageweise Verhinderungspflege und Entlastungsbetrag	0,5
Kurzzeitpflege und Entlastungsbetrag	0,7
Tages- und Nachtpflege und Entlastungsbetrag	2,0
Stundenweise Verhinderungspflege und Entlastungsbetrag	3,0
Keine Unterstützungsleistung	73,2

	Pflegebedürftige mit Sach- oder Kombinationsleistungen
Nur eine Unterstützungsleistung	47,0
Sonstige Kombination von Unterstützungsleistungen	2,0
Kurzzeitpflege und Entlastungsbetrag	1,1
Tages- und Nachtpflege, stundenweise Verhinderungspflege und Entlastungsbetrag	1,1
Wohngruppenzuschlag und Entlastungsbetrag	1,9
Tages- und Nachtpflege und Entlastungsbetrag	5,6
Stundenweise Verhinderungspflege und Entlastungsbetrag	6,2
Keine Unterstützungsleistung	35,1

	Pflegebedürftige mit Pflegegeld
Nur eine Unterstützungsleistung	24,5
Sonstige Kombi von Unterstützungsleistungen	4,8
Kurzzeitpflege, stundenweise Verhinderungspflege und Entlastungsbetrag	0,8
Tages- und Nachtpflege und Entlastungsbetrag	1,6
Tageweise Verhinderungspflege und Entlastungsbetrag	2,3
Kurzzeitpflege und Entlastungsbetrag	3,5
Stundenweise Verhinderungspflege und Entlastungsbetrag	5,8
Keine Unterstützungsleistung	56,7

	Pflegebedürftige mit Sach- oder Kombinationsleistungen
Nur eine Unterstützungsleistung	42,2
Sonstige Kombi von Unterstützungsleistungen	8,3
Tages- und Nachtpflege, stundenweise Verhinderungspflege und Entlastungsbetrag	1,7
Tageweise Verhinderungspflege und Entlastungsbetrag	1,9
Tages- und Nachtpflege und Entlastungsbetrag	4,4
Kurzzeitpflege und Entlastungsbetrag	5,8
Stundenweise Verhinderungspflege und Entlastungsbetrag	9,9
Keine Unterstützungsleistung	25,8

Pflege-Report 2019

Abb. 20.13 Anteil der Empfänger von Pflegegeld- bzw. Sach- oder Kombinationsleistungen mit kombinierter Nutzung von Unterstützungs- und Entlastungsleistungen, im Durchschnitt der Monate, in % (2017). (Quelle: AOK-Daten, standardisiert auf die gesetzlich Versicherten (Amtliche Statistik KM 6 2017))

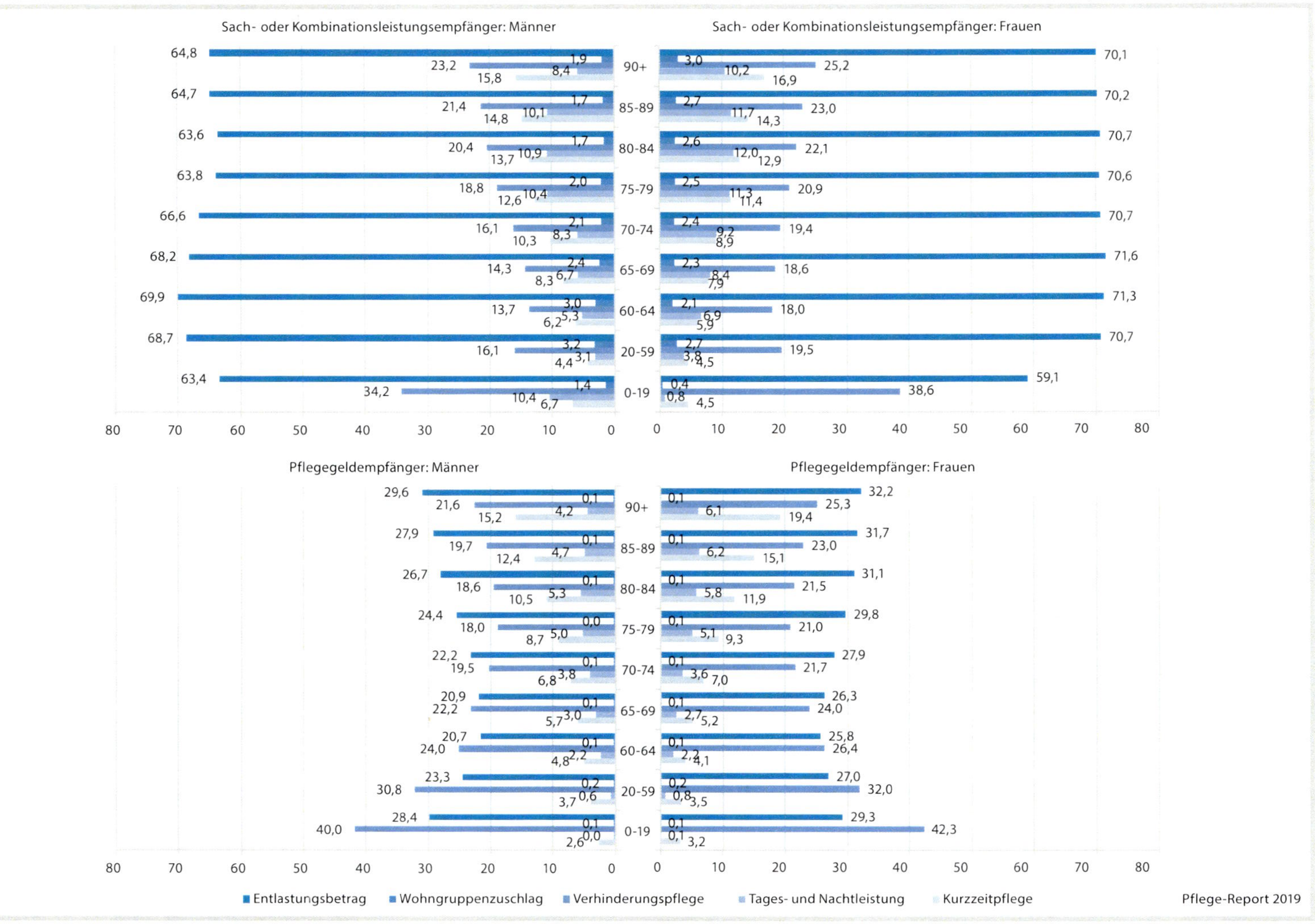

■ **Abb. 20.14** Anteil der Empfänger von Pflegegeld- bzw. Sach- oder Kombinationsleistungen nach Unterstützungs- und Entlastungsleistungen, Alter und Geschlecht, im Jahr, in % (2017). (Quelle: AOK-Daten, standardisiert auf die gesetzlich Versicherten (Amtliche Statistik KM 6 2017))

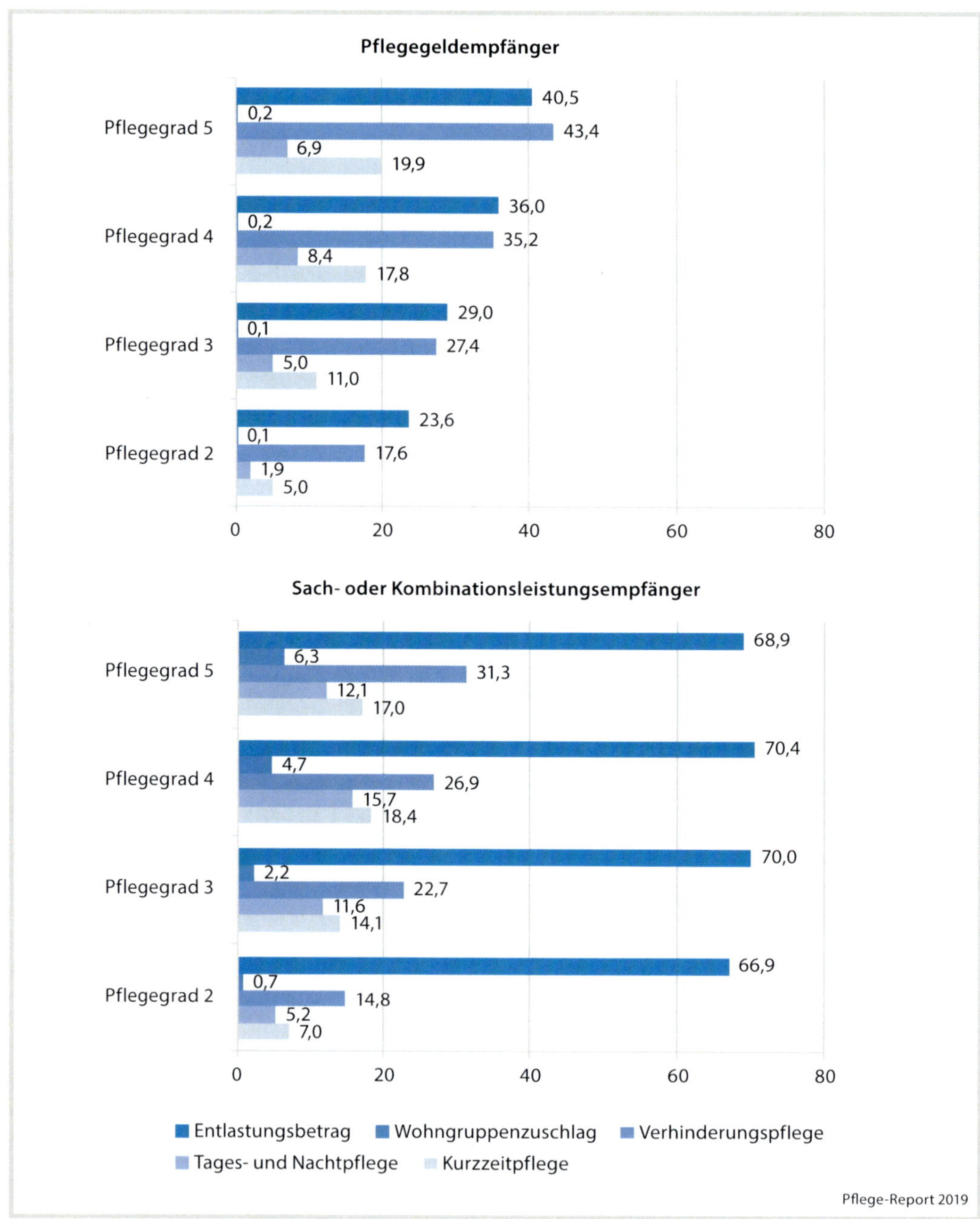

◘ Abb. 20.15 Anteil der Empfänger von Pflegegeld- bzw. Sach- oder Kombinationsleistungen nach Unterstützungs- und Entlastungsleistungen und Pflegegrade im Jahr, in % (2017). (Quelle: AOK-Daten, standardisiert auf die gesetzlich Versicherten (Amtliche Statistik KM 6 2017))

lässt sich ein Nutzungsniveau von rund zwei Dritteln feststellen, bei jenen mit Pflegegeld gleichen Alters beträgt dieser Anteil lediglich knapp ein Viertel (28,4 % der Männer bzw. 29,3 % der Frauen). Diese Spanne setzt sich mit marginalen Schwankungen bis in die hochbetagten Altersgruppen fort.

Bei näherer Betrachtung der Kurzzeit- sowie Tages- und Nachtpflege zeigt sich folgendes Bild: Mit zunehmendem Alter werden beide Unterstützungsleistungen von Männern und Frauen häufiger genutzt. Rund ein Zehntel (8,9 %) jeweils der Frauen im Alter zwischen 70 und 74 Jahren und der Männer (10,3 %) mit Pflegesach- oder Kombinationsleistungen nahmen Kurzzeitpflege in Anspruch. Ebenso ein Zehntel der Frauen und Männer in den fünf Altersgruppen ab 70 Jahre und dieser Bezugsgruppe nutzten Tages- und Nachtpflege. Im Vergleich: Nur rund jeder zwanzigste Pflegegeldempfänger in diesen Altersgruppen ab 70 Jahren nutzte dieses Angebot (z. B. bei den 75- bis 79-Jährigen: 5,1 % der Frauen und 5,0 % der Männer).

▪ ▪ Unterstützungs- bzw. Entlastungsleistungen nach Schwere der Pflegebedürftigkeit

Die Inanspruchnahme der durch die Pflegeversicherung finanzierten Unterstützungsleistungen wie die Verhinderungs- und auch die Kurzzeitpflege nimmt grundsätzlich mit der Schwere der Pflegebedürftigkeit zu (◘ Abb. 20.15). Dies betrifft Pflegegeldempfänger ebenso wie Empfänger von Sach- oder Kombinationsleistungen. Jeder dritte Sach- oder Kombinationsleistungsbezieher mit Pflegegrad 5 (31,3 %) bzw. knapp jeder zweite Geldleistungsbezieher (43,4 %) mit diesem Pflegegrad nutzt die Verhinderungspflege, im Pflegegrad 2 waren dies lediglich 14,8 % bzw. 17,6 %. Diese Verteilung über die Pflegegrade ergibt sich für alle hier unterschiedenen Unterstützungsarten. Nur sehr leicht steigend gestaltet sich der Anteil der Empfänger von Sach- oder Kombinationsleistungen mit Entlastungsbeträgen: In jedem Pflegegrad ab Pflegegrad 2 beziehen zwei Drittel diese Leistung (66,9 bis 70,4 %). Knapp

jeder fünfte Pflegegeldempfänger und Empfänger von Sach- oder Kombinationsleistungen mit schwersten Beeinträchtigungen (Pflegegrad 5: 19,9 und 17,0 %) nimmt Kurzzeitpflege in Anspruch. Der Wohngruppenzuschlag scheint erst bei den Empfängern von Sach- oder Kombinationsleistungen und in dieser Bezugsgruppe (Pflegegrad 5: 6,3 %) zahlenmäßig von Bedeutung zu sein, jedoch auf einem niedrigeren Niveau.

Eine umgekehrte Betrachtung der Verteilung der Schwere der Pflegebedürftigkeit nach Unterstützungsleistungen erweist sich zusätzlich als aufschlussreich (◘ Abb. 20.16): Rund zwei Drittel der Pflegebedürftigen haben – je nach bezogener Leistung – einen Pflegegrad 2 oder 3. Mit Blick auf die Nutzung des Entlastungsbetrags sind es sogar drei Viertel (74,4 %) der Empfänger von Pflegegeldleistungen, bei der Tages- und Nachtpflege ebenso wie beim Wohngruppenzuschlag etwas weniger in der gleichen Bezugsgruppe (61,6 %). Der Anteil der Pflegebedürftigen mit schwersten Beeinträchtigungen der Selbstständigkeit oder der Fähigkeiten (Pflegegrad 4 und 5) bei den hier zugrunde gelegten Unterstützungsleistungen fällt wesentlich geringer aus. Je nach betrachteter Leistung ist ihr Anteil dennoch hoch: So ist knapp jeder Zweite (58,7 %) mit Sach- oder Kombinationsleistungen, der in einer ambulanten Wohngruppe lebt, von schwersten Beeinträchtigungen dieser Art betroffen. Knapp die Hälfte dieser Pflegebedürftigen mit Tages- und Nachtpflege (40,8 %) und mit Kurzzeitpflege (40,2 %) sind demnach Personen mit schwersten Beeinträchtigungen.

▪ ▪ Unterstützungs- bzw. Entlastungsleistungen nach Geld- und Sach- oder Kombinationsleistungsbezug

Neben einer Aufgliederung nach Alter, Geschlecht und Pflegegraden liefert auch die Differenzierung nach Geld- bzw. Sach- oder Kombinationsleistungsbezug einen wichtigen Beitrag zur Charakterisierung der Bezieher von zusätzlichen Unterstützungs- und Entlastungsleistungen. ◘ Abb. 20.17 zeigt insofern ein heterogenes Bild. Während die Kurzzeitpfle-

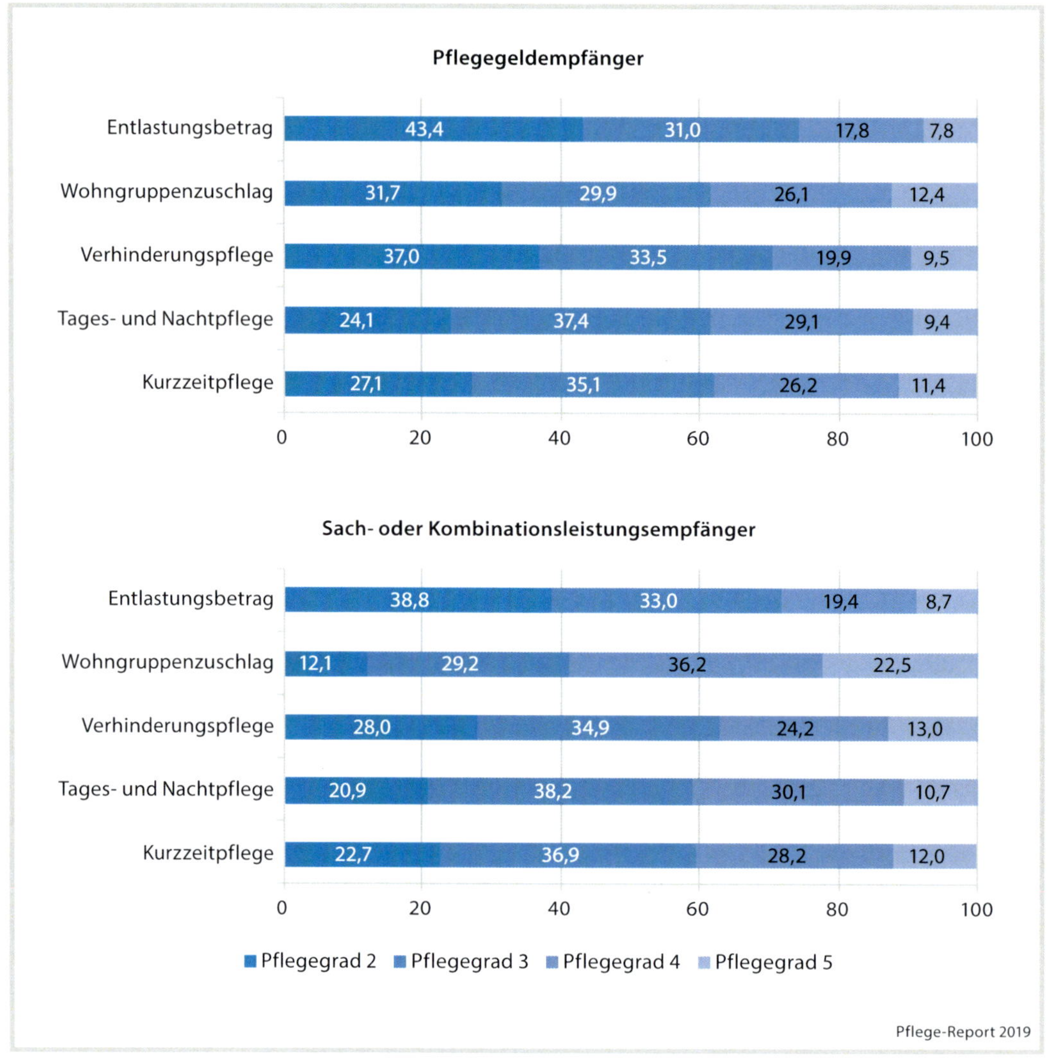

Abb. 20.16 Anteil der Empfänger von Pflegegeld- bzw. Sach- oder Kombinationsleistungen innerhalb der Unterstützungs- und Entlastungsleistungen nach Pflegegrad, im Durchschnitt der Monate, in % (2017). (Quelle: AOK-Daten, standardisiert auf die gesetzlich Versicherten (Amtliche Statistik KM 6 2017))

ge und Verhinderungspflege überproportional, d. h. von über zwei Dritteln der Pflegegeldbezieher beansprucht (65,9 und 71,3 %) wird, ist es bei den Nutzern von zusätzlichen Leistungen für Pflegebedürftige in ambulant betreuten Wohngruppen ganz anders: Hier sind nahezu ausschließlich Sach- oder Kombinationsleistungsbezieher vertreten (93,9 %), der Anteil der Pflegegeldempfänger dementsprechend marginal.

20.3 Kennzahlen zur medizinisch-therapeutischen Versorgung von Pflegebedürftigen

20.3.1 Ambulante ärztliche Versorgung

Die folgende Darstellung der ambulant ärztlichen Versorgung von Pflegebedürftigen in

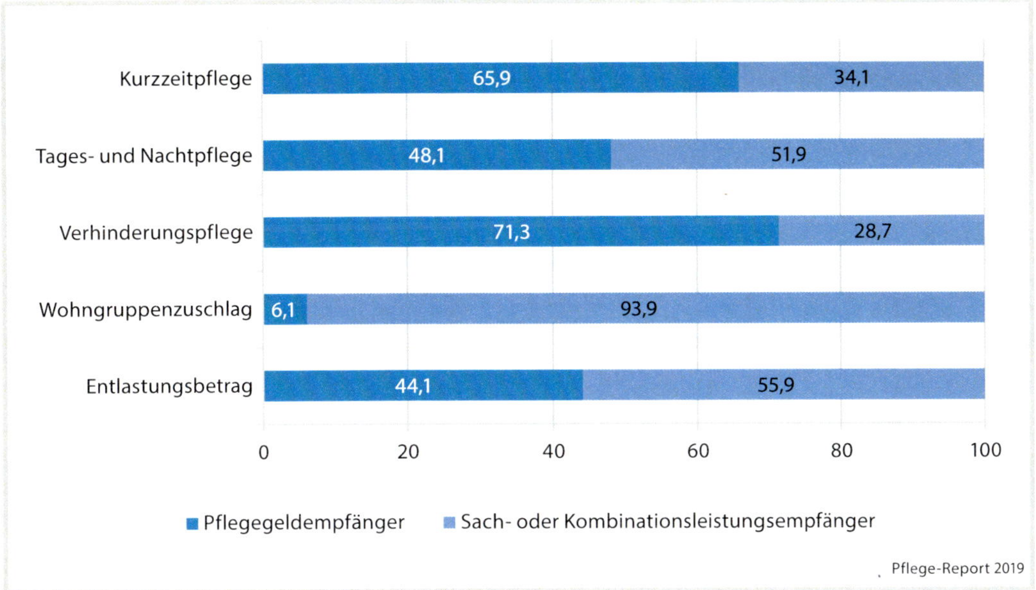

Abb. 20.17 Anteil der Empfänger von Pflegegeld- bzw. Sach- oder Kombinationsleistungen innerhalb der Unterstützungs- und Entlastungsleistungen, im Durchschnitt der Monate, in % (2017). (Quelle: AOK-Daten, standardisiert auf die gesetzlich Versicherten (Amtliche Statistik KM 6 2017))

Deutschland orientiert sich an der Kontaktrate mit niedergelassenen Ärzten. Diese Kennzahl erfasst sogenannte Abrechnungsfälle (mindestens ein Kontakt je Quartal und Arzt), die der ambulante ärztliche Leistungserbringer abrechnet. Ein Fall kann dabei unbekannt viele Arztkontakte im Quartal umfassen. Die Zahl der Abrechnungsfälle wiederum ist auf kollektivvertragsärztliche Leistungsfälle im Sinne des § 73 SGB V beschränkt. Auf das konkrete Leistungsgeschehen und auf jene Versicherte, die an der hausarztzentrierten Versorgung nach § 73b SGB V und der besonderen ambulanten ärztlichen Versorgung nach § 140a SGB V teilnehmen, geht dieser Beitrag nicht ein.

▪▪ Übersicht zur Inanspruchnahme
Nahezu alle Pflegebedürftigen (96,1 %) hatten 2017 im Durchschnitt der Quartale mindestens einen Arztkontakt, d. h. generierten einen Abrechnungsfall. Gleichfalls sahen fast alle Pflegebedürftigen (89,6 %) im Quartal im Durchschnitt einen Hausarzt, 70 % mindestens einmal einen Facharzt. Facharztgruppen, die häufig im Quartal kontaktiert wurden, waren Urologen mit 18 % der Männer pro Quartal, Gynäkologen mit 8 % der Frauen pro Quartal sowie Neurologen mit rund 19 % (beide Geschlechter pro Quartal) (**Tab. 20.1**).

Deutliche Unterschiede zeigen sich zwischen Pflegebedürftigen, die ambulant (d. h. in der eigenen Häuslichkeit) und solchen, die in vollstationärer Pflege versorgt werden. Mit 97 % ist die Inanspruchnahme von Hausärzten im vollstationären Kontext höher als im ambulanten Setting mit 88 % im Durchschnitt der Quartale. Weitaus auffälligere Unterschiede beziehen sich auf einzelne Facharztgruppen: 17 % der ambulant versorgten Pflegebedürftigen haben im Durchschnitt der Quartale mindestens einmal Kontakt zu einem Internisten. Bei vollstationär versorgten Pflegebedürftigen sind dies nur 7 %. Andersherum sieht knapp jeder dritte Pflegeheimbewohner (30,1 %) einen Neurologen im Durchschnitt der Quartale, während dies in der ambulanten Versorgung nur bei 15 % der Fall ist (**Tab. 20.1**).

Abb. 20.18 zeigt den Anteil der Pflegebedürftigen mit mindestens einem Arztbesuch differenziert nach Versorgungsform. Hierbei

◘ Tabelle 20.1 Inanspruchnahme von niedergelassenen Vertragsärzten durch Pflegebedürftige im Durchschnitt der Quartale, in % (2017)

Arztgruppe	Pflegebedürftige insgesamt mit mindestens einem Kontakt	Pflegebedürftige in ambulanter Pflege mit mindestens einem Kontakt	Pflegebedürftige in stationärer Pflege mit mindestens einem Kontakt
Alle Vertragsärzte	96,1	95,3	98,4
Hausärzte (inkl. hausärztlich tätige Internisten)	89,6	87,5	96,5
Fachärzte	70,4	69,3	70,9
Gynäkologen	4,8 (7,8*)	4,8 (7,9*)	2,4 (3,3*)
HNO-Ärzte	9,3	8,5	10,9
Internisten	14,7	17,4	7,0
Darunter			
Angiologen	0,5	0,6	0,2
… Endokrinologen und … Diabetologen	0,2	0,3	0,1
Gastroenterologen	0,8	1,0	0,3
Kardiologen	4,5	5,3	2,2
Nephrologen	2,7	3,1	1,5
Hämatologon und Onkologen	1,9	2,3	0,7
Pneumologen	3,0	3,6	0,8
Rheumatologen	0,8	1,0	0,2
Neurologen	18,8	14,5	30,1
Orthopäden	9,4	10,0	5,2
Psychiater	4,7	2,7	9,6
Urologen	10,5 (18,2**)	9,9 (17,3**)	12,5 (23,8**)
Sonstige	18,2	17,3	23,8

* nur für Frauen berechnet
** nur für Männer berechnet
Ohne Versicherte, die in Selektivverträge nach § 73b oder § 140a SGB V eingeschrieben sind
Quelle: AOK-Daten, standardisiert auf die gesetzlich Versicherten (Amtliche Statistik KM 6 2017)
Pflege-Report 2019

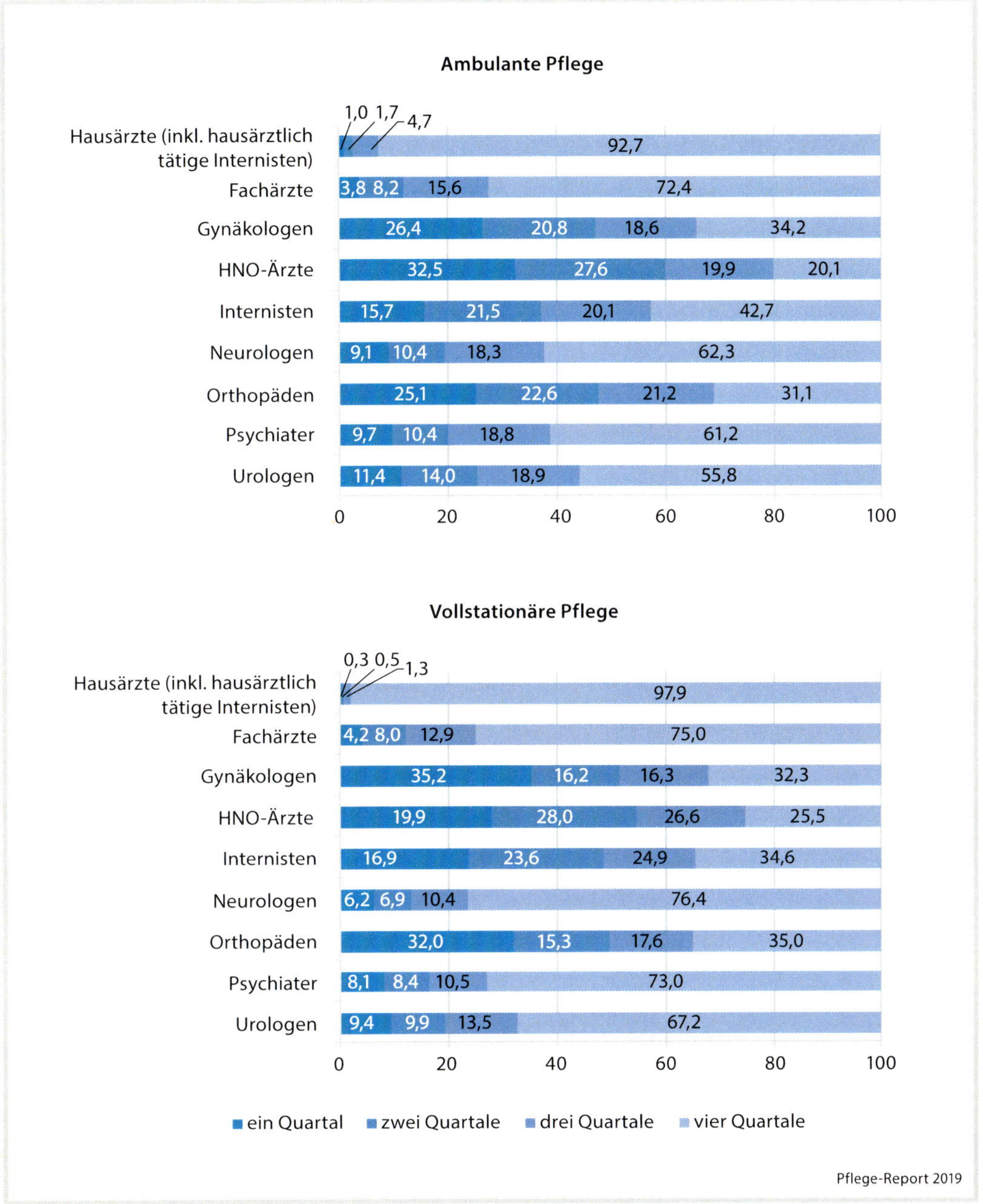

Abb. 20.18 Häufigkeit der Inanspruchnahme von niedergelassenen Vertragsärzten durch Pflegebedürftige nach Versorgungsform, in % (2017). (Quelle: AOK-Daten, standardisiert auf die gesetzlich Versicherten (Amtliche Statistik KM 6 2017))

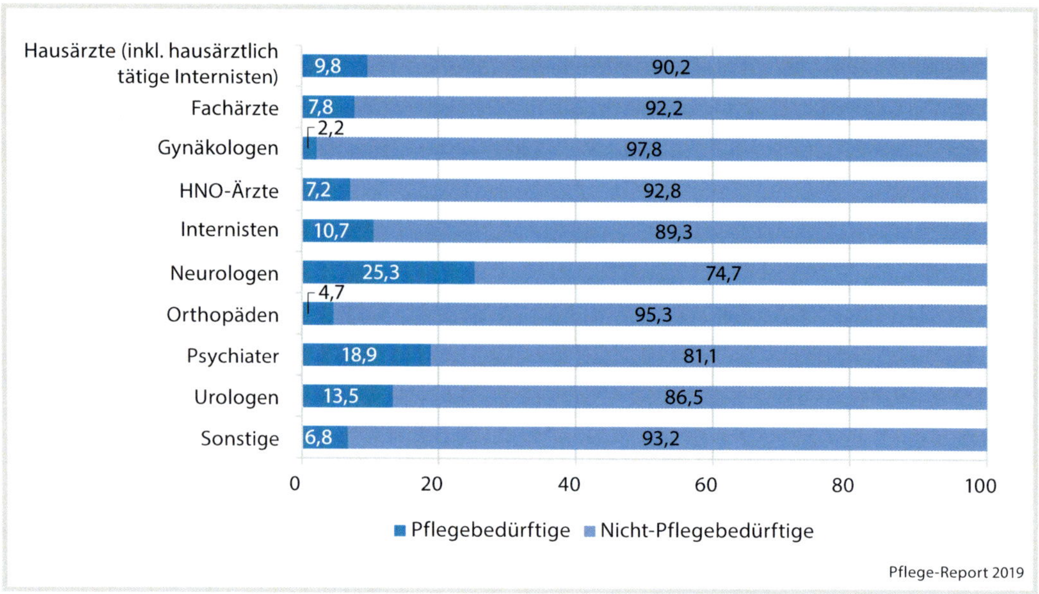

◘ Abb. 20.19 Anteil Fälle* bei niedergelassenen Vertragsärzten, die sich auf Pflegebedürftige beziehen, im Durchschnitt der Quartale, in % (2017) (*Fälle im Rahmen von Selektivverträgen nach § 73b oder § 140a SGB V wurden nicht in die Analysen einbezogen.) (Quelle: AOK-Daten, standardisiert auf die gesetzlich Versicherten (Amtliche Statistik KM 6 2017))

sind Unterschiede in der Häufigkeit der Inanspruchnahme zwischen ambulanter und stationärer Pflege zu beobachten. Über die vier Quartale des Jahres 2017 hinweg sahen mehr vollstationär Gepflegte einen Neurologen (76,4 %) und/oder Psychiater (73,0 %) als die ambulant Gepflegten (62,3 % bzw. 61,2 %). Des Weiteren hatten 35 % der Pflegebedürftigen in der stationären Pflege in allen vier Quartalen jeweils einen Kontakt zum Internisten – im Vergleich zu 43 % in der ambulanten Pflege.

In ◘ Abb. 20.19 wird die Perspektive gewechselt. Dargestellt ist hier, welche Relevanz die Versorgung von Pflegebedürftigen in der ärztlichen Praxis hat – oder anders: welcher Anteil der Fälle bei den niedergelassenen Ärzten 2017 auf Pflegebedürftige entfiel. Mit Ausnahme der Neurologen, Psychiater und Urologen liegt diese Rate allgemein unter 10 %. In der neurologischen Praxis bezieht sich hingegen jeder vierte Fall auf einen Pflegebedürftigen.

■ ■ Fokus: Inanspruchnahme von Neurologen und Psychiatern

In ◘ Tab. 20.2 liegt der Blick speziell auf der Frequentierung von Neurologen bzw. Psychiatern[3] durch pflegebedürftige Patienten. Erwartungsgemäß ist hier die Inanspruchnahme mit der Schwere der Pflegebedürftigkeit assoziiert. Sie variiert zwischen den Versorgungsbereichen jedoch genauso wie bei Personen des gleichen Pflegegrades erheblich. Während nur knapp jeder sechste (16,4 %) rein informell betreute Pflegebedürftige (Pflegegeld) mit Pflegegrad 5 einen Neurologen/Psychiater sieht, ist es bei Pflegeheimbewohnern knapp jeder Zweite (48,0 %).

Die Inanspruchnahme unterscheidet sich ferner zwischen einzelnen Erkrankungsgruppen und den Versorgungsformen. ◘ Abb. 20.20 zeigt die nach folgenden neun Erkrankungsgruppen differenzierten Inanspruchnahmera-

---

[3] Bei der zugrundeliegenden Analyse wurden die Facharztgruppen Neurologen und Psychiater zusammengelegt.

◻ Tabelle 20.2 Inanspruchnahme von niedergelassenen Neurologen und Psychiater durch Pflegebedürftige nach Pflegegrad und Versorgungsform im Durchschnitt der Quartale, in % (2017)

Pflegegrad[a]	Pflegegeld	Sach- und Kombinationsleistung	Vollstationäre Pflege	Alle Pflegebedürftigen[b]
Pflegegrad 1	–	–	–	17,6
Pflegegrad 2	15,7	14,1	26,1	18,0
Pflegegrad 3	18,4	18,6	36,5	24,1
Pflegegrad 4	18,6	21,6	44,0	31,1
Pflegegrad 5	16,4	22,8	48,0	35,0
Alle Pflegegrade	**16,8**	**17,3**	**39,0**	**23,2**

[a] Der dargestellte Pflegegrad bezieht sich auf den höchsten Pflegegrad, den der Pflegebedürftige im Quartal hatte

[b] Pflegebedürftige, die Pflege in vollstationären Einrichtungen der Hilfe für behinderte Menschen nach § 43a SGB XI erhalten, sind ausschließlich in dieser Kategorie enthalten

Ohne Versicherte, die in Selektivverträge nach § 73b oder § 140a SGB V eingeschrieben sind

Quelle: AOK-Daten, standardisiert auf die gesetzlich Versicherten (Amtliche Statistik KM 6 2017)

Pflege-Report 2019

ten: Demenz und Alzheimer (F00–09; G30–32), Depression (F30–39), Parkinson/Bewegungsstörungen (G20–26), Erkrankungen des Nervensystems (G56–64), Psychische Erkrankungen (F40–48), Lähmungen (G80–83), Zerebrovaskuläre Krankheiten (I60–69), Suchterkrankungen (F10–19) sowie Schizophrenie und wahnhafte Störungen (F20–29; 60–69). Die höchsten Raten lassen sich versorgungsformübergreifend bei Parkinson/Bewegungsstörungen sowie Schizophrenie und wahnhaften Störungen beobachten. Ein Vergleich der Inanspruchnahme innerhalb der jeweiligen Erkrankungsgruppen verdeutlicht, dass Pflegebedürftige in der vollstationären Pflege eine höhere Inanspruchnahme aufweisen als im ambulanten Setting – unabhängig von der Art des Leistungsbezugs (Pflegegeld oder Sach- oder Kombinationsleistung). Bei Demenz und Alzheimer begegnete jeder zweite Pflegeheimbewohner (50,5 %) einem Neurologen/Psychiater im Durchschnitt der Quartale 2017. Hingegen traf dies für die gleiche Erkrankungsgruppe auf lediglich jeden dritten Pflegebedürftigen mit Pflegegeldleistung zu (◻ Abb. 20.20).

20.3.2 Stationäre Versorgung

Die Darstellung der Krankenhausversorgung von Pflegebedürftigen bezieht sämtliche vollstationären Fälle im Sinne des § 39 SGB V ein. Teil-, vor- und nachstationäre (§ 115a SGB XI) sowie ambulante (§ 115b SGB XI) Fälle sind nicht Bestandteil der Betrachtungen. Zudem werden ausschließlich Fälle mit abgeschlossener Rechnungsprüfung ausgewertet.

▪▪ Übersicht zur Inanspruchnahme

Fast jeder fünfte Pflegebedürftige (19,2 %) hatte im Jahr 2017 im Durchschnitt der Quartale mindestens einen Krankenhausaufenthalt (◻ Tab. 20.3). Sie wiesen – bezogen auf das Quartal – 1,4 und im Jahresblick 2,1 Krankenhausbehandlungen auf (◻ Tab. 20.4). Die Mehrzahl der Pflegebedürftigen mit mehreren Krankenhausaufenthalten werden demzufolge innerhalb eines kurzen Zeitintervalls (d. h. innerhalb eines Quartals) mehrmals stationär behandelt. Je Aufenthalt sind die Pflegebedürftigen durchschnittlich neun Tage im Krankenhaus, wohingegen die Nicht-Pflegebedürftigen durchschnittlich und im Jahr fünf Tage im

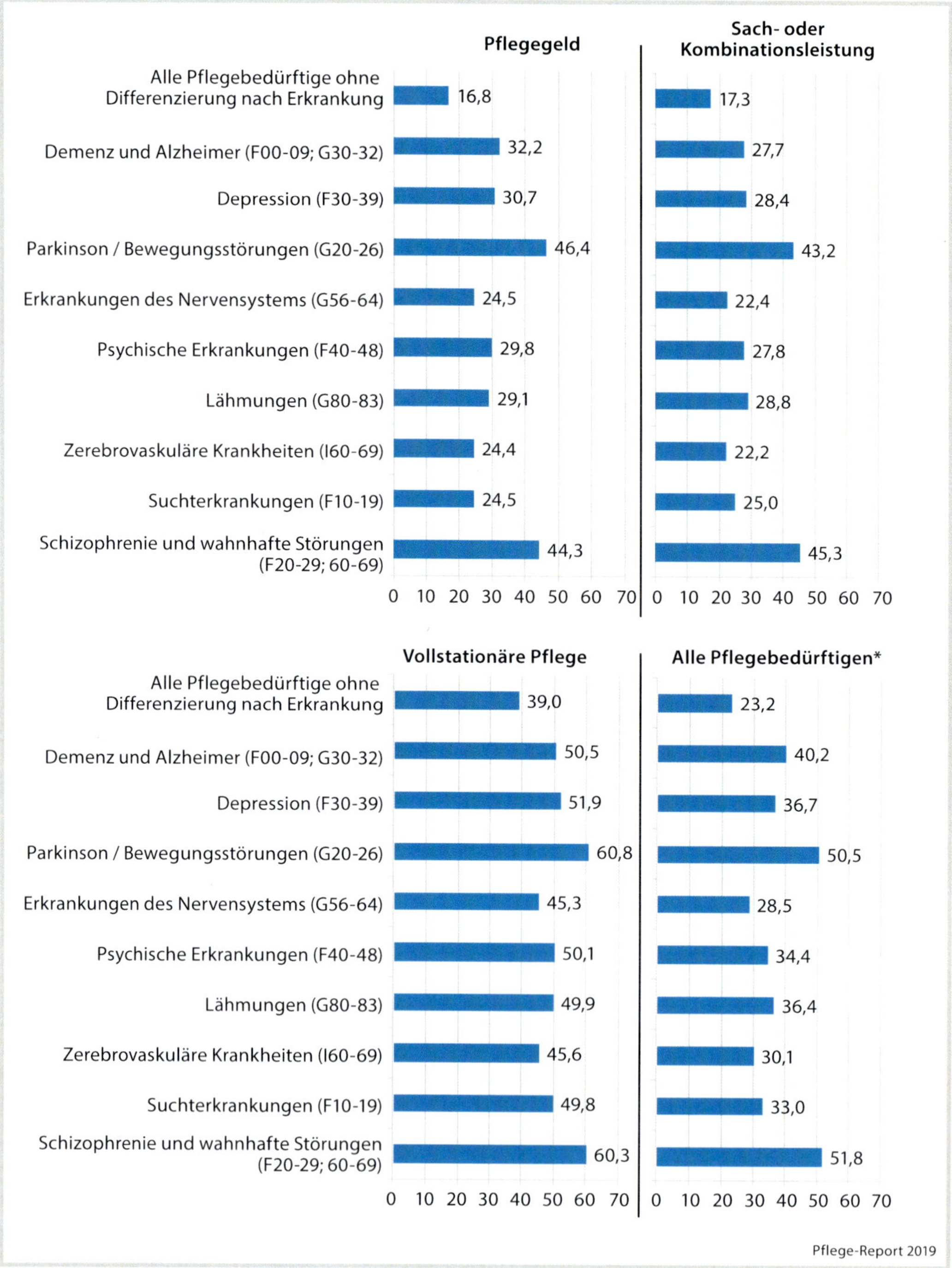

◘ **Abb. 20.20** Inanspruchnahme von niedergelassenen Neurologen und Psychiatern durch Pflegebedürftige nach Erkrankungsgruppen im Durchschnitt der Quartale, in % (2017) (*Pflegebedürftige, die Pflege in vollstationären Einrichtungen der Hilfe für behinderte Menschen nach § 43a SGB XI erhalten, sind ausschließlich in dieser Kategorie enthalten) (ohne Versicherte, die in Selektivverträge nach § 73b oder § 140a SGB V eingeschrieben sind). (Quelle: AOK-Daten, standardisiert auf die gesetzlich Versicherten (Amtliche Statistik KM 6 2017))

◘ Tabelle 20.3 Pflegebedürftige mit Krankenhausaufenthalt nach Schwere der Pflegebedürftigkeit und Versorgungsform im Durchschnitt der Quartale, in % (2017)

Pflegegrad[a]	Pflegegeld	Sach- und Kombinationsleistung	Vollstationäre Pflege	Alle Pflegebedürftigen[b]
Pflegegrad 1	–	–	–	21,6
Pflegegrad 2	17,0	18,6	22,0	17,5
Pflegegrad 3	18,4	21,6	21,6	19,6
Pflegegrad 4	20,0	24,6	22,2	21,6
Pflegegrad 5	19,9	24,0	18,6	19,9
Alle Pflegegrade	**17,9**	**20,9**	**21,3**	**19,2**

[a] Der dargestellte Pflegegrad bezieht sich auf den höchsten Pflegegrad, den der Pflegebedürftige im Quartal hatte
[b] Pflegebedürftige, die Pflege in vollstationären Einrichtungen der Hilfe für behinderte Menschen nach § 43a SGB XI erhalten, sind ausschließlich in dieser Kategorie enthalten
Quelle: AOK-Daten, standardisiert auf die gesetzlich Versicherten (Amtliche Statistik KM 6 2017)
Pflege-Report 2019

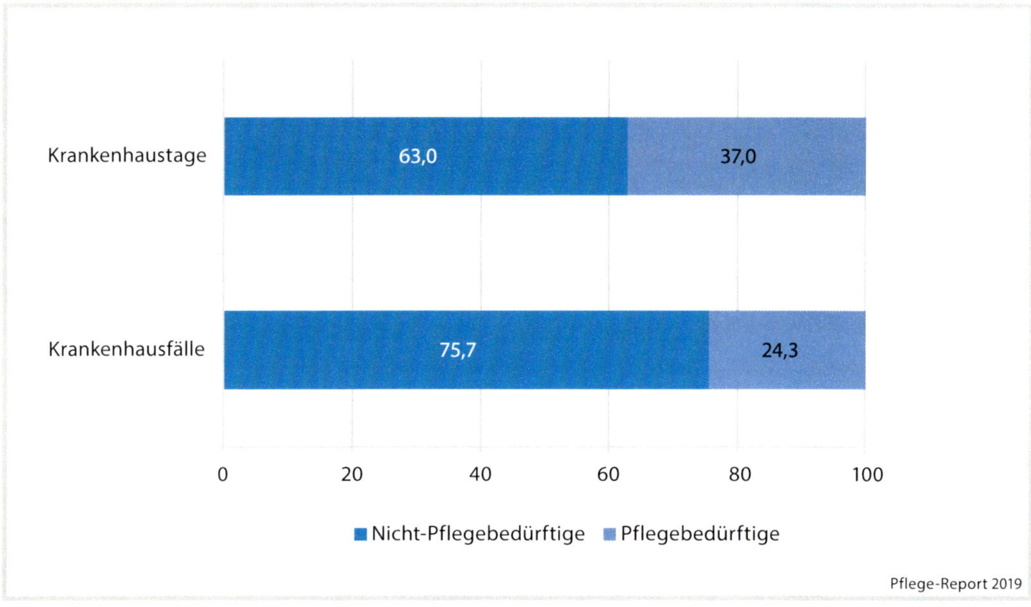

◘ Abb. 20.21 Anteil der Krankenhausfälle und -tage bei Pflegebedürftigen und Nicht-Pflegebedürftigen im Durchschnitt der Quartale, in % (2017). (Quelle: AOK-Daten, standardisiert auf die gesetzlich Versicherten (Amtliche Statistik KM 6 2017))

Krankenhaus verweilen (◘ Tab. 20.4). Erwartungsgemäß hängt die Anzahl der Tage sehr stark vom Alter ab: Bei der jungen Kohorte der bis 19-jährigen Pflegebedürftigen sind es durchschnittlich sechs Krankenhaustage je Fall, ab einem Alter von 90 Jahren dagegen neun Tage. 12 % der Pflegebedürftigen und 2 % der Nicht-Pflegebedürftigen verstarben im Krankenhaus.

◘ Tabelle 20.4 Übersicht zu den Krankenhausaufenthalten von Pflegebedürftigen und Nicht-Pflegebedürftigen, in % (2017)

	Im Durchschnitt der Quartale		Im Jahr	
	Pflege-bedürftige	Nicht-Pflege-bedürftige	Pflege-bedürftige	Nicht-Pflege-bedürftige
Zahl der Fälle je Patient	1,4	1,2	2,1	1,5
Krankenhaustage je Fall:				
Insgesamt	9,4	5,1	8,5	5,3
Altersgruppe in Jahren:				
0–19	6,0	3,9	5,6	3,9
20–59	8,5	4,3	7,2	4,3
60–64	9,6	5,9	8,0	5,9
65–69	9,9	6,2	8,4	6,3
70–74	10,0	6,5	8,6	6,7
75–79	10,0	6,7	8,7	7,1
80–84	9,7	6,9	8,8	7,6
85–89	9,3	7,1	8,8	8,3
90+	8,5	7,0	8,6	9,1
Während des Krankenhausaufenthalts verstorben:				
Insgesamt			11,6	1,8
Pflegegeldempfänger			12,8	
Sach- oder Kombinations-leistungsempfänger			8,3	
Vollstationäre Pflege			13,1	

Quelle: AOK-Daten, standardisiert auf die gesetzlich Versicherten (Amtliche Statistik KM 6 2017)
Pflege-Report 2019

Bei nahezu jedem vierten Krankenhausfall (24,3 %) ist der Patient ein Pflegebedürftiger (◘ Abb. 20.21). Die Analyse nach Krankenhaustagen unterstreicht die Bedeutung für den stationären Versorgungsalltag zusätzlich: Mehr als ein Drittel aller Krankenhaustage (37,0 %) entfielen 2017 auf pflegebedürftige Patienten.

▪▪ Krankenhausaufenthalte und Kurzzeitpflege

Häufig ist nach einem Krankenhausaufenthalt die häusliche Pflege nicht möglich oder sie muss für eine bestimmte Zeit aufgrund einer akuten Krise ausgesetzt werden. In diesem Fall ist die Kurzzeitpflege, eine vollstationäre Pflege auf begrenzte Zeit, eine mögliche Betreuungsform. Gemäß den Auswertungen (◘ Abb. 20.22) traf das im Jahr 2017 auf 41 % der Nutzer von Kurzzeitpflege zu, von denen ein Drittel wiederum im Anschluss verstarb. Von den Pflegebedürftigen mit Kurzzeitpflege ohne vorangegangene Hospitalisierung verstirbt knapp jeder Sechste nach einer Kurzzeitpflege (15,8 %).

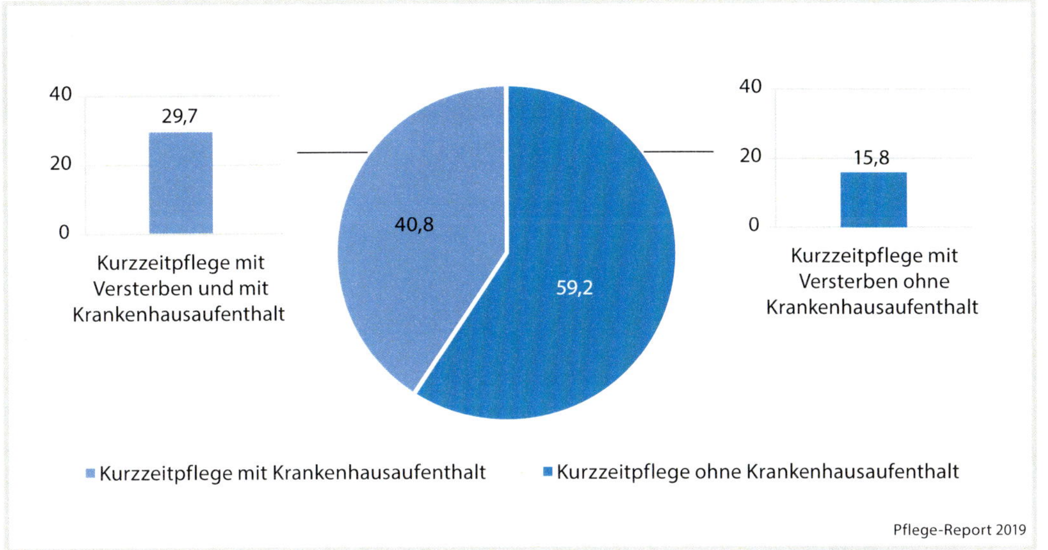

Abb. 20.22 Anteil der Pflegebedürftigen in Kurzzeitpflege mit und ohne Krankenhausaufenthalt im Durchschnitt der Monate, in % (2017). (Quelle: AOK-Daten, standardisiert auf die gesetzlich Versicherten (Amtliche Statistik KM 6 2017))

▪▪ Inanspruchnahme nach Altersgruppen und Geschlecht

Die Wahrscheinlichkeit eines Krankenhausaufenthalts variiert deutlich zwischen den Altersgruppen. War im Durchschnitt der Quartale jeder fünfte Pflegebedürftige (19,2 %) im Krankenhaus (**⦿ Tab. 20.3**), betraf dies bei den unter 20-Jährigen rund jeden Zehnten (9,6 %), bei den Pflegebedürftigen im erwerbsfähigen Alter 20 bis 59 Jahre rund jeden Achten (12,0 %) und in der Altersgruppe der 70- bis 74- sowie der 75- bis 79-Jährigen schließlich fast jeden Vierten (23,2 %; **⦿ Abb. 20.23**). Vergleicht man dies mit Krankenhausaufenthalten Nicht-Pflegebedürftiger, zeigt sich eine ähnliche Verteilung über die Altersgruppen, jedoch auf einem erwartungsgemäß deutlich niedrigeren Niveau. Anders als bei den Pflegebedürftigen ist hier in der Altersgruppe der 80- bis 84-Jährigen die Wahrscheinlichkeit für einen Krankenhausaufenthalt am höchsten (8,3 %). Bei beiden Gruppen sinkt die stationäre Behandlungsrate in der neunten Lebensdekade wieder – jene der Pflegebedürftigen jedoch stärker (**⦿ Abb. 20.23**).

Auch zwischen den Geschlechtern finden sich erhebliche Unterschiede: In den Jahrgängen unter 60 Jahren sind Frauen häufiger im Krankenhaus, ab 60 Jahre sind es dann die Männer. So weist rund jeder Vierte der 70- bis 90-jährigen pflegebedürftigen Männer einmal im Quartal einen Aufenthalt im Krankenhaus auf, bei den Frauen betrifft dies jede Fünfte. Die geschlechtsspezifischen Unterschiede in der Inanspruchnahme zeigen sich – wiederum auf einem niedrigeren Niveau – auch bei den Nicht-Pflegebedürftigen.

▪▪ Inanspruchnahme nach Schwere der Pflegebedürftigkeit und Versorgungsform

Die Hospitalisierungsraten je Quartal und nach Versorgungsform liegen relativ nah beieinander (**⦿ Tab. 20.3**). Im Jahr 2017 wurden 18 % der Bezieher von ausschließlich Pflegegeld, 21 % der ambulant betreuten Pflegebedürftigen mit Pflegedienst sowie 21 % der stationär betreuten Pflegebedürftigen im Quartal mindestens einmal im Krankenhaus aufgenommen. Insgesamt steigt – auch hier erwartungskonform – der Anteil der Personen mit einem Krankenhausaufenthalt mit der Schwere der Pflegebedürftigkeit (von Pflegegrad 2 bis Pflegegrad 4) insbe-

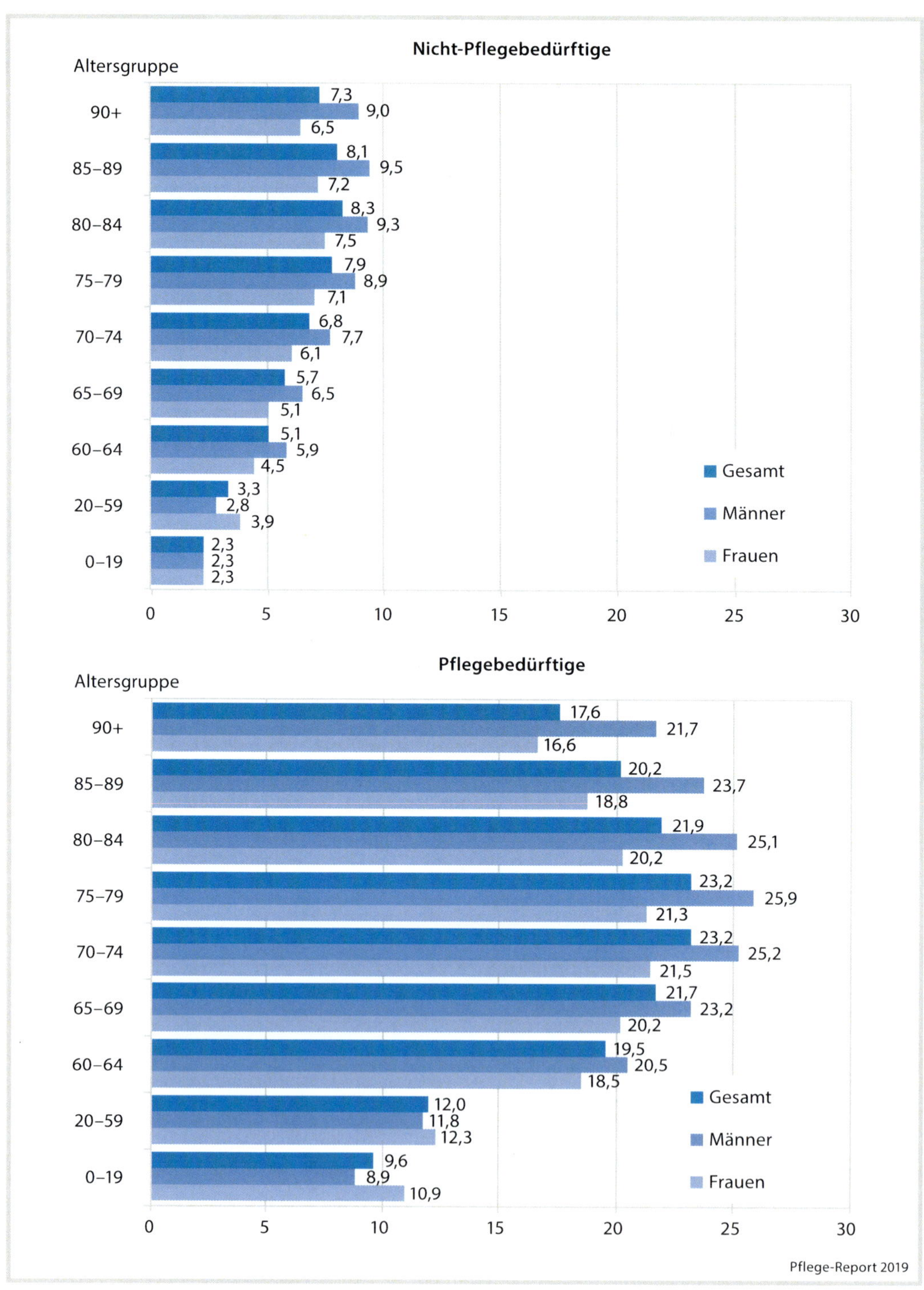

D Abb. 20.23 Personen mit Krankenhausaufenthalt bei Pflegebedürftigen und Nicht-Pflegebedürftigen nach Alter und Geschlecht im Durchschnitt der Quartale, in % (2017). (Quelle: AOK-Daten, standardisiert auf die gesetzlich Versicherten (Amtliche Statistik KM 6 2017))

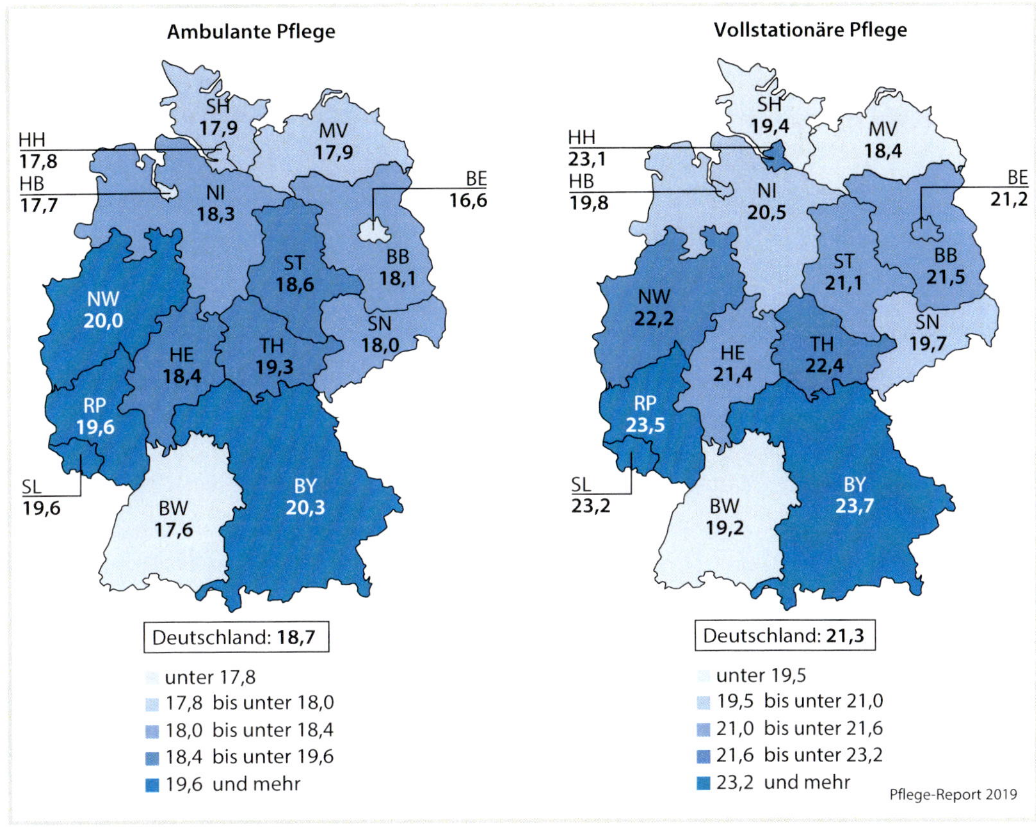

Abb. 20.24 Anteil der Pflegebedürftigen mit mind. einem Krankenhausaufenthalt nach Bundesland im Durchschnitt der Quartale, in % (2017) (*ohne Pflegebedürftige in Einrichtungen der Hilfe für behinderte Menschen nach § 43a SGB XI). (Quelle: AOK-Daten, standardisiert auf die gesetzlich Versicherten (Amtliche Statistik KM 6 2017))

sondere bei Pflegebedürftigen mit ambulanten Pflegeleistungen an. Die vollstationär Pflegebedürftigen mit Pflegegrad 1 bis Pflegegrad 4 kennzeichnet ein relativ konstantes Niveau der Inanspruchnahme: Rund ein Fünftel werden im Quartal mindestens einmal hospitalisiert. Im Pflegegrad 5 betrifft dies mit 19 % etwas weniger Personen.

Inanspruchnahme nach Versorgungsform und Bundesland

Abb. 20.24 präsentiert je Bundesland über alle vier Quartale des Jahres 2017 den durchschnittlichen Anteil der Pflegebedürftigen mit mindestens einem Krankenhausaufenthalt nach Versorgungsform. Hierbei handelt es sich um Angaben, die um Alters- und Geschlechts-

unterschiede zwischen den Bundesländern bereinigt wurden. Standardisiert wurde auf die Struktur der gesetzlich Versicherten. Wesentliche Unterschiede zwischen den Versorgungsformen sind nicht erkennbar. In der vollstationären Pflege sind lediglich die Anteile der Pflegebedürftigen mit mindestens einem Krankenhausaufenthalt tendenziell höher als in der ambulanten Pflege. Die diesbezüglich regionalen Unterschiede in der ambulanten Pflege reichen von 17 % in Berlin bis zu 20 % in Nordrhein-Westfalen und Bayern. In der vollstationären Pflege schwanken diese Anteile 2017 zwischen 18 % der Pflegebedürftigen in Mecklenburg-Vorpommern und 24 % in Bayern (Abb. 20.24).

◘ Tabelle 20.5   Anteil Patienten mit Krankenhausaufenthalt mit einer als ambulant-sensitiv eingestuften Hauptdiagnose nach Versorgungsform und Schwere der Pflegebedürftigkeit im Durchschnitt der Quartale, in % (2017)

Pflegegrad[a]	Pflegegeld	Sach- und Kombinations-leistung	Vollstationäre Pflege	Alle Pflege-bedürftigen[b]	Nicht-Pflege-bedürftige
					Gesamt
Pflegegrad 1	–	–	–	6,6	
Pflegegrad 2	7,5	8,0	9,9	8,0	
Pflegegrad 3	8,4	9,7	11,5	9,6	
Pflegegrad 4	10,2	12,7	13,9	12,4	
Pflegegrad 5	13,0	16,1	17,2	15,7	
Alle Pflegegrade	**8,4**	**10,1**	**12,9**	**9,8**	**4,9**

[a] Der dargestellte Pflegegrad bezieht sich auf den höchsten Pflegegrad, den der Pflegebedürftige im Quartal hatte
[b] Pflegebedürftige, die Pflege in vollstationären Einrichtungen der Hilfe für behinderte Menschen nach § 43a SGB XI erhalten, sind ausschließlich in dieser Kategorie enthalten
Quelle: AOK-Daten, standardisiert auf die gesetzlich Versicherten (Amtliche Statistik KM 6 2017)
Pflege-Report 2019

▪▪ Krankenhausaufenthalte aufgrund einer als ambulant-sensitiv eingestuften Hauptdiagnose

Unter ambulant-sensitiven Hospitalisierungen werden jene Krankenhauseinweisungen gefasst, die – so die zugrundeliegende These – durch „Vorsorge oder rechtzeitige Intervention im ambulanten Sektor" (Sundmacher und Schüttig 2015) nicht erforderlich wären. Nach US-amerikanischem Vorbild existiert seit einigen Jahren ein spezifischer deutscher Katalog ambulant-sensitiver Behandlungsanlässe im Krankenhaus (ASK), basierend auf einer Kernindikationsgruppe (22 Krankheitsgruppen) und einer Gesamtindikationsliste (40 Krankheitsgruppen) (Sundmacher und Schüttig 2015; Weissman et al. 1992).

◘ Tab. 20.5 präsentiert den Anteil an Patienten mit einer als ambulant-sensitiv eingestuften Hauptdiagnose nach Versorgungsform und Schwere der Pflegebedürftigkeit. Erfasst werden nur jene Personen, die im Auswertungsjahr mindestens einen vollstationären Krankenhausaufenthalt aufgrund einer der als ambulant-sensitiv gewerteten Diagnosen aufwiesen. 13 % der vollstationär gepflegten Personen waren im Durchschnitt der Quartale gemäß dem oben genannten Ansatz von Sundmacher und Schüttig (2015) Krankenhauspatienten mit einer ambulant-sensitiven Hauptdiagnose. Bei den Beziehern von Pflegegeld betraf dies knapp jeden Zwölften (8,4 %), bei den Nicht-Pflegebedürftigen jeden Zwanzigsten (4,9 %). Ferner zeigt ◘ Tab. 20.5, dass mit der Schwere der Pflegebedürftigkeit der Anteil an Patienten mit einem ambulant-sensitiven Behandlungsanlass steigt.

◘ Tab. 20.6 stellt die Anzahl der Krankenhausfälle je 100 Patienten mit einer als ambulant-sensitiv eingestuften Hauptdiagnose nach Versorgungsform und Pflegegrad dar. Deutlich erkennbar ist die starke Variation der Kennzahl nach Pflegegrad und Versorgungsform. Patienten, die in einem Pflegeheim leben, generieren 18 Krankenhausfälle mit einer ambulant-sensitiven Hauptdiagnose im Jahr je 100 Patienten, bei Pflegegrad 5 in derselben Versorgungsform umfasst dieser Wert 21 Fälle. Bei Pflegegeldempfängern mit Pflegegrad 2 wurden dagegen wurden nur zwölf Krankenhausfälle je 100 Pa-

Tabelle 20.6 Anzahl der Krankenhausfälle je 100 Patienten mit einer als ambulant-sensitiv eingestuften Hauptdiagnose nach Versorgungsform und Schwere der Pflegebedürftigkeit im Jahr (2017)

Pflegegrad[a]	Pflegegeld	Sach- und Kombinations-leistung	Vollstationäre Pflege	Alle Pflege-bedürftigen[b]	Nicht-Pflege-bedürftige Gesamt
Pflegegrad 1	–	–	–	8,2	
Pflegegrad 2	11,5	12,0	14,5	12,2	
Pflegegrad 3	12,9	14,8	16,0	14,4	
Pflegegrad 4	15,0	18,7	18,6	17,6	
Pflegegrad 5	18,7	21,5	21,3	20,7	
Alle Pflegegrade	**12,8**	**15,1**	**17,5**	**14,4**	**6,2**

[a] Der dargestellte Pflegegrad bezieht sich auf den höchsten Pflegegrad, den der Pflegebedürftige im Quartal hatte
[b] Pflegebedürftige, die Pflege in vollstationären Einrichtungen der Hilfe für behinderte Menschen nach § 43a SGB XI erhalten, sind ausschließlich in dieser Kategorie enthalten
Quelle: AOK-Daten, standardisiert auf die gesetzlich Versicherten (Amtliche Statistik KM 6 2017)
Pflege-Report 2019

tienten gemessen. Sechs – und damit weitaus weniger – Fälle sind je 100 nicht-pflegebedürftige Patienten zu beobachten.

20.3.3 Versorgung mit Arzneimitteln

Die Betrachtung der Arzneimittelversorgung von Pflegebedürftigen in Deutschland berücksichtigt die von niedergelassenen Ärzten verordneten Medikamente. Die Analyse konzentriert sich dabei auf potenziell risikobehaftete Arzneimitteltherapien, welche die Gefahr unerwünschter Arzneimittelereignisse erhöhen können. Im Speziellen sind dies Kennzahlen zur gleichzeitigen Verordnung von mehreren Wirkstoffen[4] (Polymedikation) und zur Versorgung mit für ältere Menschen potenziell ungeeigneten Wirkstoffen gemäß der so genannten PRISCUS-Liste[5] (s. u.). Ein vertiefender Blick widmet sich der Behandlung mit Psychopharmaka.

■ ■ Polymedikation nach Alter

Mit zunehmender Morbidität bzw. zunehmendem Alter steigt das Risiko einer Polymedikation. Die Betroffenen weisen dann eine Vielzahl verschiedener Wirkstoffverordnungen auf. Mit dieser Verdichtung der pharmakologischen Therapie geht die Zunahme von unerwünschten Wechselwirkungen dieser Wirkstoffe einher.

Rund zwei Drittel der Pflegebedürftigen (60,5 %), jedoch lediglich 12 % der Nicht-Pflegebedürftigen erhalten in jedem Quartal des Jahres fünf oder mehr Wirkstoffe.[6] Gemäß

---

[4] Bei den Analysen werden die Arzneimittel nach Wirkstoffen unterschieden, wie sie im anatomisch-therapeutisch-chemischen (ATC) Klassifikationssystem gegliedert sind. Das ATC-System dient der Klassifikation von Arzneimitteln nach therapeutischen, pharmakologischen und chemischen Kriterien. Ausgenommen sind bei diesen Analysen die Wirkstoffe aus der anatomischen Gruppe V (Verschiedene).

[5] http://www.priscus.net/
[6] Einschränkung der Analysen darauf, dass der jeweilige Grenzwert z. B. in mindestens zwei von vier Quartalen überschritten sein muss oder die Herausnahme von Wirkstoffen wie z. B. Impfstoffe, Dermatika, topische Mittel gegen Gelenk- und Muskelschmerzen oder Ophthalmologika und Otologika zeigten keine

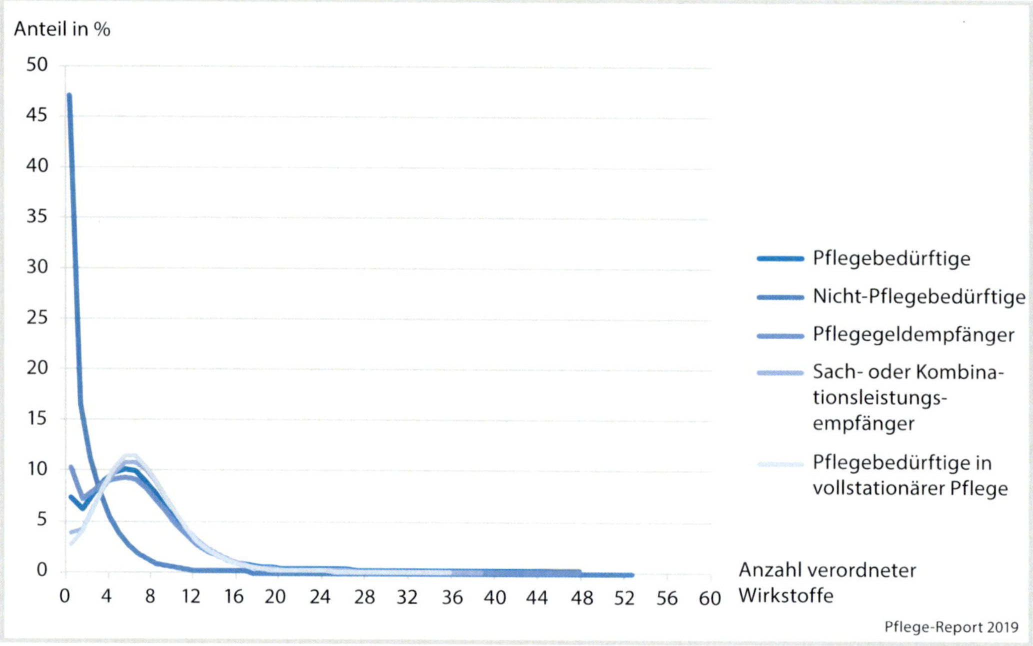

◘ Abb. 20.25 Anzahl verordneter Wirkstoffe bei Pflegebedürftigen und Nicht-Pflegebedürftigen insgesamt und nach Versorgungsform, im Durchschnitt der Quartale, in % (2017). (Quelle: AOK-Daten, standardisiert auf die gesetzlich Versicherten (Amtliche Statistik KM 6 2017))

◘ Abb. 20.25 ist der Anteil der polymedikamentös (mindestens fünf Wirkstoffe) versorgten Pflegebedürftigen im Pflegeheim (vollstationär, 68,6 %) und bei den Sach- und Kombinationsleistungsempfängern (67,9 %) am höchsten, bei den Beziehern von ausschließlich Pflegegeld am geringsten (56,8 %).

Die höchste Wirkstoffrate findet sich bei den pflegebedürftigen 70- bis 74-Jährigen (◘ Abb. 20.26): Hier weisen rund ein Viertel (25,7 %) der Betroffenen zehn und mehr Verordnungen unterschiedlicher Wirkstoffe pro Quartal auf. Dieser Wert ist rund fünfmal so hoch wie bei den Nicht-Pflegebedürftigen gleicher Altersgruppe (4,9 %).

▪▪ Verordnung nach Bundesland

Polymedikation bei Pflegebedürftigen ist ein bundesweit relativ einheitliches Problem und betrifft über die Hälfte der Pflegebedürftigen

im Jahr 2017. ◘ Abb. 20.27 zeigt den Anteil der Pflegebedürftigen mit fünf oder mehr unterschiedlichen Wirkstoffen im Quartal. Es handelt sich dabei um den Durchschnitt über alle vier Quartale des Jahres 2017. Die Analyse bereinigte dabei um Alters- und Geschlechtsunterschiede zwischen den Bundesländern, d. h. sie standardisierte auf die Struktur aller gesetzlich Versicherten. Es zeigt sich, dass die Pflegebedürftigen in Brandenburg (55,4 %), gefolgt von Sachsen (56,9 %), Bremen (57,0 %), Sachsen-Anhalt und Berlin (jeweils 57,1 %) am seltensten polymedikamentös (≥ fünf Wirkstoffe) versorgt werden. Spitzenreiter bei der Polymedikation sind das Saarland (63,8 %), Nordrhein-Westfalen (63,7 %) und Rheinland-Pfalz (63,2 %).

▪▪ Verordnung nach Schwere der Pflegebedürftigkeit und Versorgungsform

Eine nach Schwere der Pflegebedürftigkeit differenzierte Betrachtung der Polymedikation

---

wesentlichen Veränderungen bei der Anzahl der verordneten Arzneimittel.

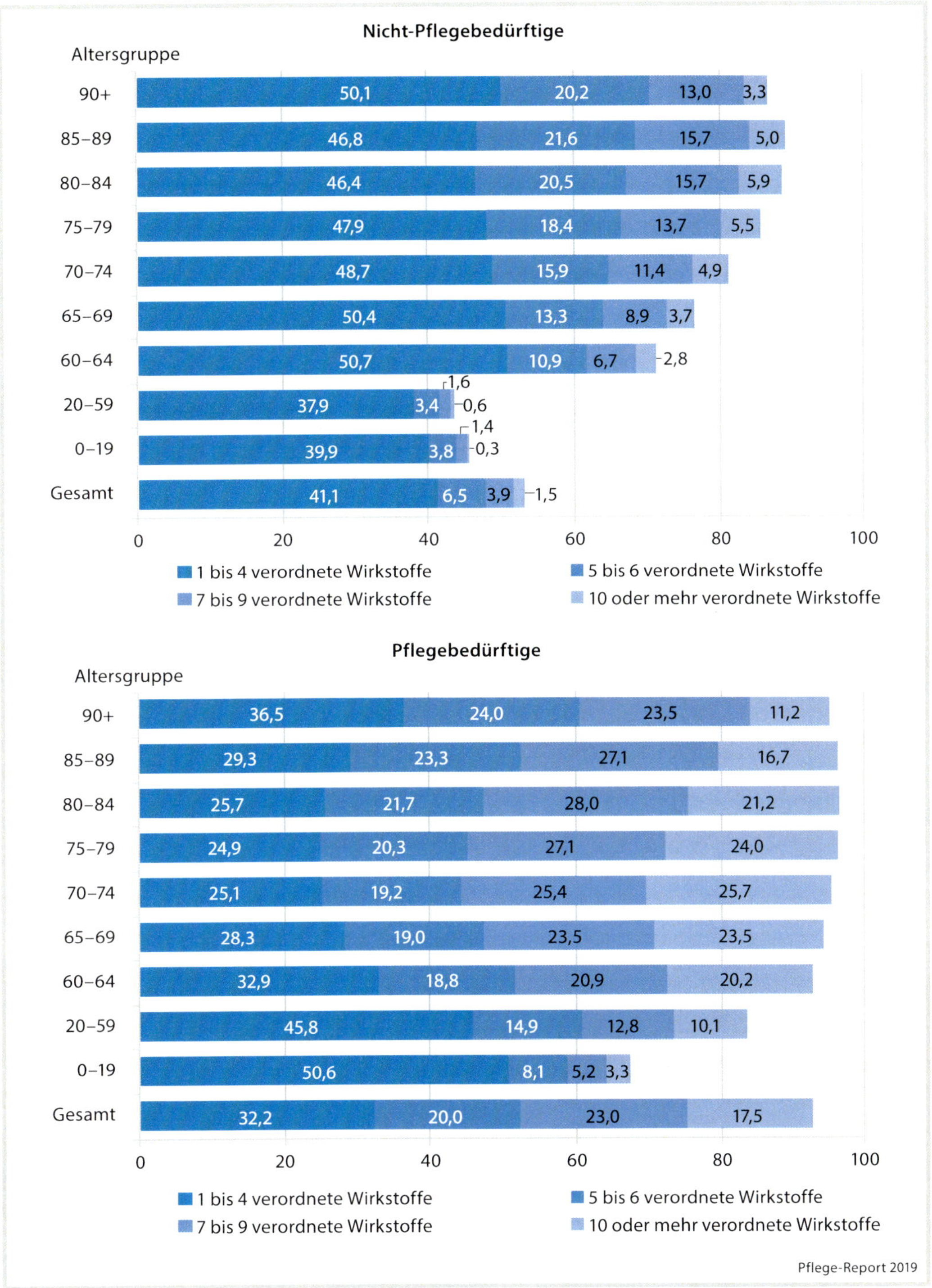

Abb. 20.26 Anzahl verordneter Wirkstoffe bei Pflegebedürftigen und Nicht-Pflegebedürftigen nach Alter, im Durchschnitt der Quartale, in % (2017). (Quelle: AOK-Daten, standardisiert auf die gesetzlich Versicherten (Amtliche Statistik KM 6 2017))

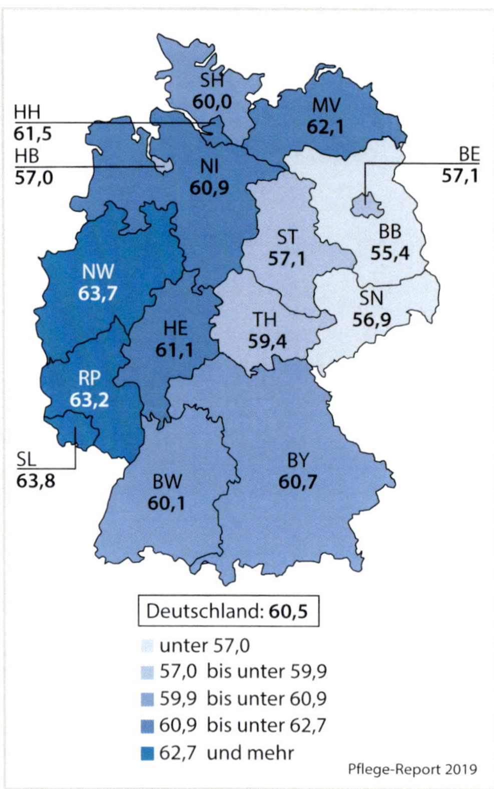

◘ Abb. 20.27 Anteil der Pflegebedürftigen mit Polymedikation (≥ 5 Wirkstoffe) nach Bundesland im Durchschnitt der Quartale, in % (2017). (Quelle: AOK-Daten, standardisiert auf die gesetzlich Versicherten (Amtliche Statistik KM 6 2017))

(≥ fünf Wirkstoffe) zeigt – ähnlich wie die vorangegangene Regionalanalyse – ein recht homogenes Bild. So schwankt der Anteil der polymedikamentös versorgten Pflegebedürftigen in Abhängigkeit vom Pflegegrad marginal zwischen 60 und 62 % (◘ Tab. 20.7). Eine Ausnahme bildet hier der Pflegegrad 5: Bei Pflegebedürftigen mit schwersten Einschränkungen der Selbstständigkeit bzw. der Fähigkeiten verbunden mit besonderen Anforderungen an die Pflege sinkt dieser Anteil auf 55 %.

Eine Variation der Polymedikationsrate zeigt sich in ◘ Tab. 20.7 zwischen den unterschiedlichen Versorgungformen: Pflegebedürftige im häuslichen Setting ohne Einbindung von Pflegediensten (ausschließlich Pflegegeld)

weisen deutlich seltener Verordnungen von fünf und mehr Wirkstoffen auf als jene in anderen Versorgungsformen. In der vollstationären Pflege findet sich mit knapp drei Viertel der Pflegebedürftigen im Pflegegrad 2 der höchste Anteil an polymedikamentös Therapierten.

▪▪ PRISCUS-Wirkstoffe

Die mit dem Alter einhergehenden physiologischen Veränderungen haben Auswirkungen auf die Wirkung und Verstoffwechselung von Arzneistoffen. Ältere Patienten sind aufgrund der veränderten Pharmakodynamik und -kinetik stärker von unerwünschten Effekten und Nebenwirkungen der Arzneimittel betroffen. Die nachfolgenden Untersuchungen betrachten die Wirkstoffe, die laut PRISCUS-Liste für ältere Menschen ab 65 Jahre als potenziell ungeeignet gelten (Holt et al. 2011).

▪▪ PRISCUS-Verordnung nach Alter und Geschlecht

Die Analyse von verordneten PRISCUS-Arzneien zeigt auf, dass Pflegebedürftige diese deutlich häufiger verordnet bekommen als Nicht-Pflegebedürftige gleichen Alters. Jeder sechste Pflegebedürftige (16,5 %) im Alter ab 65 Jahren erhielt 2017 mindestens einen Wirkstoff der PRISCUS-Liste (im Durchschnitt der Quartale). Bei den Nicht-Pflegebedürftigen ab 65 Jahren ist dies jeder Elfte (8,8 %). Das Risiko hierfür sinkt bei Pflegebedürftigen mit zunehmendem Alter (◘ Abb. 20.28). Bei Nicht-Pflegebedürftigen hingegen ist der Anstieg dieser Rate wesentlich schwächer ausgeprägt und variiert in den höchsten hier betrachteten Alterssegmenten mit einem Anteil von 10 % an PRISCUS-Verordnungsraten kaum noch. Die Spanne zwischen den Polymedikationsraten der Pflegebedürftigen und Nicht-Pflegebedürftigen verringert sich mit steigendem Alter sichtlich: Während die 65- bis 69-jährigen Pflegebedürftigen noch mehr als dreimal so häufig PRISCUS-Verordnungen erhalten als die Nicht-Pflegebedürftigen gleichen Alters, verbleiben in der höchsten Altersgruppe der mindestens 90-Jährigen nur noch rund drei Prozentpunkte Unterschied zwischen Pflege-

◻ Tabelle 20.7 Anteil der Pflegebedürftigen mit Polymedikation (Anzahl Wirkstoffe ≧ 5) nach Schwere der Pflegebedürftigkeit und Versorgungsform im Durchschnitt der Quartale, in % (2017)

Pflegegrad[a]	Pflegegeld	Sach- und Kombinations- leistung	Vollstationäre Pflege	Alle Pflege- bedürftigen[b]
Pflegegrad 1	–	–	–	60,4
Pflegegrad 2	60,1	68,8	74,0	61,5
Pflegegrad 3	54,5	68,3	70,6	60,2
Pflegegrad 4	50,8	67,6	69,3	61,0
Pflegegrad 5	46,0	60,8	58,5	54,8
Alle Pflegegrade	**56,8**	**67,9**	**68,6**	**60,5**

[a] Der dargestellte Pflegegrad bezieht sich auf den höchsten Pflegegrad, den der Pflegebedürftige im Quartal hatte

[b] Pflegebedürftige, die Pflege in vollstationären Einrichtungen der Hilfe für behinderte Menschen nach § 43a SGB XI erhalten, sind ausschließlich in dieser Kategorie enthalten

Quelle: AOK-Daten, standardisiert auf die gesetzlich Versicherten (Amtliche Statistik KM 6 2017)

Pflege-Report 2019

bedürftigen und gleichaltriger Vergleichsgruppe (13,2 % versus 9,8 %) (◻ Abb. 20.28). Ferner zeigt sich ein deutlicher Unterschied zwischen den Geschlechtern: Sowohl bei den Nicht-Pflegebedürftigen als auch bei den Pflegebedürftigen erhalten Frauen in allen Altersgruppen häufiger PRISCUS-Verordnungen als Männer (◻ Abb. 20.28). Dies korrespondiert damit, dass Frauen generell in bestimmten Altersgruppen mehr Arzneimittel als Männer verordnet bekommen (Schaufler und Telschow 2016).

Von den über 65-jährigen Pflegebedürftigen mit PRISCUS-Wirkstoff im vierten Quartal 2017 (16,5 % der Pflegebedürftigen) erhielten über die Hälfte (55,1 %) nicht nur im vierten Quartal, sondern in jedem Quartal des Jahres 2017 mindestens eine Verordnung der potenziell inadäquaten Wirkstoffe für ältere Menschen.

▪▪ PRISCUS-Verordnung nach Bundesland

Die Verordnungen von PRISCUS-Arzneimitteln zeigen auch nach der Bereinigung von Alters- und Geschlechtsunterschieden zwischen den Bundesländern deutliche regionale Unterschiede (◻ Abb. 20.29). Während nur 12 % der Pflegebedürftigen in Sachsen-Anhalt ein potenziell ungeeignetes Arzneimittel erhalten, sind es im Saarland 21 %. Insgesamt weisen die ostdeutschen Bundesländer mit Ausnahme von Mecklenburg-Vorpommern eine deutlich unterdurchschnittliche Verordnungsrate von PRISCUS-Arzneistoffen auf.

▪▪ PRISCUS-Verordnung nach Wirkstoffgruppen

Die nach Wirkstoffgruppen differenzierte Analyse des PRISCUS-Wirkstoff-Einsatzes kennzeichnet die Psychopharmaka als mit Abstand häufigste verordnete Gruppe. Für rund 6 % der Pflegebedürftigen über 65 Jahre ließ sich im Durchschnitt der Quartale 2017 mindestens eine Verordnung von Psycholeptika[7] und für 5 % von Psychoanaleptika[8] feststellen – beide gelten als potenziell inadäquat bei älteren Menschen (◻ Abb. 20.30).

---

[7] Unter Psycholeptika werden Stoffe mit dämpfender Wirkung auf das Zentralnervensystem verstanden. Darunter fallen in der ATC-Systematik die Antipsychotika, Anxiolytika, Hypnotika und Sedativa.

[8] Unter Psychoanaleptika werden Stoffe mit anregender Wirkung auf das Zentralnervensystem verstanden. Darunter fallen in der ATC-Systematik die Antidepressiva, Psychostimulanzien, Nootropika und Antidementiva.

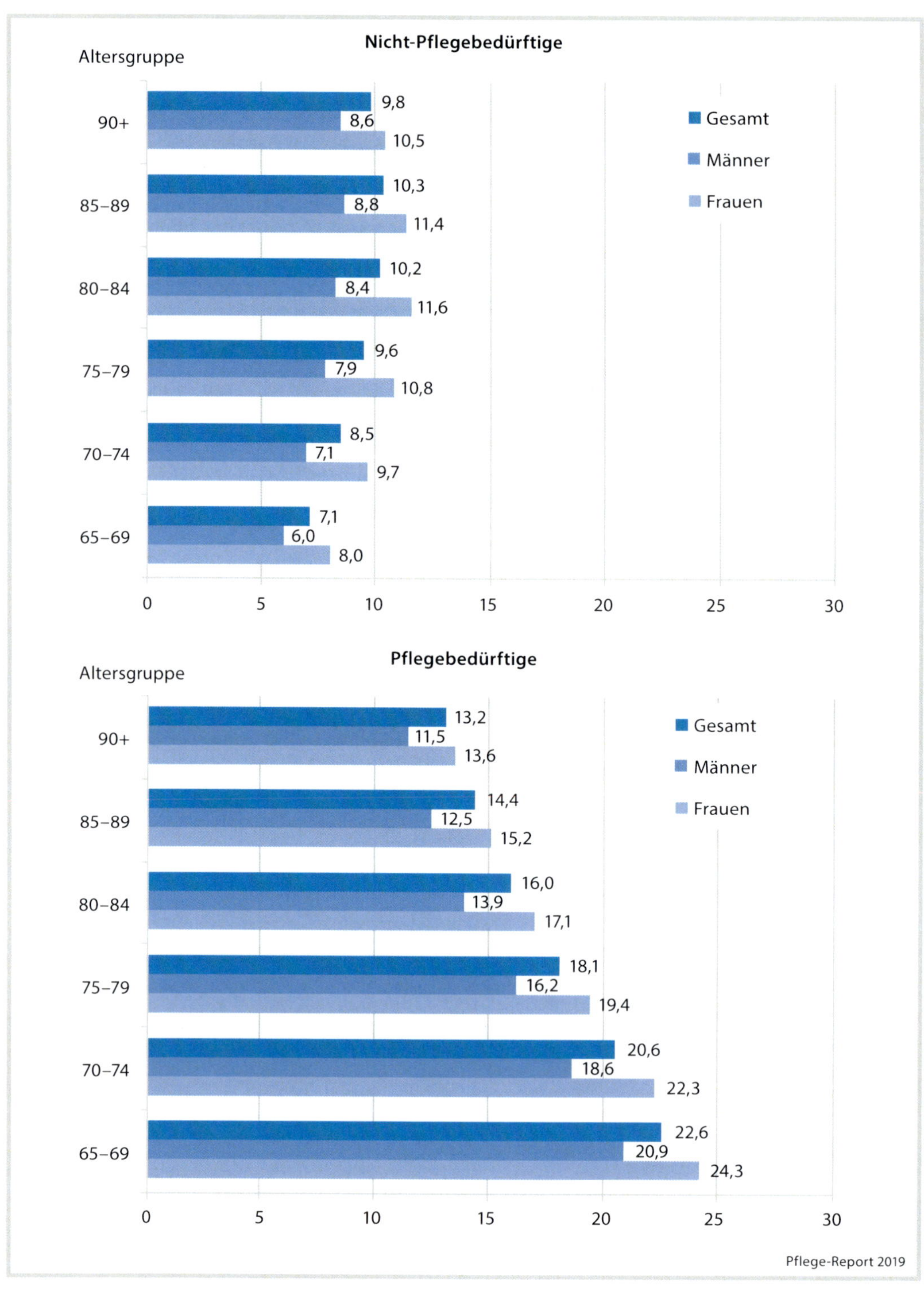

Abb. 20.28 Anteil der Personen ab 65 Jahre mit mindestens einer Verordnung eines PRISCUS-Wirkstoffes im Durchschnitt der Quartale, in % (2017). (Quelle: AOK-Daten, standardisiert auf die gesetzlich Versicherten (Amtliche Statistik KM 6 2017))

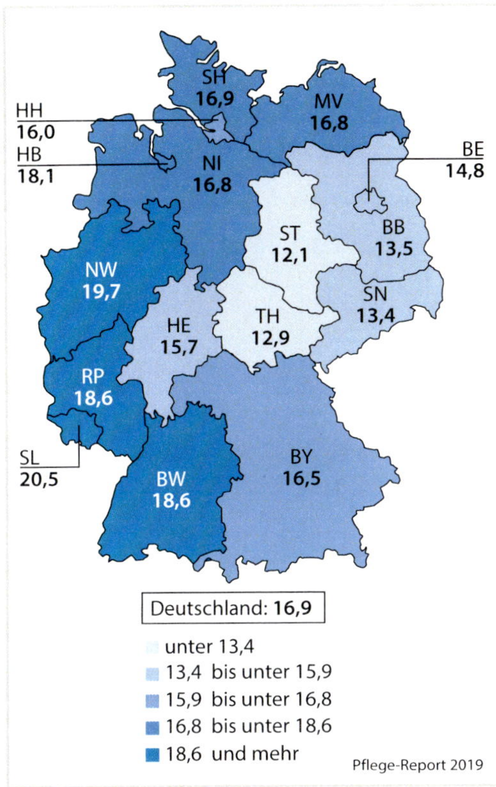

◘ Abb. 20.29 Anteil der Pflegebedürftigen ab 65 Jahre mit mindestens einer Verordnung eines PRISCUS-Wirkstoffs nach Bundesland im Durchschnitt der Quartale, in % (2017). (Quelle: AOK-Daten, standardisiert auf die gesetzlich Versicherten (Amtliche Statistik KM 6 2017))

Ein detaillierter Blick auf die Wirkstoffgruppe der Psycholeptika zeigt, dass fast jeder fünfte Pflegebedürftige über 65 Jahre (18,0 %) ein Antipsychotikum erhält (◘ Tab. 20.8). Von diesen verordneten Wirkstoffen ist jedoch lediglich 1 % in der PRISCUS-Liste aufgeführt; insgesamt 6 % der für 2017 beobachteten Antipsychotika-Verordnungen gelten dementsprechend als potenziell ungeeignet für die betagten Patienten. Anxiolytika (Beruhigungsmittel) sowie Hypnotika und Sedativa (Schlaf- und Beruhigungsmittel) hingegen werden insgesamt deutlich seltener verordnet. Die Wahrscheinlichkeit, in diesem Fall ein Arzneimittel mit PRISCUS-Wirkstoff zu erhalten, ist den Analysen zufolge jedoch sehr hoch: Ein Drittel der

Pflegebedürftigen über 65 Jahre mit einer Verordnung aus der Gruppe der Anxiolytika erhielt einen Arzneistoff der PRISCUS-Liste. Bei den Hypnotika und Sedativa trifft dies sogar auf zwei Drittel (63,7 %) der Personen mit Verordnung zu.

Unter den Psychoanaleptika haben die Antidepressiva die höchsten Verordnungsraten: Jeder fünfte (20,1 %) Pflegebedürftige im Alter von über 65 Jahren weist eine Verordnung eines Antidepressivums auf – wiederum rund jeder Fünfte (20,8 %) hiervon einen von der PRISCUS-Liste aufgeführten Wirkstoff. Lediglich 7 % der Pflegebedürftigen erhalten ein Antidementivum; PRISCUS-Arzneimittel kommen hier nur selten vor (◘ Tab. 20.8). Verordnungen von Psychostimulanzien sind kaum zu beobachten (0,3 %) – werden sie verordnet, findet sich jedoch nahezu jeder Wirkstoff auf der PRISCUS-Liste wieder (97,3 %).

Alles in allem erhalten 38 % der Pflegebedürftigen im Quartal ein Antipsychotikum (N05A) oder Anxiolytikum (N05B) oder Hypnotikum und Sedativum (N05C) oder Antidepressivum (N06A). Dies sind die vier zentralen Wirkstoffgruppen im Hinblick auf die PRISCUS-Problematik. Bei den stationär Gepflegten trifft dies mit 56 % auf über die Hälfte der Pflegeheimbewohner zu (◘ Tab. 20.9), während dieser Anteil bei Beziehern von ausschließlich Pflegegeld nur etwas mehr als halb so groß ist (29,1 %). Bei den Nicht-Pflegebedürftigen sind die Verordnungsraten insgesamt auf einem deutlich niedrigeren Niveau. Wird ein entsprechendes Mittel verordnet, ist jedoch die Wahrscheinlichkeit, dass es sich um ein Arzneimittel der PRISCUS-Liste handelt, höher.

▪ ▪ Dauer der Verordnung von Antipsychotika, Anxiolytika, Hypnotika und Sedativa sowie Antidepressiva

◘ Tab. 20.10 betrachtet die Kontinuität der Verordnung nach einzelnen Wirkstoffgruppen. Veranschaulicht wird dies mit dem Anteil der Pflegebedürftigen mit mindestens einer entsprechenden Verordnung im 4. Quartal 2017

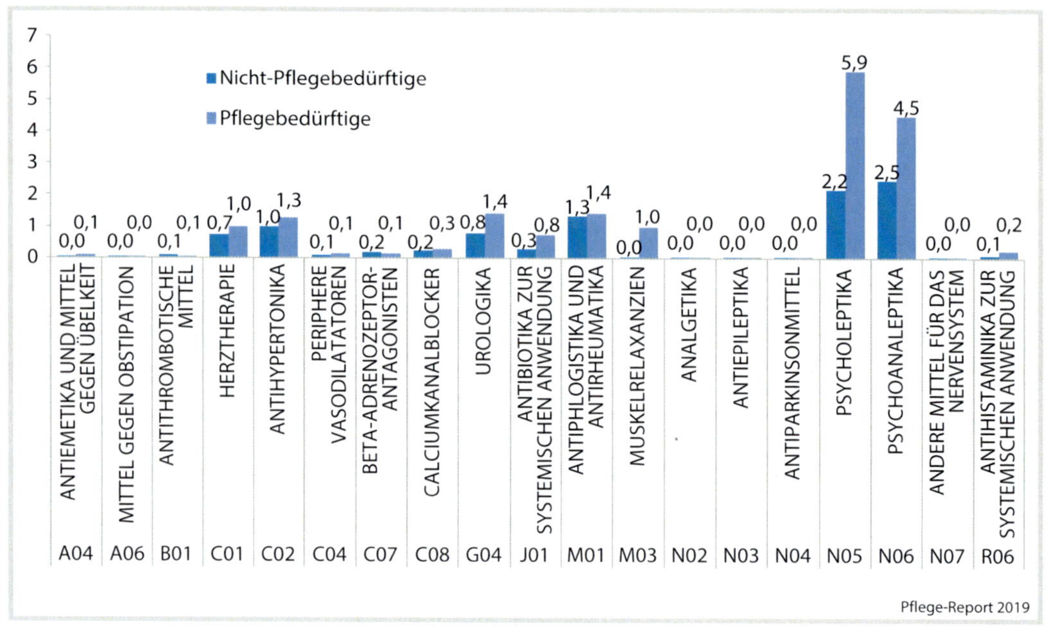

Abb. 20.30 Anteil der Pflegebedürftigen und Nicht-Pflegebedürftigen mit PRISCUS-Wirkstoff nach Wirkstoffgruppen im Durchschnitt der Quartale, in % (2017). (Quelle: AOK-Daten, standardisiert auf die gesetzlich Versicherten (Amtliche Statistik KM 6 2017))

und davon ausgehend auch in den Quartalen 1 bis 3 (Zähler) bezogen auf alle Pflegebedürftigen mit der jeweiligen Verordnung im 4. Quartal 2017 (Nenner).

Demgemäß erhielt ein Drittel der vollstationär Pflegebedürftigen (35,6 %) ein Antipsychotikum im vierten Quartal, davon erhielten mehr als zwei Drittel (69,4 %) diesen Wirkstoff für mindestens ein Jahr, wobei eine Identifizierung nach Dauer- oder Bedarfsmedikation auf Basis der verwendeten Abrechnungsdaten nicht möglich ist. Erhebungen zeigen, dass 40 bis 60 % der Pflegeheimbewohner entsprechende Symptome (z. B. verbale und körperliche Aggression, Wahnvorstellungen, Halluzinationen, Apathie) aufweisen (de Mauleon et al. 2014).

Die Quote der Folgeverordnungen steht in Kontrast zu den Empfehlungen der Deutschen Gesellschaft für Psychiatrie und Psychotherapie, Psychosomatik und Nervenheilkunde (DGPPN) und der Deutschen Gesellschaft für Neurologie (DGN). Mit dem Einsatz von Antipsychotika wird ein erhöhtes Mortalitätsrisiko, eine beschleunigte kognitive Verschlechterung sowie ein erhöhtes Risiko von Stürzen assoziiert (Cox et al. 2016; DGPPN 2016). Die Behandlung sollte mit der geringstmöglichen Dosis über einen möglichst kurzen Zeitraum erfolgen und engmaschig kontrolliert werden (DGPPN 2016).

Ähnliche Dauerverordnungsraten sind bei Anxiolytika (Beruhigungsmitteln) sowie bei Hypnotika und Sedativa (Schlaf- und Beruhigungsmitteln) zu beobachten (Tab. 20.10). Von jedem zwanzigsten Pflegebedürftigen mit diesen Verordnungen im vierten Quartal erhielten 48 % der Pflegebedürftigen mit verordneten Anxiolytika und 56 % mit Hypnotika und Sedativa diese Medikamente dauerhaft in jedem Quartal des Jahres 2017. Die Deutsche Gesellschaft für Psychiatrie und Psychotherapie, Psychosomatik und Nervenheilkunde (DGPPN) spricht sich in der bis Mai 2018 gültigen S3-Leitlinie „Zwangsstörungen" (gegenwärtig Update) ausdrücklich gegen den Einsatz von Anxiolytika bei diesem Erkrankungsbild mit der Begründung fehlender Wirk-

Tabelle 20.8 Anteil der Pflegebedürftigen ab 65 Jahre mit Verordnung von Psycholeptika bzw. Psychoanaleptika im Durchschnitt der Quartale, in % (2017)

Wirkstoffgruppen	Nicht-Pflegebedürftige			Pflegebedürftige		
	Alle Arzneimittel (in %)	PRISCUS-Wirkstoff (in %)	Anteil mit PRISCUS-Wirkstoff	Alle Arzneimittel (in %)	PRISCUS-Wirkstoff (in %)	Anteil mit PRISCUS-Wirkstoff
Antipsychotika (N05A)	1,5	0,1	*7,6*	18,0	1,1	*5,9*
Anxiolytika (N05B)	1,6	0,9	*56,4*	5,6	2,0	*35,3*
Hypnotika und Sedativa (N05C)	1,6	1,2	*77,6*	4,9	3,1	*63,7*
Homöopatische und Antroposophische Psycholeptika (N05H)	0,0	*0,0*[a]	*0,0*	0,0	*0,0*[a]	*0,0*
Antidepressiva (N06A)	6,9	2,3	*33,9*	20,1	4,2	*20,8*
Psychostimulanzien (N06B)	0,1	0,1	*95,8*	0,3	0,3	*97,2*
Psycholeptika und Psychoanaleptika in Kombination (N06C)	0,0	0,0	*0,0*	0,0	0,0	*0,0*
Antidementiva (N06D)	0,5	0,0	*3,5*	6,7	0,0	*0,5*

[a] kein PRISCUS-Arzneimittel definiert
Quelle: AOK-Daten, standardisiert auf die gesetzlich Versicherten (Amtliche Statistik KM 6 2017)
Pflege-Report 2019

Tabelle 20.9 Anteil der Pflegebedürftigen ab 65 Jahre mit Verordnung von mind. einem Psycholeptikum bzw. Psychoanaleptikum nach Versorgungsform, in % (2017)

Wirkstoffgruppen	Pflegebedürftige mit ...			
	Pflegegeld	Ambulanter Sach- und Kombinationsleistung	Vollstationärer Pflege	Alle Pflegebedürftigen
Antipsychotika (N05A) oder Anxiolytika (N05B) oder Hypnotika und Sedativa (N05C) oder Antidepressiva (N06A)	29,1	34,8	56,2	37,5

Quelle: AOK-Daten, standardisiert auf die gesetzlich Versicherten (Amtliche Statistik KM 6 2017)
Pflege-Report 2019

samkeit und des Risikos einer Abhängigkeitsentwicklung aus (DGPPN 2013). Ebenso zurückhaltend wird der Einsatz von Hypnotika bei Schlafstörungen bewertet: Die gegenwärtig aktualisierte S1-Leitlinie der Deutschen Gesellschaft für Neurologie spricht sich bei Insomnien aufgrund des Abhängigkeitspotenzials und trotz eher geringer Evidenzlage für einen kurzfristigen, vorübergehenden Einsatz (ca. vier Wochen) aus (Deutsche Gesellschaft

◨ Tabelle 20.10 Anteil der Pflegebedürftigen ab 65 Jahre mit Verordnung der Wirkstoffgruppe im 4. Quartal und über die Dauer von vier Quartalen bezogen auf alle Pflegebedürftigen mit Verordnung der Wirkstoffgruppe, in % (2017)

Wirkstoffe	Pflegegeld		Ambulante Sach- und Kombinationsleistung		Vollstationäre Pflege		Alle Pflegebedürftigen[a]	
	Pflegebedürftige mit Verordnung im 4. Quartal (in %)	Über die Dauer von vier Quartalen bezogen auf alle Pflegebedürftigen mit Verordnung des Wirkstoffs im 4. Quartal (in %)	Pflegebedürftige mit Verordnung im 4. Quartal (in %)	Über die Dauer von vier Quartalen bezogen auf alle Pflegebedürftigen mit Verordnung des Wirkstoffs im 4. Quartal (in %)	Pflegebedürftige mit Verordnung im 4. Quartal (in %)	Über die Dauer von vier Quartalen bezogen auf alle Pflegebedürftigen mit Verordnung des Wirkstoffs im 4. Quartal (in %)	Pflegebedürftige mit Verordnung im 4. Quartal (in %)	Über die Dauer von vier Quartalen bezogen auf alle Pflegebedürftigen mit Verordnung des Wirkstoffs im 4. Quartal (in %)
Antipsychotika (N05A)	10,1	50,8	14,7	58,5	35,6	69,4	18,4	59,3
Anxiolytika (N05B)	4,5	49,2	4,8	50,8	8,0	51,6	5,6	47,5
Hypnotika und Sedativa (N05C)	4,4	55,5	4,3	59,5	6,1	62,3	4,9	55,5
Antidepressiva (N06A)	17,3	49,5	19,9	53,6	26,3	59,0	20,4	52,2

[a] Pflegebedürftige, die Pflege in vollstationären Einrichtungen der Hilfe für behinderte Menschen nach § 43a SGB XI erhalten, sind ausschließlich in dieser Kategorie enthalten

Quelle: AOK-Daten, standardisiert auf die gesetzlich Versicherten (Amtliche Statistik KM 6 2017)

Pflege-Report 2019

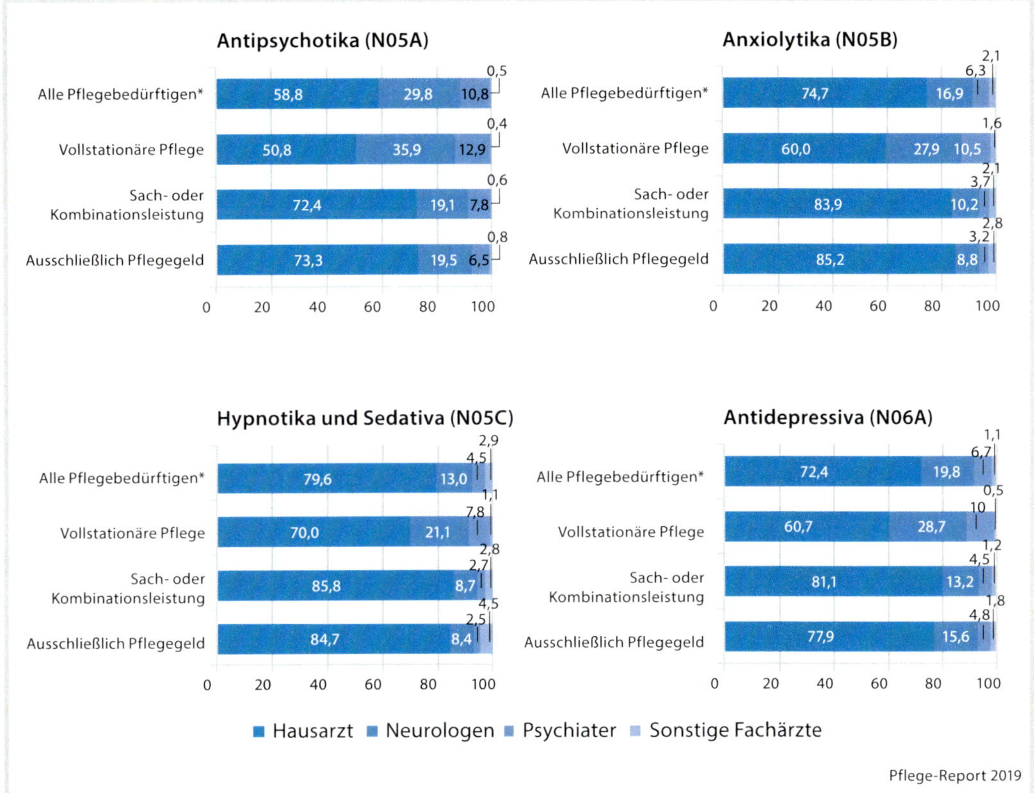

Abb. 20.31 Anteil der verordneten Wirkstoffe nach Facharztgruppe an Pflegebedürftige ab 65 Jahre im Durchschnitt der Quartale, in % (2017) (*Pflegebedürftige, die Pflege in vollstationären Einrichtungen der Hilfe für behinderte Menschen nach § 43a SGB XI erhalten, sind ausschließlich in dieser Kategorie enthalten) (ohne Versicherte, die in Selektivverträge nach § 73b oder § 140a SGB V eingeschrieben sind). (Quelle: AOK-Daten, standardisiert auf die gesetzlich Versicherten (Amtliche Statistik KM 6 2017))

für Neurologie 2012). Die Beers-Kriterien der American Geriatrics Society (AGS) gehen noch einen Schritt weiter und stufen sowohl Benzodiazepine als auch Benzodiazepin-Rezeptorantagonisten (sog. „Z-Substanzen") als für ältere Menschen generell ungeeignet ein, und zwar unabhängig von der Anwendungsdauer (AGS 2017). Ein wichtiger Gesichtspunkt insbesondere bei Pflegebedürftigen ist darüber hinaus das – mit der Hypnotika-Einnahme assoziierte – erhöhte Sturzrisiko. In der Gesamtschau lässt sich im Sinne der S3-Leitlinie „Demenzen" für eine medikamentöse Therapie von Schlafstörungen bei Demenz keine evidenzbasierte Empfehlung formulieren (DGPPN 2016).

Von den 20 % Pflegebedürftigen, die im vierten Quartal eine Antidepressiva-Verord-nung aufweisen, erhalten die Hälfte (52,2 %) durchgängig, d. h. auch in den drei vorangegangenen Quartalen des Jahres 2017, jeweils mindestens eine Verordnung dieser Wirkstoffe. Anders als bei den Psycholeptika ist hier – bei Ansprache auf die Therapie – eine kontinuierliche Gabe über die Remission hinaus von vier bis neun Monaten empfohlen (DGPPN 2015).

Verordnung von Antipsychotika, Anxiolytika, Hypnotika und Sedativa sowie Antidepressiva nach Fachärzten und Versorgungsformen

Die Versorgung von Pflegebedürftigen mit Antipsychotika, Anxiolytika, Hypnotika und Sedativa sowie Antidepressiva lässt sich darüber hinaus nach Versorgungsform und verordnen-

□ Tabelle 20.11   Verordnungshäufigkeit nach Heilmittel-Leistungsbereichen im Durchschnitt der Quartale, in % (2017)

	Anteil an Pflegebedürftigen mit mind. einer Verordnung			Anzahl Behandlungen je Patient		
Leistungsbereich	Männer	Frauen	Gesamt	Männer	Frauen	Gesamt
Physiotherapie	21,6	23,7	**22,8**	16,6	15,8	16,1
Podologie	3,4	3,3	**3,3**	3,3	3,3	3,3
Sprachtherapie	3,8	2,0	**2,7**	12,8	13,0	12,9
Ergotherapie	6,6	4,8	**5,5**	14,4	14,3	14,3
Gesamt	**27,9**	**28,5**	**28,2**	**14,5**	**14,2**	**14,3**

Quelle: AOK-Daten, standardisiert auf die gesetzlich Versicherten (Amtliche Statistik KM 6 2017)
Pflege-Report 2019

den Fachärzten charakterisieren (□ Abb. 20.31). So geht das Gros der Antipsychotika-Verordnungen (58,8 %) auf Hausärzte zurück und lediglich 41 % auf Neurologen und Psychiater. Weitere Facharztgruppen spielen hier keine Rolle. Noch weitaus stärker zeigt sich die Relevanz der hausärztlichen Akteure bei den drei weiteren ausgewählten Wirkstoffgruppen: Zwischen 72 und 80 % aller Verordnungen wurden hier durch Hausärzte getätigt. Vollstationär Gepflegte werden in dieser Hinsicht deutlich häufiger fachärztlich versorgt als Pflegebedürftige in der eigenen Häuslichkeit (□ Abb. 20.31). So bekommen Pflegeheimbewohner knapp die Hälfte der Antipsychotika-Verordnungen (48,8 %) im Durchschnitt der Quartale vom Neurologen oder Psychiater. Dies kontrastiert erheblich mit den anderen Versorgungsformen, bei denen sich der genannte Anteil auf 26 % (Pflegegeld) bzw. 27 % (Sach- und Kombinationsleistungen) beläuft.

20.3.4 Versorgung mit Heilmittelleistungen

Heilmittel werden eingesetzt, um Beeinträchtigungen durch eine Krankheit abzumildern, eine Krankheit zu heilen bzw. ihr Fortschreiten aufzuhalten oder um einer Gefährdung der gesundheitlichen Entwicklung eines Kindes frühzeitig entgegenzuwirken. Bei erwachsenen Pflegebedürftigen können Heilmittelverordnungen helfen, die Selbstständigkeit in Teilbereichen so lange wie möglich zu erhalten. Im Durchschnitt der Quartale 2017 wurden fast 28 % der Pflegebedürftigen mit mindestens einer Behandlung versorgt (□ Tab. 20.11). Die mit großem Abstand häufigsten Heilmittelbehandlungen der Pflegebedürftigen entstammen dem Maßnahmenkatalog der Physiotherapie. Je Quartal waren im Mittel 23 % der Pflegebedürftigen in einer physiotherapeutischen Behandlung. Maßnahmen der Ergotherapie, Sprachtherapie sowie Podologie nahmen zwischen 3 und 6 % der Pflegebedürftigen in Anspruch, wobei Männer ergo- und sprachtherapeutische Interventionen häufiger beanspruchten als Frauen. Die jeweilige Therapieintensität – gemessen in Behandlungen je Patient – unterscheidet sich zwischen den Geschlechtern nur marginal (□ Tab. 20.11). Die pflegebedürftigen Heilmittelpatienten besuchten im Durchschnitt der Quartale rund 16 physiotherapeutische (einzelne Sitzungen), 13 sprachtherapeutische und 14 ergotherapeutische Behandlungen, was rein rechnerisch etwas mehr als einer Sitzung pro Woche des Quartals entspricht.

□ Abb. 20.32 zeigt die Verteilung nach Pflegebedürftigen sowie Nicht-Pflegebedürftigen

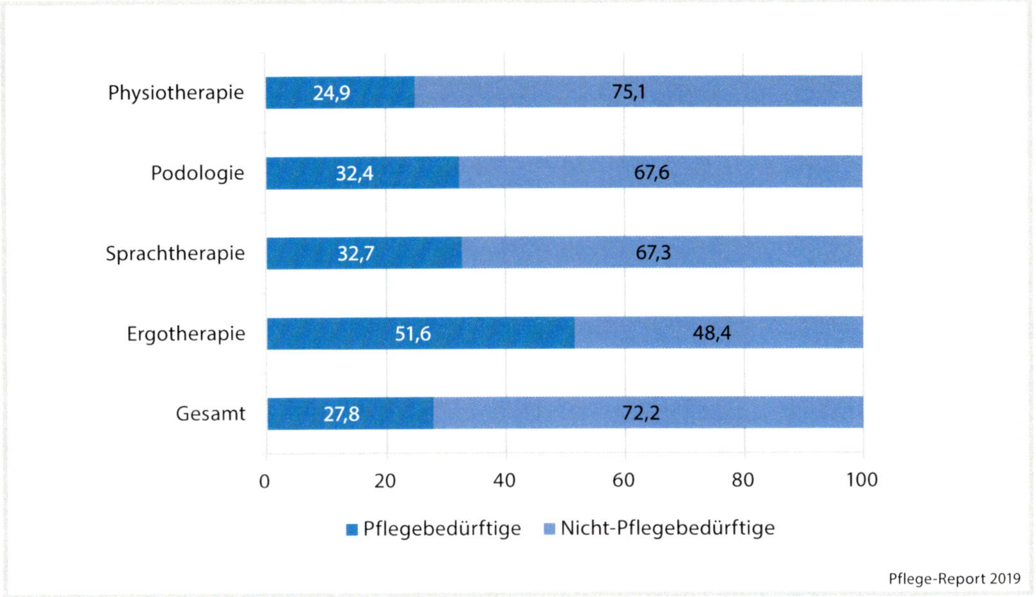

Abb. 20.32 Anteil Heilmittelbehandlungen bei Pflegebedürftigen im Durchschnitt der Quartale, in % (2017). (Quelle: AOK-Daten, standardisiert auf die gesetzlich Versicherten (Amtliche Statistik KM 6 2017))

Tabelle 20.12 Physiotherapie – Pflegebedürftige mit mindestens einer Behandlung nach Pflegegrad und Versorgungsform im Durchschnitt der Quartale, in % (2017)

Pflegegrad[a]	Pflegegeld	Sach- und Kombinationsleistung	Vollstationäre Pflege	Alle Pflege-bedürftigen[b]
Pflegegrad 1	–	–	–	19,0
Pflegegrad 2	20,0	23,1	22,9	20,6
Pflegegrad 3	21,2	27,8	22,8	23,1
Pflegegrad 4	23,6	33,4	23,0	25,8
Pflegegrad 5	34,9	42,9	23,3	30,6
Alle Pflegegrade	**21,4**	**27,6**	**22,9**	**22,8**

[a] Der dargestellte Pflegegrad bezieht sich auf den höchsten Pflegegrad, den der Pflegebedürftige im Quartal hatte
[b] Pflegebedürftige, die Pflege in vollstationären Einrichtungen der Hilfe für behinderte Menschen nach § 43a SGB XI erhalten, sind ausschließlich in dieser Kategorie enthalten
Quelle: AOK-Daten, standardisiert auf die gesetzlich Versicherten (Amtliche Statistik KM 6 2017)
Pflege-Report 2019

ausgehend von den in Anspruch genommenen Heilmittelbehandlungen durch die Versicherten insgesamt im Jahr 2017. Ein Viertel aller physiotherapeutischen Behandlungen (24,9 %) war demnach Bestandteil der Therapie von Pflegebedürftigen. Bei der Ergotherapie ist die Hälfte (51,6 %) der Behandlungen von Pflegebedürftigen durchlaufen worden. Knapp ein Drittel der Versicherten, die 2017 Maßnahmen der Podologie oder der Sprachtherapie in Anspruch nahmen, waren Pflegebedürftige.

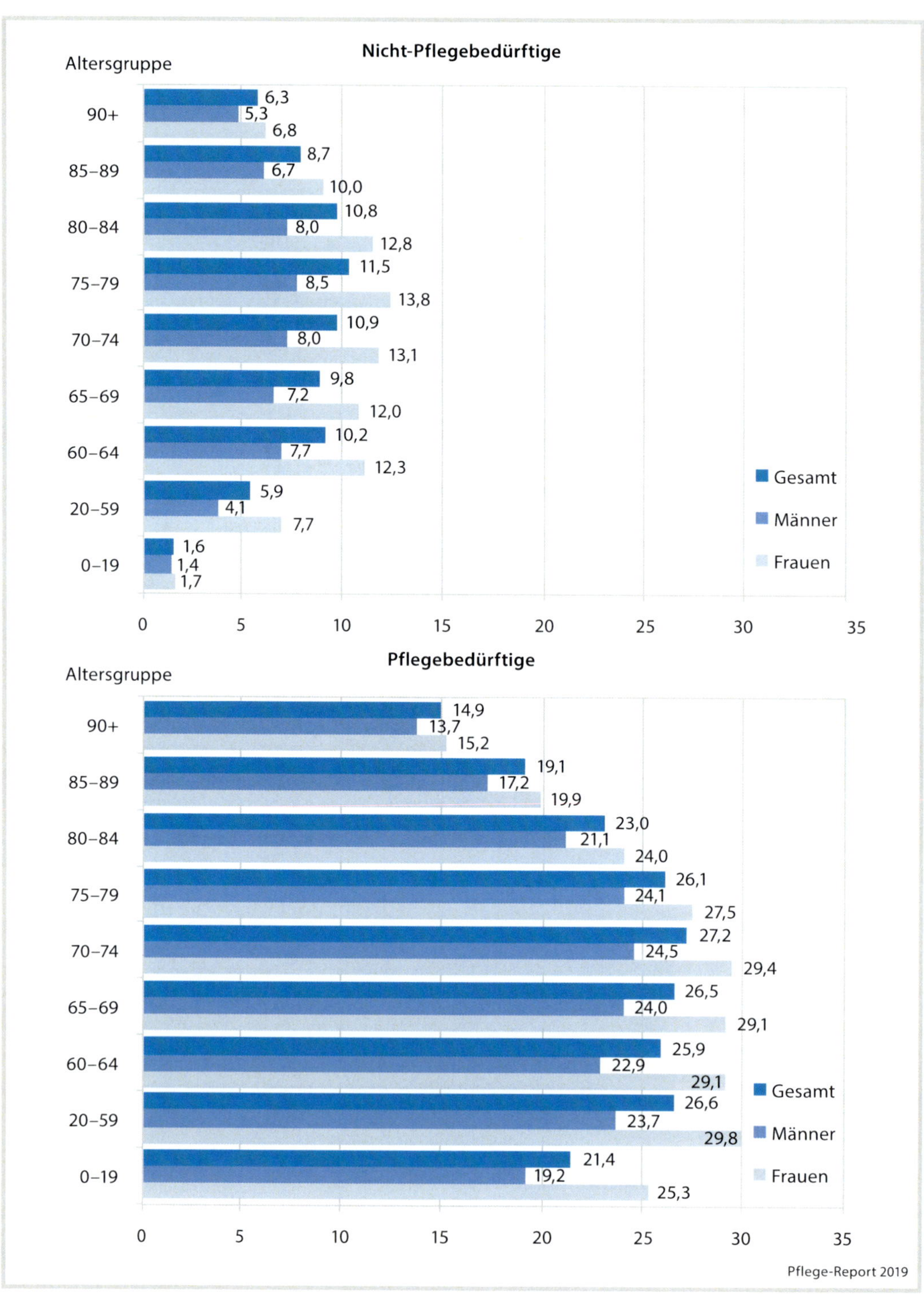

Abb. 20.33 Pflegebedürftige und nicht-pflegebedürftige Physiotherapie-Patienten nach Alter und Geschlecht im Durchschnitt der Quartale, in % (2017). (Quelle: AOK-Daten, standardisiert auf die gesetzlich Versicherten (Amtliche Statistik KM 6 2017))

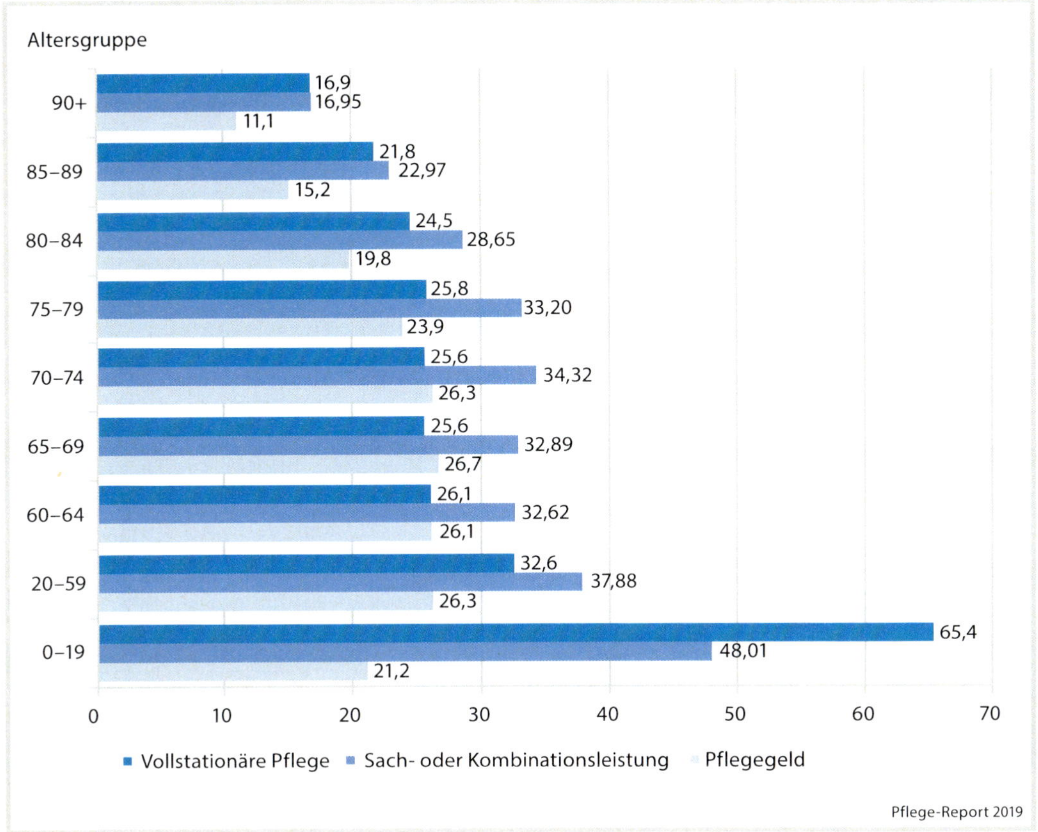

Abb. 20.34 Anteil der pflegebedürftigen Physiotherapie-Patienten nach Alter und Versorgungsform im Durchschnitt der Quartale, in % (2017). (Quelle: AOK-Daten, standardisiert auf die gesetzlich Versicherten (Amtliche Statistik KM 6 2017))

▪▪ Inanspruchnahme physiotherapeutischer Behandlungen nach Altersgruppen und Geschlecht

In der Physiotherapie stehen eine Vielzahl von Maßnahmen wie Manuelle Therapie, Massagetechniken, Sensomotorische Aktivierung und verschiedene Formen der Heilgymnastik zur Verfügung. Das Ziel physiotherapeutischer Maßnahmen sind die Förderung, Erhaltung oder Wiederherstellung der Beweglichkeit und Funktionalität des Muskel- und Skelettapparates und häufig auch die Schmerzreduktion. Durchschnittlich rund jeder fünfte Pflegebedürftige (22,8 %) erhält im Mittel der vier Quartale 2017 Physiotherapie (**Tab. 20.12). Gemäß **Abb. 20.33 ist der Anteil der physiotherapeutischen Patienten bei den weiblichen Pflegebe-

dürftigen in jeder Altersgruppe höher als bei den männlichen. Die Nicht-Pflegebedürftigen erhalten insgesamt deutlich weniger Physiotherapie verordnet. Auch hier überwiegt der Anteil der Frauen mit Verordnungen gegenüber den Männern. Die höchste Behandlungsrate findet sich bei den Nicht-Pflegebedürftigen in der Altersgruppe der 75- bis 79-Jährigen und liegt damit erwartungsgemäß später im Lebenszyklus als bei den Pflegebedürftigen.

▪▪ Inanspruchnahme physiotherapeutischer Behandlungen nach Schwere der Pflegebedürftigkeit und Versorgungsform

Die Verordnung von Physiotherapie entwickelt sich erwartungsgemäß entlang der sich

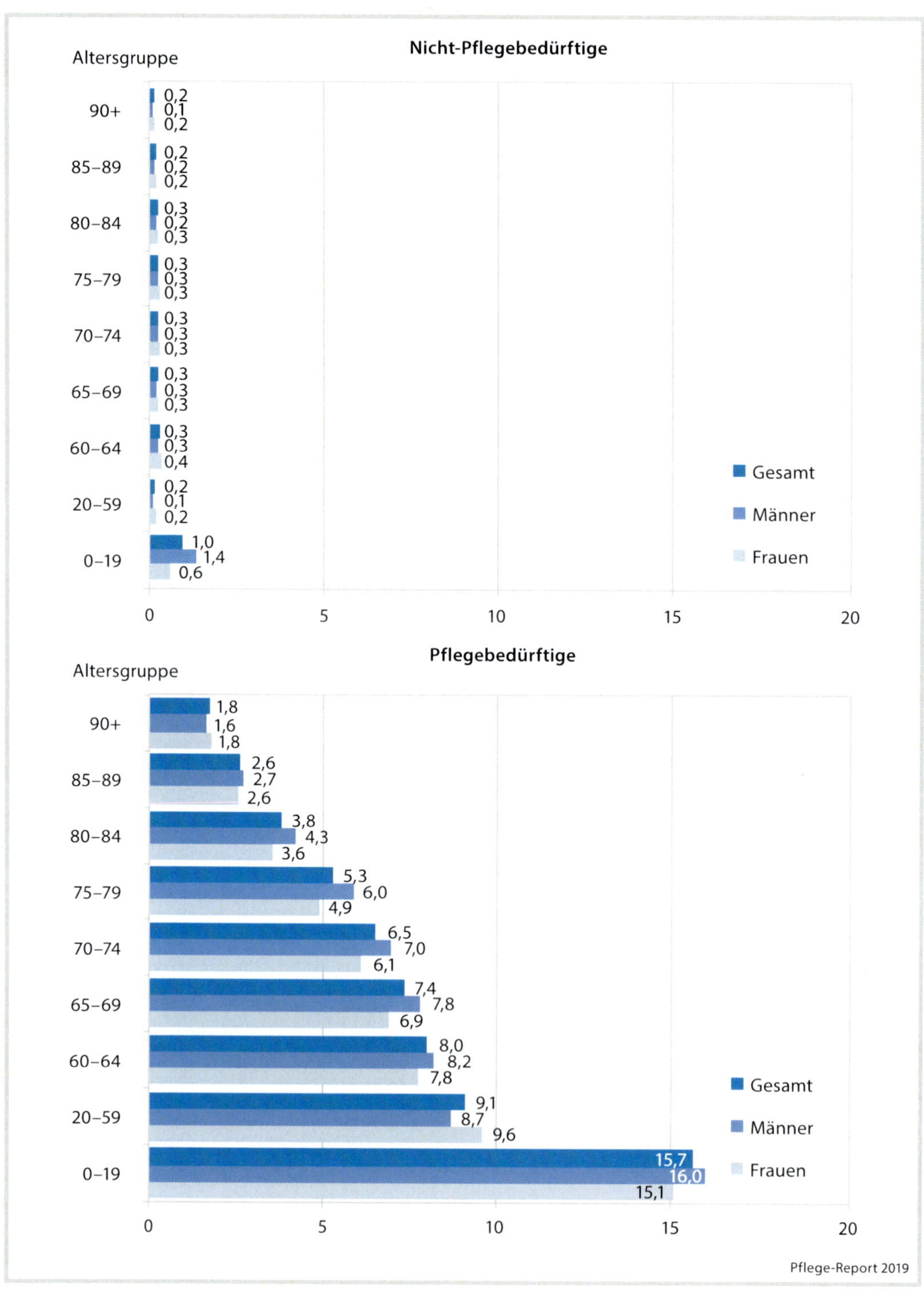

Abb. 20.35   Pflegebedürftige und nicht-pflegebedürftige Ergotherapie-Patienten nach Alter und Geschlecht im Durchschnitt der Quartale, in % (2017). (Quelle: AOK-Daten, standardisiert auf die gesetzlich Versicherten (Amtliche Statistik KM 6 2017))

◘ Tabelle 20.13 Ergotherapie – Pflegebedürftige mit mindestens einer Behandlung nach Pflegegrad und Versorgungsform im Durchschnitt der Quartale, in % (2017)

Pflegegrad[a]	Pflegegeld	Sach- und Kombinationsleistung	Vollstationäre Pflege	Alle Pflegebedürftigen[b]
Pflegegrad 1	–	–	–	2,4
Pflegegrad 2	3,4	3,3	3,2	3,5
Pflegegrad 3	6,1	6,9	5,3	6,2
Pflegegrad 4	8,1	10,6	6,6	8,1
Pflegegrad 5	12,2	15,7	8,3	10,9
Alle Pflegegrade	**5,1**	**6,5**	**5,9**	**5,5**

[a] Der dargestellte Pflegegrad bezieht sich auf den höchsten Pflegegrad, den der Pflegebedürftige im Quartal hatte
[b] Pflegebedürftige, die Pflege in vollstationären Einrichtungen der Hilfe für behinderte Menschen nach § 43a SGB XI erhalten, sind ausschließlich in dieser Kategorie enthalten
Quelle: AOK-Daten, standardisiert auf die gesetzlich Versicherten (Amtliche Statistik KM 6 2017)
Pflege-Report 2019

in Pflegebedürftigkeit äußernden körperlichen Einschränkungen. Vom Pflegegrad 1 (19,0 %) bis zum Pflegegrad 5 (30,6 %) nimmt der Anteil der Pflegebedürftigen mit physiotherapeutischer Unterstützung kontinuierlich zu (◘ Tab. 20.12). Ausnahme ist hier die vollstationäre Pflege: Hier bleibt dieser Anteil ab Pflegegrad 2 auf dem konstanten Niveau von 23 %. Die Analyse der Pflegesettings zeigt darüber hinaus, dass Pflegebedürftige mit ambulanten Sach- oder Kombinationsleistungen überdurchschnittlich häufig diese Intervention in Anspruch nehmen.

▪▪ Inanspruchnahme physiotherapeutischer Behandlungen nach Versorgungsform und Altersgruppen

Je nach Versorgungsform des Gepflegten variiert, das zeigte bereits ◘ Tab. 20.11, die Inanspruchnahme physiotherapeutischer Behandlungen. ◘ Abb. 20.34 ergänzt die in dieser Hinsicht unterschiedlichen Raten innerhalb der einzelnen Altersgruppen. Erreicht sie in der Gruppe der pflegebedürftigen Kinder- und Jugendlichen (0–19 Jahre) in vollstationärer Pflege mit 65 % das Maximum, sind es im höchsten Alterssegment nur noch 17 %. In allen anderen Altersgruppen nehmen überwiegend Pflegebedürftige mit ambulanten Sach- oder Kombinationsleistungen physiotherapeutische Leistungen in Anspruch.

▪▪ Inanspruchnahme ergotherapeutischer Behandlungen nach Altersgruppen und Geschlecht

Die Ergotherapie umfasst motorisch-funktionelle, psychisch-funktionelle und sensomotorisch-perzeptive Therapien sowie das sogenannte Hirnleistungstraining. Ziel der ergotherapeutischen Maßnahmen ist die Selbstständigkeit bei alltäglichen Verrichtungen und der Selbstversorgung bzw. deren Wiederherstellung. Bei Kindern kommt Ergotherapie u. a. bei motorischen Entwicklungsstörungen (UEMF) zum Einsatz, bei Erwachsenen stehen rehabilitative Maßnahmen nach Stürzen, Operationen und schweren Unfällen im Vordergrund, bei Senioren wird sie primär bei Vorliegen demenzieller Syndromen oder zur palliativen Versorgung verordnet.

◘ Abb. 20.35 unterstreicht, dass nur ein marginaler Anteil der Nicht-Pflegebedürftigen ergotherapeutische Leistungen in Anspruch nimmt. Eine Ausnahme bildet die Gruppe

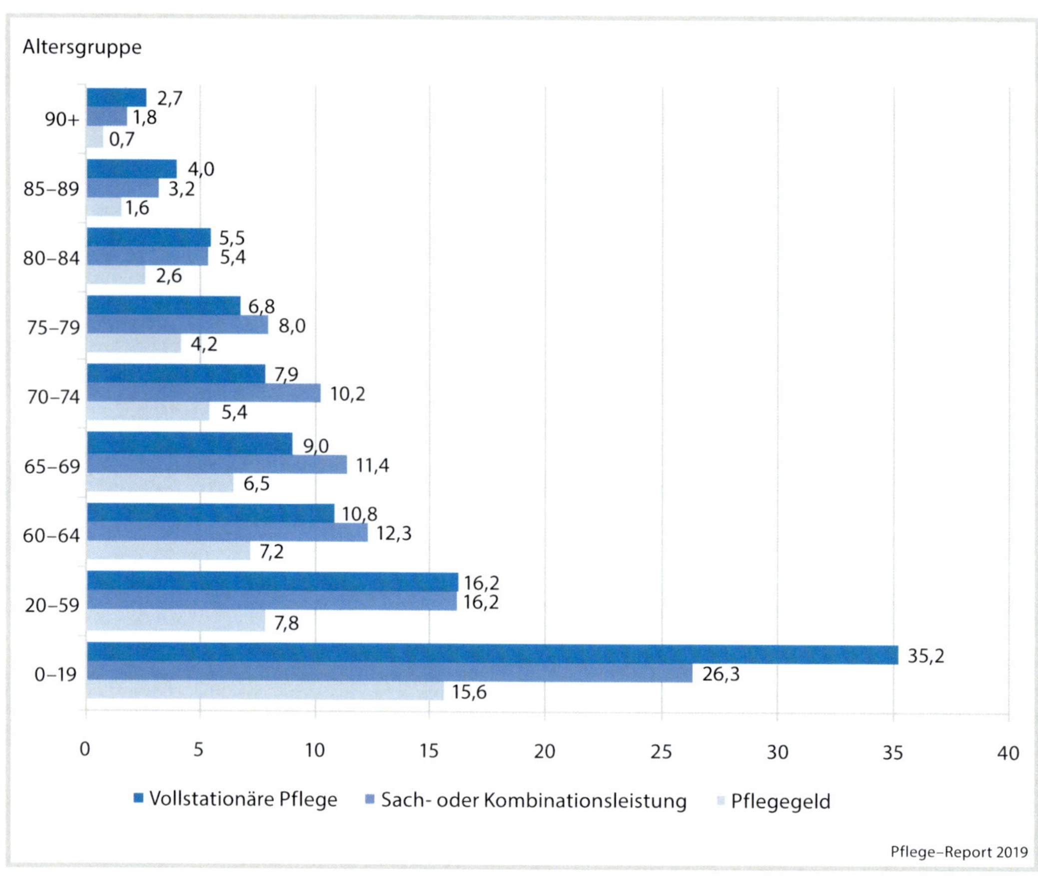

Abb. 20.36 Anteil der pflegebedürftigen Ergotherapie-Patienten nach Alter und Versorgungsform im Durchschnitt der Quartale, in % (2017). (Quelle: AOK-Daten, standardisiert auf die gesetzlich Versicherten (Amtliche Statistik KM 6 2017))

der Kinder- und Jugendlichen (0–19 Jahre): Hier lassen sich 1,4 % der nicht-pflegebedürftigen Jungen und 0,6 % der nicht-pflegebedürftigen Mädchen auf diese Weise behandeln. Rund 16 % der Pflegebedürftigen im gleichen Alterssegment erhalten demgegenüber eine Ergotherapie. Dieser Anteil sinkt mit steigendem Alter kontinuierlich und bei beiden Geschlechtern. Bei Pflegebedürftigen im Alter von 65 bis 69 Jahren hat sich dieser Anteil von 16 % schon mehr als halbiert (7,4 %). Bei den mindestens 90-Jährigen nehmen lediglich 2 % ergotherapeutische Leistungen in Anspruch (**Abb. 20.35**).

Inanspruchnahme ergotherapeutischer Behandlungen nach Schwere der Pflegebedürftigkeit und Versorgungsform

Betrachtet man die Inanspruchnahme der Ergotherapie wiederum differenziert nach Versorgungsbereichen, so wird deutlich, dass der Anteil der Ergotherapie-Patienten mit der Schwere der Pflegebedürftigkeit zunimmt. Auch hier zeigt die Analyse, dass Pflegebedürftige mit ambulanten Sach- oder Kombinationsleistungen häufiger eine ergotherapeutische Behandlung erhalten (6,5 %) als Bezieher von ausschließlich Pflegegeld (5,1 %) und auch als vollstationär Gepflegte (5,9 %) (**Tab. 20.13**).

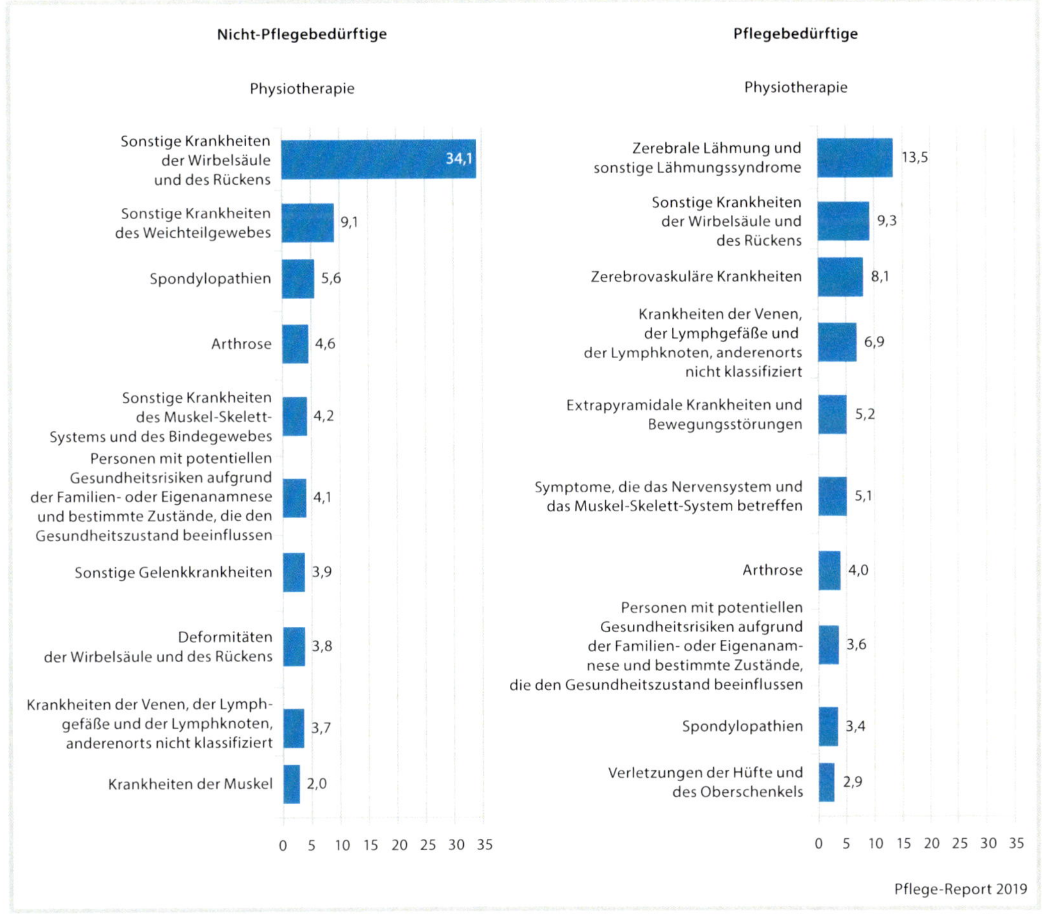

Abb. 20.37 Pflegebedürftige und nicht-pflegebedürftige Physiotherapie- und Ergotherapie-Patienten nach den zehn häufigsten Diagnosen im Durchschnitt der Quartale, in % (2017). (Quelle: AOK-Daten, standardisiert auf die gesetzlich Versicherten (Amtliche Statistik KM 6 2017))

■ ■ Inanspruchnahme ergotherapeutischer Behandlungen nach Versorgungsform und Altersgruppen

Die Differenzierung der ergotherapeutischen Inanspruchnahme nach Versorgungsform und Alter zeigt ein etwas anderes Bild (■ Abb. 20.36): Innerhalb der Altersgruppen der 0- bis 19-Jährigen und bei den über 85-Jährigen dominieren die Inanspruchnahmeraten bei den vollstationär Gepflegten. Allerdings ist dieser Unterschied in den älteren Jahrgängen im Vergleich zu den Pflegebedürftigen mit ambulanten Sach- oder Kombinationsleistungen marginal. In der Gruppe der Pflegebedürftigen im erwerbsfähigem Alter (20 bis 59 Jahre) erhalten Pflegebedürftige mit ambulanten Sach- oder Kombinationsleistungen genauso viele ergotherapeutischen Behandlungen wie vollstationär Gepflegte (jeweils 16,2 %).

■ ■ Diagnosen und physiotherapeutische sowie ergotherapeutische Behandlungen bei Pflegebedürftigen und Nicht-Pflegebedürftigen

■ Abb. 20.37 gibt einen Überblick über die zehn häufigsten Diagnosen in der Physiotherapie und Ergotherapie bei Pflegebedürftigen und Nicht-Pflegebedürftigen. Für knapp ein Drit-

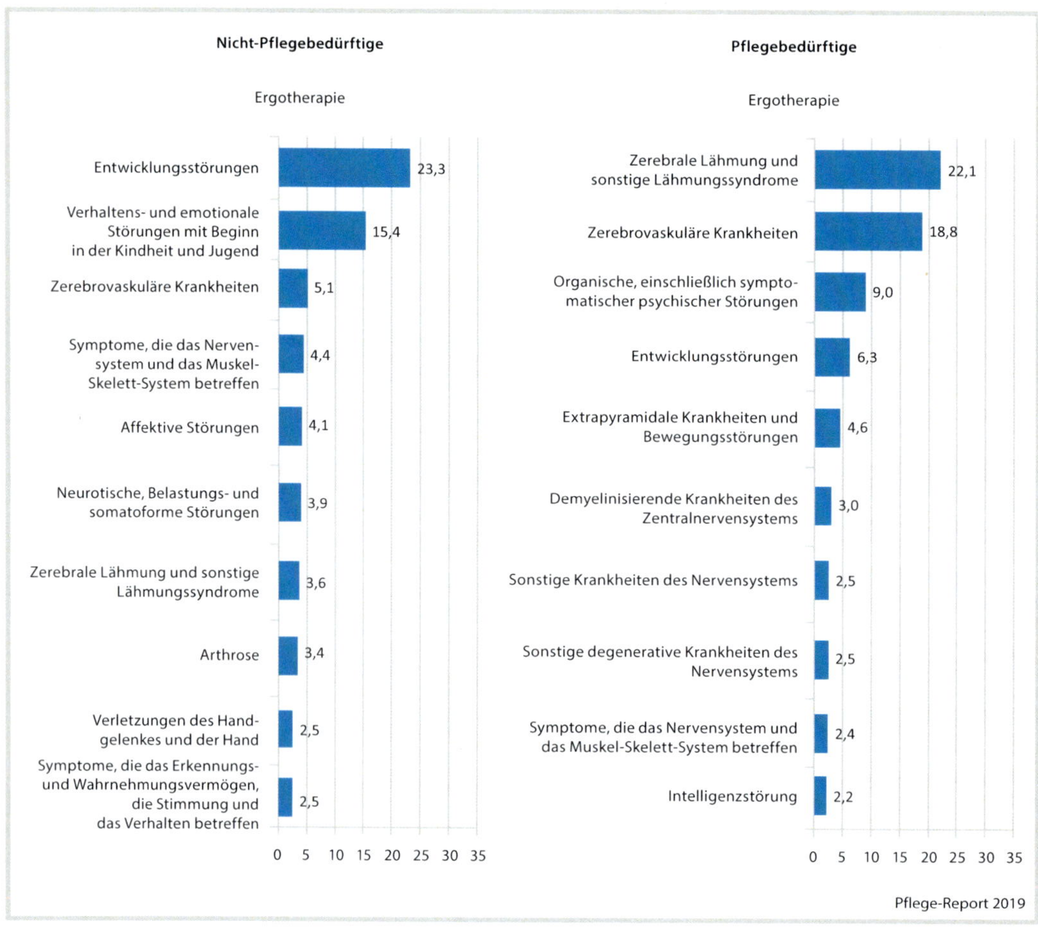

◘ Abb. 20.37 (Fortsetzung)

tel (34,1 %) der nicht-pflegebedürftigen Physiotherapie-Patienten sind „Sonstige Krankheiten der Wirbelsäule und des Rückens" (ICD-M50-M54) der Anlass für die Behandlung. Bei pflegebedürftigen Patienten sind „Zerebrale Lähmungen und sonstige Lähmungssyndrome" (ICD-G80-G83) der häufigste Grund für eine physiotherapeutische und auch für eine ergotherapeutische Behandlung (13,5 % bzw. 22,1 %). Knapp ein Viertel der nicht-pflegebedürftigen Patienten wird aufgrund von Entwicklungsstörungen ergotherapeutisch betreut (23,3 %).

Literatur

AGS (2017) American geriatrics society. Updated beers criteria for potentially inappropriate medication use in older adults. J Am Geriatr Soc 63(11):2227–2246. https://doi.org/10.1111/jgs.13702

Cox et al (2016) Psychotropic drug prescription and the risk of falls in nursing home residents. J Am Med Dir Assoc 17(12):1089–1093

de Mauleon et al (2014) Associated factors with antipsychotic use in long-term institutional care in eight European countries: Results from the RightTimePlaceCare study. J Am Med Dir Assoc 15(11):812–818

Deutsche Gesellschaft für Neurologie (2012) Leitlinien für Diagnostik und Therapie in der Neurologie – Kapitel Schlafstörungen. https://www.awmf.org/uploads/tx_szleitlinien/063-003l_S3_Insomnie-Erwachsene_2018-02.pdf. Zugegriffen: 26. März 2019

DGPPN (2013) S3-Leitlinie Zwangsstörungen. https://www.dgppn.de/_Resources/Persistent/ 29d7ea6c2c635d3626ddaf70eabf31386b9bbda8/ S3-Leitlinie%20Zwangsst%C3%B6rungen %20Langversion%20Endversion%2014%2005 %202013.pdf. Zugegriffen: 25. März 2019

DGPPN (2015) S3-Leitlinie/Nationale Versorgungs- leitlinie: Unipolare Depression – Langfassung 2. Auflage, Version 4: AWMF-Register-Nr.: nvl-005. https://www.dgppn.de/_Resources/Persistent/ d689bf8322a5bf507bcc546eb9d61ca566527f2f/S3- NVL_depression-2aufl-vers5-lang.pdf. Zugegriffen: 26. März 2019

DGPPN (2016) S3-Leitlinie „Demenzen" (Lang- version – 1. Revision, Januar 2016). https://www.dgppn.de/_Resources/Persistent/ ade50e44afc7eb8024e7f65ed3f44e995583c3a0/S3- LL-Demenzen-240116.pdf. Zugegriffen: 26. März 2019

Holt S, Schmiedl S, Thürmann P (2011) Potenziell in- adäquate Medikation für ältere Menschen: Die PRISCUS-Liste (Stand 01.02.2011). http://priscus. net/download/PRISCUS-Liste_PRISCUS-TP3_2011. pdf. Zugegriffen: 25. März 2019

Schaufler J, Telschow C (2016) Arzneimittelverordnun- gen nach Alter und Geschlecht. In: Schwabe U, Paffrath D (Hrsg) Arzneiverordnungs-Report 2016. Springer, Berlin Heidelberg

Sundmacher L, Schüttig W (2015) Which hospitalisations are ambulatory care-sensitive, to what degree, and how could the rates be reduced? Results of a group consensus study in Germany. Health Policy 11:1415– 1423

Weissman JS, Gatsonis C, Epstein AM (1992) Rates of avoi- dable hospitalization by insurance status in Massa- chusetts and Maryland. JAMA 268:2388–2394

Serviceteil

Die Autorinnen und Autoren

Dr. Gertrud M. Ayerle

Martin-Luther-Universität Halle-Wittenberg
Institut für Gesundheits- und Pflegewissenschaft
Halle (Saale)

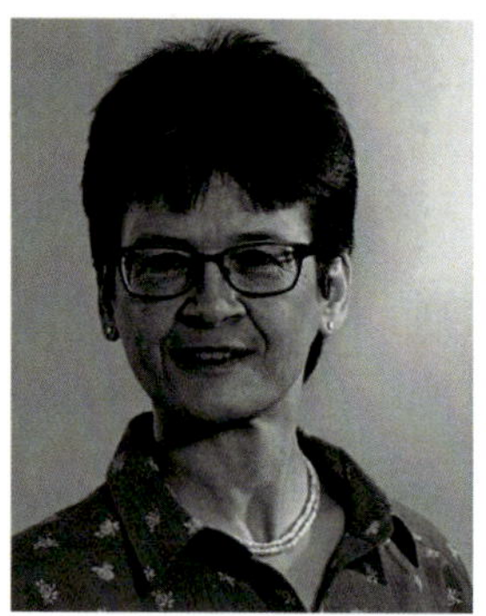

Frau Dr. rer. medic. Gertrud M. Ayerle absolvierte ein Bachelor- und Masterstudium of Science in Nursing an der Catholic University of America (CUA) in Washington DC. Sie ist seit 2006 wissenschaftliche Mitarbeiterin am Institut für Gesundheits- und Pflegewissenschaft der Martin-Luther-Universität Halle-Wittenberg. Von 2012 bis 2016 war sie mit der Konzeption des Bachelor-Studienprogramms „Evidenzbasierte Pflege" der Medizinischen Fakultät befasst, das die Lehre zu heilkundlichen Tätigkeiten integriert.

Ronja Behrend

Charité – Universitätsmedizin Berlin
Dieter Scheffner Fachzentrum für medizinische Hochschullehre
Berlin

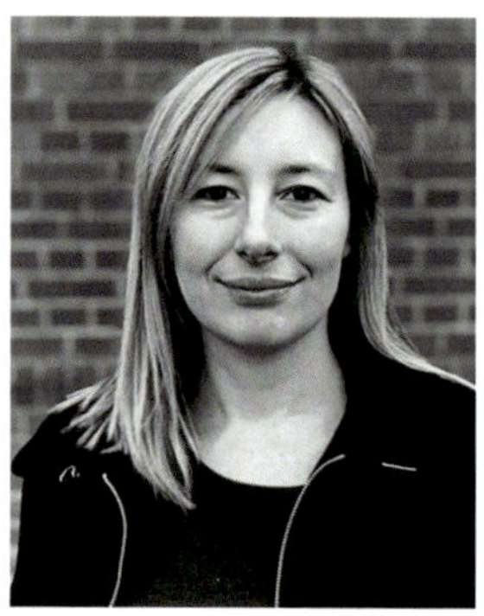

Master Management und Qualitätsentwicklung im Gesundheitswesen und Physiotherapeutin. Seit 2014 wissenschaftliche Mitarbeiterin im Dieter Scheffner Fachzentrum für medizinische Hochschullehre und evidenzbasierte Ausbildungsforschung an der Charité – Universitätsmedizin Berlin mit dem Arbeitsschwerpunkt Interprofessionelle Ausbildung. Davor wissenschaftliche Mitarbeiterin an der Alice Salomon Hochschule Berlin und Studiengangskoordinatorin im Studiengang Physiotherapie an der Fachhochschule Kiel.

Susann Behrendt

Wissenschaftliches Institut der AOK (WIdO)
Berlin

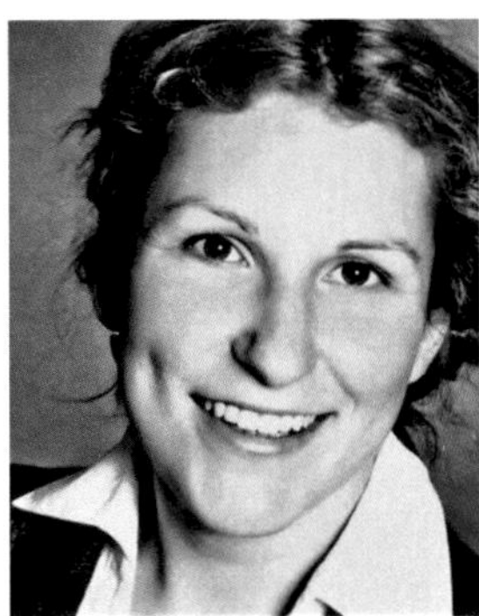

Studium der Kommunikationswissenschaft, Soziologie und Interkulturellen Wirtschaftskommunikation an der Friedrich-Schiller-Universität Jena, der Universidad de Salamanca und der University of Limerick. Wissenschaftliche Tätigkeiten am Europäischen Migrationszentrum, am Statistischen Bundesamt sowie am IGES Institut mit Schwerpunkt Versorgungsforschung, Qualitätsmessung und Sekundärdatenanalysen. Seit Dezember 2017 als wissenschaftliche Mitarbeiterin am WIdO befasst mit Themen rund um die Versorgungsqualität in der Langzeitpflege.

Dr. Stefan Blüher

Charité – Universitätsmedizin Berlin,
Institut für Medizinische Soziologie und Rehabilitationswissenschaft
Berlin

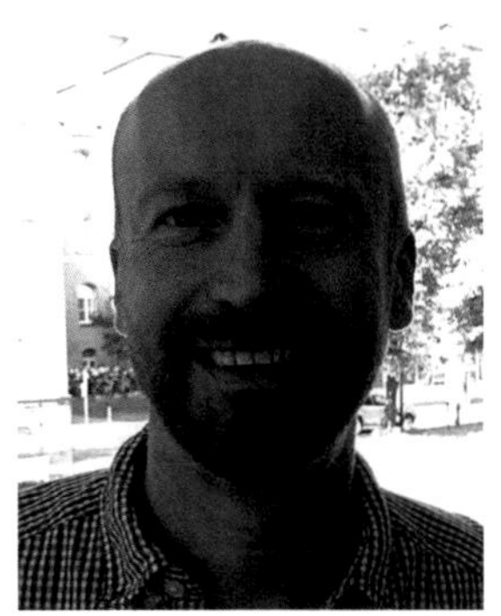

Studium der Sozialwissenschaften an der Universität Erlangen-Nürnberg. 2000–2005 wissenschaftlicher Mitarbeiter am Sozialwissenschaftlichen Forschungszentrum der Universität Erlangen-Nürnberg. Bearbeitung zahlreicher Forschungsprojekte, insbesondere zu gerontologischen Themen. 2004 Promotion. Arbeitsschwerpunkte: Prävention und Gesundheitsförderung; medizinische und pflegerische Versorgung im höheren Lebensalter; Situation pflegender Angehöriger. Seit 2005 wissenschaftlicher Mitarbeiter und seit 2012 Mitglied der Institutsleitung mit geschäftsführenden Aufgaben am Institut für Medizinische Soziologie und Rehabilitationswissenschaft an der Charité – Universitätsmedizin Berlin.

Prof. Dr. Holger Bonin

IZA – Institut zur Zukunft der Arbeit
Bonn

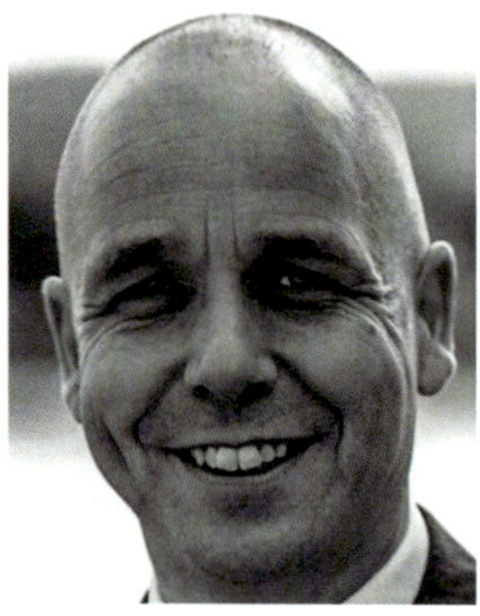

Holger Bonin ist Forschungsdirektor am Institut zur Zukunft der Arbeit (IZA) in Bonn und lehrt als Professor für Volkswirtschaftslehre mit den Schwerpunkten Arbeitsmarkt und Soziale Sicherung an der Universität Kassel. Als angewandter empirischer Forscher beschäftigt er sich bevorzugt mit den volkswirtschaftlichen Auswirkungen demografischer Veränderungen, der Fachkräftesicherung, der Integration schutzbedürftiger Gruppen am Arbeitsmarkt sowie der Wirksamkeit der deutschen Arbeitsmarkt- und Familienpolitik.

Silke Böttcher

Universität Bremen
Institut für Public Health und Pflegeforschung
(IPP)
Bremen

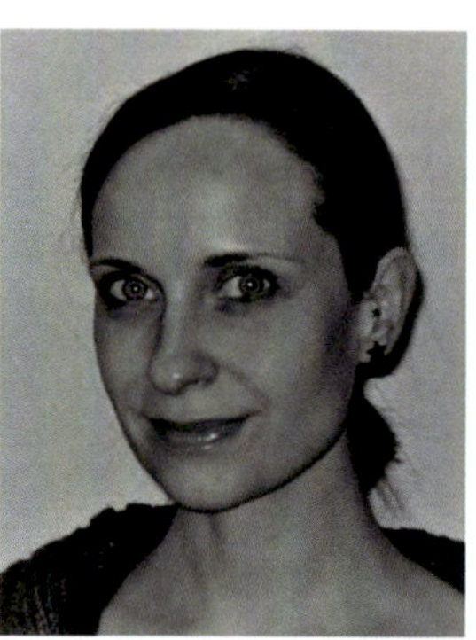

Seit 2018 Wissenschaftliche Mitarbeiterin am Institut für Public Health und Pflegeforschung (IPP) an der Universität Bremen. Von 2011 bis 2018 Wissenschaftliche Mitarbeiterin am Leibniz-Institut für Präventionsforschung und Epidemiologie – BIPS, Bremen. 2005 bis 2010 Public-Health-Studium an der Universität Bremen mit den Schwerpunkten Gesundheitsplanung und Gesundheitsmanagement (B. A.) und Präventionsforschung (M. A.). Davor Ausbildung zur medizinisch-technischen Assistentin (MTA) und Weiterbildung zur Fach-Lehrerin an MTA-Schulen/Medizinpädagogin.

Prof. Dr. Antonio Brettschneider

Technische Hochschule Köln

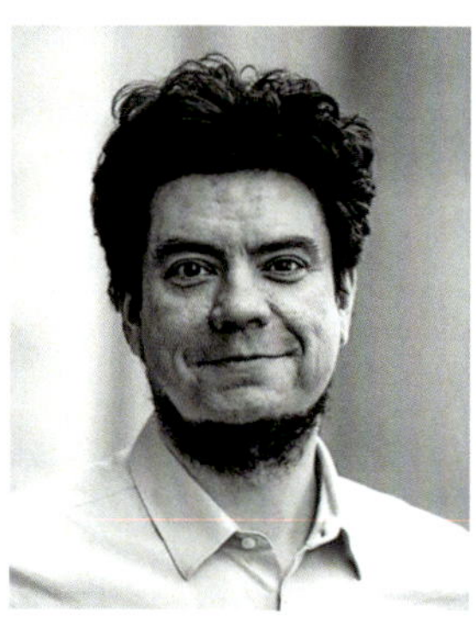

Studium der Soziologie und Politikwissenschaften in Düsseldorf, Promotion 2014 in Jena. 2009 bis 2015 Wissenschaftlicher Mitarbeiter am Institut Arbeit und Qualifikation (IAQ) sowie am Institut für Soziale Arbeit und Sozialpolitik (ISP) an der Universität Duisburg-Essen. 2015 bis 2018 Wissenschaftlicher Referent für Vorbeugende Sozialpolitik am Forschungsinstitut für Gesellschaftliche Weiterentwicklung (FGW) in Düsseldorf. Seit 2018 Professor für Kommunale Sozialpolitik an der Technischen Hochschule Köln. Forschungsschwerpunkte: Kommunale Sozialpolitik, Alterssicherung, (Alters-)Armut, soziale Lebenslaufpolitik.

Prof. Dr. Margit Christiansen

Hochschule Fulda
Fachbereich Pflege und Gesundheit
Fulda

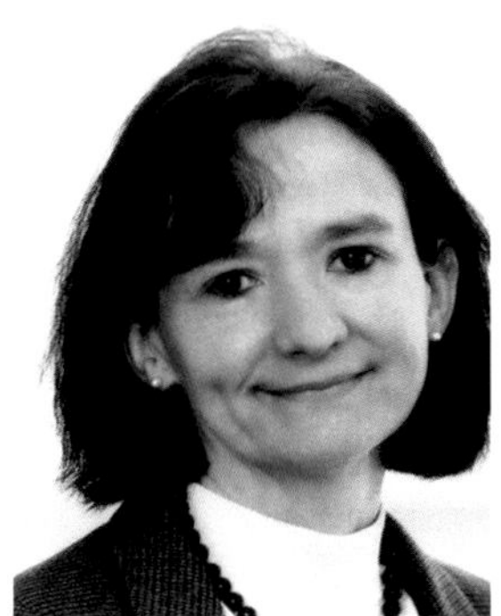

Prof. Dr. Margit Christiansen ist seit 2016 Professorin für Management im Gesundheitswesen mit dem Schwerpunkt Personal im Fachbereich Pflege und Gesundheit an der Hochschule Fulda. Zuvor war sie an der Leibniz-Fachhochschule in Hannover Professorin für Management im Gesundheitswesen. Als promovierte Wirtschaftswissenschaftlerin mit langjähriger Berufserfahrung im Krankenhauscontrolling und examinierte Krankenschwester in der Position der stellvertretenden Stationsleitung liegt ihr heutiger Forschungsschwerpunkt im Personalmanagement und Controlling in Einrichtungen des Gesundheitswesens.

Dr. Michael Drupp

AOK – Die Gesundheitskasse für Niedersachsen
Hannover

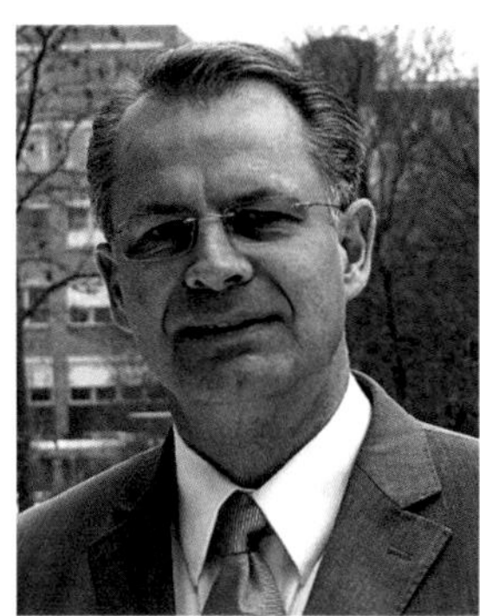

Dr. Michael Drupp studierte Sozialwissenschaften an der Ruhr-Universität in Bochum. Nach Tätigkeiten als wissenschaftlicher Mitarbeiter am dortigen Lehrstuhl für Sozialpolitik und öffentliche Wirtschaft sowie in der Enquete-Kommission „Strukturreform der gesetzlichen Krankenversicherung" beim Deutschen Bundestag war er in verschiedenen Führungsfunktionen beim AOK-Landesverband und der AOK Niedersachsen tätig. Dort ist er als Unternehmensbereichsleiter Betriebliches Gesundheitsmanagement tätig. Seit dem 01.01.2019 leitet er für ein Jahr im Rahmen einer Abordnung das Fachprojekt „BGF in der Pflege" beim AOK-Bundesverband.

Simon Eggert

Charité – Universitätsmedizin Berlin
Institut für Medizinische Soziologie und Reha-
bilitationswissenschaft
Berlin

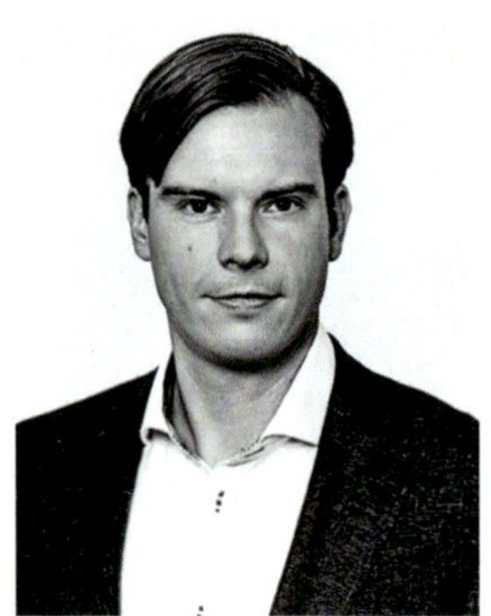

Simon Eggert ist Geistes- und Sozialwissen-
schaftler und hat an der Universität Hamburg
als Magister Artium das Studium abgeschlos-
sen. Von 2009 bis 2014 war er Dozent bei
der Northern Business School, Hamburg. Seit
2010 ist er beim Zentrum für Qualität in der
Pflege (ZQP) und dort Leiter des Bereichs
Analyse. Seit 2014 ist er Gastwissenschaftler
am Institut für Medizinische Soziologie und
Rehabilitationswissenschaft an der Charité –
Universitätsmedizin Berlin.

Dr. Heidi Ehrenreich

University of Georgia
Health Sciences Campus
Athens, GA
USA

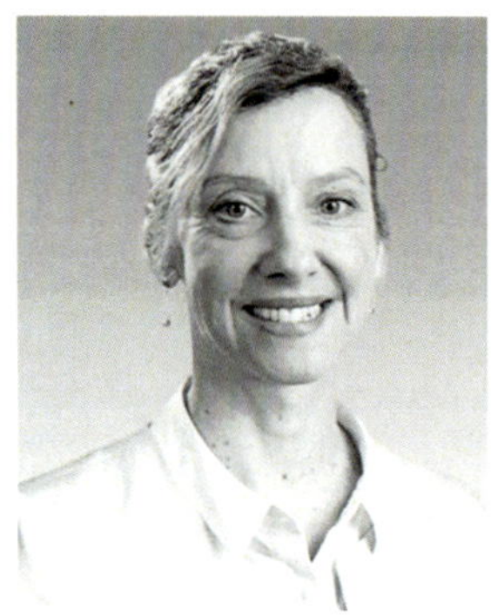

Dr. Heidi Ehrenreich promovierte im Bereich
Gesundheitswissenschaften (Public Health) an
der University of Georgia mit dem Schwerpunkt Health Promotion and Behavior. Sie arbeitete an der Centers for Disease Control and
Prevention (CDC) und als Gesundheitswissenschaftlerin am Harding-Zentrum für Risikokom-
petenz, bei der Stiftung Gesundheitswissen und
im AOK-Bundesverband in Berlin. Zurzeit ist sie
als Dozentin an der University of Georgia tätig.

Prof. Dr. Michael Ewers

Charité – Universitätsmedizin Berlin
Institut für Gesundheits- und Pflegewissenschaft
Berlin

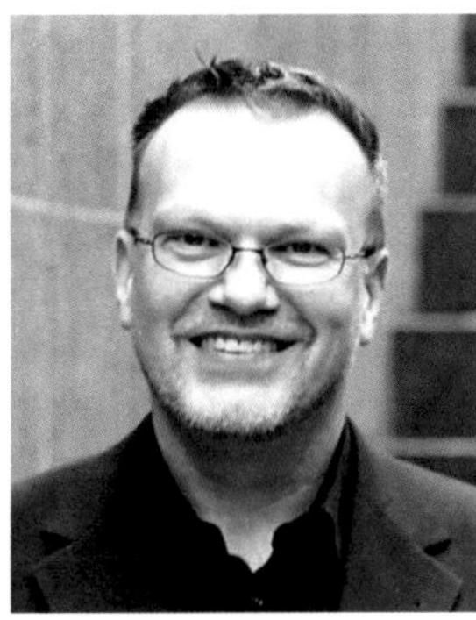

Pflege- und Gesundheitswissenschaftler; seit 2009 Direktor des Instituts für Gesundheits- und Pflegewissenschaft; Universitätsprofessor für Gesundheits- und Pflegewissenschaft und ihre Didaktik; Arbeits- und Forschungsschwerpunkte: Bewältigung schwerer chronischer Krankheit, ambulante Schwerkrankenversorgung (Palliative Care/High-Tech Home Care/Hospital-at-Home), Strategien der Fall- und Versorgungssteuerung (Case Management/Care Management), edukative Aufgaben der Gesundheitsprofessionen (Information, Beratung, Anleitung) sowie deren Qualifikation und Professionalisierung (Interprofessional Education; Klinische Kompetenzentwicklung; Akademisierung).

Mathias Fünfstück

Universität Bremen – SOCIUM
Bremen

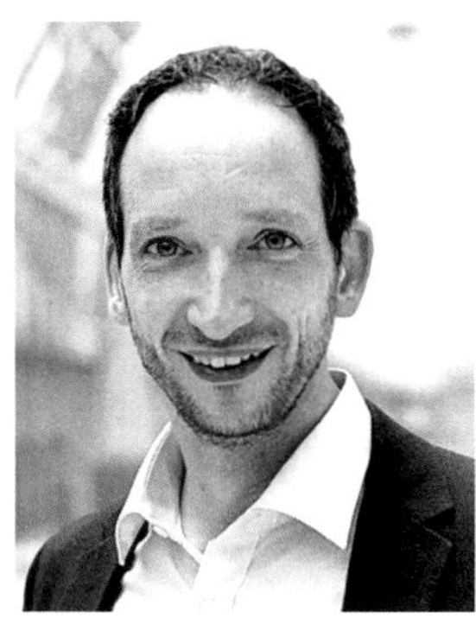

Pflegewissenschaftler und Pflegemanager, Diplom-Pflegewirt (FH), examinierter Gesundheits- und Krankenpfleger. Studium Pflegemanagement und Pflegewissenschaft in Neubrandenburg. Derzeit wissenschaftlicher Mitarbeiter an der Universität Bremen, Partner der „KPG Expert Partnerschaftsgesellschaft" und Lehrbeauftragter an verschiedenen Hochschulen. Aufgabenschwerpunkt: Pflegeversorgungsforschung

Prof. Dr. Stefan Görres

Universität Bremen
Institut für Public Health und Pflegeforschung (IPP)
Bremen

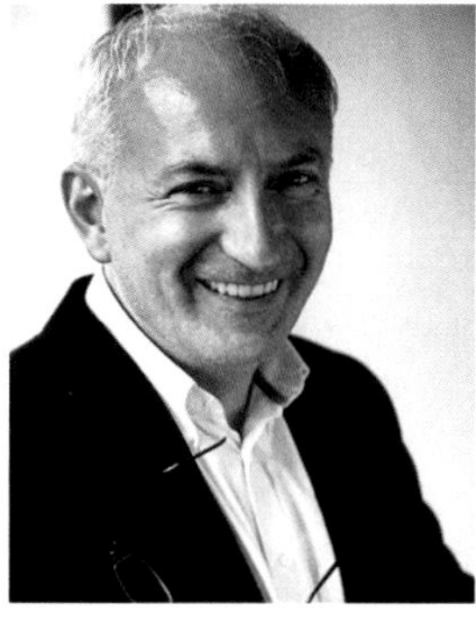

Seit 1994 Professur an der Universität Bremen mit Schwerpunkten in Pflegewissenschaft und Gerontologie. Dekan des Fachbereichs 11, Human- und Gesundheitswissenschaften und Mitglied des Akademischen Senats. Mitglied des Direktoriums des Instituts für Public Health und Pflegeforschung (IPP). Zahlreiche Veröffentlichungen u. a. zu Themen wie Zukunft der Pflege, Professionalisierung von Pflegeberufen, zukünftige Versorgungsstrukturen, Qualitätssicherung und Steuerungsmodellen in der Pflege. Mitherausgeber von wissenschaftlichen Buchreihen. Mitglied in zahlreichen wissenschaftlichen Fachgesellschaften und Jurys sowie in Wissenschaftlichen Beiräten bei Stiftungen und Unternehmen. Gutachten und Beratungen u. a. für Ministerien auf der Bundes- und Landesebene.

Prof. Dr. Stefan Greß

Hochschule Fulda
Fachbereich Pflege und Gesundheit
Fulda

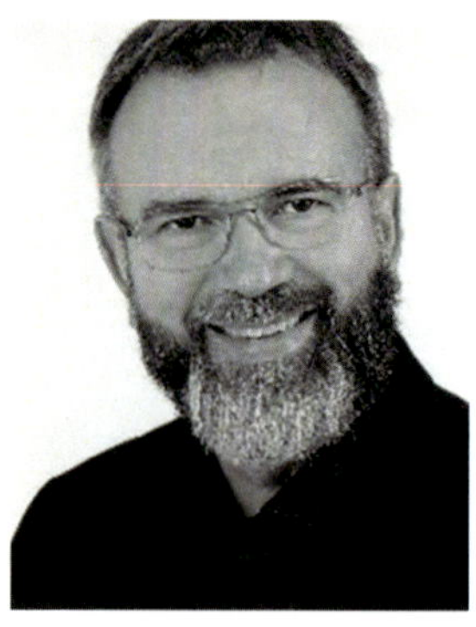

Professor für Versorgungsforschung und Gesundheitsökonomie und Dekan des Fachbereichs Pflege und Gesundheit der Hochschule Fulda. Forschungs- und Publikationsschwerpunkte: Krankenversicherungsökonomie, internationaler Gesundheitssystemvergleich, Gesundheitspolitik und Versorgungsforschung.

Christian Hans

AOK-Bundesverband
Berlin

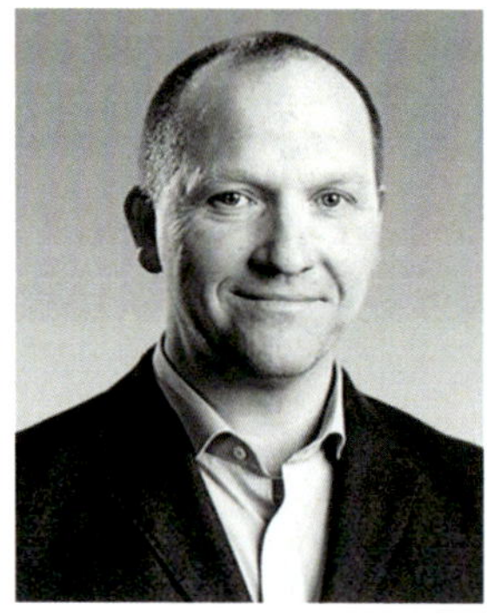

Christian Hans ist ex. Krankenpfleger und Diplom-Politikwissenschaftler. Nach seiner Tätigkeit als Krankenpfleger im Virchow-Klinikum Berlin war er von 2001 bis 2004 bei der Landesarbeitsgemeinschaft für Gesundheitsförderung Berlin und von 2004 bis 2017 als wissenschaftlicher Mitarbeiter der pflegepolitischen Sprecherinnen der bündnisgrünen Bundestagsfraktion tätig. Seit 2017 arbeitet er beim AOK-Bundesverband als Referent Prävention im Projekt QualiPEP.

Dietmar Haun

Wissenschaftliches Institut der AOK (WIdO)
Berlin

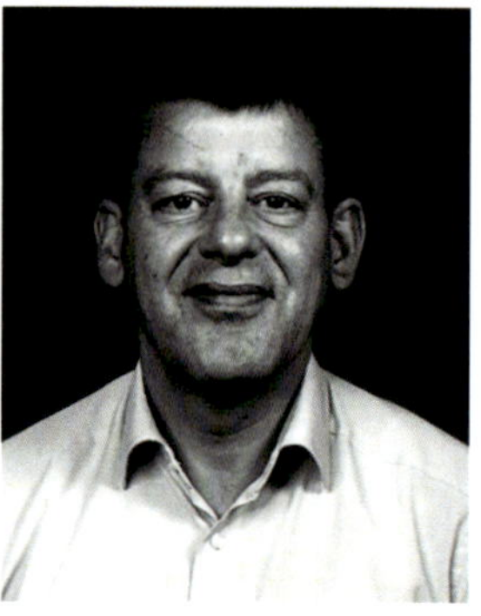

Diplom-Soziologe. Studium an der Universität Mannheim und der Indiana University, Bloomington, USA. Anschließend wissenschaftlicher Mitarbeiter am Lehrstuhl für Methoden der empirischen Sozialforschung und angewandte Soziologie der Universität Mannheim. Seit 2001 für den AOK-Bundesverband, zunächst im Geschäftsbereich Change Management, anschließend als Referent für Risikomanagement im Geschäftsbereich Finanzen tätig. Seit 2012 wissenschaftlicher Mitarbeiter im Forschungsbereich Gesundheitspolitik und Systemanalysen des Wissenschaftlichen Instituts der AOK (WIdO).

Dr. Volker Hielscher

Institut für Sozialforschung und Sozialwirtschaft (iso) e. V.
Saarbrücken

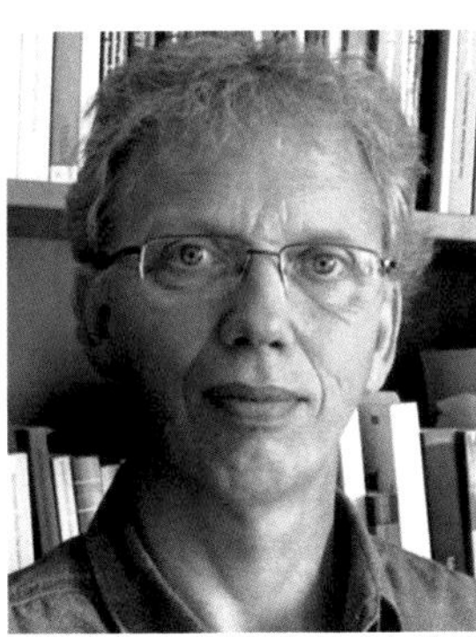

Studium der Sozialwissenschaft, Politikwissenschaft und Psychologie, Promotion an der Universität Bremen. Wissenschaftlicher Mitarbeiter und stellvertretender Geschäftsführer am Institut für Sozialforschung und Sozialwirtschaft (iso) e. V. in Saarbrücken. Forschungsschwerpunkte: Arbeitszeiten und Zeitstrukturwandel, personalpolitische Strategien in Unternehmen, Entwicklung von sozialer Dienstleistungsarbeit.

Prof. Dr. Josef Hilbert

Institut Arbeit und Technik (IAT)
Gelsenkirchen

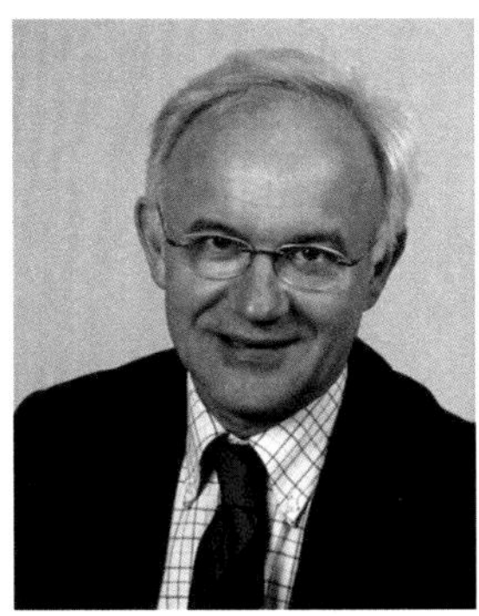

Soziologe und Gesundheitsökonom. Geschäftsführender Direktor des Instituts Arbeit und Technik (IAT) der Westfälischen Hochschule Gelsenkirchen Bocholt Recklinghausen. Honorarprofessor an der Medizinischen Fakultät der Ruhr-Universität Bochum. Vorstand der Initiative Gesundheitswirtschaftsinitiative der Metropole Ruhr, kooptiertes Mitglied der MedEcon-Ruhr und Sprecher des Netzwerks der deutschen Gesundheitsregionen (NDGR e. V.).

Prof. Dr. Klaus Jacobs

Wissenschaftliches Institut der AOK (WIdO)
Berlin

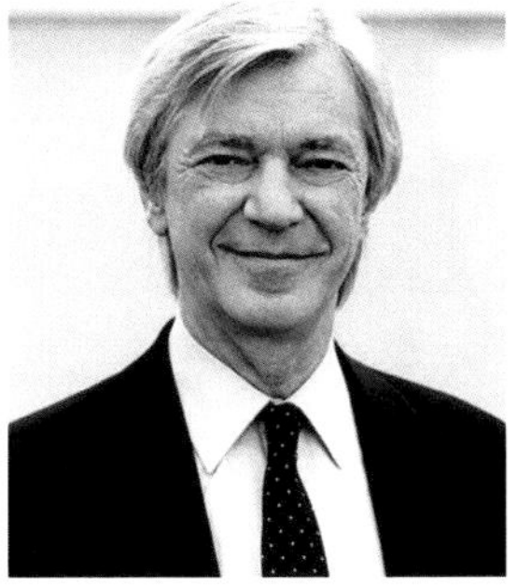

Studium der Volkswirtschaftslehre in Bielefeld. Promotion an der FU Berlin. Von 1981 bis 1987 wissenschaftlicher Mitarbeiter an der FU Berlin und am Wissenschaftszentrum Berlin für Sozialforschung (WZB). Von 1988 bis 2002 Gesundheitsökonom im Institut für Gesundheits- und Sozialforschung (IGES), Berlin. Seit 2002 Geschäftsführer des Wissenschaftlichen Instituts der AOK (WIdO).

Dr. Kathrin Jürchott

Wissenschaftliches Institut der AOK (WIdO)
Berlin

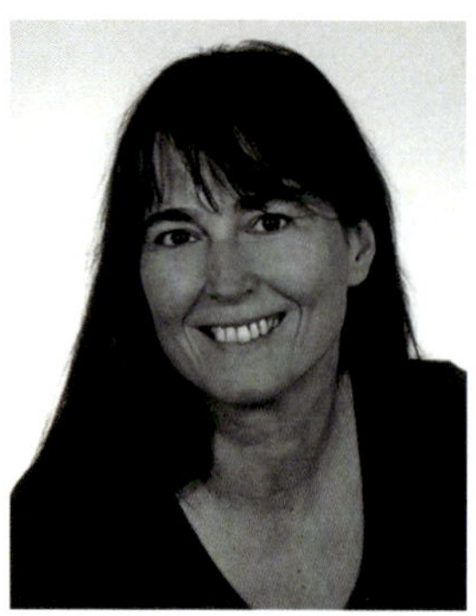

Studium der Biochemie und Molekularbiologie an der Humboldt-Universität zu Berlin. Danach mehrere Jahre in Forschung und Entwicklung tätig in Bereichen der Genomforschung und Bioinformatik. Seit 2013 Mitarbeiterin des Wissenschaftlichen Instituts der AOK (WIdO). Zuständig für Datenbankmanagement und Datenanalyse im Bereich Pflege.

Thomas Kalwitzki

Universität Bremen – SOCIUM
Bremen

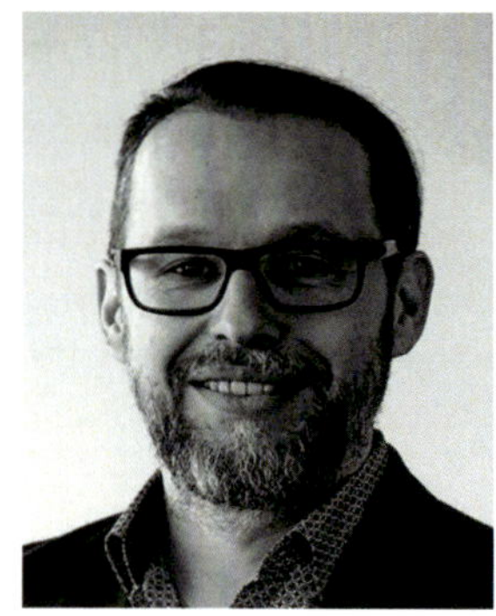

Thomas Kalwitzki ist Diplom-Gerontologe. Er war Mitarbeiter im zentralen Qualitätsmanagement für 16 Einrichtungen der stationären Altenhilfe, Alloheim Senioren-Residenzen AG Düsseldorf, anschließend wissenschaftlicher Mitarbeiter an den Universitäten Oldenburg und Wien. An der Universität Bremen arbeitet er seit 2013 in der Abteilung Gesundheit, Pflege und Alterssicherung des SOCIUM. Er war maßgeblich am Projekt Reha XI – Erkennen rehabilitativer Bedarfe in der Pflegebegutachtung des MDK; Evaluation und Umsetzung und der Evaluation des PNG und PSG I beteiligt. Aktuell liegen seine Arbeitsschwerpunkte in der alternativen Ausgestaltung der Pflegeversicherung als Vollversicherung mit Eigenanteilssockel und in der Ausarbeitung eines einheitlichen Instruments zur Personalbemessung in der Langzeitpflege.

Dr. Sabine Kirchen-Peters

Institut für Sozialforschung und Sozialwirtschaft (*iso*) e. V.
Saarbrücken

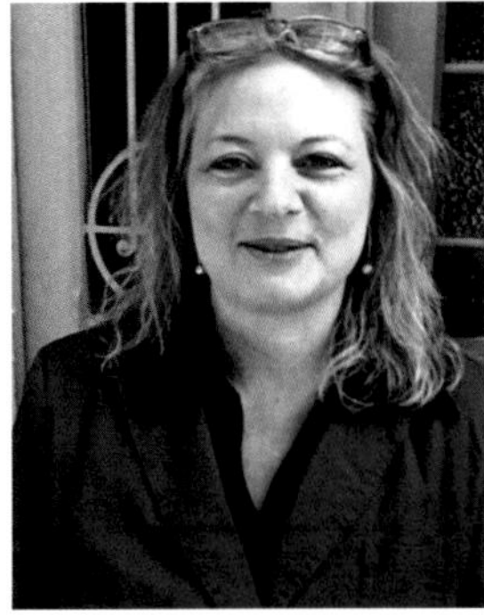

Studium der Soziologie, der Sozialpsychologie und des Sozialrechts an der Universität des Saarlandes sowie Promotion an der Medizinischen Fakultät der Charité zu Berlin. Seit 1993 wissenschaftliche Mitarbeiterin am Institut für Sozialforschung und Sozialwirtschaft (*iso*) e. V. Forschungs- und Publikationsschwerpunkte: Behandlungs- und Versorgungsstrukturen für alte und demenzkranke Menschen, Arbeitsbedingungen und Arbeitsstrukturen in Pflegeeinrichtungen und Krankenhäusern.

Jürgen Klauber

Wissenschaftliches Institut der AOK (WIdO)
Berlin

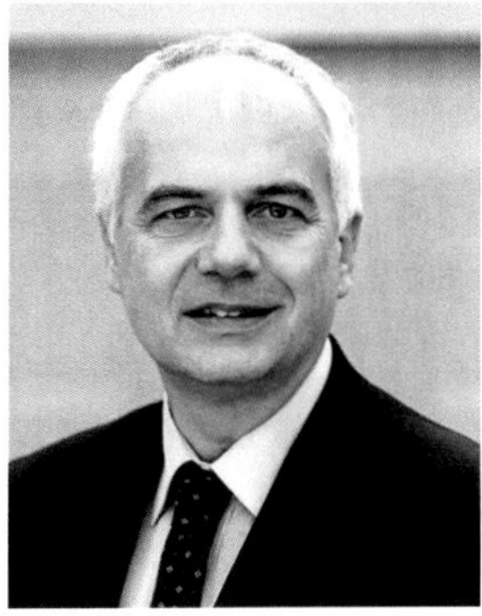

Studium der Mathematik, Sozialwissenschaften und Psychologie in Aachen und Bonn. Seit 1990 im Wissenschaftlichen Institut der AOK (WIdO) tätig. Von 1992 bis 1996 Leitung des Projekts GKV-Arzneimittelindex im WIdO, von 1997 bis 1998 Leitung des Referats Marktanalysen im AOK-Bundesverband. Ab 1998 stellvertretender Institutsleiter und ab 2000 Leiter des WIdO. Inhaltliche Tätigkeitsschwerpunkte: Themen des Arzneimittelmarktes und stationäre Versorgung.

Dr. Kai Kolpatzik

AOK-Bundesverband
Berlin

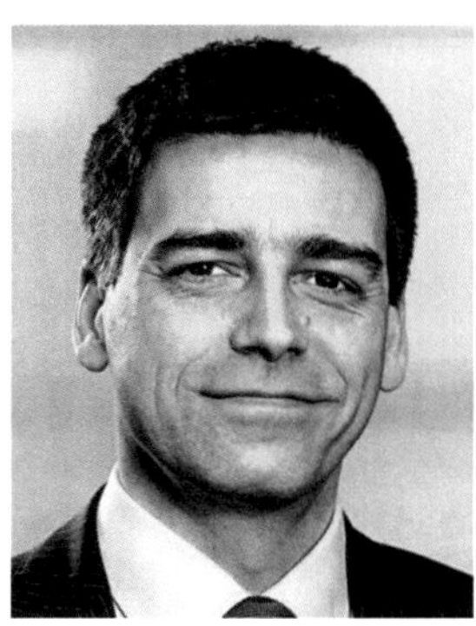

Dr. med. Kai Kolpatzik, MPH, EMPH, ist Arzt und Gesundheitswissenschaftler und arbeitete als Assistenzarzt in der Chirurgie in Krankenhäusern in Freiburg und am Bodensee. Stationen in der Gesundheitswissenschaft waren die Universität Bielefeld und die Weltgesundheitsorganisation (WHO) in Genf, bevor er 2004 seine Tätigkeit im AOK-Bundesverband aufnahm. Seit 2009 leitet er die Abteilung Prävention im AOK-Bundesverband.

Dr. Elisabeth Krupp

Institut für Sozialforschung und Sozialwirtschaft (*iso*) e. V.
Saarbrücken

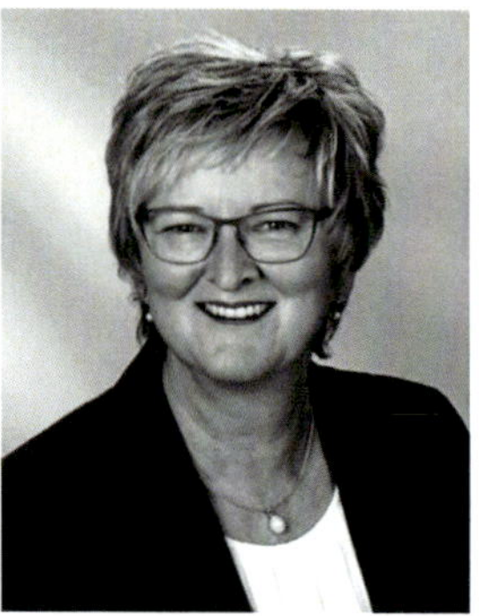

Gesundheits- und Krankenpflegerin, Studium des Pflegemanagements an der Hamburger Fern-Hochschule, Studium der Pflegewissenschaft und Promotion an der Philosophisch-Theologischen Hochschule Vallendar. Mehrere Jahre wissenschaftliche Mitarbeiterin in der Abteilung für Pflegewissenschaft an der Universität Trier. Seit 2018 wissenschaftliche Mitarbeiterin am Institut für Sozialforschung und Sozialwirtschaft (*iso*) e. V. in Saarbrücken. Forschungsschwerpunkte: pflegerische Einschätzungsinstrumente, Versorgungsqualität in der ambulanten Pflege, innovative Versorgungskonzepte für Menschen mit Demenz, Gesundheitsförderung.

Prof. Dr. Adelheid Kuhlmey

Charité – Universitätsmedizin Berlin
Prodekanat für Studium und Lehre
Berlin

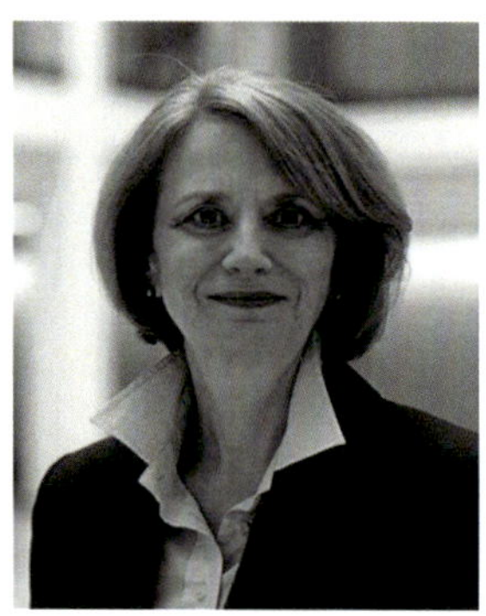

Seit 2012 Wissenschaftliche Direktorin des Centrums für Human- und Gesundheitswissenschaften der Charité-Universitätsmedizin Berlin. Seit 2002 Leiterin des Instituts für Medizinische Soziologie an diesem CharitéCentrum. Davor Professorin für Soziale Gerontologie und Medizinsoziologie an den Hochschulen Neubrandenburg und Braunschweig-Wolfenbüttel. Wissenschaftliche Arbeitsschwerpunkte: Alter und Altern, Gesundheitsentwicklung einer älter werdenden Bevölkerung und medizinische sowie pflegerische Versorgung. Seit Mai 2014 Prodekanin für Studium und Lehre der Charité – Universitätsmedizin Berlin.

PD Dr. Gero Langer

Martin-Luther-Universität Halle-Wittenberg
Institut für Gesundheits- und Pflegewissenschaft
Halle (Saale)

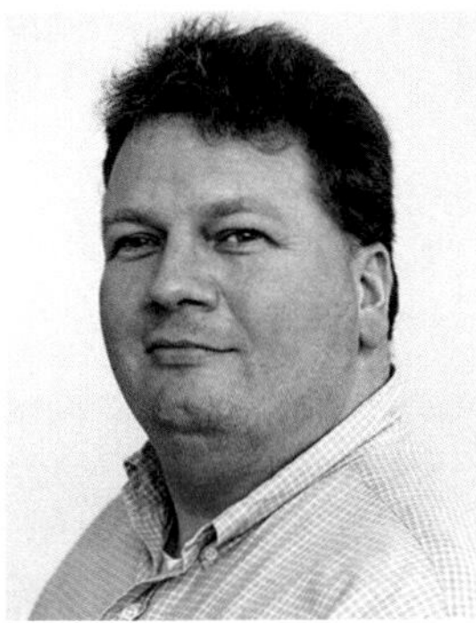

PD Dr. rer. medic. Gero Langer, Diplom Pflege- und Gesundheitswissenschaftler, Krankenpfleger. Gründungsmitglied und Koordinator des German Center for Evidence-based Nursing „sapere aude". Wissenschaftlicher Mitarbeiter am Institut für Gesundheits- und Pflegewissenschaften an der Medizinischen Fakultät der Martin-Luther-Universität Halle-Wittenberg, Studienfachberater und Koordinator des Bachelor-Studiengangs „Evidenzbasierte Pflege". http://www.gero-langer.de/

Dr. Yvonne Lehmann

Charité – Universitätsmedizin Berlin
Institut für Gesundheits- und Pflegewissenschaft
Berlin

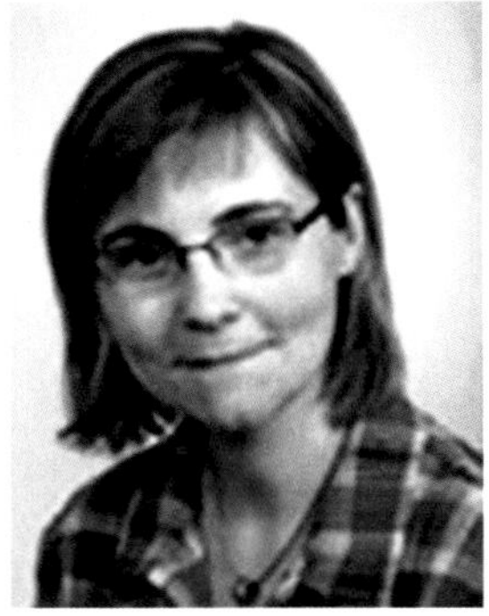

Krankenschwester, Studium der Pflege- und Gesundheitswissenschaft. Seit 2012 wissenschaftliche Mitarbeiterin am Institut für Gesundheits- und Pflegewissenschaft der Charité – Universitätsmedizin. Arbeitsschwerpunkte: Qualifizierung in Pflege- und anderen Gesundheitsberufen, technik- und pflegeintensive Langzeitversorgung

Dr. Asja Maaz

Charité – Universitätsmedizin Berlin
Dieter Scheffner Fachzentrum für medizinische Hochschullehre
Berlin

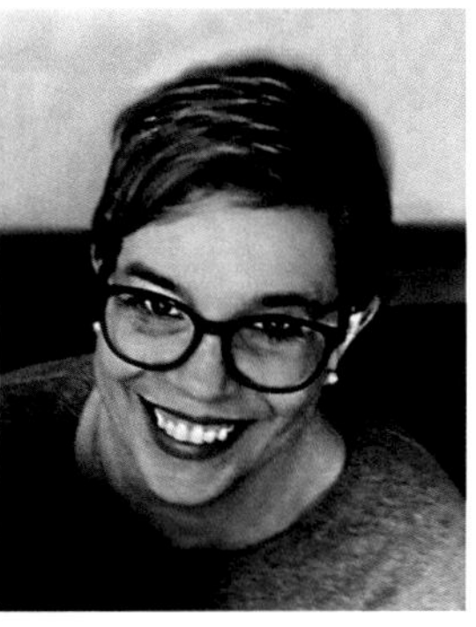

Asja Maaz, Dr. rer. medic, stellvertretende Leiterin des Dieter Scheffner Fachzentrums für medizinische Hochschullehre und evidenzbasierte Ausbildungsforschung an der Charité – Universitätsmedizin Berlin. Leiterin der Abteilung für Ausbildungsforschung. Ehemalige stellvertretende Leiterin der Projektsteuerung zur Entwicklung des Modellstudiengangs Medizin. Studium der Psychologie an der Freien Universität Berlin, Ausbildung zur Psychologischen Psychotherapeutin (tiefenpsychologische Psychotherapie). Schwerpunkte: Curriculumsentwicklung, Projektmanagement, Change Management, Ausbildungsforschung.

Dr. Sebastian Merkel, M. A.

Institut Arbeit und Technik (IAT)
Gelsenkirchen

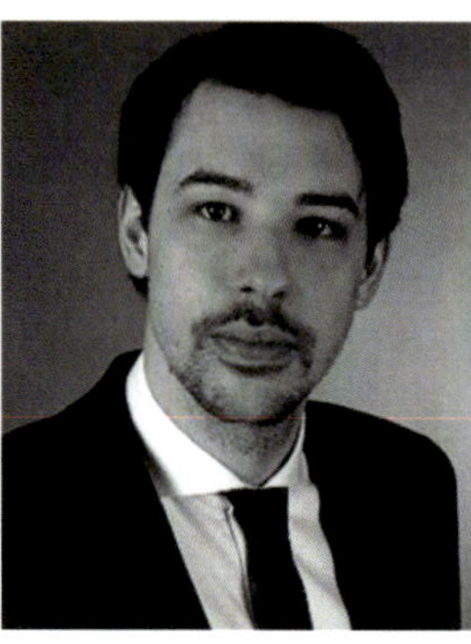

Studium der Sozial- und Politikwissenschaft, seit 2010 beim Institut Arbeit und Technik (IAT) der Westfälischen Hochschule im Forschungsschwerpunkt „Gesundheitswirtschaft und Lebensqualität" tätig. Forschungs- und Arbeitsschwerpunkte u. a. zur Techniknutzung im Alter und Herausforderungen und Hindernissen bei der Implementation und Verbreitung von Technik.

Prof. Dr. Gabriele Meyer

Martin-Luther-Universität Halle-Wittenberg
Institut für Gesundheits- und Pflegewissenschaft
Halle (Saale)

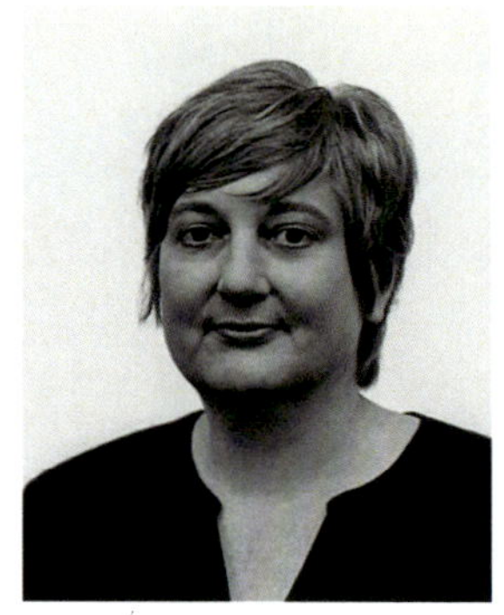

Gabriele Meyer leitet das Institut für Gesundheits- und Pflegewissenschaft an der Medizinischen Fakultät der Martin-Luther-Universität Halle-Wittenberg. Ihr vordringliches wissenschaftliches Interesse liegt in der Entwicklung und Evaluation von komplexen Pflegeinterventionen, die Pflegequalität steigern möchten und auf die Teilhabe, Lebensqualität und Funktionsfähigkeit von Pflegebedürftigen ausgerichtet sind.

Markus Meyer

Wissenschaftliches Institut der AOK (WIdO)
Berlin

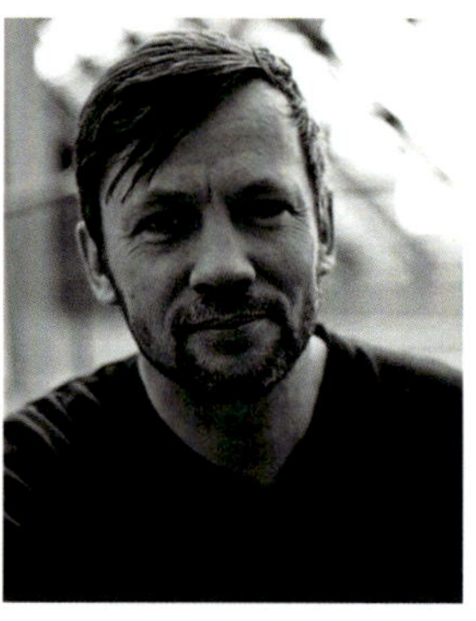

Diplom-Sozialwissenschaftler. Berufliche Stationen: Team Gesundheit der Gesellschaft für Gesundheitsmanagement mbH, BKK Bundesverband und spectrum|K GmbH. Tätigkeiten in den Bereichen Betriebliche Gesundheitsförderung, Datenmanagement und IT-Projekte. Seit 2010 wissenschaftlicher Mitarbeiter im Wissenschaftlichen Institut der AOK (WIdO), Forschungsbereich Betriebliche Gesundheitsförderung, Heilmittel und ambulante Bedarfsplanung; Projektleiter Forschungsbereich Betriebliche Gesundheitsförderung. Arbeitsschwerpunkte: Fehlzeitenanalysen, betriebliche und branchenbezogene Gesundheitsberichterstattung.

Prof. Dr. Gerhard Naegele

Ökonom und Gerontologe, emeritierter Inhaber des Lehrstuhls für Soziale Gerontologie an der TU Dortmund und bis 2017 Direktor des Instituts für Gerontologie an der TU Dortmund.

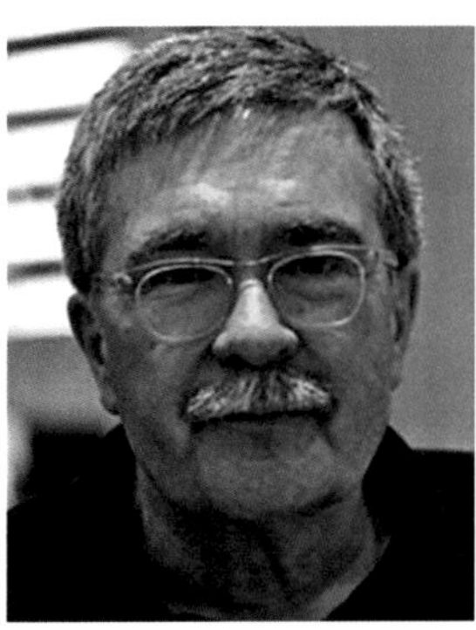

Dr. Johanna Nordheim

Charité – Universitätsmedizin Berlin
Institut für Medizinische Soziologie und Rehabilitationswissenschaft
Berlin

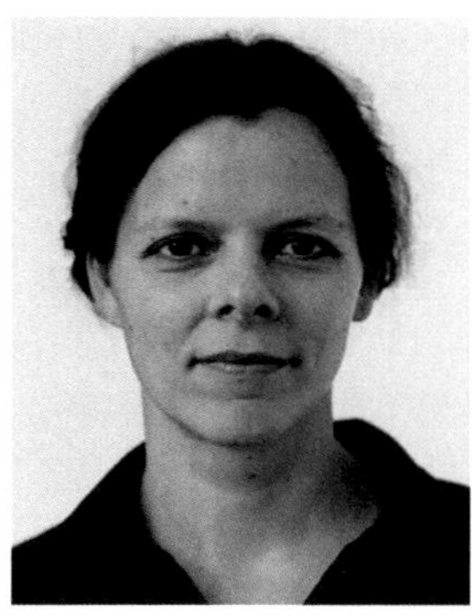

Dr. rer. medic. Johanna Nordheim, Diplom-Psychologin, Krankenschwester, seit 2008 Wissenschaftliche Mitarbeiterin am Institut für Medizinische Soziologie und Rehabilitationswissenschaft der Charité – Universitätsmedizin Berlin. Projektleitung verschiedener Interventionsstudien zu nichtmedikamentösen Therapien bei Demenz, seit 2013 mit dem Schwerpunkt technologische Unterstützung von Menschen mit Demenz, Pflegenden und Angehörigen. Arbeits- und Forschungsschwerpunkte: Versorgungsforschung (insbesondere gesundheitliche Versorgung alter Menschen), nichtpharmakologische Therapien bei Demenz, Krankheitsbewältigung bei Krebspatienten, qualitative Forschungsmethoden.

Prof. Dr. Harm Peters, MHPE

Charité – Universitätsmedizin Berlin
Dieter Scheffner Fachzentrum für medizinische Hochschullehre
Berlin

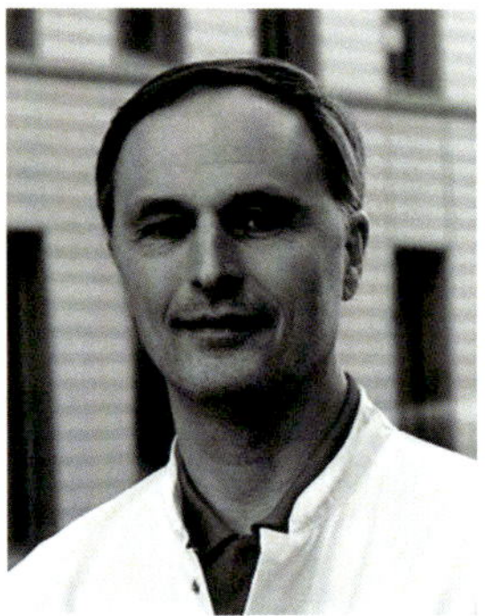

Harm Peters ist Professor für Curriculumsentwicklung, Professionalisierung der Lehrenden und Ausbildungsforschung an der Charité – Universitätsmedizin Berlin. Hier leitet er das Dieter Scheffner Fachzentrum für medizinische Hochschullehre und evidenzbasierte Ausbildungsforschung. Er ist Master of Health Profession Education (MHPE Maastricht) und praktizierender Arzt für Innere Medizin und Nephrologie.

Prof. Dr. Heinz Rothgang

Universität Bremen – SOCIUM
Bremen

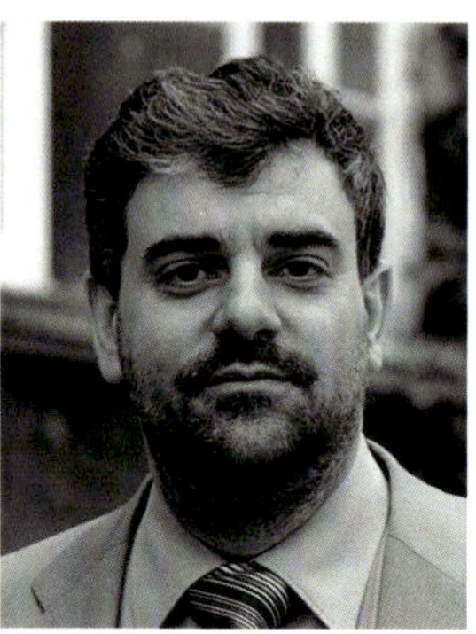

Studium der Volkswirtschaftslehre und Politikwissenschaft in Köln und an der University of Sussex, Diplom und Promotion an der Universität Köln, Habilitation an der Universität Bremen. 2004–2005 Professur für Gesundheitsökonomie und Versorgungsforschung an der Hochschule Fulda, seit 2005 ordentlicher Professor an der Universität Bremen. Seit 2006 Leiter der Abteilung Gesundheitsökonomie, Gesundheitspolitik und Versorgungsforschung am Zentrum für Sozialpolitik bzw. seit dessen Fusion zum SOCIUM Forschungszentrum Ungleichheit und Sozialpolitik Leiter der Abteilung Gesundheit, Pflege und Alterssicherung. 2003–2014 Teilprojektleiter im DFG-Sonderforschungsbereich „Staatlichkeit im Wandel" und 2004–2011 im vom BMBF geförderten Pflegeforschungsverbund Nord. „Field Chair" der im Rahmen der Exzellenzinitiative geförderten Bremen International Graduate School of Social Sciences (BIGSSS), Mitglied im Wissenschaftlichen Beirat des WIdO, des Leibniz-Instituts für Präventionsforschung und Epidemiologie (BIPS) und seit 2006 Mitglied im Beirat des BMG zur Überprüfung, Ausgestaltung bzw. Einführung des Neuen Pflegebedürftigkeitsbegriffs.

Dr. Rolf Schmucker

Institut DGB-Index Gute Arbeit
Berlin

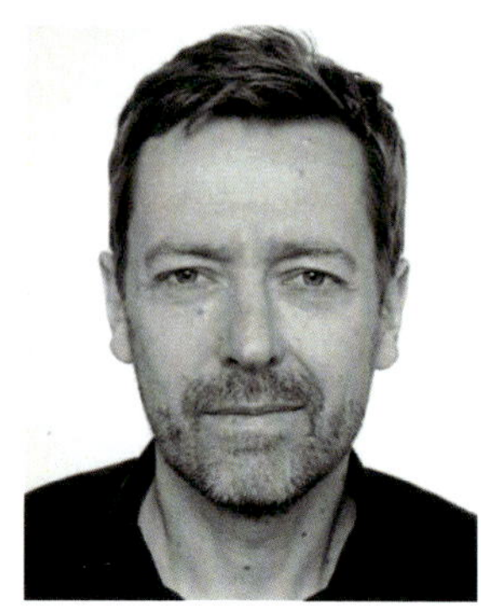

Studium der Politikwissenschaft an der Philipps-Universität Marburg/Lahn. Wissenschaftlicher Mitarbeiter am Institut für Medizinische Soziologie der Goethe-Universität-Frankfurt/Main (2001–2010) und der Fakultät für Gesundheitswissenschaften der Universität Bielefeld (2010–2013). Seit 2014 Leiter des Instituts DGB-Index Gute Arbeit.

Lisa Schumski

Universität Bremen
Institut für Public Health und Pflegeforschung (IPP)
Bremen

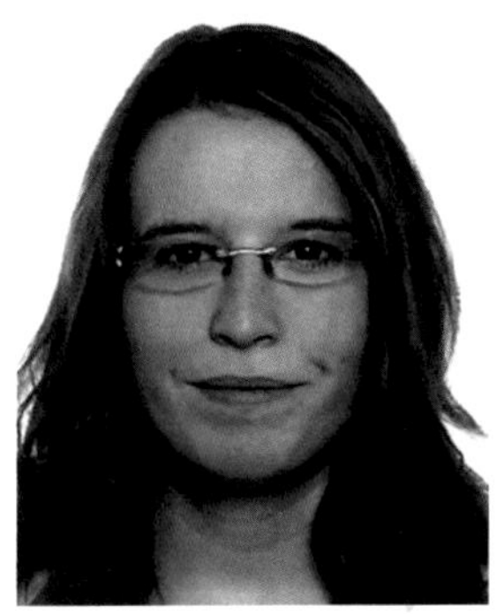

Seit 2017 Wissenschaftliche Mitarbeiterin am Institut für Public Health und Pflegeforschung (IPP). Davor allgemeine Versorgungstätigkeiten als Pflegehelferin in der stationären Altenpflege und im Projektmanagement und Öffentlichkeitsarbeit bei Gesundheitswirtschaft Nordwest e. V. Seit 2013 Polysomnologische Tätigkeiten (Diagnostik und Therapie) im Schlaflabor Bremen. 2016 Abschluss Master of Arts der Gesundheitswissenschaften mit dem Schwerpunkt Gesundheitsökonomie und Versorgungsforschung und 2012 Bachelor of Arts der Gesundheitswissenschaften/Public Health an der Universität Bremen.

Dr. Antje Schwinger

Wissenschaftliches Institut der AOK (WIdO)
Berlin

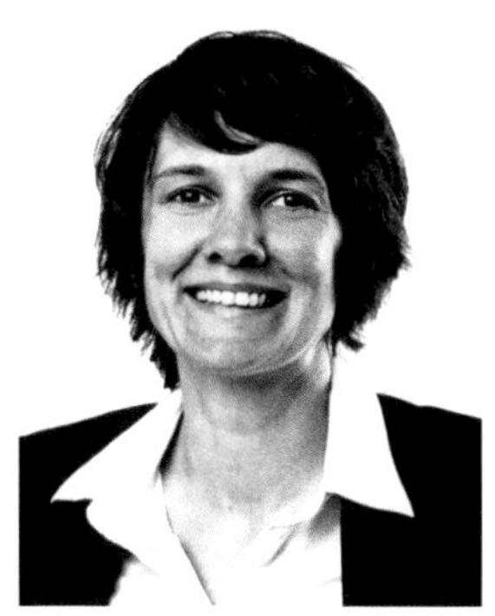

Pflegestudium an der Napier University Edinburgh und Studium der Gesundheitsökonomie an der Universität zu Köln. Nach Tätigkeiten im Wissenschaftlichen Institut der AOK (WIdO) und im AOK-Bundesverband mehrere Jahre am IGES Institut tätig mit den Themenschwerpunkten vertragsärztliche Vergütung und Pflegeforschung. Leitung des Forschungsbereichs Pflege im WIdO. 2017 Abschluss der Promotion an der Universität Bremen zum Thema Pflegekammern.

Prof. Dr. Stefan Sell

Hochschule Koblenz
Campus Remagen
Fachbereich Wirtschafts- und Sozialwissenschaften
Remagen

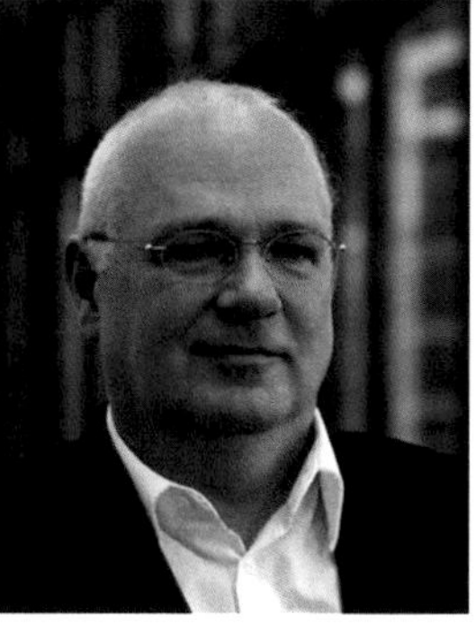

Professor für Volkswirtschaftslehre, Sozialpolitik und Sozialwissenschaften und Direktor des Instituts für Sozialpolitik und Arbeitsmarktforschung (ISAM) der Hochschule Koblenz. Stefan Sell bloggt zu sozialpolitischen Thema auf der Seite „Aktuelle Sozialpolitik" (www.aktuelle-sozialpolitik.de)

Dr. Maria Sepke

Charité – Universitätsmedizin Berlin
Dieter Scheffner Fachzentrum für medizinische Hochschullehre
Berlin

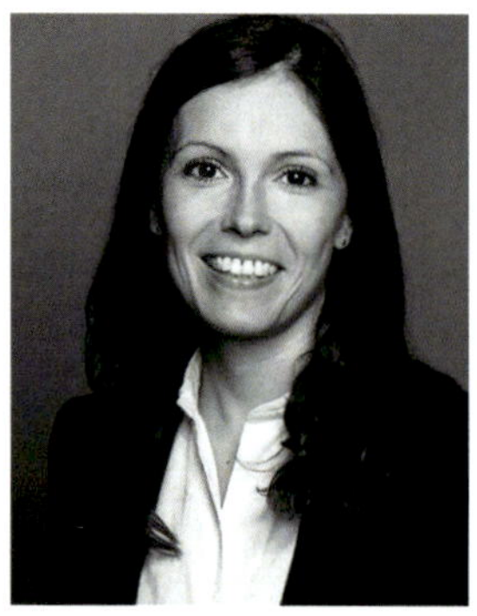

Maria Sepke, Psychologin und Ergotherapeutin. Seit 2018 wissenschaftliche Mitarbeiterin der Hochschuldidaktik im Dieter Scheffner Fachzentrum für medizinische Hochschullehre und evidenzbasierte Ausbildungsforschung der Charité – Universitätsmedizin Berlin. Davor wissenschaftliche Mitarbeiterin im Funktionsbereich der Psychosomatik des Deutschen Herzzentrums Berlin mit dem Forschungsschwerpunkt Herztransplantation. Ehemalige Leiterin der Weiterentwicklung des Master of Science Klinische Psychologie am Steinbeis-Transfer-Institut Medical Psychology Berlin.

Prof. Dr. Lukas Slotala

Hochschule Würzburg-Schweinfurt
Fakultät für Sozialwissenschaften
Würzburg

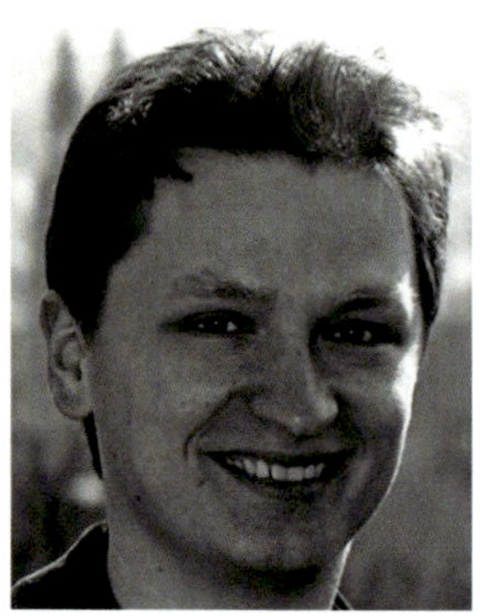

Studium der Pflege und Public Health an der Hochschule Fulda und Universität Bielefeld. Promotion an der Bielefelder Fakultät für Gesundheitswissenschaften. Ehemaliger wissenschaftlicher Mitarbeiter am Institut für Pflege- und Gesundheitswissenschaft der Charité Berlin und Fachdezernent für Pflegeberufe am Regierungspräsidium Darmstadt. Seit 2018 Professor für Gesundheitswissenschaften an der Hochschule Würzburg.

Susanne Sollmann

Wissenschaftliches Institut der AOK (WIdO)
Rosenthaler Straße 31
10178 Berlin

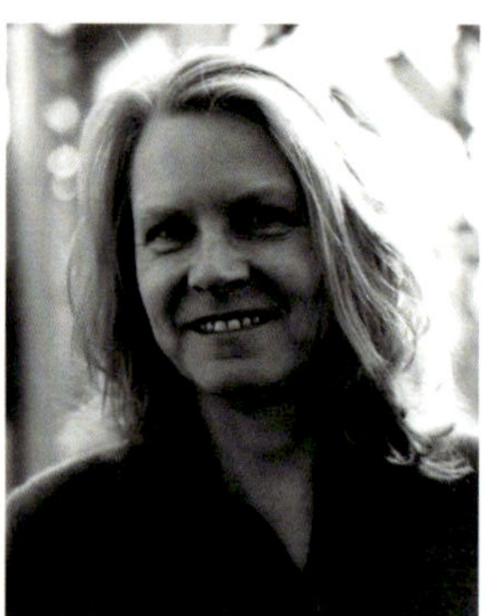

Susanne Sollmann studierte Anglistik und Kunsterziehung an der Rheinischen Friedrich-Wilhelms-Universität Bonn und am Goldsmiths College, University of London. Von 1986 bis 1988 war sie wissenschaftliche Hilfskraft am Institut für Informatik der Universität Bonn. Seit 1989 ist sie im Wissenschaftlichen Institut der AOK (WIdO) tätig, u. a im Projekt Krankenhausbetriebsvergleich und im Forschungsbereich Krankenhaus. Verantwortlich für das Lektorat des Pflege-Reports.

Prof. Dr. Klaus Stegmüller †

Hochschule Fulda

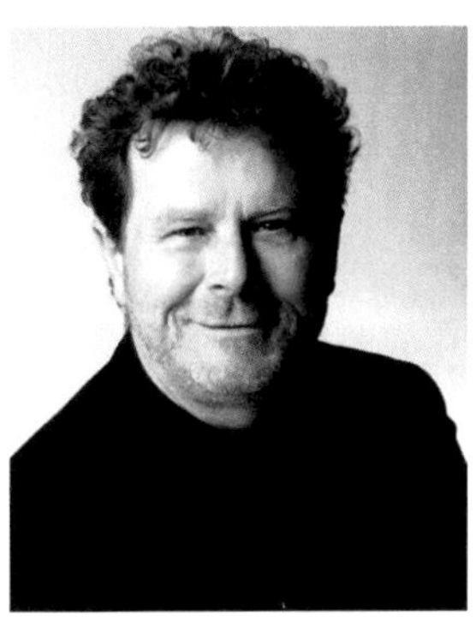

Diplompolitologe und Medizinsoziologe. Ab 1999 Hochschullehrer an der Hochschule Fulda, dort am Fachbereich Pflege und Gesundheit Leiter des Bereichs Organisatorische und institutionelle Bedingungen der Pflege. Arbeitsschwerpunkte: Gesundheits- und Pflegepolitik, Public-Health-Strategien, Gesundheitsförderung in Settings. Mitherausgeber und Redakteur des Jahrbuchs für Kritische Medizin und Gesundheitswissenschaften, Argument Verlag Hamburg.

Dr. Miriam Ströing

AOK-Bundesverband
Berlin

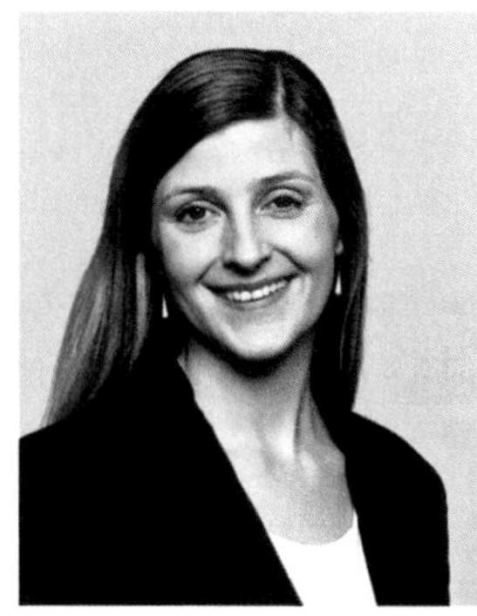

Nach Ihrem Studium der Soziologie, Psychologie und Wirtschaftspolitik (Westfälische Wilhems-Universität Münster) war Dr. Miriam Ströing u. a. als wissenschaftliche Mitarbeiterin an der Universität Potsdam tätig. Die promovierte Soziologin hat mehrere sozialwissenschaftliche Forschungsprojekte durchgeführt und arbeitet heute als Referentin Prävention beim AOK-Bundesverband im Projekt QualiPEP.

Dr. Ralf Suhr

Zentrum für Qualität in der Pflege
Reinhardstraße 45
10117 Berlin

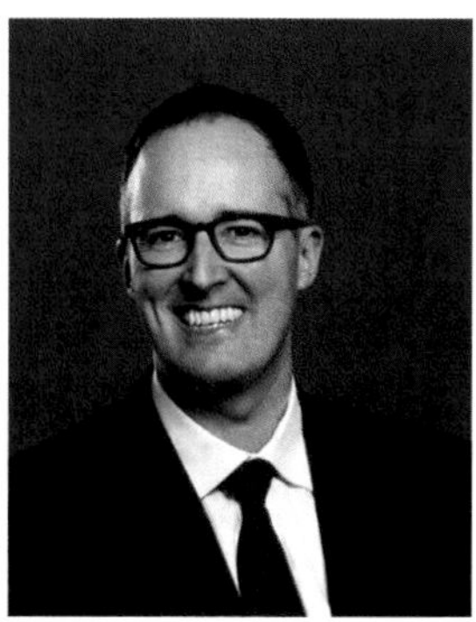

Seit 2009 Vorstandsvorsitzender der von der PKV errichteten gemeinnützigen Stiftung Zentrum für Qualität in der Pflege. Forschungsschwerpunkte u. a. Qualität in der ambulanten Versorgung pflegebedürftiger Menschen, Be- und Entlastungsfaktoren pflegender Angehöriger, Patientensicherheit sowie Entstehungsbedingungen von Pflegebedürftigkeit und deren Vermeidung. Zuvor als Arzt in der Klinik sowie in der Alzheimerforschung tätig. Zudem in einer internationalen Strategieberatung als Experte für Gesundheits- und Pflegethemen mit der Weiterentwicklung medizinisch-pflegerischer Prozesse sowie der Restrukturierung von Einrichtungen im Gesundheits- und Sozialwesen betraut.

Dr. Anke Tempelmann

AOK-Bundesverband
Berlin

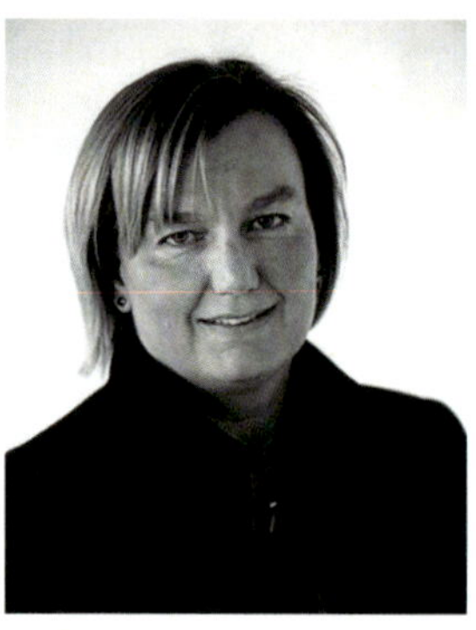

Anke Tempelmann ist Dipl. Ökotrophologin und Gesundheitswissenschaftlerin (MPH). In der AOK Niedersachsen war sie als Gesundheitsfachkraft und Führungskraft in unterschiedlichen Präventions- und Gesundheitsförderungsprojekten tätig. Seit 2009 ist sie Referentin und stellv. Abteilungsleiterin beim AOK-Bundesverband. Ihre aktuellen Arbeitsschwerpunkte sind die Umsetzung des Präventionsgesetzes und die Projektleitung der AOK-Familienstudien und für QualiPEP.

Chysanthi Tsiasioti

Wissenschaftliches Institut der AOK (WIdO)
Rosenthaler Straße 31
10178 Berlin

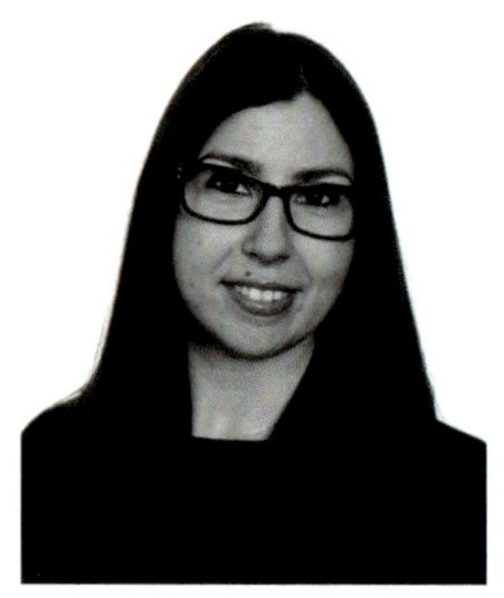

Diplomstudium der Volkswirtschaftslehre an der Freien Universität Berlin und Masterstudium Statistik an der Humboldt-Universität Berlin. Nach dem Studium als wissenschaftliche Mitarbeiterin am Deutschen Institut für Wirtschaftsforschung (DIW) tätig. Danach Mitarbeit bei der Sparkassen Rating und Risikosysteme GmbH. Seit 2015 wissenschaftliche Mitarbeiterin im Wissenschaftlichen Institut der AOK (WIdO).

Jan C. Zöllick

Charité – Universitätsmedizin Berlin
Institut für Medizinische Soziologie und Rehabilitationswissenschaft
Berlin

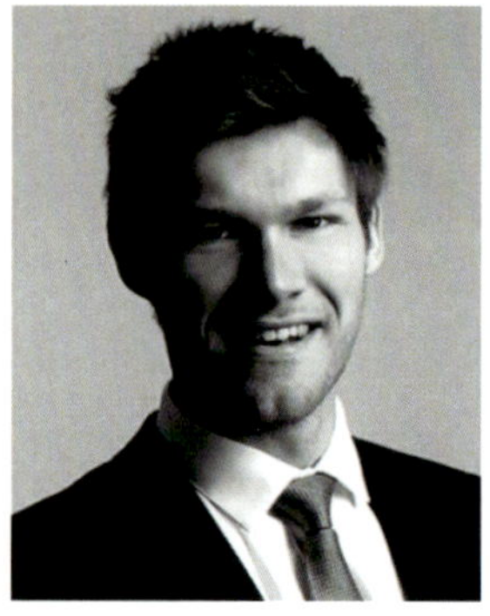

Studium B. Sc. Psychologie an der Friedrich-Schiller-Universität in Jena und M. Sc. Sustainability Management an der University of Bath, UK. Im Anschluss wissenschaftliche Tätigkeit am Institut für Soziologie der Goethe-Universität Frankfurt a. M. mit Themenschwerpunkt sozial-ökologische Gesellschaftsmodelle sowie sozialarbeiterische Tätigkeit im Themenfeld Drogenkonsum und Obdachlosigkeit im Bahnhofsviertel von Frankfurt am Main. Seit 2018 wissenschaftlicher Mitarbeiter am Institut für Medizinische Soziologie und Rehabilitationswissenschaft der Charité – Universitätsmedizin Berlin mit Themenschwerpunkt Technik und Gesundheit, insbesondere Einstellungen zu Technik aus unterschiedlichen Perspektiven.

Stichwortverzeichnis